U0165093

元气的力量

中医元气神机法

医案与医理

编　著　张　东　张芳芬

执笔人员（按姓氏笔画排序）

王　涛　　王金红　　于志勇　　叶宇飞

刘　伟　　刘星辰　　许鹏飞　　李　斌

宋宜宁　　张　东　　张　萍　　张芳芬

张　默　　林胜辉　　杨虹婕　　姜玉娟

黄　琰

世界图书出版公司

西安　北京　广州　上海

图书在版编目（CIP）数据

元气的力量：中医元气神机法医案与医理 / 张东，张芳芬编著.
—西安：世界图书出版西安有限公司，2020.8（2024.1 重印）
ISBN 978-7-5192-7104-8

Ⅰ.①元… Ⅱ.①张… ②张… Ⅲ.①气—中医 Ⅳ.① R223.1

中国版本图书馆 CIP 数据核字（2020）第 093031 号

书　　名	**元气的力量：中医元气神机法医案与医理**	
	YUANQI DE LILIANG: ZHONGYI YUANQI SHENJIFA YI'AN YU YILI	
编　　著	张　东　张芳芬	
责任编辑	胡玉平	
装帧设计	新纪元文化传播	
出版发行	**世界图书出版西安有限公司**	
地　　址	西安市高新区锦业路 1 号都市之门 C 座	
邮　　编	710065	
电　　话	029-87214941　029-87233647（市场营销部）	
	029-87234767（总编室）	
网　　址	http://www.wpcxa.com	
邮　　箱	xast@wpcxa.com	
经　　销	新华书店	
印　　刷	西安华新彩印有限责任公司	
开　　本	787mm×1092mm　1/16	
印　　张	16.25	
字　　数	250 千字	
版次印次	2020 年 8 月第 1 版　2024 年 1 月第 3 次印刷	
国际书号	ISBN 978-7-5192-7014-8	
定　　价	58.00 元	

医学投稿　xastyx@163.com　‖　029-87279745　029-87279675
☆如有印装错误，请寄回本公司更换☆

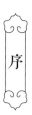

序

　　读者手中这本《元气的力量：中医元气神机法医案与医理》，是张东博士继《元气神机：先秦中医之道》2016年出版之后的兄弟篇，两者之间具有密切的学术联系与相互补充的作用。我有缘在第一本著作出版之初认识了张东博士，为了深入了解"元气神机"的内在含义，有助于新一期"岐厅讲坛"的顺利进行，作为讲坛主办单位中国中医科学院中医基础理论研究所当时的科教处长，我专程在开坛之前去西苑医院拜访了张东博士。"岐厅讲坛"旨在争鸣新学术观点，所以我们的交流从"传承"与"创新"这两个问题展开。张东博士向我介绍了自己独特的学术发展经历，在北京中医药大学求学期间，他就对科学哲学、中国文化怀有浓厚的兴趣，经常去清华大学、北京大学聆听有关内容的讲座，并潜心阅读中外经典著作，这些功夫对他的中医学习及日后的医者生活具有深刻的精神塑造与智慧启迪作用。在叙述中，我明显感受到张东善于独立思考和勇于理性批判的个性风格，认识到他的确是"岐厅讲坛"不可多得的合适讲者。后来他的报告在"岐厅讲坛"受到普遍好评，并引发了如何传承与创新发展中医的热烈讨论。

我的经历有些曲折，先学西医（本科、硕士），后学中医（博士），还学了两年的科学哲学（博士后）。2006年进入中国中医科学院中医基础理论研究所以来，做了十几年的中医理论研究，认为在当下西方文化占据主流地位的背景下，要传承与创新中医均非易事。由于中国文化传统百年来几乎中断，造成严重的中医学知识断层与内涵异化，可谓"经典依旧在，就是读不懂"，"说的中医名，用的西医实"已是普遍现象。在科学与人文、传统与现代、东方与西方这三个知识学、社会学和人类学维度交织而成的文化之网里，中医学恰好处在交叉点上，几乎处处遭遇冲突，时时感到"脚下无基石，身边无兄弟"。似乎独处不可能，融入大学术背景也难成。于是乎，中医陷入两难境地，成为漂泊者。经过长期思考，形成中医发展需要"找根"和"现代化"两者联立求解的结论。具体工作包括完整准确继承、高度精确概括、恰当实证量化三个环节，涉及认知模式、技术本征、实践类型和价值取向四方面的内容。有了目标和路径，还必须有合适的切入点。它在哪里？张东博士的两本书做出了具有启发性的回答。

经过十余年努力，张东博士以"找根"的勇气，从中国文化的最深处开始探索，将《周易》《道德经》和《黄帝内经》作为重新发现中医的基石，从中概括出"元气"和"神机"两个核心支点，从而达到以简驭繁、统摄全局的目的。为了贴近实践，满足现代人"高效""简捷"的需求，他理论联系实际，提炼出"观复汤"和"归一饮"这两个具有普适功能的基础方，并配合凭脉辨证的功夫训练，形成行之有效的"现代化"中医速成教学法。可喜的是，他不让自己和学生们只是想明白和说明白，还自觉要求做明白。于是重视临床，不断挑战疑难重病，积累有分量的医案，在不断反馈完善理论体系的同时，向人们提供逐渐丰富的鲜活经验。透过"元气神机法"两书中率先介绍给读者的强调可操作性的"方剂"和"案例"，不难发现具有思想深度的理论探讨，其中不乏前面提到的关于中医认知模式、技术本征、实践类型、价值取向的精深思考，而且也体现出完整准确继承和高度精确概括的认识格局，这些系统的理论研究与不断拓展的实践积累正在为适当的实证与量化创造出有利的条件。

中国中医科学院中医基础理论研究所中医方法论研究室主任

马晓彤

2020 年 3 月

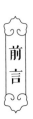

前言

　　去年有缘与一位名中医一起参加学术会议，她说要提高中医水平必须多看病，至少要积累上万的病例，每年看几千例患者才行，让我多出门诊多看病。一方面我很感谢她的提醒，另一方面我却并不完全认同她的说法。

　　难道中医真的只是经验，需要不断实践才能提高水平吗？

　　中医绝无速成之路吗？

　　零基础可以学好中医吗？

　　中医到底应该怎么学？

　　……

　　下文我会回答这些问题。虽为一己之言，不免疏漏有误，但也许可以抛砖引玉。

　　我属于西学中，之前是个中医白丁。在2014年底的西学中学习班上认识了张东老师，自此跟随张老师学习中医三年。目前已出师两年多，这期间治好了不少疑难杂症，比如本书中提到的脑梗后遗症、牛皮癣、顽固湿疹、带状疱疹并发症等。因为临床疗效不错，不知道的人还以为我是个浸淫中医多年的老中医。

2017年我考取中医执业医师资格证时，已经跟张老师学习快三年了，当时感觉自己除了脉诊只会用两个方剂，就是元气神机法的归一饮和观复汤。但是后来经过独立出诊以后，边实战边揣摩、学习，发现自己不仅会用张老师教的元气神机法的两个方剂，还会用几十首《伤寒论》和《金匮要略》中的方剂，且临床应用疗效不错。

至此方知张东老师当初的话是真的，他曾说："元气神机法学好了，中医我就讲完了，剩下的我不用教你们了，你们自己一看就懂。"当时我很不以为然，但现在才发现不知不觉从老师那儿拿到了一根"鱼竿"，可以自己"钓鱼"了。

记得刚跟张东老师学习时，他讲了近三个月的《道德经》，听得我十分着急，心想我都四十好几了，我是来学中医的，又不是来学哲学的，于是总是提醒张老师多讲中医。直到有一次张老师在课堂上提起他当年学太极拳的经历，才明白老师的良苦用心。原来老师开始学太极拳时，他师父什么都不教，一天到晚就让他站桩，一站就是两年。但是后来教他太极拳的套路时，他几天就学会了。听了这个我豁然开朗，联想到自己也参加过社会上办的太极拳班，上来就教二十四式，学了三个月就觉得自己学得很好。直到有一次在一个懂行的老师面前秀了一次太极拳，这位老师看完后哈哈大笑，她说你这哪是打太极拳，你这是跳舞，既没有根又没有神。从此再不敢说自己会打太极拳。张老师的这个经历点醒了自己：学中医一定要学到中医的神和根。自此便静下心来跟着张东老师学《道德经》，学元气神机法。

真正让我迷上中医的是脉诊。第一次跟诊张东老师时，发现他问诊很少，主要是靠脉诊。对于一个做了十余年西医大夫的人来说，这简直太神奇了。虽然当时觉得脉诊好像没有任何科学道理，但因为张老师的疗效很好，所以决定等学会了脉诊再下结论。开始学时一头雾水，不懂指法，不知道要感受什么，更不知怎么凭脉象判断病机。好在老师说学脉诊也要讲究无为，这跟元气神机法的原理是一致的。老师不让我们看任何脉诊方面的书籍，用心感受指下的"象"。现在想来这是最高明的教学方法，因为没有任何条条框框的束缚，比如滑脉应该什么样、紧脉应该是什么样，等等，更不会局限于中医院校教材里的 28 部脉，所以没多久脉诊就入门了。出诊之前听张老师讲过《伤寒论》里几个方剂的脉诊特点，但我目前的实际应用早已不局限在张老师说的那几个脉诊特点里了，临床用这几个方剂一样很有疗效。并且也会用很多其他张老师没讲过的《伤寒论》方子。这就是以无为的心态学习脉诊、学习中医之道的好处。毕竟脉诊是千变万化的，脉象大多是复合的，是层层叠加的，靠老师讲是讲不完的。有了无为的心态，就更能感知、追溯到脉象的真相。在这个学习应用脉诊的过程中，自己也更加深刻地感受到了《道德经》所言"无为而无不为"的力量。

现在我跟着张东老师一起教授先秦脉法已经三年了，我会告诉学员脉象远不止 28 部，但是脉诊也并不难学。知道学习的方向，学会脉诊一两年就够了；不知道正确的方向，学一辈子也可能还是在脉诊的外围游荡。

跟诊期间我经常考虑学中医到底有无捷径？是否可以速成？是先难后易，还是先易后难？是从中医的方剂、中药、《伤寒论》、各家学说、《黄帝内经》这么学上来呢，还是先学明白《道德经》《黄帝内经》，再去了解伤寒、温病等各家学说？前者看起来是先易后难，后者看起来是先难后易。当我了解到光是宋朝收集有记载的中医方剂就有上万首时，我毫不犹豫地选择先难后易这条道路。毕竟此生有涯而学海无涯，而且自己很不善于背书。非常感谢张东老师那个时候鼓励我看《黄帝内经》，并说《黄帝内经》就相当于中医的生理、生化基础，很值得一看。开始根本看不懂，自己的文言文基础也比较差。但是有了《道德经》的基础再看《黄帝内经》就自然能看出名堂，发现《黄帝内经》不仅文字优美，而且讲的是天地之道下的医道，顺着这个思路，《黄帝内经》就变得越来越深入我心。有段时间甚至沉迷于阅读《黄帝内经》，感觉收获巨大，对元气神机法的理解也更上了一层楼。

现在看《伤寒论》和《金匮要略》，会发现突然就有一天就变得比较容易理解了。让我惊奇的是，学会了元气神机法，虽然并未费力钻研经方，但经方自然就会用了。我觉得是自己的境界不同了，看问题的视角就自然不同了。站在更高的视角看问题，好多以前不明白的问题就自然明白了。虽然目前并不是所有的条文都能通透地理解，但是从临床实践的结果看，是有效的、是可以印证的（具体见本书中笔者的医案）。后来张老师提示我，这是因为我不但学会了元气神机法，更是通过元气神机法体会到了先秦中医之道！

我学习中医的这个过程就是张老师不断强调的"由道而术"的过程，因为中医之理就在天地之理中。虽然从零基础学中医只用了三年，但目前出诊的疗效却是出乎我的意料，也出乎张东老师的意料。我的很多患者都是口口相传来找我看病的。附近一家有名的三甲西医院，消化科有个医生经常介绍患者找我看中医，说我的疗效好，但直到现在我也不知道对方是谁。

其实中医的理论远在《黄帝内经》成书年代之前就已经很完备了，其以天地之道为背景构建的中医理论简直无懈可击（本书中有文章涉及于此），故明道方能明理！

所以，中医首先不是经验医学，而是理论构架完美、理法有度、方药齐备、源于自然之道的成熟医学。正确应用中医思想，很多疾病都能效如桴鼓，而且中医的疗效不但有效而且是可重复的。当然经验非常有价值，但中医一定是建立在中医理论上的经验，而不是只靠试错总结出的经验。所以走对了路，中医并非要熬到满头白发、积累大量经验了才能成名医。

明白了中医之理，你也可以对中医有新的发现，比如张东老师创立的元气神机法(详见张东著作《元气神机：先秦中医之道》)，就是对中国传统文化、对先秦中医之道致敬的好书。通过此书你会找到正确的中医之路，并快速提高临床疗效。

由道而术，学中医其实是可以"速成"的。如果用年头来计算，我学三年中医相当于一个大专，但却可以很快上手进入临床。这也证明没有任何基础也可以学习中医。我从来都不觉得自己特别聪明，当年在第四军医大学学习西医时学业平平，但是我热爱中医、热爱中国传统文化，我相信这才是学好中医的原动力吧。

揆度奇恒，道在于一。谨在此与热爱中医的同道共勉。

张芳芬

2020 年 5 月

第一章　元气神机法医案

第五章　中医争鸣

第一章

元气神机法医案

1. 高血压

黄某，老年女性。因"诊断出高血压病 20 年，自汗 8 年余"于 2017 年 7 月 18 日初次就诊于张东老师门诊。

患者 30 年前查体发现血脂代谢异常（总胆固醇、甘油三酯、低密度脂蛋白均升高），近 7 年长期口服阿托伐他汀治疗，血脂仍未完全正常。20 年前发现血压升高，血压最高达 150/115mmHg，患者诉平日高压达 130mmHg 便自觉头部不适，此后长期口服福辛普利 10mg（每日 1 次）、倍他乐克 25mg（每日 2 次）治疗，血压控制稳定。

近 8 年来，患者出现自汗、怕冷、恶风（以后背为著），其次为前胸脖颈处，运动或饭后出汗加重，严重时一上午需更换三次内衣。患者平素精神、饮食、体力尚可，睡眠一般，夜间易醒。大便次数略多，约 3 次 / 日，偏溏稀；小便次数正常，量少。

患者就诊时舌胖大，舌质淡紫，边有齿痕，苔薄白。脉象：右脉寸关滑，尺脉无；左脉沉滑。

处方：

· 肉桂 6g，茯苓 10g，猪苓 10g，炒白术 10g，红曲 12g，车前子 15g。

· 干姜 15g，制附子 10g，红曲 12g，麸炒薏苡仁 20g。

两方交替应用，一日一换，共 28 剂。

※ 分析　患者就诊时主要症状为自汗、恶寒、恶风，以后背部为著，

提示病位在太阳；脉诊及舌诊均提示痰湿明显，考虑患者病机为膀胱气化不利，水湿内停。治疗给予五苓散，以通调水道，下输膀胱，祛湿利水，加强膀胱气化功能，此为治标；同时治水当以筑堤培土，应用归一饮，调整后天元气，是为治本。

二诊（2017 年 8 月 15 日） 患者血压稳定在 140/100mmHg，自汗、怕冷、恶风情况好转，睡眠欠佳。大便次数仍略多，约 3 次 / 日，便溏好转。脉变滑小。

处方：

·肉桂 6g，茯苓 10g，猪苓 10g，炒白术 10g，红曲 12g，车前子 15g。

·干姜 15g，制附子 10g，红曲 12g，麸炒薏苡仁 20g，分心木 10g。

两方交替应用，一日一换，共 28 剂。

※ **分析** 患者服药 1 个月后，脉变滑、小，此时考虑湿邪未尽，但患者阴精不足，故治疗予五苓散及小剂量归一饮治疗。阴精不足在诸多患者中很常见，比如睡眠不好，或脾胃虚弱、生化不及都会导致阴精不足，此时应减少归一饮剂量，减少阴精损耗，给脾胃以生化时间。如同煮粥，粥少，火便要调小，否则定有"干锅"风险。

三诊（2017 年 9 月 19 日） 患者血压稳定在 130/85mmHg，已经停用倍他乐克，福辛普利减为 5mg（每日 1 次），停用降血脂西药。自汗、怕冷、恶风情况继续好转，睡眠欠佳，大便好转。右尺脉沉取有力，却不及关。

处方：干姜 18g，制附子 12g，红曲 12g，麸炒薏苡仁 30g。14 剂。

✵ **分析**　患者服药两个月后，右尺脉沉取有力，却不及关（即只见高不见远，总差那么一点点），其他脉略滑、有力。治疗虽仍予归一饮，但剂量上做了调整，附子调至 12g，干姜调至 18g，随之薏苡仁剂量也调至 30g。此时，患者阴精储备充足，可调动肾中储备，可予以大剂量归一饮。因右尺脉有力却不能及关，说明尺脉虽有力量，但还差一点才能恢复连续性。故尤其加大干姜用量。

干姜在归一饮的治疗中好比燃气灶的阀门，是控制火候的，此时患者阴精充足，只需给一个大的推动力便可使圆运动恢复正常。好比锅里粥很多，差一点就可以煮开，所以通常在粥很多的情况下，我们会调大火，让粥迅速煮开。

四诊（2017 年 10 月 16 日）　患者已经停用所有降压药，血压稳定在 120/75mmHg，自汗、怕冷、恶风已愈，睡眠好转，脉沉缓。继续巩固疗效，复查血脂。

处方：干姜 18g，制附子 10g，红曲 12g，麸炒薏苡仁 30g。14 剂。

五诊（2017 年 10 月 31 日）　复查血压、血脂正常，自汗症状完全缓解，予以停药（中药、西药降压药均停用），随访 4 个月，停用所有降压药，血压稳定在 120/75mmHg，血脂没有反弹。

医案分析

患者治疗 3 个月后症状缓解，指标正常，虽用药简单，乍看无变，实际上整个治疗过程中经历上述三个阶段。总结患者治疗过程，初诊时标本同治；当标不足为患时，予以调本为主，在归一饮治疗中，评价患者阴精和元气储备的情况和能力，以此调整药物剂量，是治疗有效的关键。

患者 20 年的高血压应用元气神机法治疗 3 个月后，停用所有的西药降压药、降脂药，血压稳定，血脂正常，元气的力量不可小看，初战告捷，再需做更长期的随访。

（张东医案，刘星辰执笔）

2. 血脂奇高

血脂奇高 40 年，西药无效。元气神机法"一朝"解决……

王某某，男，61 岁，患高脂血症 40 年。患者从 20 岁时就发现血脂增高，血清总胆固醇常常在 8~10mmol/L，血清甘油三酯常常在 13~20mmol/L 甚至以上。

患者父母血脂也高，但只是中度增高，患者曾服用过多种西药降脂药，血脂均不能降至正常，而且停药后血脂指标即反弹到原来的水平；也曾服用多种中成药、中药汤药，治疗无效。患者不得已只能长期服用西药，目前所服西药是瑞舒伐他汀钙片 10mg（每日 1 次）；依折麦布 10mg（每日 2 次）；非诺贝特胶囊 100mg（每日 3 次）。

在服用这三种药的情况下，2015 年 12 月 2 日在北京某医院查血脂：血清总胆固醇 7.38mmol/L（正常值 3.1~5.17mmol/L），血清甘油三酯 14.61mmol/L（正常值 0.40~1.71mmol/L），高密度脂蛋白胆固醇 0.58mmol/L（正常值 0.90~1.68mmol/L），低密度脂蛋白胆固醇 0.87mmol/L（正常值 0~3.16mmol/L）（注：各医院正常值范围可能不同）。

上述化验结果提示血脂代谢严重紊乱。血清胆固醇高于正常值，血清甘油三酯高出正常值的高限近 8 倍。

在某医院查颈动脉超声示：右侧颈总动脉分叉处前壁见低回声斑块，

大小约 0.83cm×0.19cm，左侧颈总动脉分叉处前壁见等回声斑块，大小约 0.5cm×0.2cm。

患者服用三种降脂药，血脂尚且如此，十分担心，遂又报一线希望于 2015 年 12 月 14 日求治于我处。患者平时饮食已经很控制了，很少吃肉，炒菜也是低油，时常锻炼。患者无特殊不适，诉偶有头晕、肩背酸痛，诊断过颈椎病；饮食、二便、睡眠都大致正常。否认高血压、糖尿病、冠心病史、甲状腺疾病。脉细涩，沉取滑，舌红苔薄白。

处方：归一饮

制附子 10g（先煎 20 分钟），干姜 15g，大枣 20g，红曲 12g。

水煎服，14 剂。嘱咐患者停用所有西药降脂药。

二诊（2015 年 12 月 28 日）　患者服药无特殊不适，查脉仍细涩，沉取滑，舌红苔薄白。继服原方 14 剂。

后患者因为挂专家号总挂不上，就自行到普通门诊抄方，此方又连续服用了 4 个月，于 2016 年 4 月 8 日于北京某医院复查血脂，结果如下：血清总胆固醇 4.08mmol/L，血清甘油三酯 4.99mmol/L；低密度脂蛋白胆固醇 1.58mmol/L，高密度脂蛋白胆固醇 0.84mmol/L。血脂各项指标已基本正常。同日复查颈动脉超声：颈动脉斑块完全消失，仅余内中膜略厚，最厚处 0.11cm。

后患者停药，5 个月后复诊，血脂没有反弹。

医案分析

患者血脂很高，尤其是甘油三酯，且有 40 年的病史，服西药疗效不明显。从元气神机法看，虽然患者没有太多症状，但从脉象上看，患者脉细涩，沉取滑，为生长之气不足。患者长期生长之气不足，人体之气运行之圆扭曲，元气难以修复体内的脂质代谢紊乱。故以归一饮治疗，启动元气生长之机，修复元气，让人体元气自行修复血脂代谢，经过几个月的治疗，患者在不用西药降脂的情况下血脂降到了40年来的最低水平（正常），可以说，中药的疗效超过了西医最权威三种强降脂药的联合用药效果，可见人体自身元气修复的力量，超过了外来药物的直接干预，而且元气修复不光是治疗血脂，而且是让人体逐渐恢复健康，所以不但没有副作用，还可以无为而治，让人体趋向整体全面的健康。

（张东医案）

3. 房室传导阻滞、早搏

心律失常中比较难治的是患者既有缓慢性心律失常又同时有快速性心律失常，西医一般选择先装心脏起搏器，控制缓慢性心律失常，再用西药控制快速性心律失常。中医治疗此类患者也有一定的困难，好在中医是整体辨证，不会被局部所困扰。元气神机法更是如此，只需关注元气、关注生长之机、关注收藏之机，局部病机略做加减，起到引经作用即可，起到了药简而效宏的作用。

宋某某，女，74岁，于2017年7月1日就诊。2017年6月患者因心悸就诊于某三级医院，患者查12导联同步动态心动图（2017年6月29日）结果显示：窦性心律，24h平均心率71次/分，最快心率136次/分，最慢心率37次/分，房性早搏10 094次，房性心动过速一阵，共3次；R-R间期>2.0s 19次，最长2.6s。心电图诊断：阵发性Ⅲ度房室传导阻滞，阵发性Ⅱ度Ⅱ型房室传导阻滞，阵发性Ⅱ度Ⅰ型房室传导阻滞，阵发性Ⅰ度房室传导阻滞，ST-T 改变。临床诊断：心律失常——快慢综合征。

刻下症见：患者心悸、失眠、头晕、乏力，气短，活动后加重，纳可、二便可，舌暗红苔薄白，脉结代而弦。

❋ **分析** 生长之气不足，从天根处启动生长之机，令元气治病。

> **处方：**归一饮加减
> 制附子 10g，干姜 15g，炙甘草 20g，生麻黄 5g。14 剂。

二诊（2017 年 7 月 20 日） 于 2017 年 7 月 18 日复查 12 导联同步动态心动图结果显示：窦性心律，24h 平均心率 68 次 / 分，最快心率 111 次 / 分，最慢心率 44 次 / 分；房性早搏 10 365 次，房速 3 阵，共 13 次；交界性期前收缩 1 次。室性期前收缩 1 次。R-R 间期 >2.0s 8 次，最长 2.8s。心电图诊断：Ⅱ度Ⅰ型房室传导阻滞（阵发性），Ⅱ度Ⅱ型房室传导阻滞（阵发性）。

此诊阵发性Ⅲ度房室传导阻滞已经消失，R-R 间期 >2.0s 从 19 次减为 8 次，但Ⅱ度Ⅰ型房室传导阻滞（阵发性）、Ⅱ度Ⅱ型房室传导阻滞仍然存在，而且这次随机所做动态心动图最长 2.8s，较之前的动态心动图长 0.2s。

患者心悸、失眠、头晕、乏力，气短均有不同程度减轻，舌暗红苔薄白，脉结代而弦。

❋ **分析** 元气治病初见成效，仍为生长之气不足，效不更方。

> **处方：**制附子 10g，干姜 15g，炙甘草 20g，生麻黄 5g。28 剂。

三诊（2017 年 8 月 23 日） 复查 12 导联同步动态心动图（2017 年 8 月 21 日）结果显示：窦性心律，24h 平均心率 70 次 / 分，最快心率 104 次 / 分，最慢心率 45 次 / 分；房性期前收缩 9140 次，房速 2 阵，共

6 次；室性早搏 1 次；R-R 间期 >2.0s 1 次，最长 2.9s。心电图诊断：Ⅱ度Ⅰ型房室传导阻滞（阵发性），Ⅱ度Ⅱ型房室传导阻滞（阵发性）。

❋ **分析** 生长之气不足，仍用归一饮，去麻黄加延胡索。

> **处方：** 制附子 10g，干姜 15g，炙甘草 20g，延胡索 10g。28 剂。

四诊（2017 年 9 月 21 日） 复查 12 导联同步动态心动图（2017 年 9 月 18 日）结果显示：窦性心律，24h 平均心率 81 次/分，最快心率 140 次/分，最慢心率 57 次/分；房性期前收缩 2908 次，房速 1 阵，共 4 次。心电图诊断：Ⅱ度Ⅰ型房室传导阻滞（阵发性），Ⅱ度Ⅱ型房室传导阻滞（阵发性）；R-R 间期 >2.0s 0 次。

❋ **分析** R-R 间期 >2.0s 为 0 次。期前收缩大幅度减少。生长之气不足，仍用原方。

> **处方：** 制附子 10g，干姜 15g，炙甘草 20g，延胡索 10g。28 剂。

五诊（2017 年 11 月 18 日） 复查 12 导联同步动态心动图（2017 年 11 月 16 日）结果显示：窦性心律，24h 平均心率 77 次/分，最快心率 118 次/分，最慢心率 61 次/分；房性期前收缩 99 次。心电图诊断：Ⅱ度Ⅰ型房室传导阻滞（阵发性）。

医案分析

此时患者Ⅲ度房室传导阻滞未再复发，Ⅱ度Ⅱ型房室传导阻滞消失，R-R 间期 >2.0s 从初诊时的 19 次、最长 2.6s 到完全消失；房性期前收缩从初诊时 24h 的 10 094 次减少到 99 次。后因患者出国暂时中断治疗。

随诊，2018 年 2 月底回国，3 月 28 日复查 24h 动态心动图，24h 平均心率 76 次/分，最快心率 120 次/分，最慢心率 54 次/分，房性期前收缩 164 次，阵发性Ⅱ度Ⅰ型房室传导阻滞。目前准备继续治疗，希望消除Ⅱ度Ⅰ型房室传导阻滞。

（张东医案）

4. 顽固性口腔溃疡

张某某，男，28 岁，2016 年 7 月 18 日就诊，主诉：多发性口腔溃疡反复发作 1 年半。

患者出现口腔溃疡已 1 年半，口腔溃疡常常有十几个，以舌边和舌底部为多，疼痛明显，不进食、不饮水也会疼痛。食用辛辣刺激食物就会加重。在多处服中药如半夏泻心汤、清胃散、封髓丹等治疗均无效，遂于我处就诊。患者口干，纳食可，睡眠多梦，以前时有熬夜，舌淡红苔少，脉细滑。

❖ **分析** 患者长期口腔溃疡，阴阳均不足，但以阳不足为主。从脉象分析，患者生发之气、收藏之气皆不足，但以生发之气不足为主。

处方：归一饮加减
制附子 5g，干姜 5g，生甘草 10g，石斛 6g。7 剂。

二诊（2016 年 7 月 25 日） 患者口腔溃疡疼痛减轻，但仍有十几个口腔溃疡，舌红苔少，脉细滑，继续用归一饮加减。以后均以归一饮加减治疗，仍用生甘草，或加升麻，或加牡丹皮，或加知母，或加木瓜，因患者也存在收藏之气不足的病机，故间断应用小剂量观复汤：红参 5g，生甘草 8g，炒白术 5g，干姜 5g（有时候将干姜换成茯苓 6g）。

两个月后患者口腔溃疡基本痊愈，偶尔吃辛辣刺激食物会有一两个口腔溃疡，但基本不痛，一两天就能自愈。

医案分析

口腔溃疡的患者临床很多见，顽固性的、好几年反复发作的口腔溃疡也不少，此患者就是其中之一。此患者阴阳皆有不足，生发之气、收藏之气也皆不足，但以生发不足为主，故用归一饮为主治疗，但剂量变小，干姜减为与附子等量，意在减少附子、干姜的温燥之性，而且间断用观复汤，使收藏之气也得以修复，让圆运动逐渐恢复正圆。元气修复，口腔溃疡不治而愈。

人们往往以为口腔溃疡是热证，用清热解毒、养阴生肌法治疗为多。口腔溃疡的确以热证为多，但应分清楚是局部热证还是全身热证，口腔溃疡大多可见到局部热证，但局部热证不代表整体是热证。而且还要明白局部热证是怎么产生的？有些局部热证恰恰是局部寒证所产生的，这种热，中医常常称之为假热。

好在元气神机法不太关注局部的寒热，只关心整体的阴阳与寒热，关心到底是生发不足还是收藏不足，这是重点。因此这个患者的治疗在用归一饮还是观复汤的选择上，不必纠缠局部是寒还是热，只要是人体整个圆运动的生长之气不足皆可以用归一饮，在加减问题上倒是可以兼顾一下局部的寒热，比如用一点石斛、知母、升麻等。

（张东医案）

5. 胸痛憋闷

赵某，男，56岁，因"间断胸痛、胸闷20余年，加重8个月"（于

2016年9月14日初次）就诊于西苑医院张东老师门诊。患者平素性格倔强，脾气急躁。近20年来，工作劳累，时有胸部不适症状，未予重视。2016年9月劳累后再次发作胸痛，发作时憋气、咽紧如人扼喉，唇面乌黑，含服速效救心丸后症状缓解。遂就诊于西苑医院。

患者既往有慢性胃炎病史30余年，胃痛时有发作；双下肢静脉曲张病史30余年；高血压病史20余年，血压波动在140~150mmHg/80~100mmHg。面部痤疮病史20余年。平素精神、饮食、睡眠差，入睡困难，四肢关节疼痛，腕踝关节为主，小便色黄如浓茶色。大便黏滞排便困难。

最突出的是患者整个面部面黑似煤，以双颊部最为明显，此患20余年，其面色如尘垢，枯暗不泽，局部可见散在痤疮伴皮屑。后背部皮肤呈黑色，粗糙干裂，散布皮疹、皮屑伴瘙痒，局部可见抓痕。皮肤湿冷有汗。嘴唇紫暗，唇上散布黑斑。舌苔白厚，舌质淡紫，中有黄腻苔。脉诊：右脉沉、滑；左脉沉，关脉弦滞，寸脉滑。

> 处方：归一饮加郁金
> 制附子10g，干姜15g，大枣20g，郁金10g。
> 14剂。

服药后患者嘴唇紫暗及散布的黑斑明显减少。两周后复诊。

> 处方：制附子10g，干姜15g，大枣20g，三棱6g，莪术6g。60剂。

服上方两个月后复诊，患者诉胸痛、胸闷症状明显缓解。效不更方，继续服用。（再次复诊）患者诉近期无胸闷、胸痛症状发生，精神体力状况明显好转，心情愉悦平和。双下肢静脉曲张较前有所减轻，血压恢复正常，关节痛缓解，亦未曾有胃痛发作，睡眠明显改善，持续20余年的面部及背部黯黑皮肤已除去大部分，皮肤瘙痒、散在黑斑、痤疮皆消失，小便转为淡黄色。大便黏滞情况则无明显缓解。

医案分析

该患者病症较多，且20余年未曾根治，久之便成顽疾痼疾。如按平常思路，患者胸闷胸痛、高血压、下肢静脉曲张、慢性胃炎、关节疼痛、皮肤黯黑，病情繁杂，若无整体观，只见树木不见森林，恐怕多会顾此失彼。综合分析，患者脉诊沉滑，沉主里、主阴。滑主痰主湿。脉来滞涩，左关脉明显，主血瘀。患者面部晦暗如尘久炱暗，系血瘀、血弱不华、火燥结滞而生于面上，背部表现亦如此。患者皮肤湿冷有汗，系水湿不化，三焦不通，邪无所出，故发于皮肤。舌苔紫暗苔重，系中焦停饮，湿郁化火。从出现的众多脉证上看，患者标为湿与血瘀互结，经络壅滞，阴血受伤，寒热错杂。如按元气神机法来看，则患者之病症变得非常清晰。其本为元气生长之机受制，抑郁不舒，标为痰湿瘀血郁于经络，久郁不通。

元气神机法唯辨阴阳，此患者虽然有诸多病机，若从整体、从阴阳上分析，病为阴，元气生长之气出了问题，从而阴阳失和，圆运动失衡。治以归一饮助元气（生）发，恢复圆运动，使其阴阳相和，此为治本；三棱、莪术行血、破血，大展攻伐之力，以祛恶血以通壅塞，是为治标。治本为主，治标为辅，自然效如桴鼓。

临床中医常常会遇到患者患有多种疾病，例如上面这例患者，有冠心病、心绞痛、高血压、慢性胃炎、静脉曲张、痤疮、关节疼痛、面部及背部黯黑如煤等，这些疾病在西医看来，除了高血压和冠心病会有一些相关性，其他各种疾病都互不相关，治疗也互不相关，现在的中医也大多受西医的影响，失去了整体观，虽然开的是中药方剂，但依然会分这是治疗冠心病的方子、这是治疗静脉曲张的方子、这是治疗痤疮的方子、那是治疗关节疼痛的方子等。

中医何时失去了整体观？失去了将人体当作一个整体的能力？中医始终认为人体是一个整体，人体的疾病也是一个整体，大制不割是中医真正的整体观，因为人体的元气就是人体的整体，人体之万物（脏腑、经络、气血等）皆是元气之所化生（详见《元气神机：先秦中医之道》一书）。而元气无为而治则是大制不割的最佳体现。

（张东医案，刘星辰执笔）

6. 多发性霰粒肿

张某某，男，39岁，因双眼多发性霰粒肿反复发作10余年，于2016年11月14日初次就诊于张东老师门诊。

患者10年前（双眼）眼睑部开始出现霰粒肿。此后反复发作，多者一次可同时出现7~8个，大者状如枣核，影响视力，长时间不愈，最长可达2年，并伴有眼部分泌物增多、睫毛脱落、流泪充血等不适。多次就医给予激素、抗生素类滴眼液治疗，效果欠佳，并先后两次行手术局部切除，治疗后仍反复复发，治疗效果差。近1年症状加重，视力下降明显。眼科诊断为多发性霰粒肿、睑板腺功能不全症。既往体健，无慢性病史。右肩部脂肪瘤病史10年。患者为电脑工作者，平日睡眠质量差，每天睡眠时间约5h，多梦易醒，精神欠佳，畏冷饮食，食后易便溏。对大多数食物敏感（如奶油类、肉类、茴香、大蒜、辣椒等辛辣刺激性食物），食用上述食物后眼睑部霰粒肿会迅速复发。

患者平日反复应用左氧氟沙星滴眼液、普拉洛芬滴眼液控制症状。就诊前曾口服中药治疗（多为清热类中药制剂），无效。

就诊时舌淡红苔薄白，舌边有齿痕。脉象：右寸弦，关浮滑，沉取虚弦，尺滑；左寸不足，关尺弦。

处方：制附子 10g，干姜 15g，大枣 20g。14 剂。

服用后患者眼部霰粒肿明显缩小好转，未有新发。服药期间食欲好转。但因工作生活原因熬夜后出现大便干燥、胸闷、咽痛、眼部分泌物增多情况，予以暂停中药。暂停中药期间眼部霰粒肿无反复。

※ **分析** 该患者其病出现在上下眼睑，眼睑属脾，故明确病位在脾。患者之症状表现中医称为“眼胞痰核”。《医宗金鉴》云：“眼胞痰核湿气郁，核结如枣如豆形，皮里肉外推之动，皮色如常硬不疼。”此证结于上下眼睑，大者如枣，小者如豆，推之移动，由湿痰气郁而成，久而化火，脾经风热为病。脾胃为后天之本，患者几次就诊脉象中既有滑象亦有弦象。脉滑为痰湿，脉弦为升发之气被郁、被遏制。该患者虽表现有热象，实则痰湿困脾，故初服用清热寒凉类中药无效。而归一饮着眼于元气，元气修复，脾湿自化。故患者虽服用附子、干姜等热药，眼部症状不但无加重，且好转之势迅猛，正是人体之升降出入之机趋于正常所致。

二诊（2017 年 1 月 3 日） 患者眼部霰粒肿无复发，精神食欲好，二便正常。患者自诉近期脾气差，易怒。舌象：舌质淡紫，舌边略有青斑，齿痕明显。脉象：右寸小、浮滑；关尺浮滑、中取细弦；左寸关尺皆弦。

处方一：制附子 10g，干姜 15g，大枣 20g，郁金 10g。14 剂。

上方服用两周后改为处方二。

处方二：干姜 15g，制附子 10g，大枣 20g。14 剂。

医案分析

有为之"信使"。患者服药期间出现易怒、凌晨两点易醒。凌晨两点为丑时，为肝经循行时间，患者就诊时脉现弦象，考虑存在肝郁。故归一饮加郁金服用后好转。郁金开郁通滞气，且陈士铎云："郁金解郁，非补剂不能开，多补剂则郁且使闭。故可暂用，不可久用。"笔者认为，郁金在归一饮中即充当有为之"信使"，传递信息，带领元气优先疏肝解郁。此后再继续服用归一饮原方，顺元气无为之性。

归一饮原方服至 2017 年 2 月，患者眼部未再出现霰粒肿复发，且眼部流泪、分泌物增多、睫毛脱落等不适消失。矫正视力较前恢复。多发性霰粒肿治疗告一段落，拟停药后继续动态观察患者眼部情况。

知"止"。当归一饮出现疗效时，是否应该一直用下去？笔者认为，我们关注患者疗效的同时，还应该关注服用归一饮后患者的日常生活习惯。此病例中，该患者服药期间熬夜后出现大便干燥、胸闷、咽痛、眼部分泌物增多情况，曾暂停中药。按时睡觉是"奉天时"的前提，熬夜伤阴，相火妄动，阴不足就意味着原料库不足，阳易生，阴难养，元气无从化生，即使进行圆运动也只是徒转空圈而已。所以，我们对于疾病要关注正气与邪气之比；亦要关注患者的作息，即阴精与阳气的比例。我们适当的时候要"止"，待其人体之阴修复，伺"机"再动。所以治疗和休养也是一对阴阳，这对阴阳也要平衡。所谓"三分治，七分养"，是说养的过程要慢一些，但是养也是元气自我修复的过程，元气神机法只是帮助圆运动回归到正常的运行轨道，让元气无为而治，这才是治病的至高境界。

（张东医案，刘星辰执笔）

7. 全身皮疹

徐某某，女，11岁。诉发热伴全身性皮疹反复发作5年余，于2016年9月22日就诊于张东老师门诊。患者五六年前曾玩水以后吃虾，当晚发热至38.5℃，伴发咽痛、无汗、咳嗽、浑身皮疹、瘙痒、颜面浮肿、眼肿，于当地医院诊断为"扁桃体炎、皮疹"，予以静注地塞米松、抗生素等治疗，体温降至正常，以上症状消退。自认为是对虾过敏。

但自此以后每次受凉，便会出现发热38.5℃以上，伴发全身皮疹，荨麻疹多见，皮疹色红、高出皮肤，瘙痒。一般几个月至半年不等就会发作一次。2014—2015这两年每次出现扁桃体疼痛，家长就立即予以口服"蓝芩口服液""蒲地蓝口服液"或"双黄连口服液"，1周左右扁桃体好了就不再出皮疹，若不处理就会发皮疹。

自此以后出皮疹更频繁了，2016年上半年经常发病、出皮疹。此次就诊前皮疹刚出完，仍咽痛、纳差。家长提供了发病时（2016年9月初）出疹的照片。

刻下症见：面色发黄，舌淡白，左脉沉弦，右脉濡滑、略数。

✳ **病机分析** 人体的生发之气被寒湿邪闭郁在内，生发之气不足，圆运动不能正常运转，影响元气之生成。

> **处方：归一饮加减**
> 制附子12g，干姜15g，生甘草25g，浮萍25g。4剂。

二诊 患者感觉服药后比较有力气，咽痛好转。遂守上方8剂煎服。

三诊 患者咽痛消失，面色略黄，脉数、弦、濡滑。

> 处方：制附子6g，干姜10g，生甘草8g。4剂。

四诊 患者面黄已退。继续予以归一饮原方治疗。

> 处方：制附子10g，干姜15g，生甘草20g。10剂。

之后基本上以归一饮加减，间断治疗至今已5个多月，患者皮疹未再复发。

医案分析

患者玩水，中寒湿邪而腠理闭，发热、咽痛、无汗，是为太阳病，并伴发皮疹。《黄帝内经》云："今邪客于皮毛，入舍于孙络，留而不去，闭塞不通，不得入于经，流溢于大络，而生奇病也。"即寒湿邪气入于腠理，客于皮毛，内外不得通。邪气与人体正气相搏，正气不足以将邪气推出皮外，而导致"奇病"——皮疹（荨麻疹）。

当时西医治疗均是以抗生素、糖皮质激素等寒凉药输液治标，实则是压制了人体的正气。之后的多次发热，本都是祛邪的好时机，但都被一次又一次的错误治疗（寒凉药压制）而耽搁。致使邪气越来越猖獗，皮疹发病的频率也越来越高。

首次发病的正确治疗本应用汗法祛邪，使患者得汗而解。即"其在皮者，汗而发之"（《素问·阴阳应象大论》）。该患者一开始就已失去了宝贵的汗而发之的时机，致使皮疹愈发愈重。

患者脾胃虚寒，皆应《黄帝内经》中"是故百病之始生也，必先于皮毛。邪中之，则腠理开，开则入客于络脉，留而不去，传入于经，留而不去，传入于腑，廪于肠胃"所致。故在保证修复元气的同时，除了祛邪（皮疹），还应逐渐恢复患者的脾胃之气。因为脾胃的损伤已有五六年之久，故治疗的过程相对较长（间断服药5个月）。

首诊、二诊使用归一饮加浮萍，浮萍的主要作用为祛风止痒、解表透疹、疏散风热。意在用归一饮修复生长之气，使元气逐渐得复，正气充足（治本）的同时，解表透疹（治标）。自三诊以后以归一饮原方为主着重修复元气。本案归一饮均改炙甘草为生甘草，生甘草既能清热解毒，又能守中、调和诸药为君。

此案提醒我们，出皮疹是正邪交争的结果，并不是坏事。说明正气尚不虚，能够将病邪驱赶至边境线（皮肤）。如果患者正气虚，病邪即会长驱直入，损伤五脏六腑。如果反复出皮疹，说明正邪相持。后期出皮疹的频率越来越高，说明正邪交争越来越频繁，二者实力相当，互不相让。而应用归一饮可以帮助患者修复受损的元气，提高抗邪能力，驱邪外出，使皮疹不再复发。

（张东医案，张芳芬执笔）

8.牛皮癣

范某某，男，53岁，以"双小腿及肘关节皮疹两年，加重1个月"之主诉。于2017年3月14日就诊于张东老师门诊。患者近1个月去海南出差时皮疹加重，于北京某医院诊断为"牛皮癣"，曾用过多种中药、西药，包括民间秘方均无效。

刻下症见：双小腿可见地图样红斑，边界清楚，周围有炎性红晕；双侧肘关节处红斑丘疹表皮干燥有灰色鳞屑，刮之有出血点，无出血处皮肤发亮。其他无不适，饮食二便可。舌红少苔，脉细弦。

处方：制附子 10g，干姜 15g，大枣 20g。14 剂。

嘱其饮食清淡，禁食生冷。自觉症状好转，抄方 14 剂继续服用。

二诊（2017 年 4 月 25 日） 诉服药 14 剂后皮疹即明显好转。双小腿皮肤接近正常肤色，边界红斑减轻，肘关节处皮疹红润，皮屑明显减少。舌红少苔，脉细弦。

处方：制附子 10g，干姜 15g，大枣 20g，荆芥穗 10g。30 剂。

三诊（2017 年 6 月 13 日） 双小腿皮肤完全恢复正常，肘关节处皮疹红润，未见突出皮肤表面，皮屑完全消失，患者无明显不适。舌红少苔，脉沉细。

处方：制附子 10g，干姜 6g，大枣 30g，姜炭 5g。14 剂。

目前继续治疗中。

医案分析

第一诊，南方气候潮湿，湿阻生长之机，生长之气虚弱，不能充分与收藏之气相合，元气受损。毒邪蕴于血脉，营卫不固，毒邪外出于腠理，表现皮损加重。应用归一饮扶助生长之气，使生长之气鼓荡，元气修复。元气的能力超乎医患的预期，多年的顽疾 14 剂即见成效。

第二诊，元气修复，邪毒外出，皮损好转，但仍留余毒于肌表，加荆芥穗疏风解表，荡涤余寇，标本兼治。

第三诊，减干姜加姜炭，助归一饮深入营血进一步驱邪外出。患者患病两年多，多方求治而不愈，最后以元气神机法治疗，元气无为无不为的能力超乎了预期，竟然 14 剂见效，3 个月渐愈。

（张东医案，王金红执笔）

9. 脑梗后遗症

孙某某，女，86岁，以"全身乏力、气短半年"之主诉于2018年5月24日就诊。患者病史如下：

1978年患高血压，间断服用降压药。

1986年因胆囊结石而行"胆囊切除术"。

2003年突发脑梗，伴失语、右上下肢瘫痪，经治疗后遗留右上肢瘫痪、右下肢跛行、行走困难，失语好转，但说话口齿不清。

2005年经北京某医院B超检查发现左侧颈动脉堵塞100%，右侧颈动脉堵塞95%，遂于右侧颈动脉放支架维持。

2016年复查B超发现右侧颈动脉放支架处又出现堵塞90%以上，左侧仍100%堵塞，故再次于右侧颈动脉放支架（支架套支架）维持治疗，其时患者血脂偏高（具体数据已遗失）。

2017年3月B超复查示：双侧颈动脉粥样硬化斑块形成；左侧颈内动脉闭塞；右侧颈动脉支架植入术后，血流频谱大致正常。

2018年3月B超复查示：右侧锁骨下动脉、双侧颈动脉粥样硬化斑块形成；右侧颈动脉支架术后，支架狭窄；左侧颈内动脉闭塞，未见血流。

与2017年相比，右侧颈动脉重新放置的支架已狭窄，已无法测出血流速度。鉴于患者高龄，西医专家告知已无法再放支架，建议维持治疗。

以下病证首诊时家属均未告知，是治疗好了以后才告知笔者的：

2008年左右患者出现"重度子宫脱垂"，于某三甲医院放子宫托治疗，每月清洗子宫托约3~4次，每次取放子宫托时患者很痛苦，而且家属操作、取放子宫托十分困难。

2015 年出现尿失禁，每日离不开尿不湿，有尿无尿患者均不知，需保姆定时换尿不湿。近年来患者家属多方寻医问药，中西医治疗从未停止，但上述病症均无改善。颈动脉双侧堵塞，放支架后再次堵塞。

刻下症见：患者坐轮椅上，面色苍白，无力状，右上肢屈曲 90°，抬起困难，右手肌肉萎缩；舌质暗舌苔呈现地图状。脉诊：左寸脉偏弱，左寸关之间脉滑（不规则包块状）、偏大，尺脉弱；右寸脉沉按脉微（几乎无脉动），右关、尺脉未触及。中医诊断：中风（脑中风后遗症期）。

✵ **病机分析**　生长之气不足，人体的圆运动失衡，阴阳失和，导致元气不足。

治疗应启动天根，一阳初生，促进生长之气增长、上升，令阴阳冲和，致元气逐渐成长。元气充足则启动人体自愈机制，达到自动减轻或消除各种疾病、促进身体健康的目的。

> 处方：归一饮加减
> 制附子 6g，干姜 6g，大枣 18g，三棱 6g，莪术 6g。14 剂。

二诊（2018 年 6 月 6 日）　患者乏力、气短症状明显减轻，到门诊后主动下轮椅走动，高兴地称走路比以前有力了。舌质偏暗，原来的地图状舌苔有所减轻，脉诊示右脉同前，左寸脉较前有力。

> 处方：归一饮加减
> 制附子 6g，干姜 3g，炙甘草 15g，三棱 6g，莪术 6g，地龙 6g。14 剂。

三诊（2018 年 6 月 21 日）　患者自觉乏力、气短症状已消失。原地图状舌苔已消失。脉诊同二诊。

处方：归一饮

制附子 6g，干姜 3g，大枣 15g。28 剂。

四诊（2018 年 7 月 26 日） 电话随诊，家属告知患者无特殊不适，精神状况好。患者原本不喜欢姜的味道，但现在很自觉服药。7 月 3 日复查血脂，发现血脂均在正常范围，家属称这是第一次出现血脂完全正常。

处方：归一饮

制附子 6g，干姜 3g，炙甘草 15g。28 剂。

三诊后复查血脂结果正常。

服上方约 10 天后，其家属来电告知，近日患者的遗尿突然好了，能自己控制小便了，再也不用尿不湿了。至此方知原来患者已患"尿失禁"（遗尿）约 3 年，并且患有"重度子宫脱垂"10 余年。家属称开始没告知这些病症，是因为觉得挺重的，反正也治不好，就没说。觉得气短、乏力可能比较好治疗一些，就先说这些。

嘱其继续服用原方。

五诊（2018 年 8 月 29 日） 患者一般状况好，其家属称原有的子宫脱垂有所减轻，换子宫托较前容易。舌质偏暗，舌苔部分剥落。脉诊：左寸关之间脉滑、阻滞感，尺脉弱；右寸脉中取脉微（较前沉取脉微有进步），右关、尺脉未触及。

处方：归一饮

制附子 6g，干姜 3g，炙甘草 10g。14 剂。

五诊至九诊（2018 年 12 月 12 日） 患者主要用以上归一饮原方，偶尔加郁金 10g 治疗。其脉诊发现右手寸脉逐渐显现，至 12 月 12 日右寸脉中取已可触及小黄豆大小的脉动，原来几乎不能触及。

家属称目前有两点明显改善，一是原来如果不带子宫托，子宫脱出如芒果大，现在脱出仅小鸡蛋那么大。子宫脱垂比以前明显减轻了，而且更换子宫托比原来容易，清洗上托的间歇时间也逐渐延长至 20 天一次；二是血压比以前有改善，以前每年冬天晚上测血压均值为 160/60mmHg（今年未再服用降压药）；今年在同样的时间测量血压为 140/70mmHg，血压已正常。

继续以归一饮治疗。

处方：归一饮
黑顺片 3g，干姜 3g，炙甘草 10g。14 剂。

综上所述，患者经治疗以后，病情变化如下：

· 遗尿 3 年已治愈，目前已稳定 4 月余。
· 重度子宫脱垂已明显改善。
· 血压已正常。
· 血脂已正常。

此案仍将继续随访。

医案分析

此患者病情复杂，直至第四诊以后笔者方知患者的全部真实病情（如遗尿、重度子宫脱垂均是第四诊以后得知），幸好笔者临证主要靠脉诊，不太受患者主诉的影响，加之归一饮治疗理念是以修复患者的元气为主，元气无为而治，不直接治病而病自除。

《黄帝内经》云："谨守其气，无使倾移……必养必和，待其来复。"所说的这个气就是元气。此医案一直以修复元气为主，前二诊归一饮的加减是为了给修复元气清除"路障"，自三诊至九诊基本上应用的是归一饮的原方。耐心修养患者的元气，待元气来复。

本案归一饮的用量均较小，黑顺片6g，干姜只用了3g。这是因为患者86岁高龄，元气本已不充足，加之原已有中风偏瘫，后面又有双侧颈动脉斑块严重或完全堵塞，人体气机受阻，元气与之相争，必然消耗不少，元气的"库存"已不充足。这一点脉诊上已有体现。故宜应用小剂量归一饮，边养边和。

在前二诊应用归一饮加活血化瘀药物已显效时，三诊却放弃了加减，笔者认为太想有所作为、想要代替元气治病的想法属于形而下的层次，不如交给元气。后续的治疗效果证明这个决定是正确的。二诊以后应用原方1个多月遗尿就治愈了。正所谓不战而屈人之兵，善之善者也。

按：患者86岁高龄，患脑梗后遗症15年，中药还有效吗？3年的尿失禁竟被患者隐瞒，因为患者此病多方治疗无效，早已经放弃了，根本不抱希望治好，所以干脆没提。但，元气想治！

（张芳芬医案）

10. 顽固湿疹

成某，女，50岁，双手及手臂湿疹十余年。每年5月至10月底发作，瘙痒严重，经常抓破皮肤、影响睡眠。期间曾多次就诊，中西药均有尝试。曾于某医院服中药汤药半年余，多为苦寒之药，不效；仅糖皮质激素外用时有效。目前使用糖皮质激素也不如以前有效了。自述瘙痒严重时似百爪挠心、坐卧不宁，饮水喜温，怕凉。小便正常，便秘十余年，大便经常三四日一行。

刻下症见：双手及小手臂大片皮疹，散在多个红点挠抓印，均高出皮肤，多个红点见出血、流水状。舌边尖红。脉诊：左脉弦滑，右脉细、水滑，右关略不足，右尺偏浮。

> 处方：五苓散（煎服）+ 归一饮（煎汤外洗）
>
> · 五苓散：肉桂 6g，茯苓 9g，猪苓 9g，泽泻 15g，白术 9g。5 剂，煎服。
>
> · 归一饮：制附子 10g，干姜 15g，大枣 20g。5 剂，煎汤外洗（泡患处）。
>
> 嘱患者保证睡眠，少食辛辣、油腻食物。

二诊（2016 年 8 月 15 日） （电话问诊）患者感觉大便通畅，每日一行。晨起服汤药后即有大便，人很舒畅。睡眠较前好转。湿疹大部分已经结痂。瘙痒明显减轻。湿疹下午会发痒，有点红。患处原抓破的地方泡手及手臂时略有刺激的感觉。

守前方 5 剂。但患者因家中来人故停药 5 天。

三诊（2016 年 8 月 25 日） 见患者双手及手臂原患处湿疹基本痊愈。尚有结痂，患处皮肤明显变淡。仅余右肘窝处铜钱大小皮肤下午有点瘙痒，但已可忍受。大便通畅，睡眠好。舌质暗，苔少。左脉滑、偏沉，尺弱；右脉滑而有力、脉位偏上。

> 处方：五苓散 5 剂煎服（同首诊），然后改为归一饮。
>
> 制附子 6g，干姜 9g，大枣 12g。10 剂，水煎服，药渣煎汤外洗。

随诊：服药、外洗 5 天，瘙痒已无。双手及手臂原患处湿疹基本痊愈。

※ **病机分析** 元气受损，三焦水停。

· 病在肌表，每年春夏季节发作，迁延不愈。时作时止，瘙痒，此为风邪也。《内经》曰："风者，善行而数变……风气藏在皮肤之间，内不得通，外不得泄……夫病之始生也，极微极精，必先入结于皮肤。"

·湿疹挠抓之后流水，此为湿邪。其发生原因可能为暑季已有暑热在先，突遇寒凉（如进入空调屋内、冲凉等），腠理闭塞，湿热闭郁在内，汗水停聚皮下。患者可能当时正气尚充足，故病邪未完全入里，湿（热）邪停留于半表半里（三焦）之中。加之脉滑，示三焦水停。故风邪、湿邪为其主要病因。

·患者便秘 10 余年，谷道不通，易引起废水、浊气留驻，导致三焦气机受阻、体内津液输布失常。未及时排解的废水浊气刺激皮肤，也易引起瘙痒。故考虑浊气不降为次要病机。

·为何患者春夏季节易发病？患者湿疹每年于 5 月至 10 月底发作。春为甲乙木，生发之机渐长；夏为丙丁火，"火曰炎上"，故春夏主阳气生发，而风、（湿）热之邪气亦为阳邪，同气相求，故春夏易引发湿疹发作。至秋分（阳历 10 月底）时，阳气收敛，阴气渐长。故风邪、湿热邪也随之渐收敛、而暂不发病。

处方分析

五苓散：在《伤寒论》中五苓散为表里双解之剂。《伤寒论》中有 8 个条文提到五苓散，其中 7 个条文都提到"口渴 / 欲饮水"，还有两个条文提到"小便不利"。故后世在方证对应中，常将"口渴、小便不利"作为使用五苓散的重要证据。

而张东老师应用五苓散从不以症论治，而是从病机入手，口渴不渴、小便利不利都无所谓，这些只是现象，只要病机符合，也一样使用五苓散。

本案中的患者，其脉诊及病史、病证显示水停三焦，而五苓散实为治理三焦水停之要药：泽泻逐三焦停水为君药，猪苓、茯苓、白术健脾制水、利水，助脾散精；肉桂宣化通阳、振奋三焦；因肉桂为皮，以皮达皮，故能将诸药引致皮下。故五苓散外散郁闭之水热,内释胶凝之湿滞。

故患者服五苓散后,三焦之水道重新分布,推陈出新。津液得以输布大肠,故大便通,则废水、浊气得排,三焦气机通畅,"气行则血行",同理,气行则水行。故水道通畅,停聚的水邪得以排泄,患者的湿疹自然减轻。

归一饮:此方源于《元气神机:先秦中医之道》一书。此患者水停三焦、气机不畅为标,生长之机受抑,元气受损为本。用五苓散以治标,归一饮外洗(泡)患处,使药力渗行于经络、血脉,一方面修复人体之元气,一方面也是引元气直达病所,标本兼治。

故通过五苓散、归一饮的内服外治,使得反复发作十余年的大面积湿疹得以迅速好转、向愈。当标实已去大部,第二步则直接用归一饮以治其本,彻底修复患者的元气,截断下一次湿疹复发的病机。

后续随访结果 2017 年 2 月立春前,患者复诊,诉双手臂偶尔有一点瘙痒,有时轻度便秘、睡眠不实。脉诊:脉滑,双关略浊。

> **处方:温胆汤加减与归一饮交替服用**
> ·陈皮 10g,法半夏 9g,茯苓 18g,枳实 10g,竹茹 10g,郁金 9g,炙甘草 6g,大枣 6g。7 剂,水煎服。
> ·制附子 6g,干姜 9g,大枣 12g。7 剂,水煎服。

以上两方每日交替服用。后续以此两方及五苓散间断治疗 1 个多月后,患者诸症皆消,遂停药。2017 年 5 月 10 日及 7 月初患者两次感觉右手臂皮疹有点痒,为防止复发,均予归一饮治疗,两周后症状消失。8 月初患者微信告知,双手臂皮疹基本都痊愈,一直没有再发。

后因患者离京去外地常住,仅能通过微信联系。近日与患者联系得知,过去的 10 个月均未用药,双手臂皮疹基本未复发,偶尔个别地方有点痒,次日该处结很薄的一层痂,然后自愈。再也没有出现过原来双手臂湿疹大面积发作、流水、流血的情形了。

患者告知，通过中医治疗湿疹，结果很满意：一是十余年的湿疹基本治好了；二是原来双手臂的湿疹遗留的瘢痕大部分都消失了；三是困扰自己十几年的便秘也彻底治好了。

医案分析

患者每年 5 月至 10 月为湿疹发作期，有风邪的特征。《内经》曰："东方生风，风生木……在地为化。"春应东方风木。故让患者立春前后复诊，意欲提前截断风邪的酝酿、发作。

患者出生于 1964 年 4 月 11 日（甲辰年二之气），参照《黄帝内经》的运气七篇，此患者的先天禀赋为湿气重、气郁中满。中满即脾虚，而脾为生痰生湿之源。故患者的体质为脾虚湿重。结合患者就诊时的脉诊，与其禀赋是符合的。故先后给予五苓散、温胆汤、归一饮，以祛饮邪、祛湿浊，并以归一饮修复自身的元气，阴阳冲和，元气充足，则祛邪之力渐强。正如张仲景在《伤寒论》中所言之"阴阳和者，必自愈"。

治疗湿疹，并非只是针对外表的皮肤，而是针对整体的由内而外的调治。此案例中笔者并未选用治疗湿疹或皮疹的宣透、止痒、解毒之类方药，而是一直以治内、祛邪、修复元气为主。

患者属于痰湿体质，治疗的过程实际上是"改造环境"的过程，体内的"环境"不改变，湿疹无法断根。而"改造环境"是不能一蹴而就的，修复元气才是根本的治疗之道。此患者间断治疗了约 1 年才有如此成效（实际服药近 5 个月），所以本案例的成功还要感谢患者的坚持和信任。当然本案仅仅才随访观察了两年，能否根治，还需要时间的进一步检验。本案，过 3 年我们再回顾。

（张芳芬医案）

11. 过敏性鼻炎

近年来，我国过敏性鼻炎的患病率为 10%~24%（平均 11.3%），也就是说，我国有 1.4 亿左右的过敏性鼻炎患者。西医对过敏性鼻炎定义为：过敏性鼻炎即变应性鼻炎，是指特应性个体接触变应原后，主要由 IgE 介导的介质（主要是组胺）释放，并有多种免疫活性细胞和细胞因子等参与的鼻黏膜非感染性炎性疾病。如果不及时治疗，可能会引起鼻窦炎、哮喘、过敏性支气管炎等多种并发症。西医主要采取的是对症治疗，并且认为不容易根治。笔者曾见到一位患者对 72 种物质过敏，下文还有患者对空气过敏的，如果一一对症治疗恐怕难以实现。看看中医是怎么治疗的？

医案一：对粉尘颗粒、花粉、空气等过敏 3 年余

孙某，女，34 岁，因患过敏性鼻炎 3 年余，打喷嚏、流鼻涕、鼻塞 3 天于 2018 年 8 月 29 日就诊。每年春、秋两季季节转换时发作。曾于协和医院检查得知对粉尘颗粒、花粉、空气等过敏，西医治疗有短期疗效，但不能持久，且每年春秋季都发作。现早晚打喷嚏明显，流清涕，量多，每天用餐巾纸一大包。舌淡红苔薄白，脉沉细。

> 处方：归一饮加减
>
> 制附子 10g，干姜 10g，大枣 20g，辛夷 9g，炒苍耳子 5g。7 剂。

复诊 症状明显减轻，自觉较前有精神了。遂予以归一饮加减间断治疗近 3 个月，有时用归一饮加茯苓、白术，有时加辛夷、苍耳子交替使用。诸症皆消，又治疗 2 周。今年开春至今过敏性鼻炎未再发作。

医案分析

为了防止过敏性鼻炎反复发作，笔者着重修复患者的元气，一直以归一饮加减治疗；且在诸症皆消之后，巩固治疗了2周。以下3例均如此。因为有时症状消失了，并不等于患者的元气已经完全恢复，而是要巩固一段时间，让患者的元气不仅够治病用，还能储存一些以作预防疾病之用。

医案二：小儿过敏性鼻炎5年余

吴某，女，11岁，诉患过敏性鼻炎5年余，无明显诱因打喷嚏、流清涕、鼻塞1周于2018年9月19日就诊。其母诉因其打喷嚏太频繁，影响了同学上课，且鼻塞影响睡眠，不得已前来就诊。5年前患过敏性鼻炎，发现对花粉等多种过敏原过敏。每年春秋两季发作。每次发作时喷嚏、鼻涕齐作，其母诉家里满地扔的都是纸巾团。经服西药治疗效果不佳，用"鼻渊通窍颗粒"亦无效。

刻下症见：患者手冰凉，舌淡红苔薄白，脉沉细涩、略弦，瘀滞感。

> 处方：归一饮、五苓散加减
> · 制附子10g，干姜15g，大枣20g，泽兰10g，延胡索10g。7剂，泡脚，每天2次。
> · 肉桂5g，茯苓8g，猪苓8g，炒白术8g，泽泻14g，辛夷9g，炒苍耳子6g。7剂，煎服。

二诊（2018年9月26日） 鼻炎明显减轻，打喷嚏已减少。处方同前。

三诊（2018年11月7日） 前半周明鼻塞、打喷嚏已明显好转，后半周又受凉感冒，再次出现鼻塞流涕，黄白鼻涕回流至咽中，打喷嚏明显。处方同前。

四诊（2018 年 11 月 14 日）至六诊（2018 年 11 月 28 日） 患者打喷嚏、流鼻涕、鼻塞诸症逐渐好转、消失。

> 处方：归一饮加减
>
> 制附子 6g，干姜 9g，大枣 15g，辛夷 6g，炒苍耳子 5g。7 剂。

根据病情变化，上方有时用归一饮加茯苓、白术煎服。六诊后嘱其继续服上方半个月巩固治疗。2019 年 3 月中旬其母带其他患者就诊，反馈说她女儿的过敏性鼻炎今年没有发作，去年服中药两个多月很管用。以前每年春秋季都发作。

医案三：过敏性鼻炎 10 余年

王某，女，43 岁，诉舌体有裂纹伴疼痛、口干 2 周于 2018 年 12 月 26 日就诊。2008 年患面瘫；2010 年患过敏性鼻炎至今 10 年余，每年春季 3 月中旬左右发作，发作时打喷嚏流鼻涕不止，有时伴面部浮肿。近 3 年加重，每年发作时需住院输液两周，同时服抗过敏药方能控制。

刻下症见：舌部 3.5cm×1cm 的长裂口，脉沉细弱，尺脉不及。遂予归一饮加减治疗近 1 个月，舌体裂纹伴疼痛、口干基本治愈。

后因鼻腔疼痛、鼻塞、气短等于 2019 年 2 月 27 日就诊，患者担心过敏性鼻炎发作。

刻下症见：面部轻度浮肿，脉沉细弱。

> 处方：归一饮加减
>
> 制附子 10g，干姜 10g，炙甘草 20g，辛夷 9g，炒苍耳子 5g，白芷 9g。21 剂。

患者鼻塞、鼻腔疼痛、气短诸症基本消失。3 月 27 日复诊，继服上方加减 2 周巩固治疗。至今（4 月 24 日）过敏性鼻炎未发作。仅偶尔受寒后轻度鼻塞流涕。

医案分析

前面治疗此患者的舌体裂纹、口干时已应用元气神机法的归一饮治疗近 1 个月，对修复患者的元气打下了基础。后面患者主诉鼻塞、气短时，为防止春季过敏性鼻炎发作，再次予以归一饮加减治疗，效果明显。10 年以来过敏性鼻炎第一次在春季未再发作。

医案四：过敏性鼻炎伴哮喘 8 年，对尘螨、灰尘过敏

王某，女，44 岁，起初因口干、口苦、间断咳喘 3 年于 2018 年 11 月 7 日就诊。既往患过敏性鼻炎伴哮喘 8 年，每年 2 月下旬加重，每逢感冒或天气不好，或季节转换即发作；患糖尿病半年。

刻下症见：鼻塞严重，间断咳喘，舌淡苔薄白，脉沉细。予归一饮加减治疗近 3 个月，患者口干、口苦消失，咳嗽、咳喘明显好转。开春至今（4 月 10 日）过敏性鼻炎伴哮喘未再发作。

处方：归一饮加减
制附子 6g，干姜 10g，炙甘草 15g，茯苓 10g，炒白术 10g。7 剂。

归一饮随症加减间断治疗近 4 个月，以上症状基本消失，患者反馈服药以后较以前有精神了。往年开春以后鼻塞、鼻涕、打喷嚏、咳喘均较重，而今年开春仅偶有轻度鼻塞，较前大有改善。这就是元气的力量。

医案分析

过敏性疾病往往有季节性，所以预防其反复发作尤其重要。笔者治过不少过敏性疾病，发现大多数患者的表现与寒湿邪高度相关，其次是风邪。多数患者禀赋偏弱。分析其发病的症状，显示季节转换时多易发作，几乎均有晨起时打喷嚏、咳嗽、流涕的表现，春季发作多见。

季节的转换也是阴阳的转换，故影响到人体的正气盛衰，也容易出现正邪相争的结果。初春之际，阳气渐长，天气渐暖，人的正气也受天气的影响而升，此时潜藏一冬的正气在天之阳气上升的影响下渐长，并能与邪气抗争，故打喷嚏、流清涕、咳嗽均是正邪相争的结果。因邪气盛，正气不足以祛邪，故相争一段时间以后邪气仍盘踞在体内，待时而发；秋季，阳气渐收，人的阳气也渐渐潜藏，正气较夏季减少，故而邪气发作，正邪相争出现打喷嚏、流清涕、鼻塞、咳嗽等一系列症状。

《内经》云："平旦至日中，天之阳，阳中之阳也；日中至黄昏，天之阳，阳中之阴也。"清晨起床时正是阳气初升之时，相当于一天之中的春季，故晨起时打喷嚏、咳嗽等多见；傍晚相当于一天之中的秋季，故此时正邪相争也比较明显。

张东老师对于阴阳的讲解十分精辟，比如一年有四季，一天也有四季……理解了阴阳之道、枢机之妙，学习中医就不那么难了。

为何过敏性疾病的患者症状都消失以后，还要继续服药巩固呢？这还是西医给我的启示（笔者曾经做过 10 余年的西医），西医治疗缺铁性贫血，当血红蛋白达到正常值以后，还要继续治疗 1~2 个月。就此请教麻柔主任时，麻主任说还是要将仓库补足呢。

人体的元气也是同样道理，症状消失了，只能说元气祛邪成功了，但遇到下一次邪气入侵还能否祛邪成功，这就要取决于体内储藏的元气是否足够。所以，症状消失以后还需要巩固治疗一段时间。最少半个月，并且建议连续 3 年提前就诊，将邪气扼杀在萌芽之中。以上四例患者应用归一饮修复元气的时间均在 3 个月左右。当然能否长期保持还需要继续观察。

归一饮的加减需要辨证，对于过敏性疾病，笔者实际的加减远不止辛夷、苍耳、茯苓、白术。注意苍耳有小毒，不可长期使用。

除了服药治疗以外，患者日常的防护也很重要，如《素问·上古天真论》说："虚邪贼风，避之有时；恬淡虚无，真气从之；精神内守，病安从来……饮食有节，起居有常，不妄作劳，故能形与神俱，而尽终其天年，度百岁乃去。"故起居有常、避风避邪（寒邪湿邪风邪等）十分重要；防治结合，才能成功地阻止过敏性疾病的复发。故《黄帝内经》云："上工治未病，不治已病。"此之谓也。

（张芳芬医案）

12. 带状疱疹并发症

张某某，女，85岁，主诉带状疱疹并发双臀及后腰皮下脓包、疼痛难忍无法行走8个月于2018年6月27日就诊。

患者于2017年11月发现双臀部、后腰出现带状疱疹，遂于附近某西医院就诊，确诊"带状疱疹"后，予以糖皮质激素派瑞松等止痒、止痛、抗病毒等药治疗。不久左臀部疱疹处发生溃疡，病灶逐渐扩大如碗口大，并不停流水、流脓，疼痛难忍，影响睡眠、行走。遂求治于中医，治疗一段时间后疗效甚微，患者只得请中医强行将溃烂处收口。4个月后双侧臀部皮下发现两个包块，疼痛不已，行走、坐卧困难，只能经常卧床（趴着）。且左腰臀部皮肤变花白。

患者便秘10余年，大便3~4天一行。纳差、夜间咳嗽、咳少量白黏痰。

既往患有冠心病、支气管炎 10 余年。

刻下症见：患者坐轮椅进入诊室，上下轮椅困难。面黄肌瘦、前倾坐姿，语音低微，多由其家属代诉。左臀及后腰处皮肤白癜风样改变，双臀部皮下各触及鸡蛋大小的软硬不一的包块，有压痛；左上部瘢痕处压痛；臀部及后腰处指按皮下呈泥泞状，轻度压痛。舌尖红舌苔黄腻。脉诊：左脉涩，左关滑涩、不畅，右关脉滑，双尺脉滑。中医诊断：①缠腰火丹；②痈疽（双臀部）。西医诊断：带状疱疹并发皮下严重感染（双臀部）。

❈ **病机分析** 生长之气受阻，生发不畅。从辨证论治（后天法）分析为痰湿瘀滞、湿热烦满、气滞血瘀，邪毒侵袭致双臀及腰部皮下坏疽、痈肿形成。

治则治法：针对先天，启动天根之一阳初生，促进生长之气增长、上升，令阴阳冲和，元气逐渐成长；针对后天，消痰化湿，清热除烦，活血化瘀，令气机通畅。嘱咐患者停服抗炎、止咳西药，仅留下治疗冠心病的西药。

> 处方：
>
> • 归一饮加减（煎汤坐浴）：制附子 10g，干姜 15g，炙甘草 20g，茯苓 10g，炒白术 10g。7 剂，煎汤坐浴，3 次/日。
>
> • 温胆汤合栀子厚朴汤：茯苓 20g，陈皮 10g，清半夏 9g，甘草 6g，枳实 12g，竹茹 12g，郁金 12g，连翘 12g，炒栀子 9g，姜厚朴 9g，大枣 9g。7 剂，水煎服。

二诊（2018 年 7 月 4 日） 患者由家人搀扶进诊室，诉精神、食欲好转，便秘明显好转，近 3 天已一日一行。坐浴泡患处以后局部疼痛减轻。感觉坐浴时很舒服，每天至少坐浴 3 次。自觉臀部包块变软。舌质偏红，舌苔中后部略黄腻，双脉浮涩弦，流动不畅。

> **处方：**
>
> · 归一饮加减：制附子 10g，干姜 15g，炙甘草 20g，延胡索 15g，荆芥 10g。7 剂，煎汤坐浴，3 次 / 日。
>
> · 桂枝茯苓丸加减：肉桂 6g，茯苓 12g，桃仁 12g，赤芍 12g，牡丹皮 12g，延胡索 12g。7 剂，水煎服。

三诊（2018 年 7 月 11 日） 患者自行步入诊室，家属称患者不再像先前经常躺着，现在明显有精神了，每天都能打半天麻将，坐下也不那么疼了。左侧包块变薄，大小约 4cm×3cm×2cm，压痛较前减轻；右侧原来条索状包块变成不规则条块状、变薄。原有的大片皮下组织泥泞状改变已好转，仅比正常皮下组织濡软。舌尖红舌苔薄白，脉滑涩。

> **处方：**
>
> · 归一饮加减：制附子 15g，干姜 20g，大枣 30g，延胡索 20g，三棱 10g，莪术 10g。7 剂，煎汤坐浴，3 次 / 日。
>
> · 五苓散合桂枝茯苓丸加减：肉桂 6g，茯苓 12g，猪苓 10g，炒白术 10g，泽泻 15g，桃仁 12g，赤芍 12g，牡丹皮 12g，延胡索 12g。7 剂，水煎服。

四诊（2018 年 7 月 18 日） 患者一般状况较好，自称吃饭香，体重也增加了。双侧包块变小，右侧包块缩小，可触及小条索状包块，左臀部包块减小至原来的 1/4，有时能化开。原有的大片皮下组织泥泞状改变已消失。舌尖红苔薄白，脉滑、滞涩感。四诊至六诊一直以归一饮加减煎汤坐浴，先后配合五苓散、温胆汤、麦门冬汤治疗。

两个多月以后电话回访，家属称患者恢复良好，臀部未触及包块，疼痛消失，行走、坐卧几如常人。

经过 42 天（六诊）的治疗，患者病情变化如下： 带状疱疹并发的皮下严重感染基本治愈；原 10 余年的便秘已愈；食欲好转，体重增加；一般状况明显改善。

医案分析

患者高龄体弱，就诊时已是带状疱疹的坏证阶段，前医已治疗数月不效。笔者没有被患者的病名、皮下烂泥样感染、包块等表象迷惑，而是从寻找病机着手，仔细切脉，主要根据脉诊确立其病机并开具处方。

本案自始至终均运用了元气神机法的归一饮外用坐浴，效果明显。虽然不少中医书中将带状疱疹描述为热毒，甚至建议冷敷。但笔者不仅要求热水坐浴，而且外用处方几乎没有一味寒凉药。前后六诊，内服的方剂一直在根据患者的病机而改变，意在逐步祛除患者的痰湿、水饮、瘀血等体内的病理产物，促进气血调和。

本案内外同治，邪去正安，患者焉有不愈之理。

（张芳芬医案）

13. 斑　秃

临床经常遇到病证复杂、难以判定病机的患者，比如下面的医案，患者主诉腰背酸痛、脚趾麻木、斑秃、胃胀腹泻、失眠、舌胖大等一堆看似不相干的病证，此时如何辨证遣方？四诊合参以哪个为主？专注问诊能找到病机吗？舌苔的参考意义有多大？此案笔者遣方十分简约，仅 5~6 味药。

高某某，女，53岁，诉腰背酸痛1年余，伴脚趾麻木、斑秃、失眠2月余于2018年11月7日就诊。患者腰背酸痛，劳累后加重，行走不便；立秋后双脚背不适，双拇指麻木；自觉舌体胖大不适；入睡困难，怕冷，进食生冷则胃胀。2个月前因劳累开始脱发，右后头部出现碗大的斑秃，大便不成形。以上诸症经中西医治疗效不显。

刻下症见：患者面色暗黑，无力貌；右后头部碗大的斑秃；舌淡苔白腻，左脉沉细不前，左尺弱，右脉沉细，右关脉细水滑，右尺沉弱略弦。

�֍ **病机分析**　生长之气不足（受阻），人体的圆运动失衡，阴阳失和，元气不足。

治则治法：阴病治阳，予以归一饮自天根之处启动一阳初生，促使生长之气不断成长壮大，以达到阴阳冲和，使人体的圆运动达到平衡。并通过适当的药物加减治疗，加快治愈的速度。

> 处方：归一饮加减
>
> 制附子10g，干姜15g，大枣20g，盐杜仲10g，川牛膝10g，葛根10g。7剂。
>
> 嘱其留少量汤药涂抹斑秃处。药渣煎汤泡脚。

二诊（2018年11月14日）　服药以后睡眠好转，食冷后胃不胀。自觉舌不再胖大；大便溏日行2~3次，但未感不适。右后部斑秃中间已长出少量黑发。舌淡苔白腻，双脉沉。

> 处方：归一饮加减（同首诊）
>
> 制附子10g，干姜15g，大枣20g，盐杜仲10g，川牛膝10g，葛根10g。7剂。
>
> 嘱其留少量汤药涂抹斑秃处。药渣煎汤泡脚。

三诊（2018年11月21日） 睡眠及腰背酸痛好转，右拇指已不麻木，左拇指仍麻木。脉诊示双脉较前好转，不似之前脉沉。面色渐转白皙，原有的面色暗黑消失。处方及医嘱同前。

四诊（2018年11月28日） 腰背酸痛较前好转。处方及医嘱同前

五诊（2018年12月5日） 诉胃胀好转、食量增；大便好转，日行一次；药渣泡脚后脚不冷，右拇指不麻，左拇指仍麻。处方及医嘱同前

六诊（2018年12月12日） 患者诉服药后很舒服，自觉舌体缩小，感觉正常；大便正常。脉诊：双寸关脉不沉，脉偏弱。六诊处方同前。12月19日斑秃处长出部分黑发。

七诊（2018年12月26日） 予归一饮加减（前方去掉葛根）治疗，至12月26日时患者诉腰背酸痛基本治愈，原有的舌大齿痕、脚趾麻木均已消失。

2019年1月16日随诊，患者腰背酸痛已愈。面色正常。该患者经过近两个月治疗，病情变化如下：持续1年的腰背酸痛已愈；双脚拇指麻木已愈；胃胀、腹泻已愈；舌体胖大已愈；失眠已愈；斑秃明显好转。

2019年1月30日该患者因感冒就诊，见原斑秃处发量进一步增多，已覆盖约75%；2019年4月患者带人来看病，见原斑秃处发量已覆盖约98%，基本治愈。在此期间一直未再服药。

医案分析

此案患者首诊时问题较多，腰背痛、脚趾麻木、胃胀腹泻、失眠、舌胖大、斑秃等，诊治似乎无从下手，但透过脉诊即可抓住主证：实则人体圆运动失衡，生长之气不足，阴阳失和，元气受损。故在修复元气的基础上适度加减治疗，加速治愈的进程。

从首诊至六诊，未曾更方，一直应用归一饮加上杜仲、川牛膝、葛根治疗，方中归一饮三味药黑顺片、干姜、大枣均为温热药，其中干姜辛热

温中，归一饮加减所用的葛根甘辛凉升提中气，杜仲甘温强腰膝，川牛膝苦酸平去瘀强筋骨，诸药合用提升生长之气，并温中祛湿、活血、强腰膝、升提中阳之用。

二诊时患者睡眠好转，却出现大便溏泄日行 2~3 次，较前次数增多，但患者无任何不适，为何？此现象实则为排病反应，即排湿反应。

三诊之后诸症逐渐减轻直至消失。方中葛根的作用值得一提，《神农本草经》谓葛根："味甘，平。主消渴，身大热，呕吐，诸痹，起阴气，解诸毒。"所谓"起阴气"，实则因葛根之性善攀升，令戊土阳升，从而鼓动己土阴气随升。中焦阴阳冲和，脾气散精。加上干姜温中、归一饮启动天根一阳初升，而共襄枢转中焦运化、人体阴阳冲和之功。

葛根喜攀缘树干而上，而人体的腰背脊椎恰似树干，葛根沿背部升提而上（同时升提中阳），输送津液直达头顶，促进斑秃处的新陈代谢。养料足，苗易长，故葛根对斑秃的新发生长亦有功。但若离了归一饮促进生长之气的上升之势，葛根之功必打折扣。而川牛膝活血、性善下走，在归一饮的推动下，促进脚趾的气血流通，使脚趾的麻木得愈、腰背痛得解。

归一饮虽然主要修复生长之气，似乎主要作用于人体圆运动的左半边，但因炮附子辛热、通行十二经，故归一饮实则是在人体的整个圆运动中运行，上至巅顶、下至脚趾的气血因归一饮的升发修复元气而畅通无阻，故脚趾麻木、斑秃、腰背痛、失眠等诸症一一改善，病情治愈。

归一饮促进生长之气上升而逐渐修复元气，而修复的元气亦在引经药的指引下促进气血运转，去瘀存新，从而又促进了元气的增长。故归一饮与加减诸药相辅相成，加快了患者治愈的进程。

病证越复杂越要站在阴阳之巅俯瞰病机，所以八纲辨证首辨阴阳。元气神机法正是站在元气的制高点下分阴阳，本案正属阴病治阳，故应用归一饮加减治疗而效显。

曾有中医师问笔者，是否学会了元气神机法就可以解决临床中的大部分问题？可以不用或少用经方？事实上笔者既喜欢用元气神机法，也喜用经方，比如近期北京天气寒冷干燥，咳嗽患者较多，笔者应用五苓散、桂枝汤、越脾汤等经方治疗咳嗽均应手而效。但遇到病机复杂的患者，笔者更喜用元气神机法，比如本案用的归一饮。

本案诸多看似不相干的病证如腰背酸痛、脚趾麻木、斑秃、胃胀腹泻、失眠、舌胖大实则因元气不足所致，而导致元气不足的根本原因是人体圆运动的生长之气不足而导致阴病。本案四诊合参中主要依靠脉诊而确定患者阴病。归一饮专注于促进生长之气上升、壮大，而一扫阴霾，令诸症迎刃而解。

此患者停药以后 3 个月，原斑秃处发量继续生长，自原来覆盖 75%一直恢复到覆盖 98%。说明前期服药修复元气有效，元气恢复阴阳和合，病自愈。

余每阅《黄帝内经》，无不赞叹先圣之言诚不我欺：阴阳者，然其要一也。善诊者，察色按脉，先别阴阳；审其阴阳，以别柔刚，阳病治阴，阴病治阳也。

（张芳芬医案）

14. 急性面部水肿

李某，女，57 岁。因急性面部水肿半日于 2019 年 5 月 31 日就诊。患者称今日凌晨两点多突发面部浮肿，又红又硬，轻度瘙痒，感觉像戴了一副假面具，眼睛肿成一条缝，睁眼困难。晨起以后面部不红、不痒，但仍严重浮肿，难以睁眼。前一日拔罐双肩背部、手臂后部，晚 18 点多进食 10 余枚新鲜杨梅，睡前因眼痒滴了新购买的"硫酸软骨素滴眼液"，当时并无不适。

刻下症见：额头、眼睑、鼻明显浮肿，眼睛只剩一条细缝，已认不出原貌。舌苔薄白舌边尖红，脉弦、滞。

❋ **分析** 此患者以前服归一饮易上火，故拟用经方治疗缓而图之。

> 处方：五苓散合小柴胡。2 剂煎服。

当日服了 1 剂，至下午 5 点效果仍不明显。患者很着急，遂同意其看西医。患者于清华长庚医院就诊后拟诊面部过敏性水肿，予以抗过敏药"氯雷他定"等口服观察。次日（6 月 1 日）晨起发现面部仍浮肿如前，服抗过敏药无效。遂又延余诊治。

刻下症见：面部浮肿同前，双寸关脉细弦，濡软，尺脉沉弱。

二诊（2019 年 6 月 1 日）

> 处方：归一饮加减，停服抗过敏药
> 制附子 10g，干姜 10g，炙甘草 20g，茯苓 10g，炒白术 10g，川芎 9g。1 剂，水煎，2/3 口服，1/3 敷面。

三诊（2019 年 6 月 2 日） 患者诉面部浮肿消退 70%。

> 处方：归一饮加减
> 制附子 10g，干姜 10g，炙甘草 20g，茯苓 12g，炒白术 9g，川芎 9g，羌活 9g。2 剂，水煎，2/3 口服，1/3 敷面。

四诊（2019 年 6 月 3 日） 患者发来自拍面部照片，已消肿 90%，并称这两天大便粘马桶很严重。原左肩背部拔罐处出现红色点状簇聚皮疹，轻度瘙痒。

> **处方：前方加白芷**
>
> 制附子10g，干姜10g，炙甘草20g，茯苓12g，炒苍术12g，川芎10g，羌活10g，白芷10g。2剂，煎服，3次/日，不再敷面；少量涂抹皮疹处。

2019年6月5日患者反馈面部已完全消肿，背部点状皮疹已消退。

医案分析

此患者并非单纯过敏性水肿，属于面部过敏性血管神经水肿，如果不及时诊治，有可能发展为慢性血管神经水肿，会反复发作。笔者首诊不效，缘于习惯性认为患者服归一饮可能会上火，导致处方保守。自二诊以后开始一直使用归一饮加减，显效并治愈。

四诊时患者出现大便粘马桶严重、后背红色点状皮疹，这都是排湿、排毒的表现，说明治疗有效。因仅出现面部浮肿，故部分药物用于热敷面部，川芎、羌活、白芷等透皮吸收效果好，故口服结合热敷治疗。

归一饮助生长之气上升，贯通人体的圆运动，故药效更易上达头面部，祛湿排毒、活血通络而显效，最后元气恢复，阴阳和病自愈。

后记：在最近的先秦脉法培训班上，有学生课下说老师分享的都是成功的医案，那些不成功的就不分享了。这话倒也是事实。

曾经看到过一个名医的医案，患者患寒热病十余日不退，下利、头痛、腹痛、骨节痛、喉头尽白而腐，吐脓样痰夹血。脉浮虚辨不清至数。该名医诊毕，竟无法立方。连拟排脓汤、黄连阿胶汤、干姜黄芩黄连人参汤，终觉不妥。又改拟小柴胡汤，以求稳妥（看到此处笔者曾哑然失笑）。后幸遇雨阻，因诸方均不如意而不能成寐，继而观察到病情的变化，终于明了病机，遂立即改方，后果愈。

上案说明当遇到病机复杂的患者，即使是名医，也不能每次都是一剂知二剂已。正如《史记·扁鹊仓公列传》中记载的，有人问仓公：诊病决死生，能全无失乎？仓公答：……时时失之，臣意不能全也。从此段记载可看出，即便是大医如仓公，治病也时有失手，不可能百发百中。

《黄帝内经》对上工的定义是"上工十全九"，即90%的有效率。仍然有10%的容错率。因为我们是人不是神。

我们之所以讨论成功的医案，是因为这个结果是好的，说明诊治是正确的。如果讨论失败的医案，会面临一个问题，你怎么知道哪个方案就一定是正确的？毕竟没有经过临床的检验来说明这个方案、病机就是正确的。

但是，那些先失败后成功的医案有时比一剂知二级已的医案可能更有意义，因为这能让我们更多的吸取教训。

（张芳芬医案）

15. 颈椎病

赵某，女，49岁。以"颈椎病十余年"为主诉，于2016年9月12号就诊。后颈部酸胀痛、伴头沉、头晕，严重时甚至影响睡眠。平时看电脑、看书如超过半小时易发作颈部胀痛。颈部磁共振结果显示：颈椎生理曲度变直，颈3~6椎间盘突出，局部椎管狭窄（局部椎管前后径仅约1cm）。曾行推拿、针灸，效果仅维持1~2天。

刻下症见：舌质偏淡，薄白苔。左脉沉滑，右寸关鼓起，双寸细滑，略伏。

✿ **病机分析** 生长之气不足，人体圆运动失去平衡，无法产生冲和之气。元气受损。

治则治法：修复圆运动生长之气，使人体之气冲气以为和，元气得以修复，无为而治。为尽快解除颈部疼痛，加葛根，以达到标本同治。

> 处方：归一饮加减
> 大枣 15g，制附子 6g，干姜 9g，葛根 10g。7 剂。

二诊 患者诉颈椎酸胀痛明显好转，看电脑或看书时间明显延长，且睡眠得以改善。维持原方治疗 2 周。

三诊 患者诉颈椎酸痛已基本解除。故停药。患者自此以后两个月内颈椎病未再发作。进入冬季以后，患者因连续受凉未及时治疗（如洗头以后头发未吹干受凉、外出遇寒等），颈椎病再次发作，于 2016 年 11 月 24 日就诊，诉后颈部酸胀痛、怕风近一周。

刻下症见：脉弦滑偏沉，双寸偏伏。舌淡。诊断治则同上。

> 处方：大枣 12g，制附子 6g，干姜 9g，葛根 10g。7 剂。

此次观察了患者服药以后的脉象变化。服药后 15~20 分钟：左脉偏浮（左寸尤甚），较前有力；右寸浮滑、右尺重按有力；右脉变化大于左脉。服药后 20~30 分钟，后颈部酸胀痛消失。出现肠鸣。1h 后又出现后颈部酸胀痛，但较前有所减轻。

四诊 后颈部酸胀痛较前明显减轻，颈部稍受风寒疼痛就会加重。维持原方治疗 2 周。嘱咐其注意颈部保暖。

五诊 患者症状已解除90%左右。予归一饮原方继续维持治疗 2 周（减掉葛根）。让元气无为而无不为。

医案分析

颈椎已经变形、椎间盘突出时，颈椎局部的经络气血不通，中西医治疗都是有难度的。因颈椎手术风险高，一般选择保守治疗。上述案例选择了修复元气无为而治，首诊治疗疗效令人满意。归一饮用于治疗生长之气不足，通过启动升发之气而修复元气，由引经药葛根带领元气至病变局部，推动局部的气血流动、同时温通局部受阻的经络，使局部气血、经络得通，病变得以明显减轻。

而葛根的引经作用从治疗效果以及用药后的脉象变化均得到证实。葛根入脾、胃经并上行，服药后寸脉偏浮、有力，出现肠鸣，均说明了修复后的元气推动、加强了葛根的作用。

关于葛根，《本经》云："味甘，平。"《医学启源》云葛根"通行足阳明之经"。《主治秘要》云："味甘性寒，气味俱薄，体轻上行，浮而微降，阳中阴也。" 此次患者服药 15~20 分钟后观察脉象，也印证了葛根入脾胃经，先上行，使寸脉浮起（右寸尤甚），20~30 分钟以后微降、下行，出现肠鸣。

《伤寒论》云："太阳病，项背强几几，反汗出恶风者，桂枝加葛根汤主之。"说明在项背受风寒后出现僵硬、疼痛、活动不便时，在以桂枝汤调和营卫的基础上，加上葛根可以开解腠理、生津起阴。本案患者服汤药半小时后，后颈部疼痛感消失，说明了葛根作为引经药，引元气到达颈部发挥其作用。

此案的后续思考：后颈部有风池、风府穴，说明此处极易受风寒。患者再次颈椎病发作与屡受风寒有关。故入冬以后的颈部保暖十分重要。《黄帝内经》云"冬善痹厥"，也说明了伤风寒的严重后果。故医者的治疗与患者平日的防范、保养同等重要。否则病治好了也会再犯。

故对于严重的颈椎病，在病脉证适合的前提下，也可以采取以上的标本同治方法治疗。

（张芳芬医案）

16. 心悸胸闷

陈某，女，82 岁，诉"心悸胸闷伴失眠、便秘 3 月余"于 2016 年 5 月 2 日就诊。患者诉半年前受惊吓以后出现左手抖，近 3 个多月出现心慌胸闷、失眠，夜里易醒，每日睡眠仅 1~2h。大便 3 天一行。心电图检查结果：室上性心动过速，心肌缺血。服西药效果不明显，血压正常。刻下舌诊：舌暗红、苔少。脉诊：脉弦滑有力、脉数；右寸浮，右关滑。右脉重按弦。

诊断：收藏之气不及。人体圆运动气机升降中，下降不够，即收藏之气不及。

> 处方：观复汤加减
> 炙甘草 15g，红参 10g，干姜 10g，白术 10g，合欢花 6g。7 剂。

1 周后患者主动电话告知：服第 2 剂后失眠明显改善，每晚可睡眠 5h 以上；心慌胸闷明显好转；第 4 剂开始每日一次大便。遂继续用观复汤的原方一周巩固治疗。

> 处方：观复汤
> 炙甘草 15g，红参 10g，干姜 10g，白术 10g。7 剂。

医案分析

此医案的病机主要靠脉诊完成。当时就诊时，望、闻、问三诊完毕，笔者从患者的心慌胸闷、失眠、便秘、手抖这四组症状中并没有找到清晰的诊断。而脉诊，即可跳出患者繁杂的主诉，直接找出病机。

（张芳芬医案）

17. 口干、蛋白尿

刁某某，男，73岁。因"口干20年"于2017年9月28日初诊。患者二十年前出现口干，夜间干醒（因口干而醒）怀疑干燥综合征，多方求治，从县到市到省到北京，中药、西药吃了无数都无效。15年前出现糖尿病、呼吸睡眠暂停综合征，应用呼吸睡眠机无效。口干症状常于凌晨出现，以后一入睡就口干，致难以入睡。时有心悸，尿蛋白（++）、尿隐血（++）。舌暗苔白有裂纹、脉弦滑，尺脉弱。后天法属阳虚，兼痰湿血瘀，津不上承。先天法为生发不足，生发受阻。故给予小剂量归一饮加丹参、旋覆花治疗。

处方：归一饮加丹参、旋覆花
制附子6g，干姜9g，大枣12g，旋覆花10g，丹参10g。14剂。

二诊（2017年10月12日） 患者复诊，称服药3天后口干明显减轻，非常高兴。因患者自诉有心悸，故给予原方加桂枝5g。患者称加桂枝后，口干症状有所加重，故去掉桂枝。

三诊（2017年10月30日） 患者口干明显好转，因还有蛋白尿故用归一饮加鹿角霜 10g，茯苓 10g，桂枝 6g。

处方：归一饮加减

制附子 6g，干姜 9g，大枣 12g，鹿角霜 10g，茯苓 10g，桂枝 6g，14 剂。

从 2017 年 11 月 13 日至今，一直间断服用归一饮加减治疗。2017 年 2 月 10 日查尿微量蛋白为 403mg/L（正常 0~30mg/L）；2018 年 3 月 2 日复查尿微量蛋白为 99mg/L；2018 年 7 月 12 日复查尿微量蛋白为 72mg/L。显示尿微量蛋白明显下降。

医案分析

跟从张东老师学习元气神机法，感觉不论是多么复杂的疾病都能够驭繁为简，因为元气无为而治。且常有意想不到的疗效。本例患者病症较多，有糖尿病、高血压、呼吸睡眠暂停、蛋白尿、胃病，特别是严重的口干症，小剂量的归一饮竟然三剂见效，不仅彰显了中医的效力，更说明了元气神机法的力量，6g 附子也能有奇功。

患者病机根本在于生长之气不足，且生长之气生发受阻，圆运动扭曲、偏斜，元气失和，元气不能周流，经络痹阻，气化失利水液代谢失常，水瘀互结。故治则治法选择：从天根处修复生长之气，先使圆运动逐渐复合，再使元气逐渐增长，兼治其标，以茯苓通利水湿，取通阳不在温而在利小便之意；用丹参、旋覆花宣通活血，三焦气血运行通畅，水饮瘀血俱祛。二诊考虑患者有心悸即加桂枝温通心阳化饮止悸，但患者感觉口干反而加重，故而去掉桂枝，以后均给予鹿角霜加减治疗蛋白尿竟效。

（姜玉娟医案）

18. 肺癌发热

黄某某，男，63岁，农民。因"发现肺癌伴发热咳嗽、胸腔积液2月余"于2017年9月7日就诊。10年前患多发性脑梗，肢体行动不便，后来身体行动不便逐渐加重，初期以为是脑梗死所致，虽然每年都进行治疗，但行动不便仍进行性加重；2016年因四肢行动不便加重就医后确诊为帕金森病。2017年9月出现反复性发热，伴咳嗽气喘，体温最高38.5℃。胸部CT示：右肺占位性病变，右侧胸腔积液，心包积液，右侧第3肋骨、左侧第8肋骨及右后肋局部改变，考虑转移。

诊断：右肺癌，右肺中下叶不张，肋骨转移瘤，右侧胸腔积液，心包积液，肺炎，小脑萎缩，帕金森病。

刻下症见：患者平车推入诊室，体温最高38.8℃，神志昏蒙，时有发热，呛咳，咳唾白色黏痰，喘鸣，不能平卧，不能进食，鼻饲，大便3~4天一行，舌淡，苔黑厚，脉沉细。

❋ **分析** 元气受损，人体圆运动之生长之气不足，拟归一饮加减。

处方：归一饮加减
制附子10g，干姜10g，炙甘草10g，大枣10g，厚朴10g，杏仁10g，枳壳6g，桔梗10g，藤梨根30g。7剂水煎服。

❋ **分析** 应用归一饮启动天根之生长之气，甘草、大枣同用是因为患者痰湿重，大量用甘草助湿，故减其量，但又担心主导圆心的力量不够，故合用大枣。厚朴、杏仁、枳壳、桔梗理气化痰以治标。藤梨根常常用于抗肿瘤，但其实疗效并不显著，就像白花蛇舌草、蛇莓之类，但不加此药，担心患者以为这不是治疗肿瘤的汤药（有些患者常常久病成"医"）而依从性不好，故勉为加用。

二诊（2017年9月14日） 由家属搀扶进诊室，体温38.5℃降至37.5℃，神志清楚，可进少量流食，自觉体力有所恢复，仍咳嗽咳痰，喘鸣音较前明显改善，现患者可右侧卧位，大便2日一行，舌淡，苔白润滑，脉沉。

效不更方，原方续服1周。

三诊（2017年9月21日） 咳嗽气短明显好转，但咳痰费力，胸部胀闷不适，体温正常，其他症状同前，舌淡，苔白腻，脉沉细。

处方：原方7剂。

四诊（2017年9月30日） 自觉体力明显改善，可于室内自行活动少许，咳嗽基本好转，偶咳少量白痰，静态下已无喘促，可正常进食，大小便正常，舌淡，苔薄白，脉沉。继续上方续服2周。

五诊（2017年11月16日） 目前患者体温正常，能慢慢在室内行走，肢体活动障碍亦明显减轻。可以自行进食，能和医生互动，以前不能右侧卧位，现在睡眠体位不受限。复查胸片示右侧胸腔积液已吸收。

医案分析

用元气神机法之归一饮治疗此晚期肺癌患者，药简而效如桴鼓，出乎意料，而且患者的肺炎、胸腔积液、肺不张、帕金森病均大幅度好转，尤其是胸腔积液消除迅速，体温也迅速正常，拔掉鼻饲管，正常进食，而且肺部肿瘤也有所缩小，展示了元气的力量，也展示了元气神机法的力量。

2019年6月后续随诊，此患者存活2年多以后因脑出血去世，这对于肺癌已经转移的患者而言生存期是相对较长的。

（姜玉娟医案）

19. 壶腹周围癌伴黄疸

屈某某，男，61岁，因"面目黄染半年余、低热1月余"于2016年6月26日就诊于鞍山市某医院中医科。2016年1月10日患者因面目黄染就诊于沈阳某三甲医院，2月16日行增强CT发现：壶腹占位性病变。2016年3月7日黏膜活检病理示（十二指肠壶腹部）绒毛-管状腺瘤伴局部腺体上皮细胞重度非典型增生。2016年3月于该院行胆管及胰头支架置入术。但2016年5月27日再次做上腹部CT示胆道低位梗阻，壶腹部肿物大小约2.4cm×2.8cm，黄疸日重。诊断：①壶腹周围癌；②继发黄疸。

刻下症见：患者面目黄染，体倦乏力，步行无力，神情萎靡，恶寒低热，腹胀，纳差，恶心无呕吐，大便不畅。舌暗淡，苔白厚腻，双脉浮滑无根，双关明显。

※ **分析**　生长之机生发不足，湿滞内阻化热。

> **处方：** 制附子10g，干姜10g，炙甘草10g，大枣10g，茯苓30g，皂角刺10g。7剂，水煎服。

二诊（2016年7月4日）　神清，黄疸已消失，自诉服药2天后，黄疸便开始消退，畏寒明显缓解，已无低热感，食欲改善，腹胀基本消失，可步行3000余米。舌淡，苔白腻，脉沉细。

> **处方：** 制附子10g，干姜15g，炙甘草10g，大枣10g，茯苓10g，柴胡10g，皂角刺10g。7剂水煎服。

医案分析

患者癌体不消，黄疸日重，从元气的角度分析，患者生长之机生发不足，湿滞内阻化热，归一饮修复生长之机，恢复元气，让元气无为而治，茯苓化湿，皂角刺散结。

治疗黄疸没有用茵陈蒿汤等经典方剂，而是依靠元气自己的力量，7剂药黄疸即消失。不但如此，患者的体力明显恢复，低热消除，腹胀减轻。

后继续归一饮调服，后续瘤体维持大小暂无进展。

2019年6月随访，患者已存活3年，生活质量很好。

（姜玉娟医案）

20. 银屑病、红斑狼疮

银屑病、红斑狼疮都是临床难治的疾病，元气神机法不直接针对具体的疾病，而是直指元气本身，意在修复元气为根本，但元气修复而病自除、不战而屈人之兵的想法能够在治疗这种疑难病上实现吗？姜玉娟医生的医案作为探索给予了部分答案。当然治疗某种疾病要有可重复性，更高的要求还要有彻底性，这方面还希望不同科室的同道共同探索。

医案一：元气神机法治疗银屑病医案

谷某某，男，54岁，2017年2月4日因患银屑病10余年就诊。来诊时面部可见散在斑片状皮损，伴干性银白色鳞屑脱落，时有心悸胸闷不适，神倦乏力明显，恶寒，纳差，大便溏薄，舌淡，苔薄白，脉沉细。

处方：归一饮加减

制附子 10g（先煎），炙甘草 15g，干姜 10g，白芍 20g，鸡血藤 30g。

因患者外地来诊，故给予 14 剂口服。

患者生长之气不足，以归一饮治之，加鸡血藤、白芍养血。

二诊（2017 年 2 月 21 日） 面部银白色鳞屑较前减少，皮损较前无明显变化，自觉身体较前轻松，面部偶有瘙痒不适，口干，舌淡，苔白腻，双脉沉，右侧关迟。

处方：归一饮加减

制附子 10g（先煎），炙甘草 15g，干姜 10g，白芍 20g，鸡血藤 30g，广地龙 30g。14 剂水煎服。

效不更方，再加地龙活血通络。

三诊（2017 年 3 月 6 日） 面部皮损明显缩小，并见红色新生组织，偶有白色鳞屑脱落，食欲明显改善，大便基本成形，舌淡，苔薄白，双脉沉。后续归一饮调服 30 余剂，面部皮损基本好转。

医案二：元气神机法治疗红斑狼疮医案

王某某，男，54 岁。2010 年双下肢及颜面部皮肤出现溃脓性改变，病情渐重，不能行走，后于某附属医院诊断为"皮肤性红斑狼疮"。口服西药与中药后缓解。2017 年 4 月 6 日前来就诊。

刻下症见：颜面部红斑，乏力神倦明显，双手红肿胀痛难忍，需口服芬必得止痛，畏寒，大便溏薄，舌淡，苔白腻，脉沉。

处方：归一饮加减

炙甘草 15g，干姜 10g，制附子 10g，桂枝 6g，茯苓 10g，鸡血藤 30g，丹参 10g。

因外地患者给予 14 剂水煎服。

患者从脉象判断，为生长之气不足，加桂枝、茯苓以化饮，丹参、鸡血藤活血养血。

二诊（2017 年 4 月 20 日） 双手胀痛较前明显缓解，偶尔口服止痛药即可，颜面部仍有红斑，乏力亦减轻，舌淡，苔白腻，脉沉。

处方：上方加威灵仙 10g，14 剂水煎服。

加威灵仙祛风通络。后续服归一饮近 30 剂。

三诊（2017 年 6 月 22 日） 双手皮肤颜色基本恢复正常，肿痛好转，已停止口服止痛药，体力明显改善，颜面部红斑亦好转，但仍能见瘢痕。继续归一饮调服。

（姜玉娟医案）

21. 癌症疼痛

张芳芬按： 本案例为胆管癌疼痛患者，吗啡已用至 180mg/24h，已超过吗啡的极量 60mg/12h 了，仍无寸效，反而出现明显的吗啡副作用恶心、呕吐。作者仅应用了小剂量的归一饮加减，患者服用后止痛效果明显，3剂向愈。且整体症状明显改善。归一饮以简驭繁，功不可没。

张某，女，78岁，患者因“右胁肋部及全腹疼痛1月余”于2018年5月13日初诊。诉右胁肋部疼痛不适，伴恶心、厌食，全腹胀满疼痛以夜间疼痛为著，反射至项背部致僵硬，畏寒，肢体倦怠，少气懒言，于外院确诊为胆管癌。家属拒绝介入及化疗治疗，暂给予口服吗啡缓释片90mg每12h给药一次止痛对症治疗。

患者自口服吗啡后胁痛腹痛未有丝毫减轻，伴发持续性恶心、呕吐，便秘，以致卧床不起，遂停用吗啡，故来我处以求中医药治疗。

患者坐轮椅被推入门诊，舌质黯紫，苔黄白相间腻滑，左寸关脉弦紧尺脉沉涩，右寸脉浮涩关尺脉沉细弱。

中医诊断：胁痛。西医诊断：胆管癌并肝内转移。

✲ **分析** 观此脉证分析为寒热错杂、虚实夹杂，既有正气大伤，脾胃虚弱，胃气上逆，痰湿内蕴，又有肝胆气机瘀滞，瘀毒互结，拟以疏肝健脾，祛瘀解毒，通腑泄浊治疗。补气健脾则助其热，清解则寒从中生，化瘀泄浊则耗其气，治疗左右掣肘，本病病机颇为复杂，不可一蹴而就，可赋予元气无为而治。

✲ **病机分析** 左寸关脉弦紧，尺脉沉涩，右寸脉浮涩，关尺脉沉细弱，主患者生长之气、收藏之气均已受损，但以生长之气受损为主，后天圆运动倾斜缩小失去正圆状态，元气不和受损，脏腑功能损伤，痰湿内蕴，气血瘀滞。

治则治法：启动天根之机，使生长之气无为而复，生长之气与收藏之气相和，令之归一而元气渐复，后天圆运动良性循环，则燮理阴阳。

处方：归一饮加减

制附子6g，干姜9g，炙甘草12g，延胡索10g，郁金10g。7剂。

二诊（2018年5月20日） 出乎意料的是，患者自行步入门诊，精气神变佳，患者自诉服用中药第一剂疼痛就明显减轻，不再恶心呕吐，两剂药后可以吃饭了，3剂药竟无特别不适，胁痛腹痛竟缓解迅速，患者惊讶不已（其实我也惊讶不已，没想到元气神机法疗效这么快）。现唯进食后略感腹胀，舌质黯，苔白腻，整体脉象略缓和，左寸关脉弦细尺脉沉弱，右脉细弱。继续用归一饮巩固疗效。

处方：归一饮加减

制附子6g，干姜9g，炙甘草12g，延胡索10g，郁金10g。7剂。

医案分析

以归一饮扶助元气治其本，兼以延胡索、郁金化瘀解毒祛湿治其标，元气逐渐恢复，气血瘀滞、水湿代谢不利逐渐恢复，气机调畅，使后天圆运动趋于正圆，此治法虽未面面俱到，但针对症状缓解却取其速效，充分体现元气无为而治的玄机。笔者起初对此患者治疗并无把握，观其后效，元气神机法诚不我欺。

在恶性肿瘤晚期的姑息性治疗中，癌性疼痛的治疗是每一位内科医师面临的棘手问题，阿片类药物的耐药性及不良反应，实难解决，只能对症处理，而通过对张东老师元气神机法的学习及临证，观其疗效，对于癌痛在姑息性治疗规划中开辟了新思路。归一饮虽然不能治愈肿瘤，但3剂药止痛，胜过大剂量吗啡，也让我这个元气神机法的初学者大开眼界。对此病例感兴趣的同道可以一起追访。

（于志勇医案）

22. 肝癌腹水

跟从张东老师学习，发现张东老师不但擅长应用其所创立的元气神机法（张老师称为先天法），也擅长应用传统治法（即后天法），尤其善用经方。临床随诊发现张东老师应用经方90%以上都是原方不加减，剂量也是常规剂量，但却疗效甚佳。而且发现张东老师常常将元气神机法和经方交替应用（一般不合方在一起），此例患者就是仿照张东老师的用法。此例患者虽然用了五苓散，但想来三剂后五苓散仅用了两剂，就达到小便一夜5000ml的疗效，不能不说是归一饮启动了生长之机，元气运行极大地加强了五苓散的作用，看来先天法、后天法的合用效力大增，实在感慨临床中又开启一个新的法门。

于某，男，67岁，因"肝癌伴腹水1周"于2018年7月4日就诊。患者于2018年1月出现腹部胀满，以上腹部为著，进食油腻食物及饮酒后症状加重，伴乏力，纳差，泛酸，在我院行上腹部磁共振平扫＋强化诊断为肝癌，并在我院导管室行"经导管肝动脉化疗性栓塞术"手术成功，术后给予保肝、护胃、止吐、消炎抗感染等对症治疗及营养支持治疗，症状好转后出院。

近1周来患者再次出现上腹部胀满不适，伴纳差、乏力，双下肢轻度水肿，左侧腹部挛急跳动上冲，偶有恶心，无呕吐，大便稀薄，今为进一步治疗来我处就诊。腹部彩超示：①符合慢肝声像；②肝不均质改变；③门脉增宽并实性低弱回声、脾大、脾静脉增宽；④腹水。甲胎蛋白（AFP）>1000U/ml。患者自发病以来体重较前减轻约5kg。既往"慢性乙型病毒性肝炎"病史 4 年余，规律服用"恩替卡韦分散片 0.5mg，每天 1 次"抗病毒。舌黯红，苔白腻，左脉沉弦、虚滑，右关脉弦涩、尺脉弦长紧。

中医诊断：臌胀，肝积。西医诊断：原发性肝癌，腹腔积液。

❋ **分析** 本病属"臌胀"范畴，多为邪实盛候，既有命门火衰，肝气郁结，脾胃亏虚，又有阳虚水寒，邪毒瘀血阻滞，导致五脏六腑气血失衡，气化不利，体内水湿之邪无以气化，水留于内，治法当温阳利水，化瘀软坚，但患者诉左侧腹部挛急上冲，偶有恶心，按照日医汉方医学方证相应，应该是有瘀血而腹拘挛，气上冲。方药以桂枝茯苓丸治疗。

处方：桂枝茯苓丸（汤）

肉桂 10g，茯苓 15g，牡丹皮 10g，白芍 10g，桃仁 10g。水煎服，5 剂。

二诊（2018 年 7 月 9 日） 患者诉服用第 1 剂药后，即出现腹泻，一日十余次呈水样便，精神状态渐好，腹胀乏力瞬间缓解，渐有食欲，左侧腹部挛急上冲感消失，服用完第三剂药后出现腹胀渐加重以致腹胀难忍，伴有阵发性胸闷心慌，双下肢水肿加重，患者坚持服用完 5 剂药。舌质暗红，苔黄滑，左脉沉弦虚滑，右关脉虚涩尺脉弦长紧。

❋ **病机分析** 患者病机根本在于生长之气不足，圆运动扭曲、偏斜，元气失和，圆运动整体变小，元气不但失和而且导致整体不足，其标在于元气不能周流，经络痹阻，气化失利水液代谢失常，水瘀互结。

治则治法：从天根处助生长之机，修复生长之气，先使圆运动逐渐复合，再使元气逐渐增长，兼治其标以五苓散温化水饮，通利水湿，则三焦气血运行通畅，水饮瘀血俱祛。

处方：

· 五苓散：肉桂 6g，茯苓 15g，炒白术 15g，泽泻 20g，猪苓 10g。水煎服，5 剂。

· 归一饮加减：黑附子 10g，干姜 15g，大枣 20g，泽兰 10g。水煎服，5 剂。

注：以上两个处方隔日交替服用。先服五苓散，后服归一饮。

三诊（2018 年 7 月 17 日） 患者诉服用调整后的中药 3 剂后出现一夜间小便大约 5000ml，双下肢水肿逐渐消退，腹胀逐渐减轻，精神体力逐渐好转，唯有进食后略感下腹部轻度胀满。舌质淡红，苔薄黄，左脉沉虚弦，右关脉虚弱尺脉沉取弦长。腹部超声示腹腔内未见明显游离液性暗区，肝不均质改变，门静脉增宽并实行低弱回声，脾大。

✕ **分析** 患者从天根之机慢慢修复生长之气，阴阳之气逐渐相和，圆运动开始逐渐恢复正圆状态，从而使元气开始修复，气化功能得以调畅。一边恢复元气，一边活血利水，正气恢复，邪气难存。标本兼治，扶正为主。

处方：归一饮加减

黑附子 10g，干姜 15g，大枣 20g，泽兰 10g，大腹皮 10g。水煎服，14 剂。

2019 年 6 月 20 日随访，患者精神状态、体力恢复可，饮食可，无腹胀，无下肢水肿，现已逐渐从事田间轻体力农务劳动，嘱其适劳逸，避免劳复，继续服用中药维持治疗。

医案分析

患者此证本虚标实，貌似应继续用己椒苈黄丸、鳖甲煎丸、半夏甘遂汤等通泄水饮瘀血，但仔细揣摩初次服药后出现排病反应等病情好转迹象，看似方证对应，取一时之效实际是过用攻伐之药，水湿之邪虽暂时消退但耗散元气，重伤三焦，水饮之邪再次聚集，痹阻三焦，犯虚虚之戒，以致肝脾肾三脏功能更加失调，夹杂瘀血水饮。至虚有盛候，过用补法则易闭门留寇，病机颇为复杂，改弦易辙还是应该用元气神机法赋予元气无为而治。

（于志勇医案）

23. 崩 漏

张东按： 观复汤组成貌似与理中汤同，但其剂量比例、君臣佐使、适用范围与理中汤已完全不同。观复汤启动人体收藏之机归入元气之心，其收摄作用很强。其君药为炙甘草，臣药为红参。《神农本草经》记载："人参，味甘微寒。主补五脏，安精神，定魂魄，止惊悸，除邪气，明目，开心，益智，久服轻身延年。"人参有安、定、止的作用，精神、魂魄、惊悸、心、智说明人参入心经，其微甘入脾，微苦入心，并固敛心气。所以《本草正义》云"辽参禀性向阴，味甘而微苦……脱血、脱汗、失精家宜之，固也。"张元素更是言其泻心火，盖人参味甘微苦，甘补而苦入心，苦主降，人参味苦而降，其性收固，心气不外浮，心火自敛，显然此火是虚火而非实火。用红参，红入心，用红糖炮制，其甘入脾，红参固敛作用更强，引浮跃之阳归于脾胃这个次级圆心而使元气收摄（关于次级圆心、终极圆心以及炙甘草为何为君药，详见《元气神机：先秦中医之道》一书）。注：痰湿患者慎用红参。

尹某，女，49岁，因"间断崩漏2年加重半月"于2018年8月10日就诊。患者近2年来月经不规则或提前或延后，每次月经来潮大约持续15~20天，腰及小腹酸胀坠痛，经血时而淋漓不断，时而如潮涌出，呈褐黑色夹杂少量紫黑色血块，渐致面色苍黄，精神疲倦、憔悴，气短懒言，不思饮食，手足不温。经外院妇科检查无器质性病变，治疗给予云南白药胶囊、宫血宁胶囊口服等对症止血，出血量稍有减少，但稍有体力劳动则血崩不止伴有头晕眼花，出冷汗，急则卧床休息任其崩漏，遂大量口服止血药疗效甚微，迫于无奈待血尽方止。现经血淋漓半月余，苦不堪言故来诊，舌质淡白，苔薄白，左脉沉微，右脉偏浮弦细沉取无根之势。中医诊断：崩漏。西医诊断：月经不规则。

✿ **分析** 既往治疗多例类似患者均以固冲汤、补中益气汤、胶艾四物汤、二至丸等加血余炭、地榆炭、三七粉等对症处理，不效者十之六七。此患者证属阳气内虚，虚阳外越，冲任不守，气不摄血，血海不固，致成崩漏而气血大亏。有形之血不能速生，无形之气所当急固。

✿ **病机分析** 临证重在辨阴阳，把握阴阳之机，使元气修复，自行解决这些复杂问题。左脉沉微，右脉偏浮弦细沉取无根之势，从脉象上分析总体是既有生发之气不足又有收藏之气不足，但整体分析应属以收藏之气不足为主，不能收摄阴血。

治则治法：助势收藏之气，使之与生长之气相和，使阳气归根复命。于月窟处立意，助一阴生，使圆运动恢复正圆，使阴阳恢复平衡、相和之象，元气渐复。

> **处方：观复汤**
> 炙甘草15g，红参10g，炒白术10g，干姜10g。水煎服，7剂。

二诊（2018年8月18日） 患者诉服药第2剂后出血大减，精神饮食渐佳,服药第 5 剂后经血已止,面色已转红润,第 7 剂药服完精神、体力、饮食状态基本恢复正常,手足温和,既往有围绝经期综合征的头晕心悸、烘热汗出明显减轻。舌质淡白,苔薄白,左脉偏沉细涩,右脉偏浮弦细沉取无根之势,但尺脉沉取渐出。

※ **分析** 月窟收藏之机逐渐恢复,收藏之气渐敛,圆运动逐渐修复趋向正圆状态的同时修复生长之气,冲气以为和。左脉偏沉细涩兼有虚中挟瘀之象,加延胡索活血兼治其标。继续以观复汤澄源复旧。

> **处方:观复汤加减**
>
> 炙甘草15g,红参10g,炒白术10g,干姜10g,延胡索6g。水煎服,7剂。

医案分析

患者长期漏下,已虚衰难支,须从病根入手,方能奏效。血证病因虽多,统以阴阳盈缩之理,血色虽红,由其从火化得来,终属阴体,气从阳,法天居上,血从阴,法地居下,天包乎地,气统乎血,气过旺则逼血外越,为阳火,气过衰不能统血,阴血上僭外溢,为阴火。《内经》云:"阴病治阳,当用阳药。"观复汤无一味止血之品而收良效。有形之血不能速生,无形之气所当急固,气能生血、固血、摄血。观复汤令阳气收敛,将亢龙有悔之阳收回,使阴阳冲和,元气自复。张东老师称此治疗方法为先天法。

(于志勇医案)

24. 狂　躁

张东按： 我本人从未治疗过类似的患者，作者大约也是首次治疗此类患者，但其中的奇思尤为可鉴，看似神奇而医理在焉。并且也显示了元气神机法的力量，其实都是人体自身元气的力量，正气存内，邪不可干，此之谓也！元气神机法只是扶助了一下元气而已。

张某，女，56岁，2019年3月3日初诊。患者自今年春节前突然无故出现目不视人，口中大骂，口吐涎沫，眼目上视，目露凶光，怒气勃勃，时而猝然倒地，呼叫不已，手舞足蹈、发狂乱动；时而如牲畜爬行，常如蛇爬行之状。大约此类症状持续半个小时左右，每天发作4~5次。夜间尤甚，常狂躁不止，不能睡眠。家属见状恐慌不已，人皆以为中邪，所谓邪祟。于是仓皇捆绑患者至当地精神卫生医院，给予奥氮平、丙戊酸钠、利培酮、帕罗西汀等药物口服治疗，病情未得到有效控制，病情持续发作，患者家属也曾请过术士占卜驱邪、焚香祷告，或服用公鸡血依然无效。经友人介绍来我医院门诊求治于中医。

患者在诊室就诊时属于未发作正常状态，故对答问题确切。及诊脉片刻，患者突然双眼斜视，目露凶光，咬牙切齿地问："你是谁？"继而瞬间病情发作如前述，在地上爬行狂叫不止。笔者赶紧至急诊给予患者苯巴比妥肌内注射暂时镇静。恐慌之余略诊得脉沉细涩。中医诊断：狂证。西医诊断：精神分裂症。

❀ **病机分析** 患者脉象为沉细涩，主生长之气不足及生长之气受抑制，元气不足，邪气因入，元气失衡，气机难以宣达生发，故魂不归舍。

治则治法：从天根之机处启动生长之机，鼓动元气，并以引经之品引导元气直至病所。

> 处方：归一饮加减
>
> 制附子 10g，干姜 12g，大枣 20g，桃仁 10g，桃枝 8 根。7 剂。

二诊（2019 年 3 月 10 日） 患者家属诉服用两剂后病情明显控制，发作次数减少，发作时短暂意识丧失，手足抽搐，身体扭曲如蛇形，持续约 1~2 分钟，随后大汗淋漓，过后如常人，服完五剂中药后，昼夜未再出现邪祟症状，继续服用剩余中药。舌质淡红，苔薄白，脉沉而瘀滞。

> 处方：归一饮加减
>
> 制附子 10g，干姜 12g，大枣 20g，桃仁 10g，桃枝 8 根。7 剂。

后随访 1 个月（至 2019 年 4 月 5 日）未再发作。

医案分析

鬼祟岂能为患，不过病似鬼祟耳。或痰或郁或虚，从其脉象以施治法。此神志病应魂，肝主之属木。记得张东老师在讲桃仁的时候曾经说过："桃仁可以治疗情志疾病，不能只从活血化瘀的角度看，在古代民间常用桃树之木辟邪，如桃木剑等，而所谓中邪的反应常常是类似这种情志病。桃树春天开花，所谓阳春三月桃花开，此时是桃树生命力最旺盛的时候，故其禀春生之气最盛，而肝气通于春生之气。肝藏魂，讲情志病时我们常说魂不附体、神魂颠倒、魂不守舍、阴魂不散等都和魂有关，也就是和肝藏魂有关，而肝通春生之气。桃树禀春生之正气最足，以此治疗肝之魂病正合适，故古人常用桃树枝、根、茎辟邪治疗情志病正是此意，而桃枝生发之性最盛。"笔者想到张老师这一席话，遂在归一饮中加入了桃枝、桃仁，八根桃枝以应春木之象（详见河图洛书）。夫邪气各有不同，总不离五行。此邪气中人，必乘人之元气虚而入，故须治此邪，必须扶正，元气足则邪气难留，但一味补正，邪气与正气相互格拒，必须补正，于修复元气之中佐以引经祛邪之味，邪气暗散，元气自复，故此方以桃仁、桃枝为佐使。若单用几克桃仁、桃枝恐难以速效，而以之引导元气，以元气治之，才能如此效如桴鼓。

（于志勇医案）

25. 眩 晕

眩晕医案一

郝某，女，82岁，2018年5月18日因"眩晕20年"就诊。患者于20年前无明显诱因出现严重失眠、眩晕、颈项僵硬，呈阵发性，发作时伴视物模糊、天旋地转，如坐舟船，持续数分钟，改变体位后症状缓解。患者无言语不利及口角歪斜，无大小便失禁，无心慌、胸闷，另诉腰腿凉、怕冷麻木，多方治疗效不佳。近7天来，自感头晕发作持续时间、程度较前加重，伴走路不稳，恶心、呕吐频作，口干不欲多饮，自行服用"眩晕宁"等药物治疗并配合静滴天麻素、盐酸倍他司汀、舒血宁（银杏叶提取物）等疗效欠佳，遂至我院就诊。

辅助检查颅脑MRI平扫：①双侧额叶、半卵圆中心、放射冠区、基底节区多发腔隙性脑梗死并部分软化灶形成；②双侧脑室周围白质脱髓鞘改变。既往有"2型糖尿病"病史13年，平素不规律口服"二甲双胍缓释片"治疗，血糖控制不详。否认高血压病、冠心病等病史。舌质淡红，舌体瘦薄，苔薄黄滑，脉沉濡而缓弱。中医诊断：眩晕病。西医诊断：①脑梗死；②2型糖尿病。

❋ **病机分析** 综合脉证示患者天根之机处生长之气萎弱，兼有湿阻生长之机，生长之气不能充分与收藏之气相和，元气受损，圆运动扭曲变形。

治则治法：从天根之机处助生长之气，使生长之气与收藏之气相和，元气修复，诸经之气自然得以修复，湿气得化，圆运动气机升降调畅平衡。

> **处方：归一饮加减**
> 制附子6g，干姜9g，炙甘草12g，茯苓10g，葛根10g。3剂。

二诊（2018年5月21日） 患者诉当日取药服用第1剂后当晚即可安然入眠，第2天晨起后头脑清爽，气力渐复，下肢渐温和，唯有颈部僵硬酸痛，3剂药服用完后已无视物模糊、天旋地转、如坐舟船感。舌质淡红，舌体瘦薄，苔薄黄，脉沉濡而弱。

治则治法：继续以归一饮从天根之机处助长生长之气，使生长之气与收藏之气相和，元气修复，圆运动恢复平衡。

> **处方：归一饮加减**
> 制附子6g，干姜9g，炙甘草12g，茯苓10g，葛根10g。水煎服，7剂。

医案分析

患者年老体弱久病，则坎中真阳亏虚温煦功能下降，脾胃失其真阳温运则水湿内生，阻碍气机则气血运行受阻，血脉不通。治以从天根之机处慢慢修复生长之气，从而使元气开始修复，圆运动逐渐恢复正圆状态，气机调畅，气化功能正常则能升清降浊，运化水湿之邪，阴霾去而真阳生，气血运行无阻得以濡养四肢百骸，这也是元气逐渐修复累积的过程。

眩晕医案二

李某，女，80岁，2018年5月10日因"间断性眩晕欲倒伴恶心、吐涎"就诊。患者近20年来每因劳作及睡眠欠佳就出现起则欲倒，天旋地转，恶心吐涎沫，面色潮红胸中烦热，自汗畏寒，神疲头眩少气懒言，四肢麻木腰腿畏寒，口苦咽干，耳鸣眼目胀痛，失眠烦躁。

颅脑CT示：双侧半卵圆中心、放射冠区多发腔隙性脑梗死。观其曾服中药方剂天麻钩藤饮、镇肝息风汤、温胆汤、六味地黄汤、补阳还五汤及住院输液治疗，病情仍反复发作故来诊。

舌质淡红，苔薄黄，左右寸脉浮滑上冲兼有瘀滞感，关尺脉沉而虚弱。

中医诊断：眩晕病。西医诊断：脑梗死。

❀ **分析** 患者看似痰浊之气上扰清虚之府，然实则年老久病营阴暗耗阴不涵阳，阳热挟虚风上扰蒙蔽清窍，又有命门火衰，五脏六腑气血失调血脉不通至瘀血阻滞，治以镇肝息风，滋阴清热则损伤阳气，活血化瘀则无异于攻伐之剂耗伤元气，补其虚则助其热。病机治法颇为复杂，不如赋予元气无为而治。

❀ **病机分析** 从脉证分析左右寸脉浮滑上冲兼有瘀滞感，主月窟之机处收藏之气不及，关尺脉沉而虚弱主：①生长之气不足；②收藏之气受损根基不固。根据患者病情以收藏之气受损严重为主，圆运动处于不平衡状态，阴（收藏之气）阳（生长之气）不能相和，元气受损，阴阳失调。

治则治法：从月窟之机处修复收藏之气，使之与生发之气相和，使圆运动趋于正圆，圆心修复，冲气以为和，元气得养则无为而治。处方以观复汤扶助收藏之气，佐以怀牛膝牡蛎温潜阳气，引热下行。

> 处方：观复汤加减
>
> 炙甘草 15g，红参 10g，炒白术 10g，干姜 10g，怀牛膝 20g，牡蛎 20g。水煎服，7 剂。

二诊（2018 年 5 月 17 日） 患者诉眩晕明显减轻，无天旋地转感及面色潮红，略感胸中烦热，巅顶胀麻，起身下地活动时有摇摇欲坠感，肢体倦怠，自汗，渴欲饮水但不欲多饮，睡眠可。舌质淡红，苔白黄，左右寸脉浮弦上冲之势渐平复，关尺脉沉细弱兼有虚数。

> 处方：观复汤加减
>
> 炙甘草 15g，红参 10g，炒白术 10g，干姜 10g，怀牛膝 20g，牡蛎 20g。水煎服，14 剂。

医案分析

综合脉证，患者年老体弱虽有营阴暗耗，有形之水不能速生无形真阴，应从阳化阴，亢龙有悔之阳已随月窟收藏之气渐收回，阴阳冲和，元气自复，故名观复。

后续随访，患者症状基本消失，病情痊愈，头脑清灵，日常生活趋于正常。

（于志勇医案）

26. 全身关节肿胀疼痛

　　类风湿关节炎是临床难治性疾病之一，尤其是关节的疼痛，无论对于中医还是西医治疗都很困难，此案就是一例，全身关节肿胀疼痛40年，双膝关节已行关节置换术，但全身关节仍疼痛，无论用糖皮质激素、止痛药还是免疫抑制剂均无效，本例患者应用元气神机法治疗一个月疼痛消失，元气的力量由此可见一斑。

　　李某，女，68岁。因全身关节肿胀疼痛40余年加重1月于2018年6月11日就诊。患者于40余年前受凉后出现全身关节肿胀疼痛不适，遇冷后疼痛加重，疼痛呈持续性，就诊于当地医院，诊断为"类风湿关节炎"，给予糖皮质激素类及止痛类药物（具体不详）治疗后症状减轻。后病情间断发作，出现晨僵，四肢关节畸形活动不利。

　　患者于2011年出现活动后膝关节疼痛难忍，就诊于寿光市某医院，给予"双膝关节置换术"，后间断服用祛风湿类方剂如乌头汤、独活寄生汤、桂枝芍药知母汤、乌附麻桂姜辛汤等没有明显疗效。患者于1个月前再次出现晨僵，颈肩部酸痛不适，全身关节肿胀疼痛，以四肢远端关节为甚，行动困难，双下肢轻度水肿，受凉后或夜间疼痛加重以致严重影响休息，口服洛索洛芬钠、布洛芬控制关节疼痛无效，并且加用免疫抑制剂来氟米特依然无效，生活不能自理。

　　舌质淡，苔薄白，左脉沉细、虚涩，右脉略浮、弦涩。辅助检查：红细胞沉降率59mm/h，类风湿因子318U/ml，C反应蛋白28.100mg/L。颈椎间盘 C3~C7 平扫示：① C3~7 椎间盘突出；②颈椎退行性变并 C3、C4 椎体不稳。膝关节正侧位片示：双膝关节置换术后，人工膝关节在位，关节关系可。

❋ **病机分析** 从脉证分析，患者元气受损严重，生长之气和收藏之气均已受损，圆运动之圆严重扭曲变形，阴（收藏之气）阳（生长之气）不能相和，元气不能周流全身。

治则治法：从天根之机启动助生长之气修复，从月窟之机启动助收藏之气修复，令阴阳相和，使后天元气逐渐修复，通过圆运动逐渐走向正常的反复循环，通畅血脉，标本兼治。

> 处方：
>
> ·归一饮加减：制附子 10g，干姜 15g，炙甘草 20g，姜黄 10g，葛根 10g，细辛 6g。水煎服，5 剂。
>
> ·观复汤加减：炙甘草 15g，红参 10，炒白术 10g，干姜 10g，怀牛膝 15g，延胡索 10g。水煎服，5 剂。
>
> 注：两个处方隔日交替服用。

二诊（2018 年 6 月 20 日） 患者诉颈肩部仍疼痛难忍，四肢关节疼痛，以膝关节疼痛为著，严重影响睡眠，四肢关节肿胀减轻，双下肢水肿消退。因非甾体类抗炎止痛药及免疫抑制剂控制关节疼痛无效，现已停服。舌质淡，苔薄白，左脉沉细虚涩，右脉略浮弦涩。

❋ **分析** 患者虽关节肿胀减轻，下肢轻度水肿已消退，但其颈肩部、关节疼痛加重，实则元气渐复，与邪相争所致。在应用元气神机法的过程中，患者经常出现旧病重演甚至加重的现象，此时应加以辨别，究竟是病情加重用错药了，还是元气渐复与邪相争所致。

❋ **病机分析** 患者生长之气、收藏之气均已受损。

治则治法：分别从天根、月窟处使生长之气与收藏之气无为而复。

处方：同前，两个处方隔日交替服用，水煎服各 5 剂。

三诊（2018 年 7 月 2 日） 患者诉精神渐佳，气力渐恢复，周身关节已无疼痛，夜间关节疼痛消失，可正常休息，生活已自理，舌质淡红，苔薄黄，左脉沉细，右脉弦涩。

处方：
· 归一饮加减：制附子 10g，干姜 15g，炙甘草 20g，姜黄 10g，葛根 10g，薏苡仁 20g。水煎服，7 剂。
· 观复汤加减：炙甘草 15g，红参 10，炒白术 10g，干姜 10g，怀牛膝 15g，全蝎 6g。水煎服，7 剂。
注：两个处方隔日交替服用。

2018 年 7 月 11 日患者随访，诉全身关节无疼痛，可拄杖行走，自服用中药未再服用西药止痛药。患者诉四肢小关节已扭曲变形，属于顽痹痼疾，恢复正常肢体功能不敢抱有奢望，只要关节不痛，生活自理即可。嘱其守法守方，缓图调治。

医案分析

此证风寒湿邪夹杂血瘀，蕴积已久，血脉经络郁阻成痹，气血凝滞，筋脉失荣。《伤寒论》曰："风湿相搏，骨节疼烦，掣痛不得屈伸，近之则痛剧以及身体疼烦不能自转侧，甘草附子汤、桂枝附子汤主之。"《金匮要略》曰："病历节，疼痛不可屈伸，乌头汤主之。阳药运行，阴邪化去，既往服用此类方剂无效。患者顽痹已几十年，即使辨证方药对症，恐怕短时间也难以取效。"

纵观整个治疗过程，尽用祛风散寒温阳止痛药物，却忽略了一个治疗前提，即患者后天元气的储备问题。久病必虚，久卧伤气，命门火衰导致五脏六腑奇经八脉气血失衡，而过用耗散元气的药物，犯虚虚之戒，不若赋予元气无为而治。

(于志勇医案)

27. 早　泄

张东按：元气神机法以人体自身的元气治病，有些医生认为元气治病一定很慢，因为元气要有一定的培补过程，这是因为大家一提到元气就会想到补元气的概念，其实这是不全面的。

元气治病，首先，不一定都是虚证，其次，即使是虚证，人体自身也有元气的储备，所以元气治病不一定慢，而大家常常以为的慢，其实是因为以患者主诉为目标的结果。例如患者来看咳嗽，咳嗽是主诉，但元气的治疗是对人体整体、通盘考虑后的结果，按照人体整体的情况元气会制定最优的治疗方案，而这个治疗方案的首要治疗目标不一定是咳嗽，也许元气认为患者失眠、脾虚是应该最先治疗的，这是最佳次序，可能咳嗽就会放在之后或者下一步或者下几步才治疗，这个时候你会觉得元气似乎治疗效果慢，因为咳嗽一直没有太好转，这是以患者的主观意愿为目标的，但患者也许会先有了睡眠改善、精神状态的改善、饮食二便的好转。元气的治疗并不慢。

当然如果恰恰元气通过整体"考虑"认为患者的主诉是应该最先治疗的，这个时候你会觉得元气治疗是很快的，比如这个医案。正如《道德经》

所说"（元气）不言而善应，坦然而善谋""（元气）唯神也，故不疾而速，不行而至"，正是如此。

李某，男，36岁，因"早泄4年多"于2017年12月13日由其妻代为主诉求治。其妻古某在我处诊疗甲状腺结节、乳腺增生、子宫肌瘤三联症半年余，愈其八九。现为中医爱好者，自学中医。

2017年12月13日古某一来复诊，二来跟诊半日，见我有男科患者来诊且疗效尚可，遂待我门诊结束，言其夫李某早泄4年多，秒泄，遍服中西药皆未效，想去手术又有顾虑。她描述，她老公外观健壮，但经常自汗，4年来皆感做事力不从心，偶尔头晕，早泄缘起4年多前冬春季想强身健体，早起站桩而致。

述脉沉，舌苔黄厚，舌中长期裂纹，但查无胃疾，其夫自早泄后晚上夜尿均二三次。希望我能为其夫开个处方，看能否挽救已放弃治疗的他。其妻又把她能记住的服过的一些方药告诉我。

听其一述说，我脑中马上闪出元气神机法的归一饮，又思早起站桩的病之缘起，古时候早晨去山里要插茱萸驱除阴浊，遂加一味吴茱萸。

> 处方：黑顺片10g（先煎），干姜15g，大枣20g，吴茱萸10g。15剂。

因为久病故开了半个月药。未想其夫服9剂后已愈。至今未再复发，余6剂仍未服。

此例是笔者治疗早泄中痊愈最快的，可见元气治疗并不慢，而是不疾而速。

（许鹏飞医案）

28. 肺癌咯血

董某，男，73岁，重庆人，因"咳嗽半年拟诊肺癌"于2018年1月21晚就诊。患者近半年咳嗽日渐加重，有时整夜咳嗽。近数月住院治疗，拟诊肺癌。

刻下症见：咳嗽吐血，咳时右侧胸背痛，咯红黄色稠痰，食欲不振，全身疲乏无力，舌黄淡黄，舌质稍暗。

外院检查报告单：左肺门区改变，提示肿瘤性病变，并左肺门及纵隔淋巴结肿大，慢性支气管炎，肺气肿征。患者咳吐黄黏痰，考虑肺中有热，伴纳差、疲乏、情绪低落，当为胃气虚弱。肺为金，金性收敛。阳气浮越，肺失肃降，故久咳不止，阳气动血，故咯血。当以观复汤修复收藏之机，令元气无为而治。

加泻肺热之桑白皮、化痰之川贝母、治标止血之仙鹤草。

> 处方：观复汤加减。
>
> 红参3g，干姜6g，炒白术10g，炙甘草10g，桑白皮15g，仙鹤草30g，川贝粉2g（分冲）。3剂，每剂每天分两次服。

未想第2天其女就告诉我，她母亲只服1剂，咳喘、咳血就好一半，效果非常好。后来我继续用观复汤加味，现在患者状况越来越好，咳痰、咳血逐渐消失。此例是我治肺癌患者最快止咳的，一剂效，虽然只是拟诊肺癌。

医案分析

归一饮、观复汤加用清热药或养阴药都是可行的，其作用，小剂量可起到引经的作用，大剂量起到标本兼治的作用。

（许鹏飞医案）

29. 全身乏力

田某，女，44岁，因"浑身无力9年余"于2016年7月23日就诊。诉自从生育第二胎以后就浑身无力，稍一动就觉累，自感身心疲惫。服了不少中药，自觉无寸效。自己是中医爱好者，十余年来皆不服西药，在家养尊处优，一点家务未干也累，稍教小孩做作业也累，总是有气无力，曾理疗数月，推拿按摩时可缓解，但一停又全身无力。

2015年曾去成都找火神名医诊疗，附子的量从60g增加到90g，先煎4h，患者用药后咽肿痛声嘶，坚持两周后弃之。现夏月要穿两件衣服，空调中更觉冷。待她表述后，我按步四诊，切左边脉几乎按不到，询之4年前行子宫肌瘤切除术，指尖冰凉。思之火神应该对症，但为何无效？想到月前刚读张东老师的书（《元气神机：先秦中医之道》），其中有一案用了火神法的大剂量附子无效，用归一饮逐渐转愈，我依葫芦画瓢，照此应用了归一饮加龙骨、牡蛎。

> **处方：归一饮加龙骨、牡蛎**
> 黑顺片10g，炮干姜15g，炙甘草20g，龙骨20g，牡蛎20g。7剂。

二诊、三诊 3 天后患者说无感觉，坚持服完 7 剂主动来诊，问服药后全身骨头疼痛是不是排病反应？认为找对医生了，因她为中医爱好者，很高兴有排病反应，我也不好答，见其无上火反应，改为去龙牡加川牛膝 10g、白芍 10g，9 剂，9 剂是配合她来诊的时间，此次她选择代煎。9 剂后三诊说骨节不再疼痛，疲倦及打哈欠改善，我告诉她要从元气调可能需要服用 30 天，患者同意。

四诊 患者带来 14 岁、9 岁两个儿子说一起给看看，其大儿子梁某，14 岁，来诊疗时一直玩手机，不言语，夏月亦穿两件衣服。其母诉其 6 岁时患鼻咽肿瘤，在广东治不了，后到北京中日友好医院治疗一年多而愈，具体为鼻咽何病说不清，自此小孩一直体弱易感冒，严重时 1 个月都在反复感冒不愈，吃了很多偏方及补气类药，现考试都是倒数几名。

笔者询问症状，小孩皆不答，望舌较淡，舌苔白厚，脉细，重按脉失。当扶元气，此是根本。第一诊我和其母沟通后直接开处方 30 剂归一饮加味。

> 处方：归一饮加味
> 黑顺片 6g，炮干姜 9g，炙甘草 12g，川牛膝 10g。30 剂代煎。

次子 9 岁多，瘦小无比，形如 5、6 岁小孩，纳差，每天说无食欲，按脉沉细，重按亦感无脉。处方亦是归一饮，考虑西医诊断为腺样体增生，我加了乌梅，处方按最小量归一饮。

> 处方：归一饮加味
> 黑顺片 3g，炮干姜 6g，炙甘草 9g，乌梅 3 枚。30 剂，每剂煎两袋，每袋 80ml。

如此 30 天后，三口皆一起复诊，其母精神好了很多，并且闭经一年余后第一次来了月经，2 天结束，量非常少，她觉得这已不可思议了（子宫肌瘤术当时只剔除肌瘤未摘除子宫），自觉扶元气的方法太神了，原方照进。

其大儿子用药后感觉非常好，可以在夏月穿短袖了，且不会一吹风或一活动就感冒了，也照旧进 30 剂。其次子药后出现流鼻涕约十余天，其母认为其为排病反应，坚持给予用药，现可以吞白米干饭、吃一两口肉，以前只吃稀饭、青菜为主。原方加炒麦芽 6g，再进 30 剂。

如此每月复诊，每人皆服大约 100 多剂，农历年前 2017 年 1 月 22 日，则改为以下处方。

> 处方：归一饮加味
>
> 黑顺片 10g，炮干姜 15g，炙甘草 20g，大枣 20g，乌梅 10g。20 剂。一起代煎一起服用，其母服 200ml，每天一次；大儿子 100ml（半袋）每天一次；小儿子 50ml（1/4 袋）每天一次，每周服 5 天。

现在三人几乎无什么不适症状，上方则根据三人皆过敏体质加了乌梅，其母言准备如此这般再服半年，我支持这样调理，恢复元气则需如此耐心慢调。

医案分析

张东按：这是一个一家三口都用元气神机法的医案，也是一个既往多方治疗无效的医案，母亲还曾经用过大剂量附子。为何大剂量附子应用无效，10g 附子反而效如桴鼓呢？其中除了药物配伍等一些原因外，更重要的是思路的不同。其实无论 60g 附子还是 90g 附子，目的可能都是为了温阳、补肾或驱寒、温通，但元气神机法的归一饮用附子恰恰既不是为了温阳也不是为了驱寒，而只是起到信息传递的作用，目的是为了修复元气，最终治病的不是归一饮也不是附子，而是元气本身。

要起到信息传递的作用，归一饮的剂量自然不需要大剂量，附子也不需要大剂量。元气神机法的很多病案，成人只用 3~6g 附子就够了，当然是用 3g、6g 还是 10g，还要根据元气的储备情况选用（详见以后的文章）。

（许鹏飞医案）

30. 结肠癌转移发热

张东按：观复汤是元气神机法中第二个修复元气的方剂，也是作用在月窟之机的方剂，之前有医生以之治疗急性肠梗阻而获奇效，说明了元气无为的力量。许鹏飞医生经年应用中医治疗肿瘤患者，颇有佳效。曾学习火神派、方证派，近期接触元气神机法，以其方法之简、理论之深而受吸引，遂开始学习应用元气神机法，验之临床效果惊人。近期治疗了多例患者，尤其是肿瘤患者，获得了意想不到的疗效。

黄某，男，52 岁，因"结肠癌转移化疗后发热 2 个月"于 2016 年 9 月 13 日来诊。患者于 2015 年 4 月在广州某医院诊断为结肠癌，于当月行手术切除，并行 8 个周期的常规化疗，以进口药物为主，期间用了很多辅助药及中药。2016 年 7 月因左肩背痛复查发现肝内转移，医生改为靶向用药，用药后出现发热，反复在 38℃多到 39℃左右，西药用时退，停则又热。另服含牛黄、石膏中药，热稍退后又发热。

来诊时神情淡漠，午后会一直发热 4~5h，且此时体温最高，纳差，易疲劳，寐差，大便稀溏小便略黄，腹部柔软，肝区叩之感痛，舌质淡尖稍红，舌苔黄，脉弦。观其六脉皆弦，定时发热，病在肝区，知为邪居少阳，久病入血，邪郁血分，闭而不解，热作有时，应为少阳郁热，治则选小柴胡汤合甘温除大热的补中益气汤加金银花、连翘、石膏，15 剂。

服药后 3 天反应良好，热势得遏，正感自豪，又反复到 39℃，服好 10 剂未再有寸效。患者焦虑，此次复诊精神疲惫，失眠，全身感酸痛，余症几乎无任何改善，舌脉变化不大，我细思验方失效，又询之药后大便每日三四次，手足时发麻，头目稍感轻眩，本想原方合苓桂术甘汤，但此时我想到张东老师的观复汤，细思当用观复汤来运枢中焦，让其功能动起来，因伴眩、泻，合用泽泻汤。

> 处方：观复汤加减
>
> 新开河红参 10g，炒白术 10g，炮干姜 10g，炙甘草 20g，泽泻 20g。
>
> 未用任何退热的治标药物，应患者要求先只开 5 剂。

药后 3 剂疗效较佳，热退泻止，人感有力，但口干甚，嘱咐其继续服。5 剂后未见再热，又来继取 10 剂，尽剂未见反复。口干较甚，遂去泽泻加葛根 20g，又进 14 剂。精神好，能睡着，心情舒畅，口干可以忍受，大便溏，每日一二次。未再有发热。

2016 年 11 月开始观复汤原方加忍冬藤 20g，服用至 2017 年 2 月中旬除口稍干，偶尔皮疹外，未见其他症。靶向西药未停用，同时我加了自制中成药及复方斑蝥胶囊小量配合应用治癌，观复汤目前服法是煮后当茶水饮服。患者只说姜味浓些，比茶水好喝。目前观复汤一直在服，未见有任何上火的感觉。以前，患者一吃红参就上火、咽痛、头重，甚至失眠，现在对此反而有依赖感。

（许鹏飞医案）

31. 闭 经

袁某，女，37岁，因"闭经1年"于2018年12月29日就诊。患者2017年12月行肾肿瘤手术，术后行多次生物治疗，术后月经一直未至，西医告之可能直接闭经了。患者于2018年12月29日来诊，症见：腰紧，闭经，四肢凉，人易疲乏，小便不通畅，便干，脉细，左手重按始得，舌苔白腻。

处方：归一饮

制附子10g，干姜15g，炙甘草20g，当归6g，白芍9g。28剂。

二诊（2019年1月29日） 言用药后人感舒服，药口感好，未见大变化。原方又开处28剂。

三诊（2019年3月7日） 言用药后在2019年2月26日月经来潮，排出了很多黯色血块，5天结束，小腹觉得一下轻松了。

仍开处归一饮原方同量28剂。短期疗效较佳。

2019年7月患者随诊，以后长期以归一饮、观复汤、逍遥散、小柴胡汤交替周期性服用。目前月经接近正常，只是量稍小，周期稍有错后。

（许鹏飞医案）

32. 特异性皮炎

特异性皮炎，也称特应性皮炎（atopic dermatitis，AD），是一种顽固性皮肤疾病，其发病与遗传和环境等因素有关，但确切发病机制尚不清楚，西医一直没有较好的治疗方法，一般多用抗过敏药物、糖皮质激素，严重者应用免疫抑制剂。

张某，男，70岁，主因"周身皮疹反复发作10余年，加重半年"于2017年5月17日就诊。患者过敏体质，10年前陆续出现皮疹，时轻时重，10年间多次因此病就诊于北京各大医院。半年前皮疹骤然加重，周身皮疹，就诊于某三级西医皮肤病专科医院，诊断为特异性皮炎。住院期间给予大量糖皮质激素、抗过敏药等治疗，效果不佳，且病情加重，遂来西苑医院我处就诊。

刻下症见：周身大片皮疹，色鲜红，四肢皮疹最重，有渗出，伴奇痒，夜间更甚，故夜间难寐，大便干稀不调，小便黄，纳可，舌暗苔薄腻，双脉滑利，双尺部水滑明显。

既往有高血压病史8年，血压控制良好；脑出血病史5年，无肢体活动障碍等后遗症。

中医诊断：水饮内泛。

处方：五苓散加减
茯苓15g，猪苓15g，炒白术15g，肉桂8g，泽泻20g。7剂水煎服。

二诊（2017年5月24日）　患者诉服用上方后头晕，小便多，后背皮疹稍减轻，纳可，寐欠佳，舌暗苔薄，双手脉滑，双尺部沉细。

> **处方：**
> ·茯苓15g，猪苓15g，炒白术15g，肉桂8g，泽泻20g。7剂。
> ·制附子6g，干姜9g，炙甘草12g，茯苓10g。7剂。
> 注：两个方子隔天交替使用，共14例。

※ **分析**　患者服五苓散后头晕明显，小便多，即水湿消减，而双尺部沉细，阳气生发不足，故而头晕。而患者首诊时双脉滑利明显，即水湿重，阳气不足而被覆盖，服药后，水湿减退，而双尺部脉沉细，即说明元气升发不足，双脉仍呈滑象，即仍有水湿内停。故处方归一饮与五苓散加减交替使用，一边继续祛水湿，一边升发元气。

三诊（2017年6月7日）　患者诉后背部皮疹消失，前胸及双上肢皮疹逐渐消退，睡眠好转，大便调，日一次。舌暗苔薄腻，左脉沉细，尺部明显，右脉细弦滑。处方归一饮与温胆汤加减交替使用。

> **处方：**
> ·制附子6g，干姜9g，炙甘草12g，陈皮6g。7剂。
> ·茯苓15g，法半夏9g，生甘草10g，枳实10g，竹茹9g，陈皮10g，生姜10g，大枣10g。7剂。
> 注：两个方子隔天交替使用，共14剂。

※ **分析**　患者左脉沉细，提示元气仍升发不够，右脉细弦滑，考虑患者有痰湿，故采用归一饮与温胆汤加减交替使用，边化痰湿边升发元气。

四诊（2017年6月21日）　患者前胸及上肢皮疹消退，双下肢皮疹减轻，颈部新发皮疹，痒，色不鲜，余无不适，舌暗苔薄微腻，左脉沉细较前略大，右脉细滑。

> 处方：
>
> ·制附子 6g，干姜 9g，炙甘草 12g，荆芥穗 6g。7 剂。
>
> ·茯苓 15g，法半夏 9g，生甘草 10g，枳实 10g，竹茹 9g，陈皮 10g，生姜 10g，大枣 10g。7 剂。
>
> 注：两个方剂隔日交替使用，共 14 剂。

❋ **分析**　颈部新发皮疹，考虑元气升发，致原就存在之邪气外发，故而出现皮疹；而患者双下肢皮疹为旧疾，根深蒂固，故而较其他部位消退慢。仍两方交替使用。患者皮疹新发，考虑原来内陷之邪气外发至表，故加荆芥穗，帮助透邪达表。

五诊（2017 年 7 月 5 日）　患者双下肢及颈部皮疹明显减轻，面部新发皮疹，色粉，略有脱屑，余无不适。舌暗苔薄，左脉沉细，右脉细略滑。

> 处方：制附子 6g，干姜 9g，炙甘草 12g，荆芥穗 3g。7 剂。

❋ **分析**　患者双下肢及颈部皮疹明显减轻，而面部新发皮疹，可见邪气逐渐消退，元气逐渐来复，面部皮疹色粉，考虑邪气从下至上逐渐消退，而患者右脉略滑，说明基本无痰湿，故继续使用归一饮加荆芥穗。

六诊（2017 年 7 月 12 日）　患者双下肢皮疹消退，仅皮肤干燥略有脱屑，肤暗，面部皮疹不红，仍有脱屑，舌暗苔薄，左脉细滑，不沉，尺部略滑利，右脉细滑。

> 处方：
>
> ·制附子 6g，干姜 9g，炙甘草 12g。7 剂。
>
> ·红参 10g，干姜 10g，炒白术 10g，炙甘草 12g。7 剂。
>
> 注：两个方剂隔日交替使用，共 14 剂。

※ **分析** 该患者皮疹基本消退，但患者左脉细滑且尺部滑利略有收不住之势，右脉细滑，考虑升发较过，即患者阴不足，不能潜藏收敛住阳气，故采用边升发边收敛元气，即归一饮与观复汤交替使用。

七诊（2017年7月26日） 患者皮疹基本痊愈，仅残留痕迹，无不适。舌暗苔薄，双脉细略滑，左尺脉不浮。

> **处方：**
> ·制附子6g，干姜9g，炙甘草12g。7剂。
> ·红参10g，干姜10g，炒白术10g，炙甘草12g。7剂。
> 注：两个方剂隔日交替使用，共14剂。

※ **分析** 患者皮疹已愈，但脉象与平人较比仍不足，故此三方仍交替使用，恢复元气的圆运动。

此后患者此两方交替使用2个月左右，10年顽疾终愈。脉象恢复后停药。随访半年未复发。

（张萍医案）

33. 急性肠梗阻

米某，男，83岁，主因"腹胀伴恶心呕吐5天，加重1天"于2016年12月7日入院。

现病史：患者5天前于饱餐后出现腹胀满，恶心，呕吐，呕吐物为黄绿色胃内容物，无排气排便，无发热，就诊于某三甲医院，查腹平片示小肠及结肠内见多个液气平面，考虑为肠梗阻。经禁食，胃肠减压，抗感染，补液等治疗后症状未见好转，遂由 120 急救车转运至我院急诊科。入院症见：腹胀，间断腹痛，以脐周为主，恶心，呃逆频作，无排气，无大便，小便可。

既往史：直肠癌造瘘术后 4 年；广泛前壁心梗 1 年，持续性房颤 1 年；慢性支气管炎 3 年；高血压 30 余年；胆囊结石、肾结石 1 年。

刻下症见：患者神清精神弱，语声低微。全身皮肤晦暗。腹膨隆，左下腹有一造瘘口，局部可见肠管突出腹壁，直径约 8cm，肠管可完全回纳。脐周压痛，无反跳痛及肌紧张。未闻及明显肠鸣音。舌暗红，苔黄燥，脉沉细。

辅助检查：腹部 CT、心脏超声。初步诊断：①急性肠梗阻；②冠状动脉粥样硬化性心脏病，陈旧性心肌梗死、心功能Ⅲ级；③直肠癌造瘘术后；④慢性支气管炎；⑤高血压；⑥胆囊结石；⑦肾结石。

治疗方面予禁食，胃肠减压，纠正心功能不全，抗凝，抗感染为主，并予放置中心静脉导管行全肠外营养支持。

2016 年 12 月 15 日，经上述治疗 12 天后，患者仍有腹胀满，时有恶心，食入即吐，无排气排便，咳嗽，咳黄痰，量少质黏，不易咳出。查体双下肺湿啰音较前增多，余同前。复查腹部 CT 仍可见全段肠管扩张，较前未见显著变化。双下肺可见散在渗出，较前为新发，考虑为肺部感染。脉诊：双手脉浮滑无根，双关脉浮滑明显，脉势收不住，予观复汤浓煎，频频饮之。

处方：红参 10g，炒白术 10g，干姜 10g，炙甘草 12g。

2016 年 12 月 20 日，予观复汤 5 天后，患者造瘘口处排气较前明显增多，食欲较前增加，可进少量稀粥，未再出现呕吐，肠鸣音较前明显活跃，脐周无明显压痛，仍有咳嗽，咳少量黄黏痰。脉诊：左脉有根，沉细微，右脉浮滑。继续予观复汤 5 剂。

> 处方：红参 10g，炒白术 10g，干姜 10g，炙甘草 12g。5 剂。

2016 年 12 月 25 日，经观复汤治疗 10 天后，患者腹胀较前明显缓解，未再出现腹痛，食欲可，可进馄饨、面片等稀软食物，排气排便可。复查腹部 CT 示肠管已无明显扩张表现。予拔除深静脉导管，停用肠外营养，改为经口进食。左脉沉细弱，右脉沉小滑，改予观复汤上午口服，归一饮晚间口服。

> 处方：
> • 观复汤：红参 10g，炒白术 10g，干姜 10g，炙甘草 12g。5 剂。
> • 归一饮：附子 6g，干姜 9g，炙甘草 12g。5 剂。

医案分析

该患者是一位高龄、消瘦、肿瘤术后、急性肠梗阻患者，病情凶险，随时有可能死亡，已经采用西医方法（禁食、胃肠减压、纠正心功能不全、抗凝、抗感染、肠外营养支持等）治疗，效果不佳。

会诊时考虑患者高龄，本身处于人生整体之冬，元气生长化收藏之冬藏阶段，即先天元气已消耗殆尽阶段，主要靠后天脾胃水谷之气补充尚能生存。诊患者脉浮滑，脉势收不住，元气之圆运动即将断裂，故急采用观复汤收敛其为数不多之元气，嘱患者家属予观复汤频频饮之。服观复汤 5 剂后，患者的造瘘口处排气较前明显增多，食欲较前增加，可进少量稀粥，肠鸣音较前明显活跃，脐周无明显压痛，仍有咳嗽，咳少量黄黏痰。此时患者脉象示左脉有根，沉细微，右脉浮滑，提示患者元气较前收敛，圆运动之圆较前修复，脉象有根，提示脉有胃气，《黄帝内经·平人气象论》曰："平人之常气禀于胃，胃者平人之常气也，人无胃气曰逆，逆者死。"但患者右手关脉仍有小滑，提示元气仍有欲脱之象，故继以观复汤 5 剂。

总计服观复汤10剂后，患者腹胀较前明显缓解，未再出现腹痛，食欲可，排气排便可。

复查腹部CT示肠管已无明显扩张表现。改为经口进食。此时患者脉象，左手脉沉细弱，右脉沉细小滑，故予观复汤上午口服，归一饮晚间口服，使得圆运动正常运转。

此案我们可看到中医在治疗急症时如辨证施治得当亦可效如桴鼓！

（张萍医案）

34. 小儿反复咳嗽

赵某，女，5岁，主因"咳嗽反复半年余"于2016年10月25日就诊。症见：咳嗽反复发作，干咳少痰，夜间及运动后等咳嗽明显，纳食一般，睡眠可，大便时干时稀，舌淡红，苔少剥苔，左脉细略紧，右脉细滑寸略紧。

❋ **病机分析**　元气生发不足，寒气内蕴，人体圆运动不能正常运行，元气受损。

该患者既往每次感冒咳嗽时，即采用抗生素及清热解毒止咳化痰等偏寒凉药治疗，咳嗽会暂时好转。但一直间断发作，迁延不愈。考虑元气被久用寒凉之品所阻，肺之宣发肃降失常，圆运动不能正常运转，故表现为久咳不愈。

治则治法：修复圆运动生发之气，使元气冲气为和，恢复正常圆运动。

处方：归一饮加减
制附子3g，干姜4g，炙甘草5g。5剂。

二诊（2016 年 10 月 31 日） 患儿在外地，患者家长诉患者咳嗽更甚，腹泻，每日大便 3~4 次，稀便，但精神状态良好。视频舌苔：舌淡红，苔薄白。

考虑患者咳嗽更甚，患者家长着急，加用桔梗 3g，标本兼治。

> **处方：** 制附子 3g，干姜 4g，炙甘草 5g，桔梗 3g。5 剂。

❀ **分析** 患者服用归一饮后腹泻，肺与大肠相表里，素体之寒邪从大便排出，故继服归一饮 5 剂。

三诊（2016 年 11 月 6 日） 患者在外地，家属诉患者咳嗽大减，基本不咳嗽，仅剧烈奔跑时咳嗽几声。大便仍偏稀，每日 1~2 次。

> **处方：** 归一饮
> 制附子 3g，干姜 4g，炙甘草 5g。5 剂。

医案分析

患儿本是处于人生整体之春，元气生长化收藏之生之季，元气本应该类似于少火状态，生机勃勃。但因患儿久用寒凉之品，元气生长之机被阻遏，人体圆运动障碍，一般元气在哪儿被阻遏即会表现出相应疾病。该患儿寒邪阻遏肺之气，其脉象上可以看到左手脉细紧，提示患者元气生发不足或被阻，右手寸脉略紧不浮，提示寒邪蕴肺，肺之宣降失调，故患者反复咳嗽半年余。

服用归一饮 5 剂后，患者出现咳嗽加重，考虑元气在祛寒时，邪正交争，或为排病反应，故咳嗽加重，但患者精神状态良好。患者腹泻，单从归一饮组成上看，患者服温热药后反倒腹泻，从病症上提示我们使用归一饮的正确性；从圆运动角度考虑，提示元气从肺与大肠（互为表里）同步祛寒恢复圆运动之机。该患者肺内阻遏之寒邪祛除，则咳嗽止。

（张萍医案）

35. 环形红斑

某某，中年男性，以"皮疹反复发作两年，加重 3 个多月"于 2017 年 1 月 6 日就诊。曾于协和医院诊断为"环形红斑"，还做了皮肤活检。使用过多种外用擦剂，内服中西药物治疗，未见明显疗效，而且皮疹从小腿内侧逐渐蔓延到整个腿部和臀部，最近 3 个月蔓延到双上肢，伴有严重瘙痒，口腔溃疡，咽炎等不适。脉象：左脉沉，右脉滑。

❈ **病机分析** 升发不足，兼有痰湿。

> 处方：归一饮 + 茯苓、陈皮、蝉蜕
>
> 制附子 6g，干姜 9g，大枣 18g，茯苓 6g，陈皮 6g，蝉蜕 6g。7 剂。

1 周后复诊，患者说瘙痒好了很多，小腿上没有新起的皮疹了，大腿后侧和臀部还有，呈淡红色圆形红斑，不痒，舌质暗红苔少，右脉略滑，左脉沉弱。感觉患者湿象渐退。邪气主要分布在膀胱经，故上方去陈皮，加葛根 6g，继服 7 剂。

此后患者脉象以升发不足为主，处方渐去治标的药物，以归一饮为主。共服药不到两个月，后来复诊时诉已有半个多月没有新发皮疹。

思　考

我并不是皮肤科的医生，也从未听说过环形红斑这个病名，却用张东老师的方法治疗了很多湿疹、慢性荨麻疹，甚至白癜风等皮肤病，几乎都能应手而效。在西医看来，不明确疾病诊断，就没法进行针对性治疗。现代形式逻辑下的思维需要以名称和概念作为基础，没有名相和概念就无法进行思维。

而张东老师给我们开启了一扇奇妙的大门，让我们离开病名，谨守阴阳，却能有疗效（仔细想想，严格地说生发不足也是名相）。

可见，中医的疗效并不仅来源于经验，而是来自正确的理论指导。如果中医是纯粹的经验医学，那么没有治过的病，闻所未闻的病，是不是就不可能治了？现代医学（一般现代医学已经等同于西医）中的病种成千上万，每年还有新发现的疾病，除此以外，还有很多难以名状的病痛无法确诊。如果我们不停地追寻疾病，跟着疾病跑，那么真的如庄子所言"吾生也有涯，而知也无涯。以有涯随无涯，殆已"。

所幸，我们智慧的中华先祖早就指示了另一条路——元气无为而无不为，"无问其病、以平为期"，使元气无为，不（直接）治病而病自除，不战而屈人之兵。传承先秦古人的智慧，落地于医疗实践，记录之。

（杨虹婕医案）

36. 头痛伴白癜风

师某某，女，74岁，因"阵发头痛数十年，加重两年"于2016年4月11日就诊。患者自诉这两年头痛时时发作，"像疯了一样疼"，中西药治疗无效，两年间致使体重骤减20斤，十分痛苦。全头痛，闷痛胀痛为主。经常咳嗽咯白痰。纳食不佳，大便不畅，入睡困难，长期服用安眠药。既往肺结核病史，已愈。患者体瘦，肤白气怯，舌暗苔薄，左脉沉弱，右脉滞。

❋ **病机分析** 生发之机不足，痰湿内阻。

治则治法：从天根处启动生发之机。予归一饮加茯苓、陈皮。

> 处方：制附子 6g，干姜 9g，大枣 20g，茯苓 5g，陈皮 5g。7 剂。

二诊（2016 年 4 月 18 日） 患者服药 7 剂，头痛几乎未发作或轻微发作，自诉效果明显，咳嗽咯痰也逐渐减轻。原方去掉茯苓、陈皮，继服。此后因感冒等原因，头痛症状曾有反复，患者间断来诊。期间饮食及大便情况均有好转。

患者在间断服药 3 个月后，有一次忽然高兴地告诉我，她发现自己身上的白癜风大面积好转。腿上有些地方比较浅的已经接近正常肤色，双手臂及小腿大面积的白癜风，原来与正常皮肤交界处泾渭分明，边缘清晰整齐，现在边缘变虚模糊，中间原来一片纯白的地带也有了岛状的星星点点的正常皮肤颜色，胸前及小臂有的皮损已经缩小一半。用患者自己的话说，原来它是"死的"，现在好像"活跃"起来，开始变动缩小。

患者自诉患白癜风已经有 20 多年，曾花费很多钱治疗，皮损却越来越大，最后绝望放弃，不再治疗。现在头疼基本好了，本来不需再来吃药，但看到白癜风出现向愈的趋势，故继续来诊求治。

该患者初诊时，我并未想到她的白癜风会有好转，亦未存照。近期的照片可以看到皮损中间岛状修复，边缘虚化，还有患者所指示处原来为皮损处，现在已经消失。

医案分析

这种未治而愈的现象，其实并不少见，老师和同门中应该还有不少病例。笔者自己亲自诊治的还有治胸痹而多年的腰痛痊愈的，治失眠而鼻炎好转的。用传统的气血阴阳脏腑辨证治疗，也可以出现这种情况，但痊愈的大多是同一个系统的病症，比如肾病和骨病、耳疾、肝病和目疾等。而元气法门常常出乎意外，并不一定遵循脏腑五行系统。

元气法门和传统的八纲辨证，都会出现这种"不治而愈"的现象。二者相同之处，都是启动了人体的自我修复能力，从而愈病；不同之处在于，八纲辨证中，医者的用意是有指向性的，会根据患者气血阴阳、脏腑经络的具体情况有针对性地施治，是有为法。而元气法门，医者谨守天根月窟之机，并不在气血、阴阳、脏腑、经络层面做文章，相对于前者是无为法。以上述病例为例，笔者并没有想治她的白癜风，亦没有想治她的头痛，只做了一件事，就是修复元气。其他的事，都是元气自己去做的。《道德经》讲圣人"处无为之事，行不言之教"，这正是元气法门的特点。那么，如何"无为而治"呢？

"圣人之治，虚其心，实其腹，弱其志，强其骨；常使民无知无欲，使夫智者不敢为也。无为则无不治。"这段原文可不是什么愚民政策，其实另有深意。我们不谈其他，只讲在临床中的应用。

传统的八纲辨证，需要医者用主观的意去分析揣测患者身体至少四到五个维度的失衡情况，需要丝丝入扣，医者的思维与病机高度吻合才能弹无虚发。凡药俱为毒，以其偏性，调动人体气血。正确精准的调动可以纠偏愈疾，过度或方向错误的调动，反而会伤害人体。不说现在向各个方向放枪发散弹的大处方，就算是辨证精准的经方派，还需用药剂量精确，才不致误伤无辜和过犹不及。归根结底，需要用意精微，对医者要求很高。如果瞄不准而发射，必然会伤及无辜，对元气有扰动和耗散。

《内经》讲"粗守关，上守机"，元气法门，谨守天根月窟之机，医者"虚其心""弱其志"，不必有太多主观推测，只去帮助元气修复，尽量不扰动和耗散人体的正气，"常使民无知无欲"，无知无欲正是修养元气的状态，最后的结果却能"无为则无不治"。为何要"使夫智者不敢为也"？广成子讲"多知为败"，因为多知多能，善用心智，必会用自己的意志取代自然之道，如此则离道越来越远。医者若能虚其心、弱其志，放下自我意志，则能入于无为之门，守其机，处其和，则能修复元气，无为而治。

附：黄帝向广成子请教"治身之要"时，广成子回答说："无视无听，抱神心以静。形将自正，心净心清。无劳尔形，无摇尔精，乃可长生。慎内闭外，多知为败。我守其一，以处其和，故千二百年，而形未尝衰。"千二百年，比喻之文。

（杨虹婕医案）

37. 痛　风

李某某，男，72岁，因"反复关节肿痛20年，加重3个月"于2016年1月7日就诊，患者在外院诊断痛风20年，不能控制饮食，开始多发于双下肢关节，逐渐发作上肢关节肿痛，常服各种抗炎止痛药物，服用别嘌呤醇则关节肿痛加重，近3个月发作逐渐频繁，多方中西医治疗，症状反复频繁，关节肿痛时轻时重，不能完全缓解，左肩、左腕反复肿痛较明显，局部发红发热，汗多，双膝疼痛酸软无力，行走不便，脾气急。饮食睡眠二便可。舌暗苔薄白腻，脉沉弦略数，尺脉弱。血肌酐177μmol/L（正常42~84μmol/L），血尿酸706μmol/L（正常150~416μmol/L）

处方：归一饮加减
制附子10g，干姜15g，大枣20g，桑枝15g，片姜黄10g。14剂。

二诊（2016年1月14日）　患者双膝酸软无力明显减轻，走路改善，左肩和左腕红肿热痛有所减轻，舌暗苔薄白腻，脉沉弦略数尺脉弱。

> 处方：归一饮加减
>
> 制附子 10g，干姜 15g，大枣 20g，忍冬藤 30g，片姜黄 10g。14 剂。

三诊（2016 年 1 月 21 日） 患者左肩和左腕红肿热痛基本缓解，走路可，舌暗苔薄白腻，脉弦尺脉弱好转。

> 处方：归一饮加减
>
> 制附子 10g，干姜 15g，大枣 20g，川牛膝 10g，片姜黄 10g。14 剂。

从 1 月 7 日初诊，治疗前后约 2 个月，患者症状基本稳定，查血肌酐 151μmol/L，血尿酸 550μmol/L 较前明显下降。后因不能坚持服服药而停药。

医案分析

痛风急性期常常表现为关节红肿热痛，一般急则治其标，以清热解毒祛湿为法。本患者痛风已经 20 年，患有痛风性肾病，关节肿痛反复加重，近 3 个月持续不能缓解，治疗困难，根据元气神机法，本患者脉沉弦略数，尺脉弱，属于生长之气不升，圆运动失去平衡，故予归一饮加减治疗。关节症状逐渐缓解，整体情况改善。患者本应继续巩固治疗，但未能坚持，甚为可惜，可以预见其痛风及痛风性肾病仍有可能持续进展。

张东按： 有的医生一见热的表现就认为是实热，甚至受西医思维的影响，一谈炎症就想到清热解毒，虽有时候也会有效（因为总有一些热证是实热，总有一些炎症是热毒），但不明医理，会出现很多无效病例，以至于会认为中药效果差而依靠西药，殊不知是病机不清、处方失当所致。如果医生只认症状和西医病名，虽用中药，亦无中医之实。此患者虽有热证的表现，但对于元气法，只要脉象符合生长之气不足或阻碍的病机即可以用归一饮，当然最终治病的是元气本身。

（李斌医案）

38. 类风湿关节炎

高某某，女，49 岁，因"患类风湿关节炎 10 年，加重 1 年"于 2016 年 6 月 14 日初诊。患者患类风湿关节炎 10 年，服用硫酸羟氯喹维持，关节较稳定，但近一年手足发热严重，影响睡眠，夜间常常需用凉水冲洗方能暂时缓解舒适。久服牛黄清火丸、金银花、菊花、蒲公英等清热解毒之药，无效。饮食可，腹胀，舌淡齿痕苔薄白腻，脉虚濡。

❈ **分析** 脉象提示生发之气不足，故予归一饮加味，因有中焦虚寒湿阻，故加茯苓、白术。

处方： 制附子 6g，干姜 9g，炙甘草 12g，茯苓 15g，生白术 10g。6 剂。

二诊（2016 年 6 月 20 日） 患者自觉手足热有所减轻，前方再服 7 剂。

三诊（2016 年 6 月 27 日） 患者手足热基本缓解，因外出带药 14 剂，服完之后停药。1 个月后随访，以上症状消失。

查其脉势仍略有上升不足，示其圆运动仍不圆。虽然症状不明显，建议其继续服药巩固。

医案分析

本患者手足发热难耐，夜间重，需用冷水冲洗，方能暂缓。久服清热解毒药物不缓解。从脉证分析患者中焦虚寒湿阻，人体圆运动失衡所致。根据脉象予归一饮，从天根出发修复元气；因患者中焦虚寒湿阻明显，故加茯苓、白术以使元气优先恢复中焦功能，缓解患者痛苦。

用归一饮并不是主要依据症状，而是根据脉诊，以便更准确地把握元气变化。故最后复诊时虽然症状不明显，仍建议其服药，从而防止复发。

这是一个寒湿虚火的病例，所以用附子、干姜还是好理解的，但实际有一些局部实火的患者，只要是生发之气不足皆可以用归一饮和观复汤。当然也可以适当加减。提醒：归一饮和观复汤的非适应证是阴虚火旺和全身性实热患者。

张东按：临床上医生经常会听到患者说："医生，我很容易上火。"我会问："您上火什么表现？"患者会说"牙龈肿痛、眼睛充血、口腔溃疡、小便黄、大便干、手脚心热、出汗多、心烦等等"，经验丰富或者明理的中医都知道，这些疾病不一定都是真热，可能是虚火也可能是实火，决不能跟着患者走，要不怎么是医生。

关于虚火，郑钦安在其书中有详述。对于元气无为而言，就更谈不上是不是所谓的上火了。很多患者告诉我：一吃枣就上火，一吃姜就上火，一吃附子就上火，但归一饮里这三味药一起用却不上火。

（李斌医案）

39. 先天性肺动脉高压

林胜辉是心血管科的一名西医医生，偶然的机会看到《元气神机：先秦中医之道》一书。元气神机法虽然道理深刻，但简单实用，林主任遂开始在临床应用，不意竟疗效显著，从此亦对中医刮目相看，并逐渐应用于各种疑难病。肺动脉高压是临床难治性疾病，生存率低，西医目前没有好的治疗办法，林主任应用元气神机法治疗此病，取得了初步的疗效，但还应观察长期预后，并希望应用于更多患此病的患者。

张某某，女，45 岁，以"法洛四联症术后 20 年，活动后胸闷气喘 1 年"就诊。患者于 20 年前因法洛四联症在福建省省立医院心外科行法洛四联症根治术，术后恢复尚可。1 年来出现活动后胸闷气喘，呈进行性加重伴双下肢浮肿及咳嗽、咳痰。查体：消瘦外观，体重 39kg，血压 80/60mmHg，双肺呼吸音粗，双肺底湿性啰音，心脏杂音明显，双下肢凹陷性水肿。舌淡，苔白腻，双手脉细涩。

应用常规抗感染、强心、利尿、扩血管等药物后症状好转，但病情反复发作，到上级手术医院复诊，医生建议用"波生坦"处理后效果不明显。半年来医院住院 5~6 次。上级医院告知患者，该病无药可救，顺其自然，基本放弃治疗。

因多次就诊我科，时逢正在学习元气神机法，突发念头，能否让患者试试这办法。当时的心情是战战兢兢，考虑生长之气不足，开始只敢开归一饮 3 剂，还千叮咛万嘱咐说有什么不适立刻联系医生。

处方：制附子 6g，干姜 9g，炙甘草 12g。3 剂，水煎服。

3 天后患者复诊说没什么不适，胸闷气喘稍有改善。效不更方，以后慢慢增加开中药时间：5 天—7 天—14 天，患者胸闷气喘逐渐消失，且体重逐渐上升，到目前为止大概服药 3 个月，体重增加了 5kg，且胸闷气喘明显改善，体能恢复，四肢寒冷消失，咳嗽咳痰水肿未在复发，现继续服用归一饮。

作为一名西医心内科博士，在临床上对肺动脉高压这种病例其实也是方法不多且效果欠佳。该患者利用元气神机法取得了不错的效果是笔者意想不到的，也更加验证了元气神机法的效果。我们知道元气神机法的治疗策略就是不直接针对哪个疾病，而是修复元气，令元气无为而治，机体在元气无为而治的过程中疾病得到了治疗，健康得到了恢复。

（林胜辉医案）

40. 病态窦房结综合征

病态窦房结综合征是由于窦房结或其周围组织的器质性病变，导致窦房结冲动形成障碍和冲动传出障碍而产生的心律失常，主要以窦性心动过缓、窦房传导阻滞、窦性停搏为主，也可出现心动过缓－心动过速综合征。临床上根据病情以安装心脏起搏器结合抗心律失常药物为治疗手段。

刘某某，男，73岁，以"心悸、头晕、疲乏1个月"就诊。查体：消瘦外观，血压100/50mmHg，双肺呼吸音粗，未闻及干湿性啰音，心率50次/分，心脏杂音未闻及，双下肢轻度凹陷性水肿。

应用"异丙肾上腺素、参仙升脉口服液"等药物治疗。建议植入心脏起搏器治疗，但患者为务工人员，跟家属沟通后因经济较困难无法行心脏起搏器植入治疗后自动出院。

出院后多次在门诊就诊，予以"参仙升脉口服液及阿托品"等药物治疗，心率多波动在45~55次/分，疲乏症状改善不明显。后来患者因长期服药，无法承担药费准备放弃治疗。遂查看中医文献，发现中医在病态窦房结综合征的治疗上许多方剂有效，如炙甘草汤、麻黄附子细辛汤，其他如补阳还五汤加味、阳和汤加味及参附汤。因笔者上次给予肺动脉高压患者用归一饮治疗后取得意想不到的效果，且归一饮费用极低，患者也易于接受。

查体：舌质暗红，苔薄白，脉缓、结、代而弦，考虑该患者生长之气不足，用归一饮方。

处方：归一饮

制附子 10g，干姜 15g，炙甘草 20g。10 剂，水煎服。

10 天后患者复诊，自觉头晕及心悸明显好转，双下肢浮肿已消失，但仍稍有疲乏。

效不更方，再取 14 剂。用药后患者胸闷、心悸改善明显，疲乏明显好转（患者因经济困难，服药期间仍然在工厂里做清洁工作），到目前为止大概服药 1 个月之后停药，复查心电图，心率已正常波动在 60~70 次 / 分，建议定期观察。

思 考

作为一名正规西医培养的心内科博士，病态窦房结综合征在临床西医治疗已经相当成熟，一般不会考虑中医治疗。该病例是在特殊情况下的无奈之举。该患者应用归一饮取得了不错的疗效，更加验证了元气神机法的效果。正如张东老师说的"术有万千，道只有唯一"，我们只要不断在道的层面上去提升，才能在临床纷繁复杂的表象中找到一条正确的道路。

（林胜辉医案）

41. 难治性不孕症

多囊卵巢综合征是妇科难治疾病，其确切病因不详，多囊卵巢疾病的患者往往出现持续性无排卵，难以自然怀孕，是女性不孕症的主要原因。西医目前没有好的治疗方法，中医着眼于补肾活血等多种方法治疗，也是疗效欠佳，元气神机法以人体之元气无为而治，对于这一妇科顽症当有何为呢？宋宜宁本是中国中医科学院西苑医院针灸科医生，以元气神机法用药为主，辅以针灸治疗多例不孕症疗效甚佳，而且归一饮中附子用量甚小而获佳效，亦说明人体自身元气的力量，故此特举多囊卵巢综合征两案以示其例。

医案一

辛某，女，29 岁，主因"月经紊乱 10 余年，加重 1 年"于 2016 年 12 月 5 日就诊。患者 10 余年前因考学紧张，月经半年未至，针灸治疗后月经恢复，但仍不规律，体重在短期内增加超过 10kg。后间断行针灸治疗，月经周期不规律，短则 40 天，长则 60~70 天。妇科 B 超及激素检查均未见异常。4 年前曾坚持针灸及汤药（具体不详）治疗，月经周期基本稳定在 40 天左右，后因工作劳累，睡眠时间常只有三四个小时，持续 1 年时间，月经再次紊乱，1 个月未至。之后间断针灸、艾灸以及中药调理，月经 2~3 个月一次，此期间就诊于多家医院妇科，结合 B 超及生化检测结果，考虑为多囊卵巢综合征，稀发排卵，进行过促排卵治疗，没成功。

2015 年 9 月于一位妇科专家处就诊，予以汤药治疗后胃部总感不适，月经已数月未至，坚持 2 个月无效，为求针灸治疗，就诊于我科。

诊其脉，双侧关、尺均沉滑，双寸脉上至鱼际处。当时不仅月经未至，且睡眠差，常烦躁焦虑，多次同房未怀孕。综合其脉象，予以小剂量归一饮。

处方：制附子 3g，干姜 3g，大枣 18g。7 剂。

嘱其晚 11 点前入睡，忌寒凉饮食。针刺选择腹部脐周脾经、胃经穴位，神灯照腹部，一周 3 次，每次留针 25 分钟。以此小剂量，配合针灸，制附子及干姜最大不过 6g，间断服药（服三周停一周），针刺每周 3 次，持续 7 个月左右，月经仍未至，但睡眠及情绪明显好转，脉沉的程度较前减少，感觉滑脉较前柔和。

嘱其停药，针灸改为每周 1~2 次，逐渐减为每周 1 次，半年前月经恢复，月经后数天同房，成功怀孕，现怀孕 26 周，孕检无异常。

医案分析

患者月经紊乱时间长，加之长时间高强度工作且生活严重不规律，耗损过大，脉象滑体现自身精气不足严重，因此用小剂量归一饮，辅以针灸调理脾胃，且患者在治疗的过程中改变了熬夜的习惯，阴阳调和，身体才有余力怀孕生子。

医案二

赵某，女，33 岁，主因"闭经半年余"于 2014 年 5 月就诊。患者 1 年前发现怀孕胎停，手术后月经恢复正常，半年前出现月经延后，就诊于多家医院，诊断多囊卵巢综合征。曾服用过中药汤药治疗后无明显改善，自述拒绝西药治疗，为求针灸治疗，遂就诊于我科。

诊其脉，双侧脉沉，右关脉处有明显不通畅感。据其脉象，予以归一饮。

处方：制附子 10g，干姜 12g，大枣 18g。7 剂。

腹部选脾经及胃经穴位针刺，神灯照腹部，每周 3 次，每次 25 分钟，以此治疗 1 个月左右，月经恢复，后改为小剂量归一饮，制附子及干姜用量 3~6g，辅以针刺每周 3 次，坚持治疗半年，其右关脉的堵塞感明显减轻，成功怀孕后生育一子。

医案分析

笔者这几年看过几个类似的患者，大多为月经不调来就诊，诊断多囊卵巢综合征的为多，依据脉象，多以归一饮为主，且常用小剂量归一饮，但是用药时间均为几个月甚至半年以上，最终顺利怀孕生产。

现代的职业女性很多由于工作压力大，生活规律或多或少都被打乱，熬夜现象严重，因此以小剂量归一饮使元气得以修复，且规范她们的生活规律，饮食宜忌，使得人体之阴也得以养复，最终阴阳冲和，而达到治疗目的。

（宋宜宁医案）

42. 过敏性疾病

医案一

步某，女，24 岁，以"鼻塞 14 天，伴头痛、心悸 1 天"于 2018 年 3 月 19 日来诊。14 天前开始出现鼻痒、打喷嚏、流涕。症状持续存在，劳累后明显加重，休息后轻度缓解。就诊于我院耳鼻喉科，诊断为过敏性鼻炎、鼻窦炎。予辅舒良喷鼻剂（丙酸氟替卡松）、氯雷他定片、切诺肠溶软胶囊，盐酸羟甲唑啉喷雾剂治疗，症状轻度缓解。1 天前患者进食过饱，餐后鼻塞症状持续加重，双侧鼻孔均无法正常呼吸，改用口腔替代呼吸，随即出现头痛、心悸，夜不能寐。1小时前就诊于我院心内科，行心电图、超声心动未见明显异常。

刻下症见：双侧鼻孔无法正常通气，形倦体乏，语言难出。脉诊：双脉沉细无力寸不及。

❋ **病机分析**　考虑患者阳气升发不足，圆运动失衡，拟归一饮促进阳气升发，使元气自动修复，疾病自愈。但又因患者左脉偏细，阴津不足，故易甘草为大枣。

处方：制附子3g（先煎），干姜6g，红枣18g，辛夷3g，炒苍耳子3g。7剂。

二诊（2018年3月26日）　患者诉服药7剂后鼻塞、头痛、心悸症状完全缓解，但多食后仍易腹胀。脉诊：双寸脉可及，脉细已不明显。

再予7剂药巩固并调理脾胃。考虑阴津已足，遂换回炙甘草。

处方：制附子3g（先煎），干姜6g，炙甘草18g，辛夷3g，炒苍耳子3g，炒白术6g。7剂。

服药7剂后，电话随诊，患者无明显不适症状。

医案二

刘某，女，54岁，因"间断眼痒眼痛3年，加重1个月"于2018年4月12日来诊。

患者近3年来每年春季均无明显诱因出现眼周皮肤痒痛难忍，持续流泪。自服抗过敏药物及皮肤专科外用药物可缓解。1个月前患者再次出现上述症状，且疼痛较前两年加重明显，上述治疗未见明显疗效，痒痛难忍遂来就诊。

刻下症见：双眼红肿，持续流泪，眼周皮肤敏感，轻碰则疼痛难忍。偶有打喷嚏、流涕。脉诊：右脉沉软无力，左脉沉，左寸重按时弦数明显。

✳ **病机分析**　考虑患者脉虽有数，但整体看脉，脉势压抑，脉神阴郁，遂予归一饮升发阳气，以消阴翳。

> 处方：制附子6g（先煎），干姜9g，炙甘草12g，辛夷6g，炒苍耳子3g。7剂。

患者就诊当日即进1剂，当晚服药后自觉咽后壁、脚心剧烈瘙痒难忍，持续2小时后瘙痒缓解即入睡，第2天晨起发现眼部红肿缓解，洗脸时毛巾可触及眼周，无痒痛不适。后继续服药6剂，自觉睡眠、纳食均改善。

二诊（2018年4月19日）　患者诉症状缓解，但睡眠质量仍间断不理想，上方去辛夷、炒苍耳子，予原方7剂，症状均愈。

医案分析

张东按：全球过敏性疾病已越来越多，过敏性疾病西医治疗单调而且乏效，有限的脱敏治疗范围很窄，疗效也不稳定，而且西医认为过敏性疾病只能控制，很难根治，这与西医对过敏性疾病的认识不足有关。

西医的抗过敏药物包括糖皮质激素、免疫抑制剂，用中医的话讲，不让人体正气与邪相争，就像清朝晚期割地赔款、委曲求全，不能驱邪外出，当然永无治愈之理。中医治病求本，与西医理念不同，一开始就朝着治愈的方向治疗。当然，顽固性的过敏性疾病不可能一蹴而就，正邪交争要经过几个回合甚至几十个回合，有时候驱邪外出还时常常会有排病反应，治之不易，但中医的治疗不仅着眼于控制症状，而是力图从根本上治疗。当然过敏性休克的治疗一定是西医的强项，及时有效地控制症状，话说回来，不让八国联军打进紫禁城，及时避难也是需要的，而且是当务之急，但恐非长久之计。

元气神机法为过敏性疾病的治疗提供了一个新的思路，以人体之元气治疗之，更是从根本上治疗的思路。近年来笔者越来越重视过敏性疾病，希望大家在元气神机法治疗过敏疾病方面多做探索，一起交流。

（张默医案）

43. 肛周湿疹

庄某某，男，28岁，因"反复肛周瘙痒8年余"于2017年5月11日就诊。该患者来我处（301医院中医肛肠科）就诊时已反复在我科和皮肤科就诊多次，明确诊断为肛周湿疹，已经尝试过肛周湿疹及皮肤湿疹的各种治疗方法，内服中药、局部改善微循环、外用药膏、药栓纳肛、中药坐浴、针灸，等等，均无改善，已连续治疗半年，症状无缓解。患者诉除了肛周瘙痒以外，会阴也瘙痒，排便干，口苦，怕冷。双脉形弦，往来流利，弹手很有力，舌淡白边有齿痕。处方柴胡桂枝干姜汤14剂，不效。

患者仍坚持来诊，实在无奈我建议手术。患者接受后遂在我科行肛周湿疹封闭术，去掉混合痔和肛裂。患者手术后恢复良好，伤口愈合很好，但瘙痒依旧，症状和原来一样，肛周持续瘙痒，连及会阴瘙痒，耳鸣，还有脚气。

查脉：双脉形弦，流动流利如滚珠，双关双尺应指有力，处方观复汤。

处方：红参10g，干姜10g，炒白术10g，大枣15g，苍术10g，黄柏10g。7剂。

医案分析

张东老师讲如何运用《道德经》的思想治病的时候讲过"大制不割"，就是要求我们直接从整体调治，但看患者整体之阴阳。故在柴胡剂、手术不效后，改变思路，抛开局部和症状，以脉诊直指病机，元气敛降不够，予以元气神机法的观复汤加减。苍术、黄柏既治标又能作为观复汤的引经药。另外，患者因瘙痒一直应用各种外用药膏，中药坐浴，笔者认为局部护理过于精心，总有刺激存在，反而会导致皮肤过于敏感。故嘱患者，除了吃药期间避免刺激性饮食避免受凉外，停用所有局部用药，减少坐浴清洗，减少便后擦拭。

一周后复诊，症状减轻，肛周及会阴瘙痒感大有改善，触碰时轻度瘙痒，耳鸣及脚气减轻。脉诊：双关回到中取的位置，没有那么应指了，双尺也趋于平和，但右尺还是感觉滑动有力。

继续服原方14剂，诸症得愈。

（叶宇飞医案）

44. 多发性肌炎

李某，男，61岁。因"发现多发性肌炎半年"于2016年7月27日就诊。患者半年前无明显诱因出现下肢无力，蹲起困难，伴有肌肉酸痛，于协和医院诊断多发性肌炎，住院治疗后病情控制较稳定，出院后口服泼尼松80mg/d治疗。家属想用中医协助调理，故来就诊。

来诊时患者自诉发病至今体重下降10kg左右，目前蹲起仍有障碍，下肢力量不足，步行距离不足20米，肌肉酸痛不明显；吞咽受限，进食干硬食物时明显；自觉疲乏、气短，活动后明显气短加重，甚至伴有心悸；口干不欲多饮，纳差，睡眠易醒，继睡困难，大便少。舌质暗红，苔前少根略腻，左脉沉细，右脉弦细略沉。化验检查：谷草转氨酶 130U/L，谷丙转氨酶 115U/L，肌酸激酶 846U/L，肾功能正常。

❋ **病机分析** 肌无力是肌炎的典型表现，该患者左脉沉细，右脉亦略沉，为生长之气不足，宜服归一饮。

> 处方：制附子 10g，干姜 15g，炙甘草 20g，山茱萸 20g，牡丹皮 12g。6 剂。

二诊（2016 年 8 月 3 日） 患者服药 6 剂后，无明显不适。体力增加，蹲起困难有所减轻，下地可自行完成洗漱、如厕，轻度活动后无明显气短及心悸。进食稍有增加，不敢多食。患者自觉症状改善最大者为睡眠，服药后每夜可睡眠 6h，期间虽然起夜 2~3 次，但依然可以入睡。舌暗红苔少而少津液，脉仍沉细。

仍用上方 14 剂。

三诊（2016 年 8 月 17 日） 患者自觉精神、体力明显好转，从需人搀扶步行，逐渐锻炼为拄拐步行，自本周开始已自行步行可达百米，蹲起已无受限，活动后无明显心悸、气短。纳食明显增加，口干减轻，睡眠较好，起夜 2~3 次，大便日一行。舌仍暗红苔薄少，较前润，脉仍沉细，右脉略弦。8 月 14 日复查：谷草转氨酶 78U/L，谷丙转氨酶 65U/L，肌酸激酶 468U/L，肾功能正常。患者表示服药后病情持续好转，准备去协和医院复诊，询问能否将糖皮质激素减量，希求一方，能长期服用。

> 处方：制附子 6g，干姜 9g，炙甘草 12g，山茱萸 15g。14 剂。

随访半年，患者症状基本消失，生化指标恢复正常。

医案分析

多发性肌炎以四肢近端肌无力为主要临床表现，患者在协和医院治疗后病情趋于稳定，出院后口服糖皮质激素治疗以维持。患者病情虽然平稳，但肌无力的症状依然很明显，如乏力、蹲起困难、吞咽受限、活动耐力下降等，左右脉亦沉。综合来看，为元气生长之力不足，当予以归一饮从天根处启动元气生长之力。元气有无为之性，无论病体处于何种状况，都可以启动其修复之性而维持后天的圆运动。张老师曾说，元气修复有三个条件，即肾脏储备、水谷精微、阴精。目前患者仍口服糖皮质激素维持治疗，有服用糖皮质激素之后出现的一些热象，并且患者两脉皆细，舌暗红苔少，有阴精不足之机。归一饮为修复元气，助长元气升发而设，学生以为元气固然无为，但药性仍有偏颇。故处方归一饮加山茱萸填补阴精、牡丹皮佐制姜附之热。

案中选取山茱萸为填精之药，原因在于：①本患者病机为元气升发之力不足，整体药力当以助长元气之升发。山茱萸为山茱萸除去果核的果肉，从生长收藏的角度来说，它有藏→生的"机"，这一点明显区别于地黄、麦冬等用根类的药物（收→藏），它们之间内含的"机"不一样。②山茱萸味酸，酸为木之味，《本草经疏》中谓之"感天地春生之气……得春气之正"，春气即少阳生长之气，可见从药物性味上而言，山茱萸收中带有生长之机，收藏而不敛邪，补益而不滋腻，故《神农本草经》言其可"治心下邪气，寒热，温中，逐寒湿痹，去三虫"。《名医别录》言其"主治肠胃风邪，寒热，疝瘕，头脑风，风气去来，鼻塞，目黄……"，指出山茱萸有驱邪之能。张锡纯论述山茱萸最为精妙，摘录于下：

《医学衷中参西录》云："山萸肉，味酸性温。大能收敛元气，振作精神，固涩滑脱。因得木气最厚，收涩之中兼具条畅之性，故又通利九窍，流通血脉，治肝虚自汗，肝虚胁疼腰疼，肝虚内风萌动，且敛正气而不敛邪气，与他酸敛之药不同，是以《神农本草经》谓其逐寒湿痹也……《神农本草经》谓主寒湿痹，诸家本草，多谓其能通利九窍，其性不但补肝，而兼能利通气血可知，若但视为收涩之品，则浅之乎视山茱萸矣。"

（黄琰医案）

45. 卵巢癌腹水

袁某，女，62 岁，因"发现卵巢癌伴反复腹腔积液约 2 年半"于 2018 年 10 月 12 日就诊。患者 2016 年 5 月无明显诱因出现腹胀不适，就诊于寿光市某医院，诊断为卵巢癌、腹腔积液 . 于 2016 年 6 月 20 日起先后行全身化疗及腹腔灌注治疗，腹胀缓解后出院。2017 年 4 月患者再次出现腹水。化疗后腹水控制不佳。

2017 年 5 月 16 日患者于某大学附属肿瘤医院行"肿瘤细胞减灭术子宫全切术 + 附件清扫术"，并行全身化疗 6 个周期。定期复查，控制可。患者 2018 年 4 月再次出现腹腔积液，复查 CA125 升高，于寿光市某医院行化疗、腹腔灌注化疗药物 1 次。并在北京某名老中医开处口服补气健脾汤药，并加入具有抗肿瘤、软坚散结、清热解毒作用的中药治疗，如山慈姑、白英、鸦胆子、红豆杉等，服药后患者出现腹泻、腹痛、食欲差，症状改善不明显，2018 年 5 月就诊我院行腹腔灌注及全身化疗。化疗后未诉明显不适。

2018 年 10 月 12 日患者再次出现腹胀、腹痛加重，于某大学附属医院行彩超检查，提示"中量腹水"，考虑卵巢癌术后复发，来我院就诊时患者仍口服该名老中医中药治疗，服药后仍有腹泻、腹胀、腹痛、食欲差。舌质淡红苔薄白，脉沉弦滑。与患者沟通后，改用元气神机法治疗。

✻ **病机分析** 从脉象上分析，脉沉弦滑，为生长之气受压抑之象，元气失和，兼有水湿之邪阻碍生长之机。

治则治法：先治其本，从天根处修复生长之气，使生长之气与收藏之气相和于圆心，圆运动修复，元气复合，水液代谢恢复正常，此为治其本。佐以五苓散温阳化气行水，此为治标，邪气祛，元气才能更快恢复。

> 处方：
> ·归一饮：制附子 10g，干姜 10g，大枣 20g。10 剂。
> ·五苓散：肉桂 8g，茯苓 10g，猪苓 10g，生白术 10g，泽泻 15g。10 剂。
> 注：以上两方隔日交替服用。

二诊 患者服药后出现腹泻减轻，小便量多，无腹痛，食欲增加，体力恢复，脉沉细涩。

✻ **病机分析** 从脉象上分析，脉沉细涩，患者病机根本在于生长之气不足，兼有水瘀互结，瘀血阻滞生长之气。

> 处方：
> ·归一饮：制附子 10g，干姜 12g，大枣 20g。水煎服 10 剂。
> ·桂枝茯苓丸（汤）：肉桂 8g，牡丹皮 12g，白芍 10g，桃仁 10g，茯苓 20g。水煎服 10 剂。
> 注：以上两方隔日交替服用。

以上两方服用后，B 超复查结果提示原有的腹水消失。

患者服用中药至 2019 年 2 月未再出现腹水。

医案分析

《内经》云："积之始生，得寒乃生。诸病水液，澄澈清冷，皆属于寒。"本病多因脏腑之气虚弱，气血运行失调，水液代谢障碍，水淤结聚在内，邪客于肠外与卫气相搏，留而不去，久而久之，气滞血瘀，经络瘀阻而致。但患者脉沉兼见弦滑，考虑存在痰湿瘀阻，故给予归一饮以修复元气以治本，配合应用五苓散温阳利水以治标。

二诊脉象改变为沉细涩，考虑为痰湿水饮俱祛而显现病机本象，涩脉提示为血瘀，故给予桂枝茯苓丸以活血化瘀，缓消癥瘕，并继续服用归一饮以修复受损元气。患者服用中药至今未再出现腹水。说明中医中药在肿瘤的姑息性治疗中具有独特的优势。嘱其定期复查。患者口服外院中药后出现腹泻、腹痛，食欲差，考虑为患者应用寒凉药物过多，损伤脾阳、肾阳，从而加重水瘀互结。

有时单纯叠加一些具有抗肿瘤作用的中药，以西医的思维模式，中药药理分析而辨病治疗，而非传统中医药学的辨证论治，实属南辕北辙，差之千里。

（王涛医案）

篇后语

我们列举了很多成功的病例，但临床上有些医生也会有应用不当而失败的病例，那么应用失败的原因有哪些呢？

·不究其理，照猫画虎。一些医生只看到了元气神机法简单实用，只是直接模仿，这样应用就会比较机械，临床上难免产生偏差。

·不究脉法，难辨阴阳。元气神机法虽然简单但要想精准地应用，临床上最可靠的就是脉诊，也就是先秦脉法中的先天脉法。一些初学者没有很好地掌握脉法，这时就会出现应用相反的情况，从而会产生效果的偏差。当然元气神机法的脉法也是简单的，简单到只分阴阳，这需要进一步学习。

·分不清治疗错误还是排病反应。排病反应是一个新词，但实际上这种情况在《伤寒论》中就有详细的陈述。我们经常看到一些患者服药初期会出现各种各样、轻重不一的排病反应，这造成了患者的痛苦，但这是疾病将要痊愈的最后关头，这时候如果医生和患者将其当作治疗的错误反其道而行之，则不但会功亏一篑甚至还会引邪深入。当然也要明确知晓到底是不是排病反应。

·不辨局部与整体，尤其是当局部有病邪特别是热邪的时候。元气神机法注重的是人体整体的阴阳，当整体为阴的时候用归一饮，整体为阳的时候用观复汤，但整体为阴不代表局部没有阳邪、热邪，当整体的阳气生发起来以后，局部的阳邪、热邪也会别排出体外，当其在排出的时候就会显现出局部的热证，因为归一饮、观复汤本身偏温，所以很多医生和患者认为这是吃药上火了。其实这也不算错，因为从局部看是上火了，但这是人体局部热邪排出体外的过程，也是排病反应。当然变通的方法可以用归一饮、观复汤加治疗局部热证的药，如清热解毒药。同时局部的阴虚，也可以出现局部的燥证，尤其对于脾阴、胃阴、肺阴，干姜之温燥会加重之，但局部的阴虚不是归一饮、观复汤的禁忌证，可以应用归一饮、观复汤加养阴的药如生地黄、熟地黄、石斛、沙参等等。当然更重要的是还要分清是真热还是假热、是虚热还是实热。

（张　东）

第二章

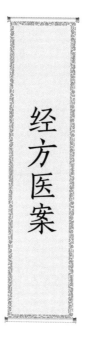

经方医案

导　语

　　为何要加入"经方医案"篇，因为有人会问有了元气神机法是不是传统的方法就没用了，其实并非如此。元气神机法和传统方法是从不同的角度看待人体和疾病，一个从一的角度看待问题，意在万物归一，所以元气神机法也称为先天法。而传统方法是从万物的角度看待问题，意在把握万物之具体，所以相对于先天法称之为后天法。但二者均以阴阳为核心，只不过一个是从阴阳归一，一个是从阴阳到万物。一个强调整体的浑然不分，一个强调在疾病的具体层面精准地治疗。在难以分辨的复杂病机面前先天法以其无为而治轻易破解之，而后天法以其精准的治疗将疾病定点清除。另外在归一饮、观复汤的禁忌证方面离不开后天法。但其实这不是最重要的，最重要的是元气神机法带给大家的不仅仅是一个法两个方，而是借此让大家切入中医之源——先秦中医之道，当我们站在这个高度上去看后天、看经方会是另一番景象，只有体会到的人才知道！

（张　东）

1. 真菌性角膜炎

张东按：很多人认为中医是经验医学，临床靠经验，但当你遇到从未治过的疾病，作为中医怎么办呢？其实很简单，观其脉症，知犯何逆，随证治之，也就是辨证论治，辨证论治其实就是辨病机而论治。而如何直指病机，脉诊是一大捷径，此案我几乎没问患者的任何症状，甚至也没有看眼睛包括舌象，只依靠脉诊而处方，这在我的临床中是极为常见的，除了很复杂、临床有矛盾之处的患者才会问症状看舌象，这点在跟我门诊的学生中是公认的。正是因为有了脉诊才能直指病机而论治，此案即为一例。

此案是患者家属自己写的，作者是在我的微信课堂学习元气神机法的中医爱好者，因为信任，将其母之病推荐到我处治疗。其诊治过程的自述写得挺好的，出自患者家属之手和出自医生之手自有不同，我阅之，觉得挺好，故未加修改和润色原文刊出。

我母亲今年 78 岁了，于今年 3 月份患了眼疾，首先是痒，慢慢地又痒又疼，眼睛里面红肿，在当地的镇医院住院治疗，感觉没有多少效果。回家后还是又痒又疼，眼睛痒得恨不得把眼珠摘下来挠挠，于是转到湖南省岳阳市某医院住院治疗，住了 7 天后就让出院，大夫说差不多了，让我母亲出院，但是母亲回去还是说眼睛又痒又痛，左眼视力很差，看东西比较模糊，右眼看不清离眼睛 1 米远的东西。实在支持不住，又在亲戚的介绍下，于 5 月 1 日转到岳阳某眼科医院住院治疗。住了 20 多天，说眼睛还是没有明显好转，而且视力又下降了。

在 6 月 22 号母亲到湖南某大型医院眼科找专家大夫治疗，被确诊为真菌性角膜炎，开了一瓶药水来点眼睛治疗，而且大夫说右眼角膜溃疡厉害，已经有一个洞了，如果进一步恶化会波及大脑，那就要动手术摘掉右眼球。如果住院治疗，做手术把角膜修补好，可能会把眼球保住，但是眼睛的视力恢复不了。

我在4月份曾经看过微信公众号"先秦元气神机"上面的文章，有很多特别难治的病都给治好了，所以我决定把母亲接到北京来。

6月26号把母亲接到北京，休息一天，6月28号到张东大夫那里去治疗，大夫开了处方。

处方： 白芍10g，牡丹皮10g，桃仁10g，茯苓15g，肉桂6g。7剂。

晚上回家后就熬中药给母亲喝，第二天一早起来，母亲就说眼睛轻松很多了，于是继续吃药，中午午休后，母亲说她的眼睛又舒服一些了，看来中药吃的效果非常不错。

6月30日，母亲早晨继续吃中药，她说头也没有那么沉重了。

7月1日，母亲起来后告诉我，说今天眼睛又舒服了一些，右眼能睁开一些了（母亲的眼睛病后不仅是痒痛难忍，而且畏光，睁不开，外眼皮也是红肿的）。

7月2日早晨，母亲告诉我，说眼睛比昨天好多了，可以睁开了，她还说："原来右眼只看到一点白板，现在可以用右眼看到五个手指的轮廓了，一根根的手指能看清楚了，感谢大夫，感谢菩萨！"。

因为母亲的眼睛还有白内障，所以要带她一早去同仁医院眼科看大夫，坐地铁好不容易到了，还要排队取号，人太多了，排在后面，担心治疗时间过，终于排到扫码了，检查视力，等医生叫号看病，这次挂的是一个专家号。医生检查后说是白内障和角膜溃疡穿孔，说要动手术，先开药滴眼睛。药开了很多。晚上到家后给母亲点了4支眼药水。

7月3日一早起来后，母亲告诉我说眼睛又不好了，又胀又疼又痒，还没有昨天好。我一听，赶紧要母亲把眼药洗掉。哎，好不容易好一些，又坏了。于是停用西医开的药。

7月3日下午又去张东大夫门诊，大夫把脉后，还给母亲开了相同的五味药，回家后继续吃中药。

母亲说眼睛一天比一天好，原来的腰痛也好了，胳膊伸不直的毛病也好了，膝关节的"鬼打青"也消失了，腰椎和颈椎也不痛了，感谢菩萨。

7月6日，一早我出去办事，晚上回家，母亲告诉我说："下午右眼里里外外胀痛欲裂，痛的眼珠子好像要裂开一样。"母亲还说右半边头痛得厉害，她只好用手按着太阳穴，后来又痛了一阵，慢慢才不痛的。

我因为看过相关中医文章，觉得是排病反应，还是继续吃张大夫开的药。

7月19号，又去看张大夫门诊，开药14剂，还是这五味药，一切正常，继续吃药。

8月11日是周六，雨后天晴。母亲一早告诉我，说眼睛好了不少，消肿了，红眼睛也好了不少。

一直到9月13日，母亲的左眼睛完全好了，右眼也好了一大半，因为母亲想回老家休养，所以又找张大夫开了14剂药，这次张大夫在前面的药方基础上，加了一味红曲。

到10月13号，在和母亲电话交流后，她告诉我右眼也是一天比一天好，这几天又好了不少。

（张东医案）

2. 白头翁汤何以治阳强

马某某，男，43 岁，2015 年 6 月 17 日就诊。患者患阳强病近 4 个月，发病源于一次大量饮酒、吃肉（羊肉）之后，曾多方治疗无效。回顾其所用方剂，有四妙丸、三黄泻心汤、知柏地黄汤、龙胆泻肝丸（汤剂），甚至用芒硝内服、外用皆无效。

因其父亲在我处看冠心病疗效尚佳，遂问我此病是否可治。问其症，除阳强外饮食二便无异常，但因阳强常常影响睡眠；时有心悸，切其脉，沉弦，沉取有力，舌红苔薄黄。深思之，患者必是热证，为何多方清热泻火无效？查其脉弦长，显为肝经之患，足厥阴肝经络阴器，酒毒入肝，（羊）肉助其热，厥阴湿热之毒聚于阴器，故发阳强。考《伤寒论》治疗厥阴病，热毒正是白头翁汤之病机，遂予白头翁汤原方。

处方：白头翁汤
白头翁 10g，黄连 10g，黄柏 10g，秦皮 10g。7 剂。

复诊（2015 年 6 月 24 日） 患者就诊时喜形于色，言两剂而效，6 剂即愈，未再继续用药，此次陪父亲来就诊特来告之。

医案分析

白头翁汤乃《伤寒论》治疗厥阴热利的主方，《伤寒论·辨厥阴病脉证并治》云："热利下重者，白头翁汤主之。""下利欲饮水者，以有热故也，白头翁汤主之。"

白头翁汤：

白头翁二两　黄柏三两　黄连三两　秦皮三两

上四味，以水七升，煮取二升，去滓，温服一升。不愈，更服一升。

白头翁，清热凉血，解毒。治热毒血痢，温疟寒热，鼻衄，血痔。《本草经疏》云：白头翁苦能下泄，辛能解散，寒能除热凉血，具诸功能，故悉主之。秦皮，味苦、涩，性寒，归肝、胆、大肠经，清热燥湿，清肝明目。白头翁汤治疗热毒下痢，几乎成为后世治疗热性痢疾的专病专方，而此案以之转用于治疗阳强而获佳效，正是因为其病虽不同、症亦大异，但病机一也，所以方证对应，对的绝不是症状，哪怕是主症，对的是病机。

"证"不是症状或症状的组合，症状的组合是西医的综合征，不是中医的证。辨证论治不但不要把证当成症，也不要被病名套住，局限于专病专方。

既然是热毒，为何前方多用清热解毒而无效，其中一个原因就是现在许多中医只懂得辨病性，而不懂得辨病位、辨病所，许多中医只辨证到气虚血瘀、痰瘀互阻、气阴两虚就为止了，不知道何处气虚、何处血瘀、何处之痰，不辨病位，而不辨病位是一些医生辨证的一大弊病。

既然是厥阴肝经热毒，为何龙胆泻肝丸（汤）用了也无效？这是因为不明精血同源之理。龙胆泻肝丸主要是治疗肝经气分之湿热，方中虽有生地黄、当归，但意在养血。而《伤寒蕴要》言白头翁"热毒下痢紫血鲜血者宜之"。精血同源，肾藏精、肝藏血，阳强伤精，热毒入血，白头翁汤治疗热毒血痢，以其不但清泻厥阴气分热毒，亦清泻血分热毒，故以之治疗阳强而速效。

（张东医案）

3. 大汗不止

李某，男，27岁，因"恶寒、发热3天，大汗不止1天"于2016年1月底某天晨起后无明显诱因出现恶风、恶寒，咽喉不适，自服感冒清热颗粒后卧床，午间出现发热，体温38℃，无汗，喷嚏频作，流大量清涕。自服非甾体抗炎药及感冒清热颗粒，1h后汗出热退，但恶风、恶寒未解，乏力，无食欲。昏睡至晚间，再次出现高热，体温39℃，伴全身寒战，喷嚏、流涕程度同前，口服非甾体抗炎药及通宣理肺丸，汗出热退遂入睡。隔日晨起再次发热汗出，恶寒、恶风有所减轻，但咽喉疼痛剧烈，自服连翘解毒丸症状无明显缓解。全日发热汗出（自测体温37℃~38℃）、热退、再次发热汗出，连续循环出现。夜间入睡后症状无缓解。第3天咽痛稍缓解，低热汗出，微恶寒，乏力困倦，皮肤扪之潮湿。张东老师察其脉浮，见发热汗出、恶风、恶寒。投以桂枝汤，药后汗出更甚，患者终日汗出如洗，1h就可以湿透衣被，仍发热，体温37.5℃左右，恶寒、恶风、打喷嚏、流涕有所减轻。遂就诊于张东老师，患者脉浮缓，中取滑，沉濡。舌红苔薄白微水滑。

处方：归一饮

制附子10g，干姜15g，大枣20g。1剂。

1剂后患者热退身凉，恶寒、恶风解，不再流鼻涕打喷嚏，但汗出仍不缓解，日夜不止，汗湿衣被。患者仍乏力，困倦，食欲差，无口渴，无小便不利，无小腹胀满，无呕吐，舌脉同前。

处方：五苓散

肉桂 8g，茯苓 10g，猪苓 10g，白术 10g，泽泻 15g。6 剂。

3 剂汗出止，6 剂诸症悉愈，食欲恢复，乏力缓解如常人，最有意思的是患者自述服药到第五剂，忽然视力增长。患者患有近视，忽然比以前能够看得更远更清楚，算是意外之喜。

医案分析

归一饮治疗感冒常常效如桴鼓，以元气之复也。此案一开始让笔者不得其解的是患者明明是"伤寒，脉浮缓，汗出、恶寒、恶风"，脉症都符合《伤寒论》的桂枝汤证，何以用了桂枝汤反而大汗不止？考患者既无《伤寒论》五苓散证常见的小便不利、口渴，也无心悸、呕吐、痞满、癫眩，而是汗出，且是大汗出，且不具备《伤寒论》五苓散的诸多症，张东老师何据反用五苓散，而又效如桴鼓？

笔者百思不得其解遂请教张东老师。

张师言：学习《伤寒论》贵在学习《伤寒论》的思想灵魂，而不必泥其方，泥其条文。所以我常常说学习《伤寒论》最好的古代医家恰恰是温病学派的大师叶天士。同样，学习《伤寒论》的方剂，不能只学会了对症（症状）下药。大家都知道方证对应，但这绝不是方剂与症状的对应，否则就成了西医的"有几个主要指标、症状或体征、几个次要指标、症状或体征就诊断某病"，中医的证变成了综合征，这也是受到了西医思维的影响，这不是真正的中医，方证对应必须是方与病机对应才是。前医以患者脉浮缓、发热、汗出、恶寒、恶风，以其非常符合《伤寒论》桂枝汤的条文，就误用桂枝汤，造成汗出不止，其实这是辨证不细所致。脉浮为在表，脉缓也可以是湿邪，而更有脉中取滑、沉取濡，皆水湿之象，再甄之于舌，舌苔微水滑，皆是水湿之象。桂枝汤本为甘温之剂，《伤寒论》云："若酒客病，不可与桂枝汤，得之则呕，以酒客不喜甘故也。"甘本助湿，患者本为水湿，故而服桂枝汤会汗出不止。何以水湿会大汗出，其实患者出汗是患者自身排湿邪的一种保护反应，出汗是人体排湿的一种方式，和小便多是一个道理，只不过一个在膀胱之里，一个是膀胱之表而已，而五苓散恰恰是表里兼治。《伤寒论》中说的"中风发热，六七日不解而烦，有表里证，渴欲饮水，水入则吐者，名曰水逆，五苓散主之"正是此意，以其湿邪既已有汗出这一排泄之路，故没有小便不利；以其水湿在太阳之表，故不必有口渴、心悸、呕吐、痞满等，但太阳蓄水之病机一也，所以用五苓散不止汗而汗自止。五苓散发汗是解水郁，五苓散止汗亦是解水郁，其理一也，其病机一也，岂可斤斤计较于症状而胶柱鼓瑟，故当今之方证对应如果不是方与病机相应，实在是舍本求末之举。至于为什么患者出现视力转佳，留待大家思考。

张师的一席话如醍醐灌顶，让我真正明白了辨别病机的重要性。

（张东医案，张默执笔）

4. 化疗后鼻衄、口干

王某某，女，63 岁，因"乳腺癌化疗后流鼻血、口干 1 月余"于2019 年 5 月 29 日就诊。患者于 2019 年春节后行右侧乳腺癌乳房全切术，化疗后出现每日流鼻血，下午五六点多见，曾以中医药治疗，略有好转但每日仍鼻衄、口干，需先后用 4~5 个棉球堵塞才可止血。患者自觉身热但体温正常，无明显口渴，正常饮水，出汗不多。易饥饿，大便日行 3 次，成形。

刻下症见：面色红中带黑，消瘦，舌淡苔白，双脉偏浮滑。

诊断：阳明病。

> 处方：白虎汤加减
>
> 石膏 40g，知母 15g，炙甘草 6g，粳米 20g，地榆 10g。5 剂。
>
> 并嘱咐如果 3 剂后鼻衄止、大便稀，可改为每日服半剂。

二诊（2019 年 6 月 5 日） 患者诉服药后诸症大减，身热、易饥、便多好转。服 3 剂后鼻衄明显减轻，仅偶有少量鼻血，后两剂遂改为每日服半剂。

刻下症见：面色不再黑红，脉滑略虚。

> 处方：竹叶石膏汤加减
>
> 淡竹叶 15g，石膏 48g，党参 6g，麦冬 20g，清半夏 9g，炙甘草 6g，地榆 10g。7 剂。

三诊（2019 年 6 月 12 日） 患者诉服上方后很舒服，鼻衄止。余症如口干、易饥、身热、大便多等诸症皆消。继以竹叶石膏汤减量后收功。

医案分析

患者每于下午五六点鼻衄明显，经曰："阳明病欲解时，从申至戌上。"此患者鼻衄在酉时明显，说明与阳明病有关。而患者出现的诸症如面红黑、流鼻血、易饥、便多、脉偏浮滑，均表明阳明经有热。足阳明胃经有热，故易饥、面红黑、鼻衄、口干；手阳明大肠经有热故大便次数多。

张仲景提出的"六经欲解时"理论对后世的诊治有很大的帮助，经曰："太阳病欲解时，从巳至未上。……阳明病欲解时，从申至戌上。……少阳病欲解时，从寅至辰上。太阴病欲解时，从亥至丑上。……少阴病欲解时，从子至寅上。……厥阴病欲解时，从丑至卯上。"《伤寒论》详细阐述了三阴三阳疾病的发生、变化、欲解时、治愈的表现以及过程，极大地方便了后世临证诊治。近年关于六经欲解时的研究不少，比如六经欲解时与十二消息卦的关系、与洛书的关系、与易经的关系等等，看似很玄妙，其实六经欲解时的本质无非阴阳的变化对疾病的影响（将另文详述）。

此患者首诊时面色红中带黑，实属水克火之象。二诊时面色不再黑红，三诊时面色接近常人。此患者并无典型的大热、大渴、脉洪大证，前医曾用柴胡剂效不显。笔者在"六经欲解时"的理论指导下，结合四诊合参诊断阳明病，先后用白虎汤、竹叶石膏汤而治愈鼻衄等诸症。

（张芳芬医案）

5. 急性喑哑

张东按：学习《伤寒论》近几年流行方证对应，方证对应让许多中医体会到了经方的魅力，经方为医生提供了高效的方剂，临床抓住相应的症状也使医生在应用经方时有迹可循，用一句流行的话，"是有了抓手"。但如果经方学习者止步于此，必将遇到瓶颈，抓手也会变为局限，恰恰是限制了经方的应用范围，以五苓散为例，什么是它所对之症？小便不利（多或少）？口渴？汗出或不汗出？要是都没有呢？下面这个医案患者喑哑，无法言语，医者依靠脉诊直入病机，依据病机而不是依靠症状是经方应用的根本，而脉诊可以越过表象直入病机，正是其微妙之意。

张某，女，56岁，家政服务人员，体胖。2018年4月18日下午延余诊治时，见其说不出话，仅能听到丝丝的嘶哑，听不出说什么。指着喉咙似乎很不舒服，喉咙处见有紫红色的痕迹，患者比划表示是自己揪的。刻下脉诊：左脉滑，略浮，瘀滞感；右脉水滑，偏数，右寸细滑，右关滑。舌红苔薄黄。

病机：气化不利，三焦水停。

处方：五苓散
肉桂 6g，茯苓 9g，白术 9g，猪苓 9g，泽泻 15g。2 剂。

嘱咐其回家煎药，睡前服半剂，第 2 天起床后空腹服半剂。

二诊（2018 年 4 月 19 日） 此日下午，患者大老远看见我就打招呼，直说感谢，听声音几乎完全恢复了。诊脉：双脉滑（而非水滑），不数，瘀滞明显减轻。

患者这才说了失声的经过，原来患者头天突然喉咙干痛，喝水不能缓解。自己就用手蘸水揪喉咙的皮肤，揪出一片紫红色，吐出三口白黏痰，似乎轻快一点。但第 2 天起床时，发现说不出话了，喉咙干痛加重、喝水后仍无缓解，乏力。没有小便不利，没有口渴，但喉咙干痛，睡眠、饮食、大便均正常。

患者当晚服半剂五苓散后开始出汗，汗后觉得身体很轻快、舒服，喉咙痛明显减轻；次日起床可以说话了，又空腹喝了剩下的半剂，依然出汗，到中午时分，喉咙也不痛了，声音恢复正常。

三诊（2018 年 4 月 21 日） 发病第 3 天，患者反馈说喝了第 2 剂药，还是爱出汗，这么多年从来没有这么痛快地出过汗。人比患病前轻松多了。鉴于患者出汗较多（排湿），嘱咐患者注意休息、避风保暖。先不开药，过一段时间再来就诊。

医案分析

五苓散中肉桂辛温解肌，茯苓色白入肺，祛湿宣通肺气，肺为水之上源，苓桂的升降之中使水道功能恢复，肺主皮毛，三焦应腠理，五苓散使开腠理祛湿邪，得汗而解，三焦之水道重新分布，气机通畅，气行则水行，停聚的水邪得以排泄。肉桂与茯苓温阳化气生津，使阳气得行、津液上承，以破喉咙之郁结、而解喉咙之干痛。（张东老师用《伤寒论》方大多用肉桂代替桂枝）

此患者就诊时很特殊，不能说话。当然即使可以表达，此患者也没有什么症状符合《伤寒论》里五苓散的条文，《伤寒论》中也无喑哑一症。此病的诊断几乎只靠了脉诊。此诊号脉其实只有两分钟就直接开处方了，因为患者脉诊很典型。这个医案也说明：中医治疗急症一样可以速效。

思 考

（1）关于学习脉诊的误区

临床经常有人问我，五苓散证是个什么样的脉象？第一次听到时我竟然语塞。因为五苓散证的脉象有很多种，我不可能一一描述。但我可以告知这个脉是五苓散证的病机。

张东老师擅长脉诊，经常强调脉诊直接反映的是中医的病机（注意是中医的病机，而不是西医有什么病）。记得3年前跟诊时，我与很多学生一样，常常希望老师告诉我们这个患者是什么脉、那个患者是什么脉，但张老师的教学方式很特别，他是先教你什么是脉诊，然后让你自己独立地感受脉，而不是先入为主。如果带着老师说的比如这个患者是滑脉的框架去感受患者的脉象，这样做表面上是走了捷径，实际上是无奈的下策。后来才逐渐体会到这是张东老师一直所倡导的由道而术的教学方式。

（2）经方的魅力与境界

张老师常说《伤寒论》的核心是其理，包括了论之理和方之理，故老师用经方从来不囿于《伤寒论》的条文，而是直指其理。所以后来才知道为什么小便少用五苓散、小便多也用五苓散、出汗多用五苓散、不出汗也用五苓散、口渴用五苓散、口不渴也用五苓散、失眠用五苓散、嗜睡也用五苓散……后来以上症状均无，也用五苓散。

外在的症状是多变的，而病机之理未变。这让我想起古人学画，求神似而非形似，恐怕如此方能不负仲景之心。

（张芳芬医案）

6. 全身多发性牛皮癣

L某，男，47岁，因"全身多发牛皮癣10余年"于2019年2月27日就诊。患者诉10余年前不明原因出现皮疹，并逐渐波及全身，多方就医均诊断为牛皮癣。2017年初因全身瘙痒难耐就诊于济南某皮肤病医院，服中药治疗近8个月，皮疹好转但胃痛、纳差逐渐加重，最后只能停药（所服中药味苦），保留解毒茶代茶饮。停药4个月左右全身皮疹又复发，服中药不效，经患者介绍遂来就诊。无发热，大便经常不成形。

刻下症见：患者双手、四肢外侧、前胸后背均见大片白色脱屑状牛皮癣，皮癣层层密布，以双下肢、后腰处明显；查看皮疹时白色皮屑易洒落。舌淡苔白舌尖红，脉弦、滑、滞，略数。

诊断：①牛皮癣（全身）；②水饮郁遏三焦；③肝胆郁热。

处方：

· 五苓散：肉桂 6g，茯苓 9g，猪苓 9g，炒白术 9g，泽泻 15g。7 剂。

· 四逆散：柴胡 10g，烫枳实 10g，白芍 10g，甘草 6g，徐长卿 10g。7 剂。

以上两方隔日交替煎服。

二诊（2019 年 3 月 27 日） 患者诉服药后皮疹未再新发，无胃痛，纳可。感觉舒服。自行抄方 2 周。舌略暗舌苔薄白。脉弦涩。

服药以后水饮渐消，血瘀显现。

处方：

· 桂枝茯苓丸（汤）：桂枝 6g，茯苓 12g，牡丹皮 12g，白芍 12g，桃仁 12g。7 剂。

· 四逆散：柴胡 10g，烫枳实 10g，白芍 10g，甘草 6g，炒白术 10g。7 剂。

以上两方隔日交替煎服。

三诊（2019 年 4 月 17 日） 患者诉全身牛皮癣明显减轻。处方同二诊，仅桂枝茯苓丸（汤）方加川牛膝 10g。14 剂。

四诊（2019 年 5 月 8 日） 诉全身牛皮癣消减明显，仅下肢外侧、上臂外侧少量白点状皮癣。大便不成形进食水果后明显，余无不适。舌略暗舌苔薄白，脉弦涩，弦象较前减轻。处方同三诊，14 剂。

五诊（2019 年 5 月 22 日） 皮疹进一步消减，仅余右下肢外侧、上臂外侧少量白点状皮癣。一直出汗较少。舌淡苔白，脉弦涩，关尺脉偏浮紧。

处方：

· 大青龙汤：麻黄18g，桂枝6g，杏仁3g，炙甘草6g，石膏20g，生姜9g，大枣6g。7剂。

· 四逆散合桂枝茯苓丸：柴胡15g，烫枳实10g，白芍12g，甘草6g，炒白术12g，桂枝6g，茯苓12g，牡丹皮12g，白芍12g，桃仁12g。7剂。

先服上方，再服下方。两方每隔3天交替服用，1方服后如出汗可停服。

六诊（2019年6月22日） 患者全身皮疹已完全消退，停药3周未再复发。自感身凉舒服（至此方知患者初诊时就有身热，因已习惯于此，故未告知），舌苔淡白，脉略滑涩。予五苓散合桂枝茯苓丸7剂收工。

医案分析

患者患牛皮癣10余年，经多方治疗牛皮癣从未完全消退过，而且服大量中药曾导致胃痛、纳差。在笔者处治疗，患者最大的感受就是服药以后很舒服，药味少、见效快。记得初诊时患者拿着我开的药方说药这么少，他以前服大方子已经习惯了。前医用苦寒之药强行逼迫皮疹消退，短时确有疗效，但是服苦寒之药却损伤了脾胃，另外停药即复发。

牛皮癣发病原因很多，即可显现寒证也可显现热证，此案患者属郁热证，与水饮、寒闭化热、瘀血有关。

此患者的诊断主要依靠脉诊。患者病机复杂，初诊脉诊示水饮郁遏三焦（太阳病）、肝胆郁热，经五苓散表里双解，以及四逆散透邪解郁后，水饮明显缓解，二诊时血瘀显现；经三、四、五诊治疗后，脉弦涩减轻，皮疹消减95%，脉象仍弦涩，但关尺脉偏浮紧，患者一直出汗较少，示太阳经闭郁，故以大青龙汤龙升雨降，得汗而解。本案所用经方均出自《伤寒论》。

笔者曾跟随张东老师学习，最大的感受是从元气神机法入手，学中医、学脉诊都能一以贯之，学的不再是零碎、被肢解的中医。而且理解了元气神机法，就能加深对中医之道的认识，即使回到三生万物的后天法，也能比较准确地辨证论治，在仲景师的伤寒、金匮中看到另一番天地并有所作为。

（张芳芬医案）

第三章

元气神机法医理

1. 中医创新能跳出《伤寒论》吗？

自古以来，《伤寒论》一直是中医临床诊治的经典。《伤寒论》作为第一部中医临床学之专著，以六经辨证为主，重点论述外感病，兼及内伤杂病。在疾病不同发展阶段体现了祛邪与扶正的辨证运用。清代名医徐灵胎说："医者之学问，全在明伤寒之理，则万病皆通。" 日本学者喜多村在《伤寒论疏义》中亦指出："医之有《伤寒论》，犹如儒家之'孔孟'，没有《伤寒论》的医学是不能成为其医学的。"

从金元四大家到清代温病学说的代表人物叶天士，各家之精彩学说都未曾脱离《伤寒论》的根。如李东垣的《脾胃论》即深明仲师之意，"安谷则昌，绝谷则亡。水去则荣散，谷消则卫亡，荣散卫亡，神无所依"。其中有许多方剂是从《伤寒论》中衍化而来；而清代中医天才叶天士更是深谙仲景之心，其处方用药神似《伤寒论》，对后人理解《伤寒论》极具启发意义。

汉代至今，《伤寒论》像一盏明灯，照亮了许多中医大师前行的路。

然而《伤寒论》的源头是什么？《汉书·艺文志》著录有医经七家、经方十一家，此为西汉时所记，皆在《伤寒论》之先。汉之仓公学医时，其师谓之曰："尽去而方书，非是也。庆有古先道遗传黄帝、扁鹊之脉书，五色诊病，知人生死，决嫌疑，定可治，及药论书，甚精。"后又"受其《脉书》《上下经》《五色诊》《奇咳术》《揆度》《阴阳》《外变》《药论》《石神》《接阴阳》禁书"等等，这些古先道中医思想是什么？它们不但是《伤寒论》的源头也是《黄帝内经》的源头，这就是先秦古中医学，然今已失传。

先秦古中医学虽已失传，但产生先秦中医的思想之源却未消失，这就是先秦的文化和思想，而先秦思想之经典莫如《道德经》和《周易》。

中国中医科学院西苑医院的张东主任医师为探索经典之源，循迹先秦诸子，及至《道德经》和《周易》豁然开朗。依经典悟出人体元气无为之理（详见其著作《元气神机：先秦中医之道》），创立了两个方剂，即归一饮和观复汤。应用于临床的疑难杂症均取得了令人难以置信的疗效。

该书得到了王永炎院士、樊代明院士、麻柔老师、薛伯寿老师的高度评价和赞赏。王永炎院士亲笔为该书作序，序中说道："当今提到科研方法学，多以现代科技研究中医方证，今张东则以回溯黄老孔孟之学，读灵素要旨，验之于临床，且有'归一饮'与'观复汤'之创新方解又有观察疗疾之效，显然也是一种中医研究的方法。如今，推广中医自身理论的研究已不多见。"

张东主任医师的《元气神机：先秦中医之道》一书从源头揭示了"一阴一阳之谓道"，元气"无为而无不为"的秘密。

该书以《道德经》《周易》《黄帝内经》为宗，为中医探索出一条"新"的思路，即"无问其病，以平为期"，不以疾病为中心，从人体之元气着眼，若之无为，则可使之"不战而屈人之兵"，而疾病自除。

站在元气的高度看待万物（万病），不在流散无穷的细节上纠缠，无为而化正是《元气神机：先秦中医之道》的本意。

该书是从源头向《伤寒论》等中医经典致敬的力作。

因为归一饮、观复汤也曾受到《伤寒论》的启发。读者如能掌握作者书中所提到的理论及方剂，必能在临床治疗中达到高屋建瓴、执简驭繁的境界，或许能为中医之复兴添砖加瓦。

（张芳芬）

2. 中国有本超过《圣经》的书

薛老（薛伯寿）曾是蒲辅周的得意弟子，薛老是中医临床大家。薛老为何有如此好的疗效？除了名师出高徒以外，还有别的原因吗？因为机缘巧合，笔者近期两次见到薛老，终于找到了答案。

第一次是在 2016 年 5 月 5 日，在王永炎院士倡导下召开的第三次"歇厅讲坛"上，张东主任医师（西苑医院心血管科）做了主题报告后，薛老第一个做了精彩的发言；第二次是随同张东主任医师拜访薛老时，在薛老的门诊，再一次听到了薛老对中国传统文化与中医渊源的深度阐发。

下面摘取部分张东与薛老的对话。

张东：您怎么看河图洛书？

薛老：中国古文化中最早的就是河图洛书，河图实际上是讲五行相生的，洛书是讲五行相克的，它实际上是对自然现象的总结。中国最早的文化根源有一部分就是河图洛书。中医有一部经叫作《难经》，八十一难，九九归一。那个中间是一个"一"，"一"就是根，就是你讲的元气，元气是根本。

九九归一的思想，与先天八卦、后天八卦息息相关。先天八卦后天八卦是了不得的。《易经》是干什么的？是解释这个八卦的。《周易》是讲阴阳转换的自然规律的。而《道德经》是个什么样的书啊，是讲道的。道，实际是无极，道生一元之气。中医就是符合无极生太极、太极生两仪这个道的。所以道是中国传统文化的核心思想，是讲世界是怎样产生的。

上有五星，下有五行。五行是古人认识自然、相互生克制化的思想，是很了不起的。人是复杂的，没有五行学说相互的生克制化是不行的。中医治病讲五行之间的关系，先天八卦是一天的阴阳变化，后天八卦是一年的阴阳之间的变化，这是自然规律；一天十二个时辰，一年有十二个月，还有二十四节气，在自然界是五运六气，在人体是五脏六腑，心包也变成一个脏器了，因为要与五运六气相配合。所以掌握自然规律是非常重要的。处理人和事，要依道，这是朴素的自然唯物主义和辩证法。为什么有三阴三阳啊？有天道、有地道、有人道，天地人一气感应。多元化的研究离开一气化的研究能行啊？道本身可以一分为二，也可以合二为一，五行学说就是相互之间的关系学，多元化也离不开关系。

张东：对于修复元气治病，您怎么看？

薛老：听了你的报告，你将先天八卦、后天八卦等智慧融汇一起，以此创新，是非常好的。你的这个创新精神令我佩服，没有继承就没有创新。可喜的是，你这个在中国古文化的指导思想下创新的方子（指归一饮、观复汤），用于临床很有效，很好。中医本身对正气的认识是以正气为本，正气最终还是元气。元气、元精、元神，你抓住了一个元气。我们中医实际上就是从无极到太极，无极到太极就是一个了不起的认知啊。

无极当中就是从无到有。你提到的《道德经》了不得，自古至今，全世界十大名著当中，最最有名的就是我们的《道德经》。《道德经》是一本伟大的著作，比《圣经》厉害。外国人也承认这一点。所以《道德经》排在十大名著之首。黄帝、伏羲、神农，没有留下文字记载，真正有文字记载的就是《道德经》。老子为什么有这么大的学问呢？他是对真实世界观的感知啊！

张东：您讲的这些特别好，中医不是孤立存在的，是在自然中产生的。先秦是中医的巅峰时期，可惜现在的中医已经蜕变得很厉害了。您认为中医思维应该是怎样的？

薛老：中医思维是什么思维呀，阴阳、五行、八卦都是象，河图洛书就是象；五行是五样东西，但不是真实的五样东西，是象；八卦也是象，中国的思维方法就是象思维。这是高级的思维方法。中医有阴阳、五行、八卦，这个八卦是智慧之桥，所以不要轻视我们的古文化。道家的文化是中国文化的根基，而且科学发展都离不开的，以后的发展也离不开这个道，这是创新最好的途径。

中医是宏观认识，但还有一个由表及里、由实到虚的一个分析过程呢，宏观就是你眼睛看到的、耳朵听到的东西。老子讲得很清楚，有和无的关系，有则观其徼，无则观其妙。这个无不是真正的无，是宏观跟微观的关系，宏观、微观都重要，是众妙之门。至道至微，古代没有显微镜，就是眼镜看到的耳朵听到的。

张东：您讲的可能是很多中医人一辈子也没悟到的东西，很重要。对于中医、西医的比较，您是怎么看的呢？

薛老：我们的中医比西医好多方面都要好。西医也了不起，它是在现代科学基础发展起来的，随着科学的不断发展。但也有局限性，例如在你们心血管科，如果冠状动脉狭窄了，狭窄一处还好说，如果是多处呢？支架放得过来吗？搭桥搭得过来吗？还有微血管呢，微血管怎么放支架？但中医的思维呢，认为阴阳有无限的可分性。要追求微观，中医说久病入络。为什么恢复元气能治心脏病啊？因为元气选择了把络宣通，元气就可以解决微血管的问题……

薛老虽满头白发，但精神矍铄，思维敏捷。一谈到中国的传统文化与中医，加上遇到张东这样的知音，薛老就特别高兴，谈起来滔滔不绝，旁边听的人也觉得十分受益。

从以上的谈话中不难看出，薛老对于中国传统文化尤其是道的研究很深刻，并能用于指导中医的临床。这也正是薛老中医疗效很好的秘密之所在。

正如《道德经》所云：同于道者，道亦乐得之。道常无为而无不为。

（张芳芬）

3. 元气神机法疗效是快还是慢？

近期我们的公众号发了不少文章，如癌症疼痛三剂而止、肺癌咯血一剂而效、20 年眩晕覆杯而效等，以前有不少医生认为元气神机法既然是治本、治疗元气疗效会慢，没想到疗效竟然如此神速，那元气神机法治病疗效是快还是慢呢？其实准确地说：不知道！

其实所谓的疗效快与慢，是患者或医生根据自己的要求来评价的，比如患者是来治疗咳嗽的，他的评价标准自然就是咳嗽，是来治疗湿疹的，其评价标准自然就是湿疹。

而元气神机法治病全靠元气，但元气治病的标准不是患者关心的症状和病情，而是人体整体的健康状况，元气关注的是整体是全部，无论是中医还是西医没有医生可以比元气做得更好，这是最重要的也是难的，元气不会只关注局部，不会只关注患者最想解决的问题，从整体出发制定最佳的治疗策略，由此安排先治疗哪一部分后治疗哪一部分。

如果元气首先要治疗的恰恰也是患者最想解决的，那就会如前面那些公众号文章所写的效如桴鼓。

但如果不是，就会出现患者要求治疗的症状迟迟不能缓解，但患者会发现他的脾胃好了、精神状态好了、睡眠质量好了等等，这就是元气治病的特点，是元气无为而治的结果，也是最佳的治疗方法……

但最终元气也会解决患者关注的问题，但有个前提（这个前提非常重要），那么这个重要的前提是什么呢？

经常有患者问我："我的病要吃多长时间的药才能好？"我说："这相当一部分取决于你（这是个生活不规律的年轻人）。比如你原本缺500元，我分七天给了你600元，本来可以解决你的问题了，相当于你的病本可以好了，但你这七天又花了1000元，你的病怎么可能好呢！"

这就是老百姓所说的"三分治七分养"，这是很有道理的。

我们在临床上发现老年人虽然病相对重，慢性病多，而且不止一个病，但服药效果都不错，但一些年轻人，可能只是个痤疮、胃炎，或者不孕症，但疗效却很慢或者不好，难道他们的病比老年人的病更严重吗？不是，原因之一就是上面提到的。老年人虽然体弱，但生活规律，遵从医嘱，消耗很少，这个"养"的道理，他们很清楚，所以一些懂中医的老年人经常主动问，吃药有什么忌口等等。

写到这里，大家不要认为这篇文章是写给患者的。不是！这个道理虽然简单，但它依然是写给医生的，尤其是应用元气神机法的医生。因为一些医生常常忽视关注患者"养"的作用，单纯强调治疗的作用。我们在前面的公众号文章中讲到过，无论是元气神机法还是传统的方法，所有中药起作用都要通过人体的元气，而疗效的快慢、多少必然要取决于消耗与补充的比例。

这也就是为什么东汉时期在竹简上刻字那么不容易的情况下，但张仲景还是在《伤寒论》第一个方桂枝汤的方后注中尤其强调"禁生冷、黏滑、肉面、五辛、酒醪、臭恶等物"。

治与养也是一对阴阳，缺一不可，要相互配合。养，不只是防病之养生，也包括养病。养病是病者之养，包括饮食、起居、运动等，一些常见而重要的养病方法，例如：痰湿患者少吃奶制品，尤其是酸奶和茶，阴虚患者注意晚上 11 点之前睡觉，气虚的患者不宜过度运动，阳虚的患者忌食生冷等，这些都是关键因素。其实医与患，患者为本，医者为标。

所以说疗效是治与养阴阳相和的结果！

（张　东）

4. 附子会调光人的肾气吗？

随着火神派的流行，附子这味药被推到了令人瞩目的位置。附子的用量也越来越大，无论是火神派还是反对火神派的医生，其实心中都会有一个疑问，用这么大量的附子，用这么长时间的附子会不会调光或者大量消耗人体的肾气呢？

回答是：当然可能会！

那么为什么还要用呢？其实这里是有深刻的道理的。

这个问题很有意义！首先，我们知道（如果读过《元气神机：先秦中医之道》一书的话），药物不能直接作用于先天元气，只能作用于后天之气，并且主要是调动后天元气，附子也不例外。因附子入肾，故附子更容易调动肾气、肾阳，因此无论是大剂量附子还是小剂量附子，无论短期应用还是长期应用，无不如此，只不过调动肾气、肾阳的多少之别而已。那为什么还要用？这岂不是越调动越少吗？

其实肾气也好肾阳也好，都是后天之气（先天之气不分脏腑），是后天元气所化生，是后天元气的一部分，肾气是储藏状态的后天之气。于是我们就要平衡为什么要调动储藏的后天之气，值不值得？这个问题就像一个国家的经济，国家经济出现危机了（相当于人体生病了，尤其是重病），市场要崩溃，这时候就必须要拿出国库的储备资金来救市，当然前提是要有储备资金（有储备的后天之气）。储备资金达到了救市的效果，市场经济复苏，市场盈利，有多余的资金回来，又充实了国库的储备资金，如此形成了一个良性循环，这就是动用储备的后天之气的价值。

打个比喻，就像市场中的工厂发不出工资了，工人罢工了，发工资加上盘活市场需要1000万，于是从国库的储备资金里先支出1000万资金，发了工资，工厂开始运作，生产出产品，卖出去，盈利后的资金又回到国库，国库花出去1000万，但盈利也许又回来2000万，这就是一个良性循环。如果1000万相当于一个大的资金，这就好比用了大剂量附子，短期应用即可。

另一种情况，如果市场需要1000万，国库只有500万（比喻而已），那就只能先支出300万，让部分工厂开工，这些工厂开工盈利了200万返回国库，国库有了400万，然后再拿出200万（保证国库存款最低200万）去让另一部分工厂开工，然后这部分工厂再盈利100万返回国库，如此反复循环，形成良性循环，这就相当于用小剂量附子反复较长时间的应用。

这些是附子用对的情况，反之如果应用不对，比如市场需要1000万，却滥用国库的资金，一次调出2000万，国库一共就只有2100万存款，结果就会根本不固、国库空虚，如果再不能盈利回来2000万，就是一次失败的投资，这好比过用、滥用附子的情况。

再一种情况，市场需要1000万，国库只有500万，却一次性地全部调光，也会导致根本不固，以至险证迭出，因为市场尚未盈利（需要时间），国库就已经空虚，这是非常危险的。

那如果市场需要1000万，国库里只有1元钱，那就无药可救了，因为药物不是万能的。这就是我们开头说的"用这么大量的附子，用这么长时间的附子会不会调光或者大量消耗人体的肾气呢？"回答是"当然可能会！”的原因。

所以附子会不会调光人的肾气、肾阳，要看怎么用，如何用。重要的是要评价患者自身的元气储备状况。《伤寒论》在少阴篇四逆汤一方中提到"强人可大附子一枚，干姜三两。"就是说元气储备足够的强人，才可以用大剂量附子，而且要中病即止。

而小剂量附子反复循环应用则适用于元气储备不足的患者，如果邪气也不盛小剂量附子就够了，也不需要长期应用。如果邪气盛，则正邪会胶着一段时间，则要小剂量附子循环反复应用较长时间，只要进入良性循环，就可以逐渐正起邪退，这也就是归一饮常常用 3g、5g 但很少超过 10g 的原因之一。况且归一饮与四逆汤不同，四逆汤是针对少阴病，针对少阴寒证，是针对疾病的，而归一饮、观复汤不针对疾病，而是修复人体之元气，最终治病的是元气本身，附子也好、红参也好只是一个启动阴阳转换之机的信息传递作用，所以成人用附子 3g 即效如桴鼓也就不难理解了。

其实，我们在之前的公众号里发表过，并没有真正的补药（参看"先秦元气神机"公众号文章《没有真正的补气药》一文），所有的药都是调动人体自身之气，黄芪调动的是肺脾之气，党参、白术调动的是脾气等等，附子、人参也不例外。

（张　东）

5. 附子是兴奋剂吗？

我们知道，附子大辛大热乃温燥之药，附子温阳入命门，所以《本草经读》说："附子，味辛气温，火性迅发，无所不到。"所以人们常常认为附子会有兴奋作用，而归一饮又用干姜。附子无干姜不热，加上干姜其温燥之性会更强。而失眠本身就是大脑兴奋，这个时候还用附子会不会火上浇油？我们看个病例。

张某，女，45岁，2016年5月11日就诊于西苑医院。主诉：失眠3年余，加重伴汗出1月余。患者是记者，自诉平素工作紧张，自己常常睡眠状态紊乱，3年前开始出现失眠，开始服用多种中药无效，最后只能服用西药，安定、舒乐安定（艾司唑仑）、佐匹克隆等药均服用过；近1个月失眠加重，每晚基本仅睡2~3h，舒乐安定服到3片，效果不明显。就诊时症见：失眠，入睡困难，易醒，梦多，经常每晚仅睡1h，白天心悸，心率76次/分，律齐，动则汗出，口苦，舌红苔薄，舌苔中部略腻，左脉细弦，右脉细滑。患者十分痛苦。

❈ **病机分析**　此处不从疾病入手，而从人体整体之气入手，从元气入手。患者左脉细弦，右脉细滑，从脉势分析仍为生长之气不足，脉弦为郁，脉滑为兼有痰湿，总体圆运动偏于生长之气不足，元气失和，因此以归一饮治疗。嘱咐患者白天服药，十点半上床准备睡觉，有可能中午午时睡一会儿，而且不要食辛辣刺激食物，多吃蔬菜水果（患者以前多吃肉食），均衡饮食。

处方：归一饮加减
制附子5g，干姜6g，大枣15g。14剂。

二诊（2016年5月25日）　患者诉睡眠入睡较前明显好转，每晚可睡4~5h，心悸减轻，但仍梦多，易醒，汗出多，口苦，舌红暗苔薄，心率70次/分左右，左脉细弦涩，右脉细滑。

> 处方：归一饮原方
> 制附子 5g，干姜 6g，大枣 15g。14 剂。

三诊（2016年6月8日） 患者诉睡眠明显改善，汗出较前明显减少，睡眠可，口苦已愈，舌暗红苔薄中腻，左脉细弦，右脉细滑。

> 处方：归一饮
> 制附子 10g，干姜 15g，大枣 20g，郁金 10g。上方继服 14 剂。

四诊（2016年6月22日） 患者诉自觉身轻神清，睡眠基本每晚在 6h 左右，多梦现象已愈，汗出未好转，舌暗苔薄中微腻，左脉细，右脉滑。患者因要出差不便服药，故停药。后一个月后随诊，未再失眠。

医案分析

患者长期失眠，且失眠较重，脉细说明阴血不足，但没有到阴虚火旺的程度。而脉诊告诉我们弦为气机郁滞，滑为痰湿阻滞，皆是生发之气受阻，故依然用归一饮治疗，因为血不足，所以用大枣，而且用量偏多，附子和干姜分别用 5g 和 6g，让患者注意养生，均衡饮食，意在使阳缓缓化阴，在此基础上，气机生发，气郁痰湿得解，虚火归巢，失眠自解。

许多患者甚至医生都以为一用附子肯定会上火，肯定会兴奋，其实附子只是一味药，它起什么作用还要看整个方剂的配伍。患者服用归一饮后常常是虚火内收，反而会出现困倦甚至怕冷的症状。

一般人认为吃了附子如果会更有精神、更有劲、体力会好这都好理解，确实有不少患者是这样的。但还有不少患者失眠好转，还有些虽然不失眠，吃完归一饮后却反倒出现容易困倦甚至乏力的症状，这多是因为以前的所谓精力、体力兴奋常常是虚性亢奋，阴阳平衡失去代偿的反应，而虚火归巢后，才出现真实的反应。

所以附子会不会上火、会不会兴奋要看整个方剂的配伍和组成，更要看元气的状态以及病机。

（张　东）

篇后语

开始学习元气神机法时，不少人分不清四逆汤与归一饮，以为都是附子、干姜、炙甘草，只是归一饮用的是制附子而已。

其实两个方子针对的病机是不同的。四逆汤并非针对少阴虚寒证，而是针对少阴阴寒极盛之病的（详见下文解读）；而归一饮是针对人体圆运动的生长之机受抑、元气受损的病机使用的。

比较以下两方：

四逆汤：炙甘草 32g，干姜 25g，生附子 15g。

归一饮 ：炙甘草 20g，干姜 15g，制附子 10g。

（张　东）

第四章

中医思维与学习路径

1. 治病效如桴鼓是你的追求吗？

古人形容治病疗效快常常说"效如桴鼓"或"覆杯而愈"，说疗效之快就像敲一下鼓或者刚刚服完药把杯子扣在桌上，病就好了。这大概是患者和医生都希望得到的结果。我们看过去的医案，常常说一剂知，二剂已，医生也为之自得。

现在的患者更是要求速效，在一些地方常常是如果三服药没有见到效果，患者就不再来了。我曾见到一名患者，并没得什么大病，但四处就医，也可谓遍访名医，但他有个特点每位医生最多吃3~4剂药，无效就换医生，大概是从未遇到覆杯而愈的神医，所以至今仍在求医路上。其实这样的患者为数不少，而不少医生也认为追求速效是对的。效如桴鼓果真就好吗？我们看看古代真正的大医是怎样做的。

第一个我们先看看古代名医朱丹溪，金元四大家之一的朱丹溪曾治疗过他的好友叶仪先生，这是叶先生自己记录的诊治过程：

癸酉年八月，我患痢疾，疼痛发作，完全不能饮食。不久疲困不堪，不能起床，于是把床席与垫席的当中空缺，听任粪水自行泻下。当时朱彦修先生客居城中，由于同学的友情，每天来看望我，给我饮药，只是一天天地服药而病情一天天地加重，朋友们大声地议论这件事，但是彦修毫无顾忌。十天过后病情更加严重，痰液如同棉花一般地窒塞咽喉，昼夜呻吟不止。我私下忧虑，同两个子女诀别，两个子女痛哭，路上的人们传说我已经死了。彦修听到我的"死讯"，说："唉！这一定是传说的人胡言。"第二天天刚亮，彦修来诊察我的脉象，煮小承气汤给我饮服。药才下咽喉，感觉粪水自上而下，多次大便后，腹中清凉。隔天就吃粥，逐渐痊愈。朋友们于是向彦修请教治法。彦修回答说："起初诊察气口脉象虚弱，患者形体虽然结实，但是面色黄而稍白。这是由于平时同人交谈多，多说话的人中气虚衰。加上患者务必要完成已办的事，经常饥饱无度，被饱食伤害，它变化成为积食，积食长久就造成这个病证。痢疾这种病证，一般认为应当去旧图新，但是我反而用人参、白术、陈皮、芍药等十多剂补剂给患者服用，怎么能不一天天地加重？可是没有这十天的补药，哪里能抵挡这两剂承气汤呢？所以先补足胃气的衰败，然后去除其积食，就忽然病愈了"朋友们于是都信服了。

治疗十余日，病情却日渐加重，甚至准备后事，但大医朱丹溪不为所动。再看看另一位宋代大医许叔微，许叔微在《伤寒九十论》记载了他的这个医案。

曾经有一个许叔微的同乡叫丘生，病伤寒。许叔微为他诊视。患者发热、头疼、烦渴。脉虽浮数而无力，尺以下迟而弱。许叔微说："患者虽是麻黄汤证，但尺迟弱。仲景曰：尺中迟者，荣气不足，血气微少，未可发汗。"许叔微于是用建中汤加当归、黄芪令饮。第二天病情没有改善，患者家人十分焦急，日夜督促许叔微用发汗药。几乎出言不逊。许叔微只是忍着。只是用建中调荣血而已。到了第五天尺脉才有所好转，于是投予麻黄汤。患者吃了第二剂麻黄汤，发狂，不一会稍稍安静，睡了一小会儿，于是出汗而解。患者家属催其速效，甚至开始出言不逊，但许叔微说："早就料到了这么做很难。仲景虽说：不避晨夜，即宜便治。医生也要照顾患者的表里虚实，待其时日。若不循次第，病情虽然可以暂时好转，但使五脏亏损，寿命减少，又有什么可值得夸耀的呢。"

湖南有一位医师曾谈到这样一个病例：

"曾治一晚期肝癌患者，出现腹水、黄疸等症，初投五皮饮、茵陈五苓散等不应，家属颇为焦急，患者之子系余老友，效不应手，自觉惭愧，遂改拟峻下逐水饮之舟车丸法。3 剂后，水泻日行七八次，患者腹部略有宽松感，颇有谢忱之意。但再诊时察其形神憔悴，面色黑无华，皮肤松弛，全无弹性，此水泻过度有脱水状。施拟健脾扶胃气法，惜乎为时已晚，正气已伤，神气已去，不几日而去。细思治病之全过程，患者虽罹患绝症，但求生之望寄托于医工，医工未能审慎，药过病所，以致回天乏术。教训殊为深刻，令终生难忘。"

大医治的是人，不只是病，真正的大医要有真正的整体观，否则害命于无形而不自知。反之患者及家属呢？

我们知道人体的元气是真正的大医，元气无为无不为，人体是复杂的，疾病也是复杂的，疾病也常常是潜伏的不为患者和医生所知的，而元气会根据人体的整体情况制定最佳的治疗策略，目的是让人体恢复健康，不只是去掉患者最关注的某个症状甚至疾病。因此元气的治疗既快也慢，该快则快，该慢则慢，一切以人体整体的健康为中心，而不是以患者和医生的主观愿望为转移，因为元气是无为的，医生和患者常常是有为的，为求日益，为道日损，不可不慎！

"无代化，无违时，必养必和，待其来复"，这是上医的境界，这是元气的境界！

（张　东）

2. 这么多中医流派我应该学哪个?

我曾在以前的一期公众号文章《中医——中正之医》中讲过一次中医流派,此次想对中医为什么会有这么多流派、这些流派是怎么产生的以及面对这些学派我们应该如何选择做一探讨。

中医流派之别很早就有,但明确之分别还是从金元四大家开始的。金元四大家始于刘河间。河间之前,宋之局方广为流行,局方多用温燥之药,遂成流弊。是以刘河间用药尚寒凉,救人颇多,后世以"寒凉派"称之。后又有张子和之攻下,尤其善用汗吐下三法。二子之法遂风行,效之者多。但流行固然是好,但过之则造成偏颇,所以才有后来"刘河间自用寒凉难愈己病,易水派之张元素起之"的故事。以寒凉、攻下之药首伤脾胃再加之社会战乱,才有了李东垣脾胃派之思想和理论,为后世所重。

再看朱丹溪,正如前文所述,无论是丹溪还是刘河间,其流派的形成,亦都是对北宋晚期到金元早期局方流行的"反叛",宋之局方温燥助火伤阴,前有刘河间寒凉以纠其偏,后有朱丹溪滋阴以救其弊。

丹溪之法传遍大江南北,一直到明朝,影响甚大。丹溪不只是滋阴之思想,其泻相火、理痰郁之法在治疗杂病中尤为盛行。丹溪之滋阴尤重泻相火,知母、黄柏为常用。但泻之而过则伤肾之阳,如是明代中期又开始流行温补派,以张景岳、薛己、赵献可、周慎斋为代表,如肾气丸温补肾阳,归脾汤、逍遥散纠过服理气化痰耗血伤脾之弊端。

明代后期,温补派已传遍大江南北,受之影响者甚多,以至明末清初,瘟疫流行,医家竟多用温补之法治之,结果死者甚多。由此,才有了吴又可创《瘟疫论》，开后世温病派之先河，清代叶天士、薛雪、余师愚、王孟英、吴鞠通等大家辈出，成就了温病派。温病学派之思想影响甚巨，乃至后世治疗内伤杂病亦以温病之法治之，所用寒凉、滋阴之药尤多。

然则过用寒凉滋阴伤阳是必然的，所治错的患者一定不少，清代御医黄元御就是早期的受害者之一，所以又有了清末的郑钦安，善用附子，开创火神一派。

虽然如此，在温病派为主流的时代，火神派尚未流行。直至近代，中医受西医影响甚巨，例如凡内外妇儿，十病九炎症，连冠心病都有炎症的学说。近代中医追随西医，凡炎症等同于热毒，但见西医病名为炎症必用清热解毒，甚至不分辨是何种西医所说之炎症，清热寒凉之药用之比温病派有过之而无不及。温病医家还辨个病机，谨查温邪、湿邪伤阴伤阳之变化，而近世中医以西医为金标准，不查中西医之异，甚至一度将辨证论治也当作摆设，以西医为准绳用药，如此清热解毒药大行其道，其弊端可想而知，如此才有了今天火神派的广为传播，正是纠其弊也。但也可以预见若是有一天大剂量附子干姜广为流行，亦必成新弊。到那个时候，新的流派（或以前的流派）又会出现（或重现）。其实今天经方热和方证对应派的流行亦是对现代学院派的反思。

读史以明智，纵观中医学派产生的历史就知道中医为什么到现在会有这么多学派，看完历史我们应该就知道何去何从了。

第一，疾病不是按照某一流派得的，疾病千变万化，虽然某一类疾病某一种病机的发生概率可能会高，但中医不是概率医学、不是样本医学，它把每一名患者所患某个疾病的概率都当作百分之百，这才是中医，中医是最高级别的个体化精准医学。好的中医师都知道疾病不是按照你的经验、你的传承、你的学说、你的学派得的。

第二，反观历史就知道，真正的大家无不是兼收并蓄的，是绝不偏颇的，仔细看看张仲景、朱丹溪、叶天士等顶尖大家无不如此，即使发表一些注重某一方法的文章，亦是意在匡正救弊，后学不要一叶障目。就像我多次举的例子，火神派鼻祖郑钦安说："仲景存阴、化阴、育阴、救阴之法俱废，无人识矣，今特证之！"郑钦安岂是只知扶阳不知救阴之辈，若真如此恐怕去医道远矣！人只知《伤寒论》之四逆汤治疗少阴病，却不见少阴病中亦有承气汤之急下存阴之明文，学者岂能掩耳盗铃、视而不谈。

（张　东）

3. 中医——中正之医

中医为何有如此多的流派？叶天士曾经拜了 17 位老师，他真的只是温病派的大家吗？中医的真貌，在后世林林总总的流派中渐渐模糊不清了。张东主任医师在本文中厘清了中医的本质，并一语道破天机：其实真正的大家，无不是中正之医，绝不偏颇。

（张芳芬）

了解中医的都知道中医有不同的流派，如寒凉派、火神派、温补派、攻下派、伤寒派、温病派、滋阴派、温阳派，这些流派皆是名家辈出。从刘河间到郑钦安，从张景岳到张子和，从陈修园到吴鞠通，从朱丹溪到黄元御等，既是名家，必然是疗效卓著，一定也是治愈了无数患者的。但如果是患者甚或是医生也会有疑问，对于同一个病，难道寒凉派能治好，火神派也能治好，温补派可以治好，攻下派也能治好？其实，这是不可能的，因为若如此，中医的寒热虚实就不用辨证了，若如此，一个派就够了。当然有些疾病是复杂的，可能寒热虚实错杂，若执着于某一流派的医生就会只从寒凉着眼，或者只从温补着眼，虽然也会有些疗效，但多如瞎子摸象，没有看到本质和整体，其最终疗效也就可想而知。

之所以会有这么多派别，其实也恰恰是因为一个派别不能包治百病。

试想一下，如果一条街上有六家诊所，分别是上述六个流派的顶尖高手，会是个什么结果？如果你是患者你会怎么做呢？其实这种情景不是没有过，我上大学（1991 年，北京中医药大学）的时候，教我们儿科的老师曾和我们说过，民国时，他的老师在上海，那时候上海有两家非常有名的儿科诊所，都是几代家传的中医世家，一家是以寒凉派见长，一家是以温阳派见长，但门诊都是门庭若市，何以治法相反，患者却都这么多？后有好事者私下考之，原来患者此家看不好的病，就去彼家而获愈，反之亦是。

即便是古代名家自己生病，也莫不如此。如寒凉派的鼻祖刘河间，据述："河间刘守真医名贯世，视之蔑如也。异日守真病伤寒八日误下证，头疼脉紧，呕恶不食，门人侍病，未知所为，请洁古诊之，至则守真面壁罔顾也。洁古曰：（何）视我直如此卑也？诊其脉，（谓）之曰：脉病乃尔，初（服）某药犯某味药乎？曰：然。洁古曰：差之甚也。守真遽然起曰：何谓也？曰：某药味寒，下降，走太阴，阳亡，汗不彻故也。今脉（如此），当以某药（服）之。守真首（恳）大服其能，一服而愈，自是名满天下。"

此段大意为：当时刘河间声名大噪，得伤寒八日，头痛脉紧，呕逆不食，不知所为。张元素去给他看病，刘河间面壁不见他。张元素说：既然给您看病，为何这般待人之卑？刘河间才让诊脉。把脉后张元素问：您是否服用某药？刘河间承认是服了某药。张元素说：您误服此药了，此药味寒，下降太阴，阳亡，汗不能出。后开方，刘河间一服而愈。

古代很多流派的产生常常是产生于之前流派的滥用，例如明末温补派盛行，以至于许多医生以之治疗传染病，死人甚多，后来吴又可纠其偏，以《瘟疫论》开创了温病派之先河。同样，朱丹溪感慨于宋代温燥药的滥用，才开创了滋阴派。

其实，一个流派之所长，恰恰也是一个流派之所短，长处就是短处。真正的大师从不"各承家技，始终顺旧"（《伤寒论序》语），例如叶天士，后人称之为温病学派的代表人物，但大家都知道叶天士拜过17位老师，融各家之长，从叶氏医案就可以看到叶天士温病、伤寒、寒凉、温补、滋阴、温阳诸法无不精通，将之归于温病学派只是后人的想法。

同样朱丹溪也是，从朱丹溪的医案中我们可以看到其实丹溪是集金元前三家之所长，攻下、扶土、寒凉、滋阴，无不应用纯熟，观其治疗其师许白云一案即可以看出，此案有紫雪、石膏之寒、有附子三枚之温、有甘遂、硝黄之泻，后来丹溪悟出了倒仓法（以牛肉汤催吐），一法而集东垣、子和之意，可谓得心应手，观其案，朱丹溪不拘泥一方一法一派，而是针对病机，观其脉证，随证治之。

即如火神派鼻祖郑钦安，常云"风为阳邪，合阳明之燥热，化为一团热邪……只宜清凉、滋阴、攻下等法""仲景存阴、化阴、育阴、救阴之法俱废，无人识矣，今特证之"等。认定朱丹溪是滋阴、郑钦安是火神，无不是后人所为，其实真正的大家，无不是中正之医，绝不偏颇。疾病不是按流派得的，真正的大医，诸法弥不精通，临证根据病机唯变所适，哪有门派之见，有门派之见的多是后人，以管窥豹尔。

元气神机法亦如是，元气之性不偏不倚，秉中正、中和之性方可言治病。归一饮、观复汤偏温，亦是权变之法，所以亦有其适应证、禁忌证，但一旦元气得以修复，元气治病则自然会据其病机、随证治之，此乃是中正之医。

（张　东）

4. 阳主阴从还是阴阳平衡？

最近笔者在某个中医群中谈到阴阳平衡的时候，一位学者问道："阴阳平衡了，生命能运动变化吗？《周易》的乾统坤承思想讲的是阴阳平衡吗？阴阳平衡了怎么升？阴阳平衡了又怎么能降？"

"乾统坤承就是乾占主导地位、占统治地位。乾统坤承就是阳主阴从。""冲气，首先是动气，动一定是阳的特性，没有始动就不可能有变化，一切变化的始动因素是阳而绝非阴。"

我知道现在有一些中医学者认为阳主阴从，乾统坤承，显然阳更重要，阴阳本就不该平衡，阳比阴更重要，临床上重视阳最重要，并以列举了以下依据：

《易传》云："大哉乾元，万物资始，乃统天；大哉坤元，万物资生，乃顺承天。"《周易》重阳思想一看便知。

《内经》云："阳气者，若天与日，失其所折寿而不彰，故天运当以日光明。"

其实一直以来，一些学者都认为《周易》是首重阳的，就像一些学者认为《道德经》重阴柔贵的，甚至一些学者说《道德经》是母系氏族的思想产物，《周易》则是父系氏族的思想产物，这大概都是些无稽之谈，从文字表面理解经典的人真是太多了！

那么难道"阳主阴从，乾统坤承"不对吗？其实"阳主阴从，乾统坤承"并没有错，只是人们的理解错了，结果就推出了只要重视阳就够了，甚至开始质疑阴阳平衡观。这是一个原则问题，千万不能错！

大家都知道阴阳是指在一个范畴里相互关联的相对双方，比如上下、内外、表里、左右、天地、男女、刚柔等等。那么如果我问"主、从"这一对双方，谁为阴，谁为阳？当然是主为阳，从为阴，如此你知道"主从"，"主"本就属阳，"从"本就属阴，就像天为阳，地为阴一样，如果换成"统与承"，"统"为阳，"承"为阴。但请注意，这里从没说主比从更重要，阳比阴更重要，所谓贵阳贱阴，那就错了。比如在军队里，元帅为主，为统，为阳，士兵为从，为承，为阴，请问是元帅重要还是几百万的士兵重要呢？就像我问你，一个国家是政府重要还是十几亿的人民重要呢？（放到现代国家，政府可是民众选举产生的。）这里主和从，"主"重要还是"从"重要？难道只关注"主"就行了吗？

主与从这一对阴阳，依然是平衡最重要。一名只有带一个班能力的统帅让他带一个军行吗？这就是主从失衡，阴阳失衡，后果可想而知。反之，一名可以指挥三军的统帅让他带一个班去冲锋陷阵，也是阴阳失衡，亦非佳象。

《内经》说："阳气者，若天与日，失其所折寿而不彰，故天运当以日光明。"不错，说阳气非常重要，当然对，但由此推出阳比阴更重要恐怕原文无此意吧。其他如"阳秘乃固""阳生阴长"等也是如此。阳气当然重要，但因此就说阳最重要，比阴更重要，关注阳人体就不生病了，恐怕《内经》从无此表达，反之处处表达的是阴阳平衡最重要。

从疾病的"阴胜则阳病，阳胜则阴病。阳胜则热，阴胜则寒"，到治疗的"谨查阴阳之所在，以平为期"，再到"夫自古通天者，生之本，本于阴阳"等。注意，本于阴阳，即使是通天者，也没有说本于阳。

其实，阴阳本就是一体，正常本就是平衡。就像一个硬币，正面、反面同时存在。不存在先有正面后有反面，正反是同时产生的，动静也是如此，也不存在先有动后有静，一切阴阳莫不如此。

前面说"没有始动就不可能有变化",对！但是谁在动呢？被动的主体是谁呢？如果动为阳，那显然，被动的主体就是阴，而且这个主体先前没动，所以也属阴。又，何为始动？始，起始，最开始。如果动为始，那动之前呢？动之前一定是不动，也就是静、阴，如此始动才成立，那也就意味着先有静（阴），然后才有动（阳），因为动总该是让原本静的动吧，否则谈何动呢？如此就变成了先有阴后有阳、阴产生阳、阴为阳之母了。

再接着上面说，如果说变化之动属阳，那么谁在变化？被变化的主体相对于变化来讲为阴，因为变化不能被变化，变化不能"变化自己"！否则不是成了负负得正，没有变化了。也就是说有变化之用，同时也就有被变化之体，体用是同时产生的，阴阳本就是一体。

"阴阳平衡了怎么升？阴阳平衡了又怎么能降？"这话似是，而实际上说反了。升本就是阳，降本就是阴。如果谈升降，阴阳平衡就是升降平衡，有升降、有阴阳才谈平衡。难道元帅和士兵、政府和百姓这对阴阳平衡了，元帅和士兵、政府和百姓就没有了？！

关于冲气，我在《元气神机：先秦中医之道》描述得很清楚。《广韵》中说"冲，和也"，什么相和？阴阳相和！什么是阴阳最相和的状态？阴阳平衡，也就是"中"。"中"代表不偏不倚，不左不右，阴阳平衡。

中国传统文化中从没有所谓的贵阳贱阴，同样也没有所谓的老子贵柔贱刚，这是没有理解古人之意。中国传统文化中只有贵中贵和，以阴阳之中，阴阳之和为贵。无论是《周易》还是《道德经》都是如此（看看《周易》卦象，贵中之象处处都有），后世之圣贤也无不如此！

古之经典不能只看字面意思，以我们现代人的思维去擅自揣度古人之意，这常常会出错，这方面的教训太多了。道家说，要练就纯阳之体，你又会说，你看贵阳贱阴吧，但要知道此处的纯阳之体指的是什么？就像有人说老子贵柔贱刚，贵阴贱阳。要知道，道家丹道是以老子思想为本原的，既然老子贵柔贱刚,贵阴贱阳,道家为何又要追求纯阳之体呢?这种表面上的矛盾都是只看字面的后果。包括"道生一,一生二,"有人说,你看一为阳,二为阴,阳生阴,当然阳重要了;其他如"人法地,地法天"等等。读古人之书,尤其是读圣人书切忌望文生义。古人说言不尽意,不能只看字面之意,一定要放在古人整体的语境和思维中去虚心学习,而不是私藏己意,擅断古意。

最后我引述一下我在以前的公众号文章《中医——中正之医》中曾经引述的火神派鼻祖郑钦安的一句话,郑氏云:"仲景存阴、化阴、育阴、救阴之法俱废,无人识矣,今特证之!"哈哈,难道我在说阴比阳重要吗。

(张　东)

5. 补阴药到底是怎样补阴的?

我上次写过一篇文章,论述实际上中医没有真正的补气药,所有中药的药理作用都是通过调动人体自身之气起作用的。

当然我们不能忽视中药也有其作为营养成分的部分,尤其是药食同源的中药,诸如大枣、枸杞子、生姜等,中药中营养成分的部分可以被人体化生为水谷精微,而水谷精微恰恰是后天气血的来源。所以从这个角度上看,药物中可以补充水谷精微的部分对人体是有补益后天之气的作用的,当然这不止补气药。

中医没有真正的补气药,那么补阴药呢?讨论这个问题我们首先要知道什么是人体的阴?人体的阴包括了津液、血、精等物质,当然若深一步还有构成人体的有形物质(相对于人体气化之气而言),因此这才是人体真正的阴。

而补阴药或滋阴药要起到补阴的作用，必须能有令人体产生更充足的水谷精微，或者更快地化生人体之阴（如津、液、血、精等）。而要完成这样的工作必须具备三个条件：

一是可以更快、更好地产生水谷精微的原材料，所以我们看到对于阴的补充，古人常用血肉有情之品或药食同源之品，例如阿胶、鸡子黄、龟甲、海参、淡菜、燕窝、桂圆肉、枸杞子等，这些中药以其营养成分作为化生水谷精微的原材料有其优势，故为温病学家所常用。

另一个条件是运化原材料产生水谷精微的能力，主要是人体脾胃的气化能力，而脾胃的气化能力又有赖于人体的气化能力，这就需要元气的作用。

第三个条件是将水谷精微变化为人体之阴（津、液、血、精）的能力，而这也需要人体气化的作用，当然也需要元气的作用，所以元气神机法也可应用于阴虚的患者正是这个道理。但由于归一饮、观复汤的温性，剂量要小，而且阴虚火旺的患者暂时不能用，这也是这两个方剂尚欠完美的地方。

我们常用的生地黄、麦冬、天冬、山萸肉（山茱萸）等，除了其营养成分有利于化生水谷精微以外，更大的作用是起到了像代血浆一样暂时稳定人体之阴的作用，这些药的药理作用不是真正的补阴（其营养作用除外），而是在药理上起到了暂时代替填充阴的作用。就像人体血容量不够，可以用代血浆和人工胶体一样，这时候虽然其不能产生真正的阴，但在阴虚严重，尤其阴虚阳亢的时候可以起到暂时稳定阴、吸引阳气收回、令阴阳不脱离、暂时使阴阳趋向平衡状态的作用。

当然滋阴药也会有促进水谷精微转化为人体之阴的作用，而这部分作用也需要通过元气而完成，这就是滋阴药的作用。但无论怎样滋阴，没有水谷精微的化生都是枉然，水谷精微不但是人体之阴的原材料，也是人体之气的原材料，因此正常吃饭、好好吃饭才是根本。道法自然，这也算其一吧。

（张　东）

6. 中医没有真正的补气药

有的同学经常问我：附子用药用多了、用时间长了会不会调光元气或肾气？我说会啊！然后我会反问，那有什么药可以不调光元气或肾气？

其实这里面有一个问题，中医的补气药到底是什么？真的有补气药吗？好，我们先来回答这个问题。

我们知道有相当一部分患者是因为气虚而最终死亡的。假设有补气药，那患者只需要应用补气药或补阳药不断地补气或补阳就可以不死。这么说，好像得这种病是幸运的，因为我们有人参、黄芪、鹿茸不断地补气补阳，那岂不是永远不会因气虚的疾病而死？

但我们知道这是不可能的，到疾病晚期，任你再怎么补气，患者也会因此而亡的。

所以，如果我们想象中的补气是因为气的缺少和不足，我们就把它补充、填充满的话，那么实际上根本就没有真的补气药。因为，所有的药都是通过调动人体的元气来起作用的，无论是补气药还是滋阴药，无论是活血药还是化痰药，所有的药都是通过调动人体自身的元气起作用。

人参、黄芪、鹿茸、冬虫夏草并不能如我们想象的那样补气，它们要起作用一样也要调动元气，只不过是肺气虚了，就用黄芪把元气调动起来

168

用来补肺气，肾阳虚了就用鹿茸将元气调动起来补肾阳。从局部看可以说补肺气、补肾阳，但从整体上看，都是调动了人体自身的元气，而且是储备的元气，因此所有的药都会消耗元气。如果元气已经很少，尤其是元气的储备已经很少，用任何药，如果剂量过猛都会把元气调光从而导致患者死亡。

所以我们在临床上也会看到用大剂量黄芪、附子、人参导致患者气耗而死的病例。

既然所有的药都会调动人体的元气，为什么还要用药？那是因为如果某个脏腑生病，元气若不修复之，元气自己也会被消耗。

元气若储备充足，虽然被调动去修复脏腑，但脏腑被修复好以后，进入到良性循环，元气还会得到再补充。就像花出去的钱还可以再挣回来一样。

所以，用药的前提是，体内原有的元气要相对够用。就像国家的国库，你要调动它，那得国库里有钱才行。若是国库接近空虚，用任何药都要谨慎小心，无论是附子还是人参，一般都要小剂量，让元气逐渐地、一点点修复，反复循环，让圆运动勉强不断裂，千万不能将仅有的一点元气调光，最后病没治、人已亡。

所以越是元气虚的患者越要用药小心，剂量要小。当然如果邪气盛，但元气尚足，则可以用药量大，如《伤寒论》里的四逆汤，强人用大附子一枚、干姜三两，就是这个道理。

当医生首要之务是评价人体元气的多少和状态，因为它代表人之整体，其次才是局部某个脏腑的病情，千万不要一叶障目，只看到病，没看到人，没看到元气本身。元气神机法最要关注的就是元气，病是客，元气是主，所谓"元气复而病自除，不战而屈人之兵"正是此意。

（张　东）

169

7. 中医的"独孤九剑"

我教学时常常说,临床上我会三种思路:第一个当然是元气神机法(详见《元气神机:先秦中医之道》一书);第二个是应用古代经典方剂,在这一临床思路中,我几乎就用原方原量(原量比例为主),一般很少加减,例如五苓散就只用五味药,其他也一样,如温胆汤、枳实芍药散(就只用这两味药)、麻黄汤、逍遥散等,即使加减一般也不超过两味药,例如五苓散加熟地黄,二陈汤加归芍等。

第三个思路我称之为"中医的独孤九剑",这源于 25 年前,我刚刚大学毕业,参加临床工作,一次读到金庸的武侠小说《笑傲江湖》,书中描述了一种绝世武功叫独孤九剑,独孤九剑很独特,它没有具体的、固定的招数,而是敌方用什么招式独孤九剑就会相应地化生出什么招式化解之,称之为无招胜有招。

25 年前探索中医的我读到这里,竟如醍醐灌顶,茅塞顿开,中医临证处方的理想境界不就是如此吗?临证如临敌,处方如出招,对方有什么招数,我就相应针对其出招,在中医临证时就是患者有何病机,我就相应出什么处方,这才是真正的辨证论治!《伤寒论》所说的"观其脉症,知犯何逆,随证治之",不就是说的此等境界吗?

我喜欢读金庸的武侠小说,不仅是小说里的故事吸引我,更重要的是金庸的武侠小说蕴含了许多中国传统文化和思想在里面。《笑傲江湖》独孤九剑的原理其实就蕴含了中国传统文化的思维原理。

《易传》说:"易之为书也,不可远,为道也,屡迁,变动不居,周流六虚，上下无常，刚柔相易，不可为典要，唯变所适。"唯变所适，正是独孤九剑所包含的哲理，是独孤九剑的剑道，也是中医的医道。

中医认为方无定方、法无定法，亦是唯变所适，中医所适之变即是病机，即有什么样的病机就会用什么法、开什么方、用什么药。唯以病机定方，唯以病机定法，即"唯变所适"的道理。

药物若根据病机来组合，自然就成为一个方子。药物若与病机丝丝入扣，自然就是一个疗效好的方子。所以那个时候我的处方可以说千变万化，似乎毫无风格、用药毫无规律可循，有时候只开两味药，又有时候开三十多味药，有时候方药组合中完全看不出任何成方在里面，有时候又无心插柳柳成荫，药物组出来竟然是某个经典名方。

其实这就是《道德经》所说的"三生万物"的境界，没有经方时方之别，眼中尽是病机，这个时候反而容易将中医各门各派的学说融会贯通，不抱成见。当然要达到此法的极境，对医者的要求也是极高的，首先对医者临诊时的状态就有要求，要求心如止水，否则难以洞若观火；其次要诊断技术高超，否则就难以识别、明确病机；然后还要对药物了如指掌，否则难以将药物和病机对得丝丝入扣，最后还要有高超的组方技巧，将药物有机地组合在一起，而不是药物的简单堆砌。

如此不光要求医者有广博深厚的学识，还要有上佳的修养和修为。

（张　东）

8. 如何应"象"开方？——中医处方的不言之密

一首好的中医处方，看上去如同一个有章法的"象"，且能对治患者病机的"象"。如此方能效如桴鼓。《素问·五常政大论》曰:"治热以寒,温而行之,治寒以热,凉而行之。"正是这种对治的写照。

怎样才能形成处方的"象"呢? 首先要效法天地。《素问·阴阳应象大论篇第五》云:"六经为川,肠胃为海,九窍为水注之气。以天地为之阴阳,阳之汗,以天地之雨名之;阳之气,以天地之疾风名之。暴气象雷,逆气象阳。故之不法天之纪,不用地之理,则灾害至矣。"简言之,不效法天纪地理,以应人之象,则会遭受灾害。

实际临床诊治中,如何通过应"象"遣方用药呢? 下面举例言之。

首先,中医的四诊合参就是"取象"的过程。望诊,望外而知内,是中医上乘的功夫,濒临失传。大多数中医只能看到表面的寒热、虚实之象;但究竟看到的是真寒假热,还是真热假寒? 是实证还是虚证? 这些都要取决于后面的闻、问、切三诊。

而四诊合参中,相对客观、可操作的是切脉,脉象很难有假象。上古、中古的名医如扁鹊、仓公、华佗等几乎都是脉诊高手。到了汉朝,从《伤寒论》的记载中可看出仲景大师也十分重视脉诊。

脉象展示了患者全身气血的升降浮沉、盛衰虚实,医者取象以明意,从而找寻到患者的病机。而我对病机的诊断90%源于脉诊,诸如本书中我的医案。

源于先秦中医之道的元气神机法,临证首辨阴阳,阴病治阳用归一饮,圆运动的收藏不足用观复汤。究竟是阴病还是阳病主要靠脉诊的结果。脉象是千变万化的,但透过现象(脉象)看到本质才能正确开具处方。

为何归一饮、观复汤可以修复、调动元气? 结合方剂的"象"分析如下:

(1)同气相求。归一饮方药组成有制附子、干姜、炙甘草,一派纯阳景象。小剂量的制附子、干姜也正应合了人体"少火生气"之象。而后天元气亦为纯阳之象! 云峰曰:"先天者,太极未判混成,孰为阳? 孰为阴? 自道生一,则体已露，其用已萌，故一为数奇，为乾卦，纯阳之象也。"后天元气归于一，亦为纯阳之象。归一饮与之同气相求，故能修复之、调动之。

（2）维持人体正常的圆运动。归一饮中制附子通行十二经，但以肾经为主，故可作用于命门，干姜对制附子起助推之力，炙甘草是"中"之象，故归一饮吸引调动后天之气归于人体之"圆运动"的圆心，使升降之气不至于偏离圆运动的轨道。

人体患疾病的原因无非是阴阳失和、圆运动不平衡。

如果人体呈现一派"阴"象，如表现为萎靡不振、气短乏力、怕冷等，脉象为沉、细、弱等，此时可考虑患者"阴"胜，阴阳已失和。应用归一饮复阳而归元，达到"冲气以为和"的目的。

当然，上面描述的只是典型的"阴"象，还有一种更常见的"阴"象却是因为阻滞引起的。这在脉象中也是另外一种表现，主要靠脉诊确诊。反之，如果表现为一派阳之象的，只要不是全身性热证，则可用观复汤。

《阴符经》曰："观天之道，执天之行，尽矣。"所谓天，一气也，先天、后天一也。观天道，明象明理，乃悟先天；执天行，顺道而为，乃体后天。

大千世界，气象万千。人与自然，阴阳相应。明于此，方有可能成为精诚大医。

（张芳芬）

9. 中医思维是"象思维"还是"气象思维"？

学中医比学西医难，主要是中医思维难以把握。西医思维我们很容易理解，因为从小学到中学，我们接受的都是逻辑、科学、还原之类的教育，比如数、理、化都是可证的，生物学都是可见的。所以上大学如果学西医就会感觉一切都是顺理成章的。西医是一门"讲理"的学问，比如对疾病的病因、检查、预后，均是建立在现代科学的检查手段之上的，比如感染是细菌感染还是支原体感染？肿瘤是哪种恶性细胞造成的？……看到了才能下结论，能重复才具有科学性。而学中医则不然，光是中医里的"气"就很难明白。

中医思维建立于先秦时期，自上古时期的岐伯、俞跗，至中世纪的扁鹊、汉代的仓公……其传承多次出现断裂，加上近400年的科学革命，今日之人已很难理解几千年前的中医思维了。

中医的"象思维"相对来说好理解，古人立象以言意，通过类比的方式表达事物的特点。但"象思维"还太浅显了些，并不足以代表中医的特质。因为画家、文学家等都有"象思维"。

而说到中医的特质，不能回避的就是"气"。

气，甲骨文字形与"三"相似。"一"代表混沌初始，"二"代表天地。在"二"之间加一横指示符号，代表天地之间的气流。金文使之区别于数目字"三"，将第一横写成折笔。有的金文将上下两横写成折笔。篆文承续金文字形，加强了笔画的流动感，将"气"从会意字变成象形字。

造字本义：易于在天地之间均匀扩散、飘逸的第三态物质，气流。飘逸、扩散的气流为"气"；短气为"乞"。

《说文解字》论"气"：云气也。象形。凡气之属皆从气。注释：三之者，列多不过三之意也，是类乎从三者也。借为气段于人之气，又省作"乞"。

《道德经》云："道生一，一生二，二生三，三生万物。"气的甲骨文与三相似，暗含气可生万物。

"气"产生的土壤是什么？"气"在中医里代表什么？中医的"象思维"还不够吗？为什么要说中医是"气·象思维"？

（1）气学说起源于先秦时代。《管子》云："凡物之精，此则为生，下生五谷，上为列星，流行于天地之间……是故此气也。"春秋时代的思想家认为，宇宙间一切事物都是由气的运动变化产生的，气是构成宇宙最基本的物质。因此，气成为中国古代天文、地理、医学、哲学等的基本范畴。

（2）人作为自然的一部分，和天地一样都是由气构成的。《管子·枢言》云："有气则生，无气则死，生者以其气。"《黄帝内经·素问》说："人以天地之气生，四时之法成。" 先秦时代，思想家对宇宙与人的理解是天人合一的有机整体。气学说向各行业渗透，包括医学，这对中医学理论的建构产生了深刻影响。可以说，中医学的基础是由泛化的气，具体到人体小宇宙之气的落地之举。

（3）气一元论是中医理论的核心思想，仅《黄帝内经》一书中描述的"气"就多达近三千种，且有 19 篇的篇名带有"气"字。由此可窥气在中医学的地位不凡。

从中药的四气五味到人体十二经络、五藏盛衰；从病因到论治，从人体圆运动的升降出入到精、津、血、液的化生……都离不开气。

主持人身诸气的称为"元气"；人身的元气一分为二又分为阳气、阴气；外来病因中的风寒暑湿燥火也称为"六气"；五藏的功能分别以肝气、肾气、心气、肺气、肾气代表；十二经之气称为"经气"；人体的病邪也称为"邪气"……

《灵枢》云："黄帝曰：愿闻五藏六府所出之处。岐伯曰：……经脉十二，络脉十五，凡二十七气，以上下。"

"粗守形者，守刺法也。上守神者，守人之血气有余不足，可补泻也。神客者，正邪共会也。神者，正气也。客者，邪气也。在门者，邪循正气之所出入也。"

这里提到了经络之气、血气、正气、邪气；均为气之"用"。为邪所用即为邪气，为血所用即为血气……

《灵枢》曰："夫气之在脉也，……邪气在上也。浊气在中者，……清气在下也。"这里提到了邪气、浊气、清气，是正与邪的三种表现形式。

气的有无可以别生死，《素问·宝命全形论》云："人生于地，命悬于天，天地合气，命之曰人。"《医权初编》曰："人之生死，全赖乎气。气聚则生，气壮则康，气衰则弱，气散则死。"《灵枢》曰："其死也，无气以动，故静。"

气的升降出入是万物变化的根本，是生命活动的体现。诚如《素问·六微旨大论》所说："故非出入，则无以生长壮老已；非升降，则无以生长化收藏。"可见。一旦升降出入失去协调平衡，就会出现各种病理变化；而升降出入止息，则生命活动也就终止。临证治病，注意纠正气机之升降失常十分重要。

比如，《黄帝内经》中关于病机的描述几乎均离不开气，如"审察病机，无失气宜""邪之所凑，其气必虚""阳受风气，阴受湿气""邪气盛则实，精气夺则虚"……

由此可见，在"与天地相参，与日月相应"（《灵枢·岁露》）的思想指导下，气是支撑并贯穿中医始终的核心。

不理解中医的气，就不理解中医。

故"气思维"才是中医的特质思维、高级思维。"象思维"只是中医入门的敲门砖。

"气思维"具有以下特征：

· 动态不拘。升降出入，无器（气）不有。

· 无固定形态、可转化。如气聚成形、如苓桂剂的气化作用等。

· 是活的生命体。

· 其大无外、其小无内。既指宇宙之气，也指人体之气。

· 不可见，但可以表现一切事物的功用。

……

在先秦时代，尤其是春秋战国时期，由于百家争鸣，各领域学说得以融会贯通，使得气的概念人尽皆知。如齐宣王时期，著名的稷下学宫最盛时，学生就有三千多人。各家各派的学者汇聚于此学习、讨论，盛况空前。相当于现在的全国性学术交流。因而，当时的读书人很容易理解在气的基础上构建的中医理论，故"秀才学医，笼中捉鸡"的谚语流传至今也就不难理解了。

几千年后的今天，因为中医传承的断裂、科学技术的进步，以及西医思维形态学、还原论等的影响，今人已经难以理解古中医的思维了。为了让后学能够理解中医，有近代学者提出了中医的"象思维"一说，希望借助"象"的工具理解古中医的实质。但即便如此，更深入的学习中医仍存在理解的障碍，这个障碍就是气。故，今人学中医除了要建立象思维，更要建立气思维，即气象思维。

掌握了中医的气象思维，我们才能在学习中医的道路上走得更远，看得更高，才有希望做一名真正的中医。

（张芳芬）

10.《山海经》——中医萌芽之沃土

中医的五藏（脏）六腑，为何是五藏？《黄帝内经》中的九州、天枢是怎么来的？下文将为你揭开《山海经》一角，寻找中医之源。

《山海经》是一部奇书，涵盖了上古天文、地理、动植物、医药、矿藏、历史、神话、气象、宗教等诸多内容。无论从哪个角度研究它，都会获得惊喜。

夏代距今多少年？关于其成书年代，文字记载中最早可追溯至汉代学者刘歆的观点，他认定该书的撰著时间为上古的虞夏之际。虽然其最初的成书确实源自上古的口耳相传而成。即《山海经》虽最终成书于战国中期，但它在夏代（公元前 21 世纪至前 16 世纪之间，距今约四五千年前）就已经基本成型，其内容主要反映了殷之前的上古见闻。

由此可知，《山海经》的初始成书远早于《黄帝内经》。本文希望透过《山海经》所记载之洋洋大观，寻其端倪，探究中医理论之源头。

一、《五臧山经》为何只划分五臧？

五臧或《五臧山经》的字样并未出现在《山海经》的目录中，而是出现在其卷五中山经的描述中。如不通读全文，很难注意到这个说法。

《山海经》对蓬莱山、琅琊台、会稽山等的方位描述十分准确，与今天的实际位置相差无几。

《山海经》中的山经所描述的地理范围至今仍是悬案。有学者认为超越了现今国界，到达了朝鲜、日本、俄罗斯，以及阿富汗等中亚邻国，法国学者维宁则更进一步认为到达了北美洲、中美洲……

如此大的地理范围，古人如何描述呢？《山海经》中关于山系的描述，是按照东、南、西、北、中的方位来描述的，统称为《五臧山经》，即南山经、西山经、北山经、东山经、中山经，在中山经的末尾，经云："右《五臧山经》五篇，大凡一万五千五百三字。"

为何如此划分？以大禹的足迹为由。

《山海经·中山经》记载"禹曰：天下名山，经五千三百七十山，六万四千五十六里，居地也，言其五藏，盖其余小山甚众，不足记云……此天地之所分壤树谷也……"

大意：大禹说，天下的名山他自己经历了五千三百七十座，长度是六万四千五十六里，这些山分布在大地东西南北中各个方向，之所以把以上的山脉记在《五藏山经》中，是因为除此之外的小山数不胜数，不能够一一列举记述。……这些大山是划分疆土、种植庄稼的标准……

如此看来，大禹是分别选取了东南西北中五个方位中有代表性的山脉，著录为《五藏山经》的。

神奇的视角：这种以宏观而又精炼的角度看待天地、山川的思想，正是中医思想的萌芽。在其后的如同中医之圣经的《黄帝内经》中，古人看待人体，如同看待天地、山川一样，也用了五藏的思想。人体是复杂的，并非仅有肝心脾肺肾五藏，但就像大禹看待天地、山川一样，中医理论认为选取最有代表性的五藏（六腑）即可。这就是天地之道萌生的医道。

二、《黄帝内经》中的五藏是什么？

1. 五藏之象，可以类推

《黄帝内经》所说的五藏（脏），实际上是指以肝心脾肺肾为核心的五大系统。犹如《山海经》中选取的有代表性的五藏山脉。

《黄帝内经·五藏生成篇》曰："心之合脉也，其荣色也，其主肾也。肺之合皮也，其荣毛也，其主心也。肝之合筋也，其荣爪也，其主肺也。脾之合肉也，其荣唇也，其主肝也。肾之合骨也，其荣发也，其主脾也。"

五藏其气象地、象山。"所谓五脏者，藏精气而不泻也，故满而不能实。" 即人之五藏（肝、心、脾、肺、肾），五脏皆为阴，其气象地（象山），藏而不泻。

故，古人按照功能的划分、取象比类，"五脏之象，可以类推"，将人体的藏器类比为大地上有代表性的名山（如《五藏山经》），故，亦选取五藏。

由此看来，中医的五藏学说最早可能源于古人对地理（山川）的观察、总结，从中提炼而来。

学中医，总有人会问，为何是五藏？六藏、七藏不行吗？从以上分析可看出，这么划分只是古人看待自然的一种方式。人也是自然的一种。有的情况下，六藏也是可以的，在三阴三阳的划分中，在五藏的基础上加上了心包。

2. 中医的藏象学说

（1）臧、藏、脏三字相通

《说文解字》释"臧"：善良。《释诂》：凡物善良必隐于内也。

《说文解字》释"藏"：匿也。《汉书》通用臧字。故，臧通藏。

明代《正字通》释义之一：脏，五脏也。脏的本字是藏，脏是藏的后起分别字。如脏躁症（中医病名）；脏象指人休脏腑正常机能即发生病态变化时反映于外的征象。

故，臧、藏、脏三字相通。不明此，难以明中医的藏象学说。很明显《黄帝内经》中藏与脏是通用的。

数千年以来，中医的藏象学说都是以五藏（脏）为中心的。五藏，藏而不泻，藏的是什么？

（2）五藏，藏的是什么？

首先，《黄帝内经》中所说的五藏，如同《山海经》中的五藏山选取东南西北中的方位一样，也是按照东南西北中描述其五藏所藏的：

"东方青色，入通于肝，开窍于目，藏精于肝……；南方赤色，入通于心，开窍于耳，藏于心……；中央黄色，入通于脾，开窍于口，藏精于脾……；西方白色，入通于肺，开窍于鼻，藏精于肺……；北方黑色，入通于肾，开窍于二阴，藏精于肾……"——《黄帝内经·金匮真言论篇》

五藏除了藏精，还藏有什么？《黄帝内经·宣明五气篇》云："五脏所藏，心藏神、肺藏魄、肝藏魂、脾藏意、肾藏志。是谓五脏所藏。"

《灵枢·本脏》说："五脏者，所以藏精、神、血、气、魂、魄者也。"

（3）形神合一

从以上所描述的五藏所藏，可看出五藏既藏神、也藏精（形）。而形神合一，人才能生。故中医的藏象学说要以五藏（脏）为中心。如同《山海经》形容天下广袤的大地山川，要以五藏山为刚、为中心一样。

三、《山海经》中的九州

《山海经·海内经》曰："黄帝生骆明，骆明生白马，白马是为鲧。帝俊生禺号……。大比赤阴，是始为国。禹、鲧是始布土，均定九州。……洪水滔天，鲧窃帝息壤以堙洪水，不待帝命。帝令祝融杀鲧于羽郊。鲧复生禹，帝乃命禹卒布土，以定九州。"

九州衍生之意：上文中的九州代指所管辖的国土。因为九是古代最大的数字，再多的州也可以九概而论之。故国土划分为九州，而后来的《黄帝内经》中也用到了九州，用以代指人体。

如《黄帝内经·生气通天论篇》曰："天地之间，六合之内，其气九州、九窍、五脏十二节，皆通乎天气。""夫自古通天者，生之本，本于阴阳。其气九州九窍，皆通乎天气。"

从以上五藏、九州的探讨可看出，古人看待自然与看待人体的方式是一致的。

四、最早的阴阳描述

阴阳概念的出现和表述最早有文字记载可见于《山海经·北山经》的

"虢山，其阳多玉，其阴多铁"。阳，指山的南面；阴，指山的北面。

中医阴阳理论最早来源于古人对自然的观察，以及对于道的探寻。如《周易·系辞上》说的"一阴一阳之谓道"，而后发展于《黄帝内经》。《黄帝内经》用阴阳学说阐释医学中人与自然的关系，使阴阳学说与医学相结合，进而形成了具有中医特色的阴阳学说。

五、三仞三沮与三阴三阳

《山海经·大荒北经》曰："禹厥之，三仞三沮，乃以为众帝之台。"

大意：大禹填塞了那些土地，屡次填塞又屡次垮塌，于是只好把它挖成大池子，诸帝用挖出的土造了几座高台，这些高台位于昆仑山的北面。这里的三仞三沮，三是约数，代表次数众多。

由此可知，为何古人论阴阳，到三阴三阳就到头了。因为这里的三，不是简单的一二三的三，虽然也包括三，但更重要的表达也有"多"的意思。

六、天枢的由来

《山海经·大荒西经》曰："大荒之中有山，名曰日月山，天枢也。吴姬天门，日月所入。"

大意：大荒当中，有座山名叫日月山，是天的枢纽，这座山的主峰叫吴姬天门山，是太阳和月亮落下的地方。

日月之枢：为何称为天的枢纽？因为日月由此出入（以后的阴阳学说视日月为最大的阴阳）。而《黄帝内经》中也有天枢，如下文：

《素问·六微旨大论篇第六十八》"故曰：天枢之上，天气主之；天枢之下，地气主之；气交之分，人气从之，万物由之，此之谓也。"

《素问·至真要大论》"帝曰：善。气之上下何谓也？岐伯曰：身半以上其气三矣，天之分也，天气主之；身半以下，其气三矣，地之分也，地气主之。以名命气，以气命处，而言其病半，所谓天枢也。"

《黄帝内经》的以上两段分别论述了天地之天枢，以及人体之天枢。由此可见，将人体比拟为天地，正是中医非常重要的思想。而此思想与上古时期的《山海经》竟然一脉相承。

七、黄帝拥有崇高的地位

《山海经·大荒北经》中记载了黄帝战胜蚩尤的涿鹿之战。

《山海经·大荒西经》曰："有轩辕之台，射者不敢西向，畏轩辕之台。"此句大意：有座轩辕台，射箭的人不敢向西射，因为敬畏黄帝的威灵。说明上古时期黄帝拥有崇高的地位。

中医之圣经：日后的《黄帝内经》亦是托黄帝之名，集结天下中医理论之精华而成册，并成为中医之经典。正如本文所揭示的，《山海经》与《黄帝内经》在看待自然与人体方面，其实是一以贯之的。

八、结 语

《山海经》博大精深，本文所探讨的内容如沧海一粟。通过上文中对比"五藏""天枢""九州"等在《山海经》与《黄帝内经》所共有词汇的意义，不难洞晓古圣先贤睿智的思维、高明的眼界，以及对道的深刻认识。

明确了古人看待自然、看待人体的方式，才能一睹中医之本来面目。

正如《山海经》所云："地之所载，六合之间，四海之内，照之以日月，经之以星辰，纪之以四时，要之以太岁，神灵所生，其物异形，或夭或寿，唯圣人能通其道。"

故，明道，方是学中医之至高境界。

（张芳芬）

11. 学中医有无捷径？—— 一名青年中医师的学习经历

"是故，圣人处无为之事，行不言之教。"对于学习中医来说，中医各家学说流派甚多，辨证论治及处方技巧各有千秋，如脉诊一样，心中明了，指下难明。再者脏腑辨证、三焦辨证、卫气营血辨证、六经辨证各有心法要领，非大智慧者难以娴熟掌握。

而我们青年人只能是就近取巧，熟背汤头歌诀、药性赋，闲暇之余熟读《伤寒论》《金匮要略》原文，以求临证得心应手，方证相应，然每获效者无几，毁誉参半。无奈之余潜心研读《丹溪心法》《医碥》《证治汇补》《寿世保元》《温病条辨》等古籍，临证时略有起色，但是仍不能达到自己期望的学识高度。

既如此，自我感觉应该多看看、多学习古人的医案，《临证指南医案》《古今医案按》《名医类案》《柳选四家医案》等古籍，总结古人的诊疗思路及处方用药，初始验之于临证颇效，久之则辨证不准确治疗不恰当。此中之苦涩无奈只有在实践中方体会真切。

苦思冥想，中医学习应当从源寻流而不应舍本逐末。苦读《伤寒发微》《金匮发微》《皇汉医学》《伤寒来苏集》《伤寒贯珠集》等研究经方，经方愈病之奇妙，莫不随时取效，期间虽有不效者但总体临证疗效比以往大幅提升，此刻似乎是可以比肩古人，继续开阔中医思维，研究温补派、火神派等古籍，如《医贯》《景岳全书》《四圣心源》，临证久了又遇到了以前的老问题，临证疗效较既往停滞不前或有明显下降。我本将心向明月，奈何明月照沟渠，在中医的学习历程中再一次陷入困惑迷茫。

自此至 2016 年踌躇之际求教于西苑医院郭全老师，推荐《元气神机：先秦中医之道》一书，并叮嘱如遇疑难杂症及多次调方治疗无效时用一用元气神机法，于是粗略浏览一遍后嚼之无味，不就是一个火神派嘛，随手一掷，未予重视。

继续揣摩经方如《伤寒论今释》《金匮要略今释》《伤寒论类方》以及《千金要方》《类证治裁》，尽管临证处方得到科室同仁及患者的认可，但还是有许多问题无法解决。困惑之际再次求教于西苑医院郭全老师，继续推荐元气神机法，要我仔细体会张东老师的处方用意。

于是再次精读《元气神机：先秦中医之道》，临证渐获奇效，对于既往自己如何调整治疗思路都不理想的患者竟然效若桴鼓，为之一震。

此后反复研读元气神机法，揣摩归一饮、观复汤的立方意境，通过学习元气神机法，医理渐臻圆通之境，修复元气，验之临证，疗效甚佳。元气神机法化繁为简，心境圆通高达，万象归于一乘，元气神机法的整体观念注重天人合一，不是以疾病为中心，而是从元气着眼，无问其病，以平为期的治疗理念。

虽然各位中医同仁都讲究整体观念，但在临证时仍以西医思维局限于某一器官的病变开方用药。元气神机法通过先天圆运动与后天圆运动阐述人体生理、病因病机、治则治法，以归一饮、观复汤立极，洞悉阴阳之机，临证把握天根、月窟两个机点，燮理阴阳，则是中医学习以及临证溯源的根本。

通过元气神机法的理论来源与临证的结合，笔者找到了一种学习中医的捷径，但此捷径并不是不思考、不努力、不用打好中医功底就能简单从容地学好中医，而是一种正确的学习中医的方法，笔者自认为元气神机法就是串联《伤寒论》《温病条辨》《脾胃论》等经方、温病方、时方的治则治法主轴，阐释元气无为而无不为。

2018 年有幸跟诊求教于张东老师，通过张东老师的传道授业解惑以及亲身跟诊临证处方，对元气神机法犹如醍醐灌顶般的彻悟，早期临证只知用其形而今方知用其意。医虽小道，亦道也，文以载道。

张东老师在《元气神机法：先秦中医之道》一书中表面看似只是重点描述了归一饮、观复汤的临证以及创作理论来源，实际上传播的是一种中医哲学，是一种道理，是传承先秦中医文化。为天地立心，为生民立命，为往圣继绝学，为万世开太平，追溯先秦文化，探索先秦中医之道，即为张东老师嘉惠后学的立意机点。

（于志勇）

12. 少阴病为何多次提及咽痛？咽痛一定是上火吗？

咽痛是常见症状，很多人认为咽痛就是上火。是这样的吗？先从一个笔者的医案说起：

赵某某，女，20 岁。诉咽痛、头痛一日。咽痛难忍，自觉头痛与刚参加考试、紧张有关；咽痛自认为是吃瓜子上火所致，有点火辣辣的疼。无发热畏寒，无汗。

刻下症见：舌诊因夜晚灯光较暗，见舌质略红，舌苔不腻；咽部扁桃体已摘除，咽部略红。脉诊：双手凉，双脉弦略紧。头痛位于脑后下方，风池穴及附近有压痛。

※ **病机分析**　寒凝血脉，阴寒结聚，虚阳上炎。人体圆运动生长之气受抑制，圆运动不能正常冲和，元气受损。

> 处方：归一饮
>
> 制附子 10g，干姜 15g，大枣 20g。3 剂。

服药一日，患者咽痛不仅未缓解，反觉加重。似火辣辣痛。患者疑惑是否应该换成寒凉药？遂脉诊，仍脉弦略紧。嘱咐其继续服上方。

患者服完第 2 剂，次日起床发现咽痛、头痛完全消失。

嘱咐其服第 3 剂巩固疗效。

此案中的咽痛是因受寒导致咽部阴寒结聚、虚阳上浮，正邪交争、熏灼咽喉，而表现为火辣辣的痛。故用归一饮修复生长之气，使人体的圆运动正常运转，元气得复，祛寒散结，虚阳平复，而咽痛自解。归一饮方中的三味药似为"辛热甘"，却能对治火辣辣的咽痛。临床上如果不仔细辨析，容易给予寒凉药止痛。当时可能感觉没有那么痛了，但此举实则是留邪，甚至引邪入里。

其实，寒、热、虚、实均可引起咽痛。

咽喉是经脉循行交会之所，除了足太阳膀胱经、足厥阴心包经间接通于咽喉外，其余十条经脉也直接通达咽喉。另外，任冲二脉也循喉咙、络于口唇。故如《黄帝内经》所言"五脏六腑皆令人咳"，也可以说"五脏六腑、十二经络皆可令人咽痛"。

关于咽部的病脉证的描述，《伤寒论》在太阳病篇中多见咽干；阳明病篇中出现过不欲咽、咽痛、咽燥；少阳病篇中提到口苦咽干；厥阴病篇中提到咽中痛、咽喉不利等。

而咽痛最多见的却是在少阴病篇，约有六七个条文中提到。如"病人脉阴阳俱紧，反汗出者，亡阳也，此属少阴，法当咽痛而复吐利""少阴病，下利，咽痛，胸满，心烦，猪肤汤主之""少阴病二三日，咽痛者，可与甘草汤，不差，与桔梗汤""少阴病，咽中痛，半夏散及汤主之""少阴病，下利清谷，里寒外热，手足厥逆，脉微欲绝，身反不恶寒，其人面色赤，或腹痛，或干呕，或咽痛，或利止脉不出者，通脉四逆汤主之""少阴病，得之二三日，口燥咽干者，急下之，宜大承气汤"由以上少阴病之条文中可看出，寒、热均可出现咽痛。

如少阴病里寒外热的咽痛："少阴病，下利清谷，里寒外热，手足厥逆，脉微欲绝，身反不恶寒，其人面色赤，或腹痛，或干呕，或咽痛，或利止脉不出者，通脉四逆汤主之。"

如少阴病阴虚热炽所致咽干："少阴病，得之二三日，口燥咽干者，急下之，宜大承气汤。"

亡阳也会出现咽痛："病人脉阴阳俱紧，反汗出者，亡阳也，此属少阴，法当咽痛而复吐利。"

（1）咽在人体中到底占据怎样的地位？不及时治疗咽痛，会带来哪些危害？……

首先，咽属于三焦。《灵枢》曰："上焦出于胃上口，并咽以上，贯膈而布胸中，走腋，循太阴之分而行，还至阳明，上至舌，下足阳明……"

三焦属于半表半里，咽即三焦的大门。两个扁桃体即三焦的"门卫"。摘除了扁桃体会怎样？在此说一个身边朋友的经历：

章某，女，45岁。十年前，因反复扁桃体发炎、化脓，多次予以抗生素静脉输液不能痊愈，形成"慢性扁桃体炎"。因经常急性发作，遂做了扁桃体摘除手术。自此以后，虽再无咽痛之烦恼，但患者每次感冒都会提心吊胆，因为稍不注意，轻微的感冒就直接转变为肺炎。十年间患者已患三次肺炎，每次均需住院输液治疗。而且每次感冒以后再也不发烧了，但感觉却很不舒服。

这个案例说明作为大门的咽部非常重要，其"门卫"扁桃体不是可有可无的。没有这两个卫士，感邪之后，外邪便可能长驱直入，直捣太阴肺。

（2）为何仲景师在少阴病篇中不厌其烦地论及咽痛？不及时治疗会带来哪些危害？

因为咽与肾是高度关联的。《黄帝内经》曰："肾合三焦、膀胱，三焦、膀胱者，腠理、毫毛其应。"肾合三焦、膀胱，咽属于三焦，故肾亦合咽。咽部病变如不及时诊治，可能会波及（少阴）肾。

比如，不少人因感冒咽痛未及时施治，导致急性肾小球肾炎，甚至迁延至慢性肾炎，且年轻人多见。问病史，这类患者发病前 10 天左右常有上呼吸道感染、咽痛、扁桃体炎等链球菌前驱感染史。这也是西医诊断急性肾小球肾炎的重要依据之一。

同样，大家所熟知的风湿性心脏病，西医认为是甲组乙型溶血性链球菌感染引起的变态反应的部分表现。其实很多患者之前都有感冒、咽痛，只是没有注意及时休息治疗，迁延所致。还有心肌炎等也是，都是表病入里，引起的少阴（心）病。

中医如能抓住合适的时机治疗以上的少阴病（如慢性肾炎急性发作或风湿性心脏病的急性期），让病邪从里出表，病可能就治愈了。

然而，真正能抵挡邪气入侵的不是咽 / 扁桃体本身，而是"守邪之神"。"守邪之神"语出《难经·八难》："所谓生气之原者，谓十二经之根本也，谓肾间动气也。此五脏六腑之本，十二经脉之根，呼吸之门，三焦之源。一名守邪之神。"这里所说的"生气之原"即元气。元气是本，是根，是门，是原。

三焦是元气之别使。咽属于三焦，故咽是门之形，元气才是大门守护的根本。如同城门，若没有强大的守军，两扇门又有何用？故，咽若没有元气强有力的支撑，咽之大门、卫士的作用便会流于形式。元气才是保护机体、御邪防病真正的大门。元气盛则邪不可侵，故名守邪之神（防止邪气入里的守门之神）。

咽痛，是身体求救的信号，是元气损伤的前兆。早期病邪可能在三阳经，此时通过休息、及时治疗即可恢复。如果未及时处理，邪气会入里，进入三阴经。而进入少阴经是比较容易的，因为咽与少阴（肾、心）是相关联的。故，临床不能忽视咽痛的及时诊治。

所以，仲景师在少阴病篇中多处提及咽痛，因为咽痛也是少阴病的常见表现之一，更是早期信号。

综上所述，五脏六腑、十二经络、外感六淫、内生五邪皆可以导致咽痛，而咽作为由表入里的关隘尤其重要，临床不可不察。

张东按：笔者从一医案出发，虽是咽痛如火，却每每寒证至此，但作者又不满足于此，进而突破咽喉疾病从某某脏腑论治的窠臼，循《内经》之训，查咽喉之病可脏可腑、可寒可热，尤其是与三焦所循之元气相关，更为咽喉要道，使临床开阔了视野，诚为佳作。

（张芳芬）

13.《伤寒论》中的炙甘草与今人所用的炙甘草是不同的

东汉时期张仲景所著的《伤寒论》《金匮要略》两书，凡方280首，方中用甘草者126方，甘草是使用频率最高的一味药。其重要性可见一斑。以《伤寒论》为例，有70首方剂中用到了甘草，除了"甘草汤""桔梗汤"两方使用的是生甘草以外，其他68方均使用的是炙甘草。

那么，东汉时期的炙甘草与当今用的炙甘草一样吗？

一、先秦时期用的是哪种甘草？

2012年成都老官山汉墓发现大量古中医文献，经考证为扁鹊（敝昔）

及其弟子的著作，其成书年代为战国晚期。经整理的《六十病方》药物中即有"甘草"，并未注明是炙用。

而 20 世纪 70 年代出土的长沙马王堆汉墓的《五十二病方》中，甘草出现五次。《五十二病方》的成书年代亦为战国晚期。

以上所记载的甘草并未注明炙用，由此看来，先秦时期甘草应为生用。

二、何谓"炙"？

成书于战国晚期的《六十病方》中，多处记载了药物的煮、蒸、燔、酿、渍、阴干、暴干、炙、打、屑、㕮（咀）、火淬、炭烧、挠等加工炮制方法，加工的药物要求"炙之令黄"，使用的器具有臼、金壶、甄、甑、铁鋆等，其中"甑"（zeng，四声）为古代的一种瓦器，如同现代的蒸锅[1]。

说明战国晚期药物炮制方法已经很丰富了，并出现"炙"法。

《说文》曰："炙，炮肉也。从肉，在火上。"而魏晋南北朝时期的《雷公炮制论》对于甘草的炮制提出了三种方法：酒炙、酥炙、炒，而酥是一种奶制品，并非蜜制。同时期的《本草经集注》提及对甘草的炮制方法时曰："亦由火炙干者，理多虚疏。"即对甘草的炮制是用火炒干或者烤干。

三、甘草的蜜制是何时出现的？

自汉以降，直到唐代孙思邈的《千金要方》中，才初次提及对蜜煎甘草的使用："治阴头生疮方：蜜煎甘草，涂之即瘥。"此方中蜂蜜加强了甘草的解毒功能，提到的是蜜煎甘草，而非蜜制甘草。

直到宋代的《太平惠民和剂局方》中才首次出现了蜜制炮制法，即将药物用蜜炒来进行炮制[2]。

随后出现了大量的方剂中使用蜜制的记载，除了《太平惠民和剂局方》，还有《济生方》《博济方》《伤寒总病论》《本事方》《三因方》《局方》等几乎无不用炙，炙法愈来愈丰富了。除了以上《雷公炮制论》在论述甘草制法时总结的三种方法，《本草纲目》又多用长流水炙之，或用浆水炙之。后来竟发展到以蜂蜜炙之。而甘草经蜜制后，已不同于原来的炒甘草了。在明清时代的《先醒斋医学广笔记》《成方切用》《医方集解》等医学著作中出现了蜜制甘草的记载，而明代的《炮制大法》则明确对甘草要求"切片用蜜水拌炒"。

故对草药蜜制的炮制技术最早可能发明于宋朝，成熟于明清时期。故汉朝的《伤寒论》是不可能用蜜制甘草的。

四、《伤寒论》的炙甘草是如何炮制的？

结合先秦时期的"炙之令黄"，以及上文提及的魏晋南北朝时期的炙法，现代学者经考证，认为《伤寒论》中的炙甘草是不加任何辅料制作的，应该是炒甘草。

以张仲景心思如此缜密之人，连煎、服法都要反复叮嘱，不可能不注明炙甘草的炮制方法。若是蜜炙，一定会标注为蜜炙。在下文举例的《伤寒论》苓桂术甘汤中，对于其煎法，张仲景不惜笔墨叮嘱如下："右四味，以甘澜水一斗，先煮茯苓，减二升，内诸药，煮取三升，去滓。温服一升，日三服。作甘澜水法：取水二斗，置大盆内，以杓扬之，水上有珠子五六千颗相逐，取用之。"由此可见仲景师治学之严谨。

而今人所用的炙甘草是蜜制甘草。与《伤寒论》中的炙甘草是有差别的。

五、为何选用蜂蜜炮制甘草？

【药性】蜂蜜，味甘性平，归脾、胃、肺、大肠经。
【功用主治】补中，止咳，润燥，解毒。

《本经》云蜂蜜："味甘、平。"《别录》："微温，无毒。"《本草纲目》："生凉，熟温。"《本草汇言》："味甘，气寒，性润，无毒。沉也，降也。"

【宜忌】痰湿内蕴、中满痞胀及大便不实者。

《医学入门》曰："中寒有湿者禁用。"

《本经逢原》曰："脾胃不实，肾气虚滑，及湿热痰滞，胸痞不宽者，咸须忌之。"

从上可看出，蜂蜜之药性与甘草有很多相似之处。蜜制甘草，蜂蜜之性由凉转温，加强了甘草的补中作用；而蜂蜜的味甘、濡润也加强了甘草的甘、缓之性。蜂蜜本身也有解毒作用，故加强了甘草的解毒作用。且较甘草多了润燥之功。故《本草纲目》云蜂蜜"能调和百药而与甘草同功"。

然而，生甘草易受潮发霉、生虫，难以完好保存。生甘草采摘以后需要放置阳光下暴晒，再储存。如是潮湿天气，应隔半个月或一个月再晒。如果是南方天气，即便再阴凉也会发霉的。而甘草蜜制以后较易保存。

笔者认为鉴于以上缘由，故宋人选择了用蜂蜜炮制甘草。

六、蜜制甘草的不足

但长期或大量使用蜜制甘草也会加重湿热痰滞、中满痞胀及大便不实者的病情。而当今痰湿患者屡见不鲜，如果对于湿重、有水饮的患者使用《伤寒论》中的方剂，以蜜制甘草代替炒甘草的话，可能不仅方剂的疗效打折扣，而且还可能加重患者的湿重、水饮之患。

这是因为蜜制甘草中的蜂蜜用量不容忽视。制作炙甘草，每甘草切片100kg用炼蜜25kg，即甘草∶蜂蜜的比例为4∶1，蜂蜜已然成为方剂中一个无法忽略的成分了[3]。以苓桂术甘汤举例：

"发汗后，其人脐下悸者，欲作奔豚，茯苓桂枝甘草大枣汤主之。"

方二十八。

茯苓半斤　桂枝四两（去皮）　甘草二两（炙）　大枣十五枚（擘）

按汉制 1 两为当今 15g 计算，如使用当今的蜜制甘草二两相当于甘草 30g，蜂蜜 7.3g，即苓桂术甘汤不止四味药，还多了一味蜂蜜。

而此方本意是用于温阳利水降冲的，增加的蜂蜜反而有濡润、助湿之嫌，如此使用还能完美发挥原方祛除水饮的作用吗？应该不能。由此可看出，蜜制甘草绝非仲景之炙甘草，实为后世传承过程中误用或擅自修改所为。

故应用《伤寒论》原方时，炙甘草应使用炒甘草，而非蜜制甘草。

七、炒甘草有哪些特性？

《本经》谓："（甘草）味甘，平。"《本草衍义》云："微凉。"《医学启源》云："气味甘，生大凉，火炙之则温"

故炒甘草性温，能增强其补中、补五劳七伤、补阳气等作用。

而生甘草利于治咽喉肿痛、通利二便、痈疮肿毒及药物、食物中毒等。

故《伤寒论》中仅两方用生甘草，均为治疗少阴咽喉痛而用。如下文：

"少阴病二三日，咽痛者，可与《甘草汤》，不差，与《桔梗汤》。（311 条）

甘草汤方

甘草二两。右一味，以水三升，煮取一升半，去滓。温服七合，日二服。

桔梗汤方

桔梗一两　甘草二两。右二味，以水三升，煮取一升，去滓。温分再服。"

综上所述，先秦时期多使用生甘草，尚未见炙甘草的记载。汉代《伤寒论》中的炙甘草应为炒甘草，而非宋代以后的蜜制甘草。以炒甘草代替当今蜜制的炙甘草，方得仲景师之圣意，方能展示《伤寒论》原方效如桴鼓之奇效。

八、后　记

其一，去年夏天，家人带回甘肃上好的、晒干的生甘草一瓶，密封的。观其色微黄，纹理清晰，十分新鲜。忍不住打开泡花茶，每天用几片生甘草，配上大枣、山楂、少量肉桂粉服用，味道不错。没想到，不到一周，瓶中的甘草就潮湿、颜色变得暗淡了，味道也大不如以前。最后只能扔掉了。说明生甘草确实不好保存。可能放一包干燥剂在里面能够保鲜吧。

其二，笔者曾尝试了两个版本的苓桂术甘汤，一个是用蜜制甘草煎服的，汤汁偏暗红、浑浊，较甜腻；另一个版本是用炒甘草煎服的（用不锈钢锅炒制生甘草至两面黄色而成），汤汁较纯，口感无甜腻，服后感觉汤液迅速遍布体内，效果似乎更好一些。诸位感兴趣的可以自行比较。

其三，张东老师授课时曾指出，以张仲景治学之严谨，如用的是蜜制甘草，必定会标记为"蜜炙"。看看桂枝汤的服法、苓桂术甘汤的煎服法等，无不显示张仲景的心思缜密……故而笔者对炙甘草的质疑最初源于几年前张师授课所言。

课后笔者自行用不锈钢锅炒生甘草，制作两面焦黄的炒甘草，然后用于归一饮中。服用以后感觉一股热流直窜头顶，然后传变全身。与用蜜制甘草的归一饮的口感完全不同。大约是炮附子不再被滋腻、沉降的蜂蜜羁绊，其通行十二经修正元气的升发不足之功更加迅猛之故吧。

参考文献

[1] 梁繁荣，王毅.揭秘敝昔遗书与漆人：老官山汉墓初探[M].成都：四川科学技术出版社，2016：144

[2] 王琦.《伤寒论》方中炙甘草炮制方法探析 [J]，河北中医，2013，35：1654-1655

[3] 南京中医药大学 . 中药大词典 [M]. 上海：上海科学技术出版社，2006：788

（张芳芬）

14. 疾病反复发作是好事还是坏事？

西医认为很多疾病不能治愈，症状消失只能说明是病情暂时缓解，不是治愈了。这些疾病会缓解一段时间，有时候会很长时间，但仍会反复复发，尤其是一些免疫系统疾病、皮肤病、肾病等，那么中医是如何看待这种情况的呢？下面举一个病案看看。

徐某某，女，11 岁。诉"发热伴全身性皮疹反复发作 5 年余"于2016 年 9 月 22 日就诊于张东大夫。患者五六年前曾玩水之后吃虾，当晚发热至 38.5℃，伴发咽痛、无汗、咳嗽、浑身皮疹、瘙痒、颜面浮肿、眼肿，于当地医院诊断为"扁桃体炎、皮疹"，予以静脉注射地塞米松、抗生素等治疗，体温降至正常，以上症状消退。自认为是对虾过敏。

但自此以后每次受凉，便会出现发热 38.5℃以上，伴发全身皮疹（荨麻疹多见，皮疹色红，高出皮肤，瘙痒）；一般几个月至半年不等就会发作一次。2014—2015 这两年每次出现扁桃体疼痛，家长就立即予以口服"蓝芩口服液""蒲地兰口服液"或"双黄连口服液"，一周左右扁桃体好了就不再出皮疹，若不处理就发皮疹。但自此以后出皮疹更频繁了，2016年上半年经常发病、出皮疹。此次就诊前皮疹刚出完，仍咽痛、纳差。

刻下症见：面色发黄，舌淡白，左脉沉弦，右脉濡滑、略数。

※ **分析** 人体的生发之气被寒湿邪闭郁在内，生发之气不足。

> 处方：归一饮加减
>
> 干姜15g，黑顺片12g，生甘草25g，浮萍5g。4剂。

二诊 患者感觉服药后比较有力气，咽痛好转。遂守上方8剂煎服。
三诊 患者咽痛消失，面色略黄，脉数、弦、濡滑。

> 处方：干姜15g，黑顺片10g，生甘草20g。10剂。

之后，基本上以归一饮加减，间断治疗至今已5个多月，患者皮疹未再复发。

医案分析

患者玩水后发病，推测是中寒湿而腠理闭，发热、咽痛、无汗，并伴发皮疹。《黄帝内经》云："今邪客于皮毛，入舍于孙络，留而不去，闭塞不通，不得入于经，流溢于大络，而生奇病也。"即寒湿邪气入于腠理，客于皮毛，内外不得通。邪气与人体正气相搏，正气不足以将邪气推出皮外，而导致"奇病"——皮疹（荨麻疹）。

当时西医的治疗均是以抗生素、糖皮质激素等寒凉药输液治标，实则是压制了人体的正气。而后的很多次发热，本都是祛邪的好时机，但都被一次又一次的错误治疗（寒凉药压制）而耽搁。致使邪气越来越猖獗，皮疹发病的频率也越来越高。

首次发病的正确治疗本应用汗法祛邪，使患者得汗而解。即"其在皮者，汗而发之"（《素问·阴阳应象大论》），可惜该患者一开始就已失去宝贵的"汗而发之"的时机，致使皮疹愈发愈重。

患者脾胃虚寒，皆应《黄帝内经》"是故百病之始生也，必先于皮毛。邪中之，则腠理开，开则入客于络脉，留而不去，传入于经，留而不去，传入于腑，廪于肠胃"所致。故在保证修复元气的同时，除了祛邪（皮疹），还应逐渐恢复患者的脾胃之气。因为脾胃的损伤已有五六年之久，故治疗的过程相对较长（间断服药 5 个月）。

首诊、二诊均使用归一饮加浮萍，浮萍的主要作用为祛风止痒、解表透疹、疏散风热。意在用归一饮修复生长之气，使元气逐渐得复，正气充足（治本）的同时，解表透疹（治标）。自三诊以后以归一饮的原方为主，着重修复元气。

张东按：患者反复出皮疹，说明正邪在相持。后期出皮疹的频率越来越高，说明正邪交争越来越频繁，二者实力相当，互不相让。归一饮帮助患者修复受损的元气，驱邪外出，使皮疹不再复发。

邪气既已入里，不在表则表之病（如皮疹）反而"愈合"。这时候西医（也有不少中医）即认为患者之疾病缓解，但他们通过观察发现，疾病只是暂时缓解，还会复发。

而中医则是从人体的整体出发，认为疾病缓解，从整体上看，反而是疾病加重了，因为邪气入里了；若疾病复发，反倒是疾病有向愈之机。医者不明就里，却认为是病情加重，不但一次次错失使疾病痊愈的机会，反而一次次背离元气之道，将疾病再一次引入体内。直到有一天，元气再无抗邪外出之力，疾病（如皮疹）似乎"痊愈"了，而实际上内脏受伤，新的疾病就出现了，而不懂整体观的医生反而说，皮疹我给你治好了，出现别的疾病，你去别的科去看吧！叹哉！

（张芳芬）

第五章

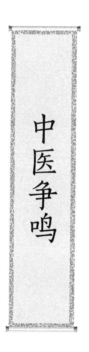

中医争鸣

1. 学中医有没有"快餐"？——经方方证派的得与失

近几年最火的中医学派莫过于火神派和经方方证学派了，其实经方方证学派的流行既在我意料之中也在我意料之外，意料之中是因为我也是北京中医药大学毕业的，有幸跟随刘渡舟老师学习，刘渡舟老师虽然不是方证派，但也强调方证对应，以及抓主症。26年前我也深受其影响。

一、方证对应：小试牛刀

在临床上抓主症确实简单、迅速、明确、易学。1993年我刚毕业不久，在西苑医院门诊出诊，下午来了一名男性患者，大约三四十岁，患者来门诊是要我誊方子，我一看是一个治疗咳嗽的方剂，大概就是紫菀、杏仁、百合、麦冬、桑白皮之属，我问患者："你咳嗽？吃这药管用吗？"患者说："我吃这药一个多月了，似乎好点。"显然患者对疗效不太满意，但似乎也别无良策。

那个时候的我总跃跃欲试，越是别人看不好的病，越想一试身手。我就说："你别抄方了，我给你看吧。"那个时候初生牛犊不怕虎，信心满满，患者说："好吧。"于是我开始看病，一看我就傻眼了。问诊，患者几乎没有什么明显症状，问什么都正常，什么睡眠、二便、饮食、外感病史等都大致正常，而且也没痰，各项检查也都正常，舌象也没看出什么异常，脉象那时候根本就不会看。心想这可怎么办，还说了大话。有点后悔，最后实在没办法，草草开了个止嗽散，心想这个方子估计之前一定有人开过了，也不会有什么效果，好歹先把患者打发走吧。

患者走了以后，他的样子一直在我脑海里，突然我脑海里浮现出他的表情，这个患者说话总是像自言自语，表情似乎淡漠，不像大多数患者叙述病情时的状态，这一下子让我想起《伤寒论》中小柴胡汤条文"嘿嘿（默默）不欲饮食"，患者虽然表现不是不欲饮食，但小柴胡汤的病机不就是胆气郁结、少阳生发之气受阻吗？反映到情志上不就是如此吗？于是赶紧又把患者叫了回来，重新开了一个小柴胡汤原方（没有加减），竟然四剂而愈。

后来这种无缘无故的说话像自言自语、表情淡漠（不是痴呆）就成了我应用小柴胡汤的主症。再后来小柴胡汤也成了我最常用的方剂之一了。

方证对应不是万能的法宝，方证对应让二十多年前初学的我找到了一个快速应用经方的方便法门，但是在过了疗效不错、沾沾自喜的阶段之后，我发现方证对应反而成了阻碍我进一步提高中医疗效的瓶颈，越来越发现方证对应无效的病例也不少。

当我们越过了中医理论的分析、越过了病机分析，就会发现当我们度过了方证对应的蜜月期，方证对应也就会越来越成为限制经方应用的瓶颈。

就像我在上几期"先秦元气神机"公众号上写的用白头翁汤治疗阳强的病案，病案中哪有什么方证对应，找遍《伤寒论》也没有阳强这个症和白头翁汤有什么关系，患者也没有《伤寒论》描述的白头翁汤的任何一个症状，如何对应之？

其实如果从病机分析就很自然，白头翁汤的病机是厥阴热毒炽盛，厥阴经络阴器，此病案阳强的病机也是厥阴内热炽盛，于是用白头翁汤顺理成章，自不必斤斤计较于下利等症状，这就是病机，也许换一名患者其主症又换了，当你抓住了病机，有什么主症也就不再那么重要了。这个对病机的认识不是经验总结的结果，也不是经验继承和学习的结果，而是理论推演的结果。这就是理论的作用，真正的理论可以不依赖经验而直接指导临床实践，《伤寒论》也不是一本临床经验集和有效方剂集，而恰恰是一本传授中医理论和思维的经典，这才是《伤寒论》这本书真正的价值，才是经方真正的价值。

二、经典与临床为何脱节？

其实我很理解方证对应思想的流行，当我们现在的中医从大学教育开始就用西医的思维来解读中医理论，被曲解的中医理论在临床上的应用价值就越来越小，大家发现按照这一套所谓的中医理论去上临床，既摸不着头脑，又缺少疗效，不理解中国古人想问题的思维和方法，不理解中国传统文化所蕴含的世界观和方法论，经典放在那也读不懂，教课的老师都没懂，怎么期望学生懂？读懂的标志不是考证的详尽和自圆其说，而是临床应用，是疗效。

所以一直有一个传说，绝大多数研究《内经》的人看病疗效都不敢恭维。这个时候方证学说越过了说不太通的中医理论，简单、直接直奔临床，而且其最大的优势是经方本身的高效性为之提供了基础，大家忽然觉得不再是遥不可及的，学中医变得简单了，而且这也让中医学子们相信中医是有疗效的，而且疗效还很好，相信经方是非常有价值的，是宝贵的，所以才有了今天经方热，应该说方证派为恢复中医学子对中医的信心做出了很大贡献。

三、中医的生命之源

中医真正要振兴则绝不能止步于此。无论中医还是西医，理论都是其核心价值。中医如果只有经验，只有秘方，即使这些经验和秘方都很有效，但如果中医失去它的理论和思维，失去它独特的世界观和方法论，这些经验和秘方早晚会被西医解读，并被改造为西医，这个时候中医也就不存在了。

还原真正的中医理论，让他它再次成为指导临床、提高疗效、发展中医的原动力，恢复中医理论的生命力，这是时下中医需要突破的瓶颈。无论是学院派中医还是民间中医，中医界的有识之士都应该团结在一起，为恢复中医之源，恢复中医理论的本源做一份贡献。真正的中医理论是中医的生命之源，是中医的动力之源，而先秦中医之道正是在这一方面的探索，元气神机法也正是这一探索的初步成果，本人（张东）希望有更多对中医满怀责任感和使命感的仁人志士团结在一起，为中医的复兴、为中医理论（中医的核心价值）的复兴做出我们的贡献。

（张　东）

2. 关于中西医之争，吴医师说的对吗？

中西医结合提了几十年了，按照吴医生的观点，现在好像到了要站队的紧要关头了。西医如此强大，中医该何去何从？真理越辩越明。当年战国时期的稷下学宫因提倡百家争鸣而促进了学术文化的极大繁荣，今天我们也需要有这种论坛，听取不同的观点，兼听则明。张东主任医师就记录中医对吴雄志医生的访谈提出了下面的观点。请读者认真思考、仔细辨别。

一、古今独步

西医如此强大，中医不该结合吗？

看了近期"记录中医"里吴雄志医生的访谈《面对生命，你怎能因中西医之争而站队？》颇有感慨，中医如何发展以及中西医如何结合是一直在争论的话题。

之所以争论是因为近现代中医的发展确实走了很多弯路。就像吴雄志所说的："西医这么强大，现代科学技术飞速发展，中医为什么不能去结合，中医难道不应该发展吗？中医难道不应该去吸收西医先进的医学知识吗？中学为体，西学为用，中西汇通不好吗？"从片子中可以看到，吴雄志医生是真诚，只要是真诚而不是玩弄权术，都应该得到尊重，但恰恰是因为真诚的，才有为真理而探索的必要，也就是本文要说的。

二、前提：中医是什么？

其实从逻辑上甚至从常识上讲，吴雄志医生说的是没错的，其实很多医生、中医政策的决策者、中医科研人员大多也都是这样认为的，这似乎是一个不需要辩驳的、显而易见的"正确"认识。但是这个逻辑里面恰恰缺了一个关键环节，就是我们所要发展的中医它到底是什么？我们所要与西医汇通的中医到底是什么？

如果这个问题搞不清楚，关于中医前途的所有问题都是无解的，换句话说如果你都不知道中医到底是什么，谈何发展？谈何结合？你要发展的是你认为的中医、是在你认识范围内的中医，他就是真正的中医吗？你说中医好或者不好，科学或者不科学，发展或者不发展，你总要先弄清楚什么是中医才可以吧？中医的本质是什么？中医不可替代的特质是什么？这是一个核心问题，是一个关键问题，而恰恰是被我们忽视了的问题。

中医到底是什么？大家以为是个不言而喻的问题，就像大家似乎都知道什么是科学，从小学科学、爱科学，难道还不知道什么是科学吗？如果真如此，西方也不会有一门专门的学科叫科学学，也不会有一本名著叫《科学究竟是什么？》。中医也是一样。

三、辨证论治是中医的核心吗？

吴雄志所说的辨证论治是中医的灵魂，这里面的中医是什么，要知道辨证论治这个词清朝末年才有，这个词几乎是近代中医的核心。那没有这个词之前呢？吴雄志说西医也有乳腺癌分型，但这个分型就等同于中医的辨证论治吗？

四、一定要非此即彼吗？

吴雄志说："如果按自然科学同一规律来讲，（中西医）这两个学科体系要么是在说同一件事情，要么有一个是伪科学。"我们先不说什么是科学、科学是不是代表真理。且说，对同一件事情，看问题的角度、方式、方法的不同，当这种方式方法成为体系的时候，为什么就不能有不同的体系，就像量子力学和广义相对论，两者看待物理世界的角度、方式、方法是完全不同的，甚至是矛盾的，但有物理学家说某一个是伪科学吗？医学中有两种看待人体的视角、方式、方法难道不可以吗？西方医学也只是将中医称为替代医学，并未称为伪科学。

西方科学飞速发展，系统生物学兴起，人们认识了基因，西医也慢慢走向整体观，但这就说明中西医汇通的时机成熟了吗？就可以中西医汇通了吗？就可以说明西医的宏观已经可以和中医的宏观对接了吗？中医的整体观到底是什么？西医的宏观又是什么？二者可以相通吗？就像量子力学和广义相对论都在看物理世界的宏观和微观，但现在可汇通吗？

五、靠症状看病的是真中医吗？

吴雄志说："西医的分析靠什么？不是靠症状，是靠分子分析。"意在说西医显然比中医靠症状诊病的方式先进无数倍。但中医是只靠症状看病的吗？那些只靠症状诊病的中医就是真正的中医吗？但有一点吴雄志说的是对的，现在的许多中医只会依靠症状看病了！

六、风痨臌膈与1厘米的乳腺癌，中西医如何一分高下？

好，现代中医不行，古代中医牛，但（吴雄志说）风痨臌膈四大顽症，古代中医不是照样看不好吗？然后紧跟着说西医对肿瘤的治愈率为60%，乳腺癌小于1厘米可以根治等。意在说中医以前看不好的疾病，西医现在可以解决大部分了，而中医还在抱残守缺。暂且不说西医治愈率为60%的依据，我们先说风痨臌膈，要知道如果是肿瘤发展到风痨臌膈的程度，大约都已经发展到胸水、腹水等肿瘤晚期了，这个时候西医也是60%的治愈率吗？病死率是多少不言而喻吧，看看乔布斯就知道了。而乳腺癌小于1厘米的时候，中医哪本书里说是死证了，拿肿瘤晚期的风痨臌膈说中医不行，拿乳腺癌小于1厘米的肿瘤说西医可以治愈，这合适吗？

1+1不能小于1……

其实我依然支持中西医汇通，支持中西医结合，但关键是怎样结合？怎样结合才是1+1大于1，而不是1+1小于1，我们现在的中西医汇通有时候就是1+1小于1。还有，中医应该怎样发展？要回答这些问题，首先需要回答中医到底是什么？什么才是真正的中医？只有搞清楚了中医的本质，才谈得上评价、发展中医，以及如何面对西医和现代科学，这才是关键。

到底什么才是中医，中西医本质的区别是什么？且看后面的文章。

（张　东）

3. 吴医师说的"落后的中医"到底是什么？

延续上一篇"关于中西医之争，吴医师说的对吗？"作者张东在本文中回答了中西医的智慧之别。顺应自然、"不战而屈人之兵，善之善者也"是中医的境界。中西医终究会走向同一目的地，但会是现在吗？

一、古今独步

其实我在《元气神机：先秦中医之道》一书中已经提到，中西医本质的区别不是用不用中药、不是用不用针灸，那只是工具，中西医本质的区别是东西方文明下的智慧之别，是对待自然和人体的智慧之分。

二、都江堰 PK 葛洲坝

举个例子，都江堰始建于秦昭王末年（约公元前 256~ 前 251），那时候的生产力和科学技术水平远远不如现在，但中国古人以高超的智慧建造了都江堰，不但可以防洪、减灾，还可以灌溉、航运，其对自然、人类社会、生态、人文的价值难以估量，并由此成就了天府之国，一直应用至今。

反过来我们再看葛洲坝，就像吴雄志所说的今天科学技术突飞猛进，我们有了足够的生产力和科学技术，可以将三峡拦腰截断，暂且不说葛洲坝能不能用 2000 多年，先就其所带来的对自然、地质、生态、社会文明影响是利大于弊还是反之，恐怕还要后人评价，但你会发现建葛洲坝这种思路依然是简单的、直截了当的，甚至是粗暴的。

如果你仔细去研究都江堰的修建，你会发现那里充满了智慧，因势利导，在与自然和谐的基础上因自然之势改造自然，将为人类带来灾害的自然变成"自然而然"为人类服务的自然。元气神机法也是取法于此，希望将不能自愈的疾病变成能自愈的疾病，最后治病的不是药物，是人体元气自身。

三、西医的思路

西医至今虽然发展迅速，西医可以不依靠症状，可看到肉眼看不见的人体内部，有显微镜、X线、超声、CT、磁共振，可以查血液里的各种成分、微生物，再到基因等。

但你会发现，先进的大多是技术，而在思维或者说智慧层面还是简单的。要么阻断、抑制、拮抗，要么人工替代，如甲状腺素片、雌激素、人工心脏瓣膜、人造关节、透析、呼吸机等，技术足够强，但和建造葛洲坝的思路并无本质区别。

西医确实挽救了很多患者，但你会发现西医的发达主要在技术层面，对待人体和疾病的思路依然很简单，对抗或者替代仍然是主要思维。

记得协和医院一位妇产科专家对我说："妇科，长多了的，我们能切，但缺少的我们不能让它长出来，这得靠你们中医，我们擅长切！"

其实这背后就是思维和智慧之别。

举个简单的例子，老子说："兵者不祥之器，不得已而为之。"《孙子兵法》说："百战百胜，非善之善也；不战而屈人之兵，善之善者也。"战争，不得已而为之，因为即使战胜了，自己也会受到损伤，何况战争如果还是在自己的国家或地盘上发生就更是如此。

四、杀菌、耐药，此消彼长，何时是尽头？

不战而屈人之兵，就是中国古人告诉给我们的智慧（元气神机法正是汲取了中国古人的智慧）。对待疾病也是这样，细菌、病毒入侵人体，就像敌人入侵，这时候西医的思维是对抗、杀灭细菌和病毒，西医先进的科学技术可以研究清楚这是什么样的细菌，其致命点是在哪，于是可以像个高手一样一击致命。

但细菌也不傻，它会进化，不断去掉致命点，变成耐药菌，于是西医再去研究，找到他新的致命点，于是此消彼长，抗生素和致病微生物进行着竞赛，这就是这种思路产生的必然结果。

五、不战而屈人之兵

但是中医呢？中医不这么看问题，中医会先思考这些本来不会侵袭人体的微生物为什么会侵袭人体？显然，是为了生存，它们要找到适合自己生存的环境甚至家园。有些微生物喜欢潮湿的环境，有些喜欢寒冷的环境，有些喜欢湿热的环境或像沙漠一样的环境。当人体有了这个适合它的环境，它自然就会来，甚至繁衍，因为这里适合它生存。

这时候中医会怎么办？中医不会去直接杀死这些治病微生物，中医只需要改变这些微生物生存的环境就可以了！让人体这个环境不再潮湿、不再高热、不再干燥，这些微生物自然就生存不下去了，它自然就离开了，而且不会再来。

这就是中医的智慧，不战而屈人之兵，中医就是这样做的！百战百胜又怎样，即使百战百胜，也是破敌三千自损八百，不是真正的智慧。所以中医看病靠的是智慧。而西医在生产力、技术上可锦上添花，但这些不是根本。

现在中医跟着西医也搞中药或复方的抑制、阻断、拮抗等研究，发现中药有抗菌作用、抑制免疫作用、抗组胺作用、抑制某种酶的作用……这种研究可以发 SCI 文章了，但以为这就是中医的救命稻草，这就是中医的前途和未来？恰恰本末倒置了！

当中医失去了东方文明所赋予的智慧，失去了自身的视角和思维，拿中药去比拼有没有抗肿瘤的成分、有没有杀灭病毒的成分，并以此为荣，这最多会被西医认为找到了一种或一组天然植物含有抗肿瘤的充分或抗病毒成分，这和洋地黄变成地高辛、金鸡纳树皮变成奎尼丁没什么本质区别。

若如此，中医中药可以为西医做贡献，但中医将会消失。不是为了保护中医才惋惜它消失，而是惋惜人类从此将失去一种经历了几千年验证的、成熟看待人体和疾病的智慧、视角、思维和方法，它恰恰是人类文明之一——东方文明——为人类所做的贡献。

这种高超的智慧指引我们用一种独特的思路和视角看待人体、看待疾病，你会发现相比于拮抗和替代，中医会找到更杰出的、充满智慧的方法（例如中医认为人、疾病、致病微生物其实都是自然的一部分）。如果中医消失，将不仅是一份遗产的消失，而是人类文明的一大损失！

六、结　语

吴雄志说"哪个中医出门不坐车，哪个中医每天在织布？" 怕的是以后人类只会坐车而从此忘记了怎样走路；怕的是人类永远不会通过像织布这种方式去与自然接近和相通，而只会生活在高科技的钢筋水泥和计算机的虚拟世界中。若如此，作为自然之子的人类将失去什么？你可否深思！

我支持中西医汇通，我也支持吴雄志所说的中学为体，西学为用，但首先需要知道的是中医的体到底是什么？否则就会以此为名，变成让中医名存实亡的一件外衣、一个借口！若如此，当我们有一天幡然醒悟的时候，中医已然不存在！中医所承载的华夏文明的智慧之学已然不存在！（至少在医学上）

什么才是中医？什么才是真正的中医？中医应该怎样发展？中西医如何汇通？……中医人，你想好了吗？

（张　东）

4. 中医与西医有多大差别？ "气"与"器"见分晓

中医与西医有多大差别？即便是从医者，恐怕一两句话也难以说清。

有人说中医施治强调整体观，事实是西医也越来越强调整体观了，比如在治疗上西医也逐渐开始重视人的生活质量和寿命；遇到疑难患者，经常多科联合会诊……由此看来，"整体观"不能作为中西医的分水岭。

那么中西医的差别到底是什么？简而言之，中西医的差别就是"气"与"器"的差别。中医着重于"气"，西医着重于"器"。

一、气质与颜值

什么是"气"？什么是"器"？

打个比方：看一个人的气质，观的是"气"，看一个人的颜值，观的是"器"。气质可以感受到，因为有气场的存在。但是很难具体描述，比如说气质优雅，可能是因为这个人举止有礼、言语得当、聪慧多识等，也可能就是"腹有诗书气自华"……气质包含了颜值，但容颜只是其中一部分。而颜值如何，一眼便知，就摆在那里。

气质更是一种动态的展现，颜值则主要是静态的表现。

二、"气"与"器"背后的文化认知

《易传》曰："形而上者为之道，形而下者为之器。"器是什么？《说文解字》曰："器，皿也。象器之口，犬所以守之。"段玉裁《说文解字注》记载："皿也。皿部曰：皿，饭食之用器也。然则皿专谓食器。器乃凡器传统。器下云皿也者，散文则不别也。木部曰：有所盛曰器。无所盛曰械。陆德明本如是。象器之口。谓吕也。与上文从吕字不同。犬所吕守之。会意。"

从上可看出，"器"统指凡器，可以装（盛）东西。

《道德经》云："朴散则为器，圣人用之，则为官长。故大制不割。"朴，即道。此句指器为道所化生。器为"圣人"（宇宙/六合的元气）所驭。《黄帝内经》云："是以升降出入，无器不有。故器者，生化之宇，器散则分之，生化息矣。故无不出入，无不升降。"

三、中医"以气驭器"，大道至简

气聚为器，器为具体的物，人、器都是一气。气以功能见长，中医里有许多表示与功能有关的名称，有些在实际的解剖上可能根本看不见，比如三焦、命门，但在中医中就是一些重要功能的代名词。出现这种差别，正是从"气"和"器"研究的不同角度而导致的。

西医所说的五脏心、肝、脾、肺、肾，主要是指其作为"器"的层面。比如心（脏），西医的解释为：心（脏）是人最重要的器官之一，是循环系统中的动力。主要由心肌构成的中空器官，有左心房、左心室、右心房、右心室四个腔。左心室与主动脉相连，……心脏的作用是推动血液流动，向器官、组织提供充足的血流量，以供应氧和各种营养物质，并带走代谢的终产物（如二氧化碳、无机盐、尿素和尿酸等），使细胞维持正常的代谢和功能。

从这段描述可看出，西医所说的心脏是可视的、可检验的脏器，即解剖所见的脏器。

西医将人体看作独立的存在，甚至认为人体的各个器官也是相对独立的。因此，对于人体某一局部出现的问题，只考虑从此部分入手解决即可，比如将局部的肿瘤切除。西医仅仅把握了器，他们一直在通过科学试验找寻器（人体）的性质与规律。也确实取得了不小的进步。但是，从气可驭器的角度而言，西医则又过于关注器而忽略了气，导致视野局限。

四、中医所说的"气"是什么？

中国哲学认为气是构成物质的基本材质。《易经》云："大哉乾元，万物资始，乃统天。云行雨施，品物流行。大明始终，六位时成，时乘六龙以御天。乾道变化，各正性命，保合大和，乃利贞。首出庶物，万国咸宁。"（《易·乾·象传》）这都是写宇宙论（古人也称宇宙为六合）的文字，表示天地万物一气所化。散则为气，无形无质；聚则为器，各有名相。但从长远看，气的聚散永远在变动之中。

"夫一身之气，皆随四时五运六气兴衰而无相反也。"（金·刘完素《素问玄机原病式·热类》）意指组成人体的气与形成天地的气就是同一个气，因此天的四时五运六气有兴有衰，人体也将随之有兴有衰。

而气论发展得最为充分而成一系统的就是中国医学（中医）。

中医认为人体内部环境本来是阴阳和谐的，一切具足，只是因为受到内外各种因素的影响而失衡，于是人体就容易生病。治本的方法是将失衡的内部环境重新调整过来，疾病产生的温床消失了，病邪也就没有依附的场所而自然消失。中医的药方也蕴涵着阴阳五行的理论，草药与人体都是具体的器，但它们在气上又是互通的，都有阴阳五行的功能，因此可以用草药来弥补人体的亏损。其最终目的不仅是对表层的症状进行消解更是重新调整人体内部环境。

人是否生病，中医仅用正、邪对比即可得知——"邪之所凑，其气必虚"，多数情况下，邪气之所以侵袭人体而发病，是因为正气虚弱，无力抗邪。故正气不足是发病的前提和根源，居于主导地位。如果人体正气旺盛，就不会生病。故《素问遗篇·刺法论》说："正气存内，邪不可干。"

五、中医强调五藏的"气"，而不是五脏"器"

在成都老官山汉墓出土的《五色脉诊》的竹简上记载："凡五色，以观生死……心气者赤，肺气者白，肝气者青，胃气者黄，肾气者黑，故以五藏之气。"大意是：观人体五藏之气的盛衰，可以断其生死。以阴阳五行来描述即为心气者赤（火）、肺气者白（金），肝气者青（木），胃气者黄（土），肾气者黑（水）。

故，所谓五色，即阴阳五行木火土金水的五色。由此可看出，《五色脉诊》的这段话已将四季、五色、五藏之气相呼应了。

中医所说的五藏（不是五脏），即肝、心、脾、肺、肾，既包括了西医所指的解剖层面的具体器官，又包括了这些器官在"气"之层面的气化功能，而更重要的是后者。所以中医又称心肝脾肺肾五藏为心气、肝气、脾气、肺气、肾气。

六、古中医了解五脏六腑吗？

中医是否了解西医所指的解剖层面的脏器呢？答案是：非常了解。

约成书于东汉以前的《难经》记载："肝重四斤四两，左三叶，右四叶，凡七叶，主藏魂。心重十二两，中有七孔三毛，盛精汁三合，主藏神。脾重二斤三两，扁广三寸，长五寸，有散膏半斤，主裹血，温五脏，主藏意。肺重三斤三两，六叶两耳，凡八叶，主藏魄。肾有两枚，重一斤一两，主藏志。胆在肝之短叶间，重三两三铢，盛精汁三合，胃重二斤一（二）两，纡曲屈伸……

以上约三千多年前的医书，对全身主要器官，包括五脏六腑等的具体描述与今日西医解剖所获数据几乎吻合。说明古人是了解作为"器"的五脏六腑的，但却不为"器"所局限，而在"气"的层面大而化之、广而包之……着重在气化等转化、变动、功用等方面着力。即便在今天，中医对世界万物的洞察力都并不过时。

七、中医既说"气"也说"器"，但重点是"气"

中医既说"气"也说"器"，但重点是"气"。比如《黄帝内经》云："脾、胃、大肠、小肠、三焦、膀胱者，仓廪之本，营之居也，名曰器，能化糟粕，转味而入出者也，其华在唇四白，其充在肌，其味甘，其色黄，此至阴之类，通于土气。"这里所说的器，指具体的器官/场所，作为"营"之仓廪。而这里"土气"的气即指脾气。从本段话可看出，中医认为，器与气是互通的，气可包含器。

《黄帝内经》中岐伯对曰："夫盐之味咸者，其气令器津泄；弦绝者，其音嘶败；木敷者，其叶发，病深者，其声哕。人有此三者，是谓坏府，毒药无治，短针无取，此皆绝皮伤内，血气争黑。"前面第一句话的"气"指盐气，即盐的性质、功能、作用、转化等的总称；而接下来说的"器"即指装盐的器皿。

在《难经》里，"器"代表具体的器物。如《难经》里所说的"阴器"："足厥阴气绝，即筋缩引卵与舌卷。厥阴者，肝脉也。肝者，筋之合也。筋者，聚于阴器而络于舌本……"

群经之首《周易》，即体现了"道"精神与"器"物体的完美结合与演绎。中医就是承续《周易》最完美、落地的一个具体应用而已。

八、结 语

综上所述，中医、西医的主要差异在于：中医重道重气，重在气化，讲求功用；而西医重器，重可视性、可重复性，讲实证性。二者各有所长。

在西医席卷全球的今天，我们既要学习、借鉴西医的长处，更要确保中医"血统"的纯正，使中医不被西化。

民族的才是世界的，中医复兴指日可待。

（张芳芬）

5. 科学与时俱进，为什么中医却崇古？—— 疑惑与悖论

大家都知道，人类的科学技术随着时代不断进步，无论是现代科学还是现代医学都早已今非昔比，尤其近代可说是突飞猛进、日新月异地发展，我们也看到了科学发展的价值和力量，但中医呢？当近代中医为了跟上西医的脚步，当现代中医试图以科学化的名义让自己能够不断创新、突破、进步、发展的时候，却越来越发现这似乎是一个死胡同，中医似乎是"科学"了，但发现改造后的中医疗效却下降了，中药提纯后可以变成西药了，例如变成了西药地高辛和奎宁。

中医失去了疗效，研究得再"科学"也失去了其存在的意义；中药科学了，不再有"不科学"的四气五味，但却变成了西药，中医也就没有了存在的价值。于是乎人们才开始反省，于是乎才又开始了读经典、师带徒，又开始了学习《内经》《伤寒论》，要知道这些都是上千年之前的知识，为什么时代都发展到了今天，又开始学习陈旧的知识？而且《内经》《伤寒论》一直被中医奉为难以逾越的经典。元气神机法也自称源于先秦，还旗帜鲜明地打出来古中医学的旗号，似乎中医一直是越古老水平越高、越古老越先进，这几乎成了一个悖论。但是，似乎事实确是如此，此做何解？

其实中医越古老水平越高包含了很深刻的道理，这个道理恰恰是中医存在的根本，是中医和西医的本质区别。中医和西医的本质区别就是建立在不同文化基础上的思维方式的区别。中医和西医的本质区别不是用草药还是化学药，不是输液还是针灸，而是二者思维方式的区别，是世界观和方法论的区别，是如何看待自然、看待客观事物的区别。

　　西方和后世对自然的认知方式是一种物我分离的认知方式，它们认为要想客观地认识世界和自然，就要将物和我区分开，如此才能客观，也就是要建立二元观（物与我、主管和客观）。但是中国古人的世界观和思维方式恰恰相反，他们认为，要想真实地认识世界和自然就必须要做到物我合一。

　　我们做个比喻，假设自然界有一个自己的固定的频率，比如是十万赫兹；而人类的意识和思维也有一个属于自己的固定的频率，比如是一千赫兹。此时人类用自己的一千赫兹的频率去认识自然，也就是和自然界的十万赫兹发生作用的时候，人类所认识的所谓客观规律恐怕只是一千赫兹和十万赫兹作用的综合结果，因为他们根本不在一个频道上。所以有意思的是科学虽然在不断进步，但它无法再创造出一个自然，但它可以创造出自然中没有的事物，比如机器人、化肥、西药、电脑等。

　　而中国古人对于同样一个问题的认识和处理却完全相反，中国古人认为，要想真实地认识客观自然，必须要将自己的频率放弃，而和自然一体，也就是调到和自然同一个频率，当你和自然同一个频率的时候，不是你去认识自然，而是自然自动地呈现在你的面前，这就是中国古人的世界观和方法论。而这则要求人的意识和思维要做到与自然的合一，这是真正的天人合一。而放弃自我频率的第一步就是要如《易传》所说的"无思也，无为也，寂然不动"，如此才能达到"感而遂通天下之故"。感而遂通天下，就是人与自然合一，与自然调到了一个频道，如此就可以如《易传》所云："夫大人者，与天地合其德，与日月合其明，与四时合其序，与鬼神合其吉凶。"而要做到这一点，谈何容易。"非天下之至神，其孰能与此"，恐怕只有少数圣人才能做到。而且还需要一个合适的自然的环境。

　　古代虽然生活条件差、物质匮乏，但也恰恰成就了这种清静、自然、少欲的生活环境，人们既然不能更多地求助于外物，则更多地会反观自心、自身，少数人如伏羲、周公、老子、庄子等则可以使身心与自然相应，从而达到直接认识自然的目的。《道德经》《周易》《黄帝内经》以及先秦的一些核心思想，正是古人在"与天地合其德，与日月合其明，与四时合其序，与鬼神合其吉凶"的境况下对自然的领悟，并把它传承记录下来，这就是经典的来源，这就是经典的价值和力量，也就是为什么中医会崇古的原因。

而当后世越来越不具备这种能力的时候，古人所记载传承下来的思想和文本，就成为后人所依赖的经典。况且若非达到"天下之至神"境界的人，恐怕难以超越经典，还原经典就已经不错了。

所以在中医中恐怕要慎谈超古人、慎谈创新。现在所谓的创新恐怕大多是在西医理念下的"创新"，若连中国古人的思维方式是什么都不懂，连中医的本质是什么都不知道，又何谈中医创新呢！这种用西方的物我分离的思维方式强制嫁接改造中医后的"创新"，恐怕本身就是一个悖论！东西方两种完全相反的理念、世界观和思维方式，如何嫁接？而这一悖论产生的后果也就可想而知。

勤求古训，学习经典，尤其是不只学习经典之方、之术，学习经典之理才是关键！元气神机法就是源于对先秦中国古人思想的理解、复原和传承所产生的"新"的方法。《元气神机：先秦中医之道》一书说："其实所谓的新，也许更古老。因为在先秦时代，产生这种医学思想应该是水到渠成、顺理成章的，也许只是失传而已。"放弃充满自我的所谓创新，寻求古人之思，达到与自然合一的境界，才是最大的肯定和荣誉。

（张　东）

6. 如何评价一名中医师的水平?

如何评价一名中医的水平?大家会说看治病的疗效是不是好。当然疗效是个指标,但看病疗效好还远远不够,一名好的医生必须要有以健康和生命为中心的整体观,在这个前提下的疗效好才是真正的好疗效,才是一个大医的素质。

那么,什么是"以健康和生命为中心的整体观"?我们不做抽象的概括,看看金元四大家的朱丹溪是怎么说的。

朱丹溪在其代表著作《格致余论》中这样说道:"凡言治国者,多借医为喻。仁哉斯言也!真气,民也。病邪,贼盗也。或有盗贼,势须剪除而后已。良相良将,必先审度兵食之虚实,与时势之可否,然后动。动涉轻妄,则吾民先困于盗,次困于兵,民困而国弱矣。行险侥幸,小人所为。万象森罗,果报昭显。"

大意:凡是治理国家的人,常常用医学之道比喻治国之理。仁哉斯言也!人体的真气就像国家的人民,病邪就像盗贼。如果有盗贼,一定会铲除他们。而良相良将,一定会审视士兵和国家粮食充足与否,以及时势如何,然后才会行动。如果轻举妄动,则国家的人民就会先被盗贼所困,然后被军队所困,人民困乏则国家羸弱。如果怀有侥幸之心冒险行动,这是小人所为。万象森罗,一定会有果报的。这就像道德经所说的"其事好还"。

这段话说得很清楚,疾病就像盗贼,谁都是知道要铲除他,但真正的大医,则眼里不光只有盗贼,而是应该如良相良将一样,或者更准确地说应该像元帅或国君一样,要有真正的整体观。要知道自己的国力有多少?

兵力有多少？国库储备有多少？在元气神机法中就是元气的储备有多少？肾气的储备有多少？水谷精微的储备和化生能力有多少？阴精的储备有多少？马上能应急的战斗力有多少？也就是营卫之气暂时一次能调动多少？然后，敌人的兵力之强弱即病邪的强弱及态势如何？最后，要制定战略方针。这个仗打起来，我方会损失多少，是否可以承受，应该怎样根据敌我态势、兵力、国力来开张这场战争，是应该用大剂量猛药速战速决，还是应该用小剂量方药打持久战，还是暂且不战而积草屯粮等等。

这在元气神机法的应用中是必需的一环，必不可少，也是基本要求。元气神机法看似简单，只有归一饮、观复汤两个方剂，似乎可以应对百病（实际上这两个方剂只是修复元气，最后治病的是元气本身），实际上应用元气神机法的医生首先要考虑到人体的整体，考虑正邪之间的关系、比例、态势等。其实不但是元气神机法，这是任何一名医生都应该考虑到的，也包括西医，可惜西医还到不了这个层次，这是中医之长。

然而现在许多中医已经忘记了这一点，或者根本就不知道这一点。好一点的中医，也因用一些效方效如桴鼓而沾沾自喜，以一剂知，二剂已而自矜，其实这样的医生即使有好的疗效，最多也只是一个好的可以冲锋陷阵的先锋官（当然，这已经很不错了，相比那些内心深处就怀疑中医疗效或者只会用中药对症治疗的中医要强百倍），但这依然不可以成为大医。大医应该是元帅，虽然必须攻城拔寨，但他始终要以健康和生命为中心，而不仅仅是取得局部战役的胜利，而付出让局部症状加重的代价。以健康和生命为中心的整体观是元气神机法的基本要求，所以元气神机法虽然简单到只有两个方剂，但其理并不简单，也许正是因为理深才致术简吧。

（张　东）

第六章

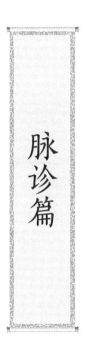

脉诊篇

1. 导语：何谓先秦脉法？

先秦脉法是以先秦思想为指导原则的脉法。先秦脉法包括了先天脉法和后天脉法，元气神机脉法是先天脉法，以《内经》的脉法称为后天脉法。

先秦脉法明显不同于后世以 28 部脉或 32 部脉为核心的后世脉法。元气神机脉法站在元气的层面，只分阴阳；后天脉法遵循《内经》的思想，让后天脉法丰富多彩。（关于先秦脉法会在近期出版的另一本书中详细介绍）

（张　东）

2. 脉诊可以预测疾病、生死吗？

大家都知道，中医主要是通过望闻问切四诊来诊断疾病的，但中医脉诊确实很难学，导致很多医生一方面因为其难学而干脆不学，一方面也越来越认为脉诊似乎可有可无，认为主要依赖问诊和舌诊就够了，这大概也是许多中医师临床水平下降的原因之一吧，同时也是许多中医医生越来越依赖西医的一个原因。其实脉诊之重要是问诊和舌诊绝难以代替的，《伤寒论》"辨太阳病脉证并治"首先提的就是脉，先秦中医大家多以脉决生死判预后。这些不仅仅是传说，认识到这一点来源于我 20 多年前的一次深刻体验。

1995 年，我参加工作的第二年，那时我在中国中医科学院西苑医院心脏监护病房任住院医师，这一年快到"五一"假的时候，病房一位进修医生要提前回家，所以就将他的患者交给我代管。代管第一天我查房，查到他的一名患者。这是一名男性患者，大约 60 多岁，患有高血压头晕，已经治疗三周了，病情稳定准备五一前出院。那天我查房诊他的脉，让我一惊，患者的脉浮、略大、但浮散而无根，一般这样的脉多出现在危重患者的身上，但奇怪的是这个患者没有什么特别不适的症状，血压不高、心率正常，各项检查也大致正常，至少没有看出有什么大问题或者明显预后不佳的表现，舌诊也就是舌淡苔薄白，没有什么特别异常的。患者心情不错，就等着过几天出院了，我当时觉得奇怪，怎么这样一个患者会有这样的脉？我甚至怀疑自己的脉诊是不是不准确，抑或大惊小怪了，抑或这只是个偶然情况而已。由于也是刚毕业不久，临床经验太少，再加上心中疑惑，所以只是大概开了个天麻、石决明、桑叶、川牛膝、五味子等潜降收敛之药的方子。

3 天以后，我再诊脉，患者的脉依然同前，没有变化，而且患者除脉诊外一切均提示稳定或者"正常"，患者血压、心率、精神状态都很好，我觉得也许是我少见多怪了，后来也就不在意了。

又过了一天，患者准备次日出院了，中午大概十二点左右，我和几名护士正在办公室吃午饭，突然听到"医生快来"的呼救声，原来这名患者在病房阳台上和病友聊天的时候突然倒地猝死。我们立即组织了抢救，但 1h 的抢救没有把患者抢救过来，患者病逝。后来据和他聊天的病友说，当时患者心情很好，正在和他聊得一时兴起的时候，他突然倒地，然后就赶紧呼救叫医生。此时我突然想到了 4 天前我对患者的脉诊——浮大散而无根，是不是患者的脉象已经在 4 天前反映出了患者的病情，只是患者当时还没有症状，从后来的结果看这个解释是合理的，否则也太巧合了，这可能是对之前的脉诊最好的解释了。

我们知道脉浮大散而无根，说明体内阳气浮跃，有可能是将要阴阳离决的表现，而后来的结果也恰恰印证了这一点。我才明白原来脉诊可以在患者症状、体征和化验检查出现异常之前几天也许更长时间就已经表现出异常了，就已经给医生以提示了，这真是脉诊的神奇之处，这恐怕是西医和一般中医所远远不及之处吧。其实这在先秦中医中并不少见，如《史记·扁鹊仓公列传》中扁鹊、仓公都是如此，仓公诊病"决死生，有验，精良"，仓公大多数医案均是以脉定生死（也有望诊），如：齐侍御史成自言病头痛，臣意诊其脉，告曰："君之病恶，不可言也。"即出，独告成弟昌曰："此病疽也，内发于肠胃之间，后五日当臃肿，后八日呕脓死。"成之病得之饮酒且内。成即如期死。所以知成之病者，臣意切其脉，得肝气。肝气浊而静，此内关之病也。

再如：齐章武里曹山跗病，臣意诊其脉，曰："肺消瘅也，加以寒热。"即告其人曰："死，不治。适其共养，此不当医治。"法曰："后三日而当狂，妄起行，欲走；后五日死。"即如期死。

《内经》中以脉来判断生死预后的文字比比皆是，如此我们怎能不注重脉诊，不认真学习脉诊呢？

自此以后，我才开始刻苦学习脉诊，后来才发现古人诚不我欺，学会脉诊让我在临床中如虎添翼，脉诊判断病机，客观性强，准确性高，而且还有预测性，常常可以在患者没有出现症状、体征及西医检查异常之前，预测患者的病情演变，至此我才知道古人所创造的脉诊的神奇和伟大之处。而元气神机法正是以脉诊定阴阳、判病机、立处方的，归一饮、观复汤如何应用也主要依赖脉诊。

（张　东）

3. 古中医大师的"必杀技"——脉诊

一、诏书——成就历史上第一部医案

公元前 176 年（汉文帝 4 年），赦免在家的淳于意（别名仓工）接到了皇帝的一纸诏书，诏书中像试卷一样问了几个问题："方伎所长，及所能治病者？有其书无有？皆安受学？受学几何岁？尝有所验，何县里人也？何病？医药已，其病之状皆何如？具悉而对。"

诏书大意："医术有什么专长及能治愈什么病？有没有医书？都向谁学医的？学了几年？曾治好哪些人？他们是什么地方的人？得的什么病？治疗用药后，病情怎样？全部详细回答。"

淳于意接过诏书，急忙到书房中抱出一厚摞竹简，查阅以前记录的病例（诊籍）。宣旨太监递过早已准备好的一大卷缣帛（还是皇室有钱，一般读书人只用得起竹简），让其写上。……淳于意一口气写下了 25 个病案，自此诞生了中国历史上第一部医案。

二、列传——仓工的医案流芳百世

若干年以后，司马迁将这 25 个病案如实地收录在《史记》列传的第四十五篇《扁鹊仓公列传》中。这是一篇记叙古代名医事迹的合传，一位是战国时期的扁鹊，另一位就是西汉初年的淳于意。通过两千多年前享有盛誉的名医业绩介绍，使人了解到中国传统医学在西汉前期已有较高的水平。

三、脉诊——仓工（淳于意）的"必杀技"

重温这 25 个病案，发现淳于意在诊法中非常重视脉诊，在 25 案病案中，其中 20 例是靠诊脉判定病情的。

相对于《史记》中记载的扁鹊事迹，淳于意的 25 个医案更客观、可信。这要感谢汉文帝的诏书，问了一长串的问题，使得病例中患者的姓名、所在地、现病史、既往史、诊病的依据都有详细记载（谁敢欺骗皇帝呢），尤其清晰地记录了淳于意凭脉诊治的详细过程。

例如：齐王二儿子家的男孩生病，召淳于意去切脉诊治，意告诉他说：这是气膈病，这种病使人心中烦闷，吃不下东西，时常呕出胃液。这种病是因为内心忧郁，常常厌食的缘故。淳于意当即调制下气汤给他喝下，只一天膈气下消，又过了两天就能吃东西，三天后病就痊愈了。

淳于意之所以知道他的病，因为切脉时，诊到心有病的脉象，脉象浊重急躁，这是阳络病。脉象理论云："脉达于手指时壮盛迅速，离开指下时艰涩而前后不一，病在心脏。"全身发热，脉气壮盛，称作重阳。重阳就会热气上行冲击心脏，所以患者心中烦闷吃不下东西，就会络脉有病，络脉有病就会血从上出，血从上出的人定会死亡。这是内心悲伤所得的病，病得之于忧郁。

对于淳于意，脉诊有多重要呢？几乎是确诊的关键凭据。下面一段充分说明了这一点。

四、治病——必先切脉，乃治之

"问臣意：诊病决死生，能全无失乎？臣意对曰：意治病人，必先切其脉，乃治之。败逆者不可治，其顺者乃治之。心不精脉，所期死生视可治，时时失之，臣意不能全也。"（《扁鹊仓工列传》）

问意："你给人诊治断定人的死生，能完全没有失误吗？"意回答说：

"我医治患者时，一定先为他切脉后，才去医治。脉象衰败与病情违背的不予医治，脉象和病情相顺应的才给予医治。如果不能精心切脉，所断定的死生时间及能否治愈，也往往会出现差错，我不能完全没有失误。"

《史记·扁鹊仓公列传》中有许多关于脉诊的记述："越人之为方也，不待切脉、望色、听声、写形，言病之所在。" 从中可看出，切脉是诊治必备的重要手段。

五、扁鹊——脉诊闻名天下

在关于扁鹊的记载中与脉诊有关的内容很多。"至今天下言脉者，由扁鹊也。"（《史记·扁鹊仓公列传》）桑弘羊（公元前 81 年）提道："扁鹊扶息脉而知病由生。"（桓宽《盐铁论 · 轻重篇》）《伤寒杂病论·序》曰："余每览越人如虢之诊，望齐侯之色，未尝不慨然叹其才秀也。"《扁鹊心书·三世扁鹊》亦曰："医门得岐黄血脉者，扁鹊一人而已。"据此可证扁鹊也是很重视脉诊的，同时也是一位脉诊的顶级专家。

六、上古中古——名医皆为诊脉高手

古中医大师个个都是脉诊高手，正如《伤寒杂病论·序》曰"上古有神农、黄帝、岐伯、伯高、雷公、少俞、少师、仲文，中世有长桑、扁鹊、汉有公乘阳庆及仓工，下此以往，未之闻也。"这里提到的今天还能有文字记载的岐伯、扁鹊、公乘阳庆、仓工，都是脉诊大师，包括未提到的华佗。

《黄帝内经》对脉诊的记载无处不在，离开脉诊，其诊治手段将如大厦梁柱之倾斜。

越是年代久远，古中医大师越是倚重脉诊。

七、全息缩影——脉诊的真相

为何脉诊如此受到古中医的青睐？因为相对于问诊、闻诊，脉诊更客观一些。因为脉诊的脉象是人体气血的全息缩影。患者对病情的描述有可能并不客观、不准确，但其气血的升降浮沉、寒热虚实却是无法骗人的。而且病机、病位往往更多地隐藏在脉象之中。

八、结语——按而知之谓之神

故《灵枢·邪气脏腑病形》说："见其色，知其病，命曰明；按其脉，知其病，命曰神；问其病，知其处，命曰工。"即"按（切脉）而知之谓之神"。

九、后　记

2017 年写下此文时本人刚学脉诊两年，四诊合参中主要依靠脉诊确定最终诊疗方案。张东老师的脉诊十分接近古中医，给予学生莫大的启迪。《史记·扁鹊仓工列传》为老师要求的课后读物，此文为读书有感。

（张芳芬）

4. 扁鹊脉诊有多神奇？脉诊到底诊什么？

脉诊自春秋战国至秦汉时期就有记载了，如《黄帝内经》以及更早期的马王堆医书。而 2013 年老官山汉墓出土的早于《黄帝内经》的扁鹊医简中，只有一部留有书名，就是《五色脉诊》。其他的都是整理时专家所命名。

脉诊有多重要？《黄帝内经》云："能合脉色，可以万全。"即如果精通望诊和脉诊，并相互合参，临证的诊治可有万全的把握。

《史记·扁鹊仓公列传》中载"至今天下脉者，由扁鹊也"，似乎表明脉法始出于扁鹊。实际这句话的意思是说，脉法得以闻名天下，源于扁鹊在脉诊方面具有相当高的理论水平和应用技巧。

其实在先秦时期，运用脉法的高明医师大有人在。比如仓公（淳于意），据《汉书·艺文志》记载："汉兴，有仓公。今其技术晻昧。"其大意是说，仓公的脉诊等（技术）如今已经模糊不清了；东汉的郭玉，擅长"方诊六征之技，阴阳不测之术"（包括脉诊）。汉和帝时（公元89—105年）郭玉为太医丞，诊脉治病多有效应，汉和帝很是为之惊奇。为检验郭玉的诊脉技术，使一手腕肌肤似女子的男子，与女子杂处帷帐中，令郭玉于帷帐外各诊一手，问郭玉此人所患何病，郭玉诊出其中有故，说："左阴右阳，脉有男女，状若异人，臣疑其故。"汉和帝为之赞叹不已。

还有"其治病，手脉之候，其验若神"的华佗（《魏志·华佗传》），即指华佗脉诊技术精湛，应之而有神效。

《内经》中有"三部九候"诊脉法，《难经》中有"独取寸口"的诊脉法。张仲景在《伤寒杂病论》成功运用"平脉辨证"，提出"某某病脉证并治"。这些对晋代王叔和产生了深刻的影响，其编撰了中国医学史上第一部脉学专著《脉经》，规范并制定了常用脉象及其相应指标，至此，脉诊成为一门独立学科。

从古至今，脉诊一直是中医最有特色的诊疗手段。然而，当今真正会脉诊的中医却寥寥可数。临床上常听患者抱怨，去某某医院看中医，医生看完各种检查单，顶多看一下舌诊，就直接开中药方了，根本不号脉。这样的中医，其疗效可想而知。所以，中医今日的衰落并非完全是因西医的挤压所致，更重要的是中医的道与术都面临失传的境地。

中医师不号脉，无非两种原因：①根本不会，即使号脉也是装装样子；②不相信脉诊的价值。

那么脉诊，诊的是什么呢？此次成都老官山出土的《敝昔医论》（注：敝昔即扁鹊）载"敝昔曰：人有九徼五藏十二节，皆鼍于气。肾通天为冬，肝通天为春，肺通天为秋……敝昔曰：所谓五色者，脉之主"，论述了五色脉与脏腑和疾病的关系。

为何说"所谓五色者，脉之主"？这里的五色是指什么？在《五色脉诊》的竹简文中记载："凡五色，以观生死……心气者赤，肺气者白，肝气者青，胃气者黄，肾气者黑，故以五藏之气。"意思是：观人体五藏之气的盛衰，可以断其生死。以阴阳五行来描述即为心气者赤（火）、肺气者白（金），肝气者青（木），胃气者黄（土），肾气者黑（水）。

故，所谓五色，即阴阳五行木火土金水的五色。由此可以看出，《五色脉诊》的这段话已将四季、五色、五藏之气相呼应了。"凡五色，以观生死……""敝昔曰：所谓五色者，脉之主"，如何观生死？扁鹊（敝昔）在这里主要指望诊和脉诊。望五藏之气的形色，观（脉诊）五藏之气的盛衰虚实。即扁鹊主要凭脉诊已能诊断出患者五藏之气的盛衰虚实，其脉诊手法堪称神奇。

《黄帝内经》曰："阳化气，阴成形……阴者，藏精而起亟也，阳者，卫外而为固也……阴不胜其阳，则脉流薄疾，并乃狂。阳不胜其阴，则五脏气争，九窍不通。"

因而有阳必有阴，有气必有形。于人体的血脉而言，有气，必有血（形）。故，脉诊诊的是患者全身气血的升降浮沉、盛衰虚实。明白了这个道理，就知道脉诊有多重要了。

（张芳芬）

5. 病机茫茫脉中求

大家都知道治病要求本，也就是了解其病机。但知易行难，因为患者的症状千差万别，有的症状多，有的症状少，而且患者的主诉具有很强的主观性，因为每个人对事物的认识和表述多有不同。而此时脉诊相比较而言就具有了明显的优势。

脉诊能够比较客观地反映人体与病邪相争的过程中的气血阴阳状态，虽然也会受运动、情绪、饮食等因素影响，但相对而言比患者的主诉更客观，脉诊虽然在中医四诊中居末位，但却是中医人的看家本领，因为它经常是让人窥探到疾病"天机"的关键。下面就提供一个小医案给大家一些启发和思索。

某女，22 岁，因"长时间乘飞机后双耳疼痛流脓水二十余天"之主诉前来就诊。患者二十余天前乘飞机十余个小时后，出现双耳疼痛，以右耳为著，开始未加在意，后逐渐加重，并流脓水，遂前往北医三院就诊。诊以"中耳炎"，以滴耳液及抗生素治疗，无明显好转，并逐渐出现听力下降，耳内有回响等问题，后又先后前往两家中医"三甲"医院耳鼻喉科进行中西医治疗，有用龙胆泻肝汤加减，有用活血止痛方者均未见明显好转。

患者形体偏瘦，精神食欲均可，无寒热、无口苦咽干，二便正常，别无其他不适。舌质略红，苔微黄。双脉弦略数，左右关均实。张东老师施以大柴胡汤原方：

柴胡 18g，黄芩 12g，半夏 10g，生姜 6g，枳实 10g，白芍 10g，大枣

6g，大黄 56g。共 6 剂。

6 天后复诊，患者自诉服药两天后病情好转近 80%，服完 6 剂后基本上痊愈。

初看起来，除了耳朵为胆经所循行之外，似乎与《伤寒论》中大柴胡汤证的所有症状都不相符，按说之前患者用龙胆泻肝汤也应该有效，但为何用大柴胡汤？

大柴胡汤的主要适应证有往来寒热，胸胁苦满，呕吐不止，郁郁微烦，心下痞硬，或满痛，大便不解或协热下利等。

其病机为少阳之邪未解，化热入里成实。

本例病患除了耳朵疼、流脓水外也没有其他明显不适。这初看会让人有些不知所措，但双脉弦略数明显，左右关均实，可判断其为少阳有热证，而左右关均实，可见其证已入里成实，此实虽不是大便实，但实热已具，故用既可和解少阳又除里热的大柴胡汤便顺理成章了，而患者对药物的反应，也证实了这种主要依靠脉诊的简洁临床思路的正确性。

其实不只是这个患者，张东老师临床诊病，多以脉诊定病机，很少问患者的症状。因为脉诊可以反映人整体上的气血、阴阳、寒热、虚实，也就成了我们窥探、寻找病机，抓住疾病根本的最重要手段。当面对疾病少症可寻的时候，或当症状繁多、错杂，无从下手的时候，从脉诊上寻找病机就是我们必须要培养的治疗思路。

从这个病例上看，只要抓住了其内在的病机，便不用在各种细枝末节的症状上用太多的心思，只要斩其根源，各种外在症状就会土崩瓦解，这种治疗思路恰恰应和了元气神机法从整体宏观上看待人体、看待疾病的思路，也是我们传统中医千百年来能够生生不息的精彩体现。

（刘　伟）

6. 学脉诊的感悟

2014 年底在中国中医科学院举办的西学中班上，听了张东老师讲中医的五行学说，张老师讲的五行不再是拘泥于金木水火土字面上的五行，而是结合天地之道阐释了五行背后的深刻含义，令我耳目一新，眼界大开。自此开始了 3 年跟师学习的历程。

脉诊是中医最具特色的诊疗技术。作为一名曾经的西医大夫，对脉诊的认知开始是半信半疑的。但看到张东老师很少问诊，主要靠脉诊诊断，且疗效很好时决定认真学习。我是从零基础学中医、学脉诊的，这有个很大的好处，即一张白纸可以任意作画。

跟诊时张老师不准随意提问，也不准我们几个跟诊的学生互相讨论患者是个什么样的脉，也不准我们看任何脉诊方面的书。张老师也很少讲解，只是让我们自己用心体会手指下的感觉。这种闷葫芦一样的跟诊大概有一个多月，张老师才让我们结合大自然来感受脉诊……

这种放羊式的教学其实很有益，让我们指下的脉象不知不觉地清晰起来。从原来摸不清楚，到发现脉诊有 N 多层、N 多面、N 多形状。直到要考执业中医师资格证，我不得不看中医院校的教材时，才发现中医诊断教材上将脉诊归纳为 28 部脉。其实脉诊远不止 28 部脉，临证时的脉象是千变万化的，脉象大多是复合的、是层层叠加的、是多维的。

出师一年来，独自出诊疗效不俗。从第一次出诊时半日只有 3 名患者，不到半年达到半日约 30 人，最多时达到 35 人。患者都是口口相传来找我看病的。之所以有较好的疗效，主要是脉诊给了我很大的帮助和信心，我在临床中诊断疾病 90% 依靠脉诊，而且从临床疗效的反馈来看，脉诊诊断疾病的准确性相当高。有了脉诊，我不仅能娴熟地运用张东老师创立的元气神机法的两个方子——归一饮和观复汤，还通过自学临床应用了几十首《伤寒论》的方子，疗效均不错。

回首这几年学习脉诊的过程，很有感悟。首先，学习脉诊要有理论依托：我一开始学中医就跟随张老师学习中医元气神机法，在先秦中医之道的指引下，对阴阳、五行的认识逐步提高，并在元气神机的理论框架下学习脉诊，也称先秦中医脉法，比凭空学习脉诊进步更快。其次，学习脉诊需要正确的方法、刻苦的练习。而正确的方法无疑是最重要的，可以起到事半功倍的效果。在每年举办的先秦中医脉法培训班上，都有不少脉诊进步神速的学员。

学习脉诊最终的目的是为了正确地诊断、处方，而不是仅能清晰地描述指下的脉象（这只是过程）。有一些学员能很好地描述脉象，但却卡在诊断、处方上。这顶多只是一个匠人，而不是一名大师。王弼借《庄子·外物》中的鉴蹄之喻指出："言者所以明象，得象而忘言；象者所以存意，得意而忘象。"因此，"象"是得"意"的工具，借助于"象"能更好地尽意；而不能执着于"言"与"象"，因为这些仅仅是工具、手段，并非目的。张东老师曾教导我们忘记脉象，直达其意。

张老师一直教育我们，学习中医最重要的是要站在道的层面、站在理的层面看问题。后来我深深体会到"明道"是提升脉诊水平最有力的法器。中医之理来源于天地之道，故学习脉诊也好、学习中医也好，均离不开天地之大道。张东老师教我们学习《道德经》，鼓励我学习《黄帝内经》，以及自己翻阅大量传统文化方面的书籍，均有助于提升自己的境界。对脉诊的运用会有润物细无声的作用。

《黄帝内经》云："能合脉色，可以万全。"可见脉诊对一名中医师是何等重要。

（张芳芬）

疾病分类索引

参编者简介

（按姓氏笔画排序）

王涛，山东寿光和信医院（原寿光晨鸣医院）中医肿瘤科医师。

王金红，廊坊市尖塔医院妇产科主治医师。

于志勇，山东寿光和信医院（原寿光晨鸣医院）中医肿瘤科主治医师。

叶宇飞，301 医院中医肛肠科主治医师。

刘伟，北京 61046 部队门诊部主治医师。

刘星辰，西学中。

许鹏飞，深圳市扶阳医馆肿瘤科主任。

李斌，中国中医科学院西苑医院风湿科副主任医师。

宋宜宁，中国中医科学院西苑医院针灸科主治医师。

张东，中国中医科学院西苑医院心血管科主任中医师。

张萍，中国中医科学院西苑医院综合科主治医师。

张芳芬，主治医师，西学中，北京博爱堂中医医院执业中医师，世界中医药联合会老年医学专业委员会理事。

张默，北京大学第一医院中医／中西医结合科主治医师。

林胜辉，华侨大学医学院心内科博士。

杨虹婕，中国中医科学院西苑医院中医师。

姜玉娟，鞍山市肿瘤医院中医科主任、主任医师。

黄琰，北京中医药大学附属护国寺中医医院副主任医师。

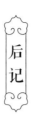

后记

　　《元气神机：先秦中医之道》一书已于 2016 年 6 月正式出版，由此标志着元气神机法正式诞生。有人说一个新的中医流派诞生了，其实我只是力图探索先秦中医之道，元气神机法只是先秦中医思想的体现之一。创立和传播元气神机法当然重要，然而更重要的是复兴和传播先秦中医的思想，因为那是中医之源，是中医存在和发展的原动力，是中医的灵魂。

　　元气神机法孕育十年，在这十年中除了我自己近十万多人次的临床实践，也将其传播给了一些学生。但是，一种学说终究要经过实践的检验，要经过更多人的实践检验，最后还要经过历史的检验。中医近现代也诞生了很多学说，只可惜许多早已经成为过眼云烟。经得住历史检验才有可能是接近真理的，所以与其说 2016 年是元气神机法的创立之时，倒不如说2016 年是元气神机法接受检验的开始。

　　元气神机法在创立之初就得到了老一辈中医大家的认可，如王永炎院士、国医大师薛伯寿、孟庆云、麻柔、王新陆等，王永炎院士还特别推荐我在中国中医科学院基础理论研究所敞厅作报告。聆听了各位中医大家的评价，我特别感谢前辈们对元气神机法的支持和认可。

　　元气神机法从 2017 年开始还借助公众号、微信课堂广为传播，已有数千人学习了元气神机法。让更多的人学会元气神机法，让更多的人在临床各科中检验元气神机法，这就是我的初衷。目前看来这个初衷实现了，越来越多的医生在临床各科应用元气神机法治疗各种疾病，这些医生既有三甲医院的医生，也有社区基层的医生，还有个体中医诊所的医生；有中医、西学中的医生甚至还有西医医生，遍布全国。元气神机法几乎在临床各个科室均有应用，应用较多的除了心血管领域还有肿瘤领域、过敏性疾病、皮肤病等。元气神机法以其理深、药简、诊易、效宏立即得到了广大医生的接受和欢迎。许多医生都惊奇地感受到原来复杂的疑难病、危重病竟然这么简单地被治愈了，以至患者也很惊奇，花了几万块钱，几十年的病竟然几剂药、十几块钱、三四味药就治好了。一些医生以前患者很少，一天看几名十几名患者，学了元气神机法以后经过半年的时间患者增至三十多人。一位西学中的西医医生，学习元气神机法之前中医是零基础，学习三年以后获得了中医行医资质，独立出中医门诊，仅仅半年时间半日门诊量就已经达到三十多人。

元气神机法带给我们的不仅仅是一个方法两个方剂，而是通过元气神机法使我们领略了何为先秦中医之道。站在中医的源头，站在更高的境界，当我们再去看传统方法你就会如鱼得水。

中医的复兴必是中医本质的复兴，而不是失去其本质的扭曲的发展，而元气神机法正是力图以先秦中医之道复兴中医之体，以体化用，使中医昂首屹立于世界医学之林。

张 东

2020 年 6 月 30 日于北京

推薦序

動物醫生是個什麼樣的行業？許多人醫的朋友常常跟我開玩笑說：「動物又不會說話，你們怎麼看病，肯定是唬弄畜主的！」我說：「和小兒科醫師是一樣的道理，只是動物除了不會說話，情緒不好還會咬你一口，讓你血流如注，這也讓我們這行常常開玩笑說自己賺的是『血汗錢』！」也因為如此，作為動物醫生需要更多的耐心和觀察力，從小小的行為改變、走路姿勢的變化、理學檢查一直到儀器的檢驗，每個步驟及細節都可能告訴你——你的病患到底怎麼了。這是當一位動物醫師必須具備的能力和心態，也讓我們這群動物醫師常常自我期許，寧願多花一點時間檢查也不願放棄各種可能的訊息。

我和林政毅醫師認識超過五年了，在我還是個小小獸醫系的學生時，就已經看過他在專業領域裡寫的幾本書；他是台灣第一位全力投入貓病領域的專業醫師，我們行業裡給了他一個「貓博士」的外號，且他經常透過專業的教學及演講，無私地貢獻所學、分享他的臨床經驗，因此在兩岸三地的業界裡已經是無人不知、無人不曉。也因為如此，他非常了解畜主教育的重要性，為了讓貓奴們可以少去新手時期的窘境，且在貓咪生病時不要慌了手腳、徬徨無助，所以和 101 台北貓醫院的陳千雯醫師一同寫了這本書，希望網路上各種錯誤的訊息不要再以訛傳訛！

這是一本簡單的入門書，由專業的貓病專家為你開啟養貓知識的大門，可以讓你更認識貓咪食衣住行各方面的知識，甚至疾病的相關資訊，讓你不至於在貓咪生病時，急得像熱鍋上的螞蟻，病急亂投醫。何其有幸，可以為這本書寫推薦序，林政毅醫師是一位無私奉獻於獸醫行業教學和畜主教育交流的好醫師，我也很幸運和他與譚大倫醫師一同合著了兩本專業書籍：《寵物醫師臨床手冊》、《小動物輸液學》。林醫師是我學習的目標，古人常說出書立命是讀書人一輩子要做的事，這個行業也因為這群人的奉獻與努力，讓台灣的獸醫水平持續進步，也讓所有飼養伴侶動物的畜主，可以放心把家中的小朋友交到我們手上，讓我們一同繼續努力吧！

翁伯源

台灣貓科醫學會理事長

推薦序

許多不了解貓咪的人，對貓咪的印象大多較負面，認為貓咪是一種很陰險的動物；在好萊塢的卡通電影中，更是將貓咪塑造成十惡不赦的壞蛋，好像狗是很憨厚的動物，而貓卻是處處奸詐狡猾，處心積慮想要除掉狗的動物。其實完全不是這樣的，如果仔細觀察貓咪，跟貓咪好好相處，就會發現貓咪有很多的動作是很細緻、溫柔且高雅的，只有長期與貓咪相處或是養過貓的人，才能體會與貓咪互動之間的奧妙，並發現貓咪迷人的地方。

這本書對貓咪生老病死會發生的事都有詳細描述，從最基本的身體構造、迎接新成員、貓咪常見的疾病到老年貓照顧，林醫師將該注意的事項都鉅細靡遺的告訴讀者，堪稱是講述貓咪照顧最完善的一本書籍，所有養貓的人都該人手一本的！

我跟林政毅醫師已經認識超過十年，他在兩岸三地的演講場場爆滿、場場轟動，大家都知道他的演講不但幽默，而且內容豐富。林醫師在獸醫的行業裡有著貓博士的稱號，他也創建第一家專門治療貓咪的動物醫院—— 101 台北貓醫院，而陳千雯醫師是貓醫院的院長，對貓咪的診治無微不至、視病猶親，這麼多年下來看貓的功力也是非同小可，相信這本書一定會讓愛貓人士獲益良多。最後希望所有愛貓人士看了這本書後，在照顧貓咪上能更加得心應手，貓咪都能健健康康、長壽又快樂。

譚大倫

台灣獸醫聯合會理事長

我目前養了七隻貓，生活中工作中都離不開貓，自稱貓奴一點也不為過。很多朋友、網友都喜歡問我許多醫療上的問題，因為他們認為我一定都懂，但……我都直接打電話去問林政毅、陳千雯兩位專業人士比較快，這兩位醫師號稱理性與感性的組合，我覺得對於愛貓人來說是非常重要的！

理性的貓博士：

雖然年紀不小了（算老獸醫），但還是一直在專業領域上不斷地鑽研，結合高科技儀器來輔助治療更多貓科的疑難雜症，他常告訴我：「一位優秀的臨床獸醫師，是要有能力正確地找出病因，才能對症下藥減緩貓咪病痛，也才能減少畜主的負擔。」我看到他的努力，也相信這是他會成功的原因。

感性的小陳醫師：

她除了承傳貓博士的功力外，更有自己獨特的貓式風格，她講話很慢，看診時不僅對貓咪有耐心，對於主人的態度更是誠懇與專業；下班沒事時就是宅在家查資料，或是陪我到偏遠鄉鎮去作街貓的醫療協助，她回答我問的問題都很仔細，不會像貓博士那樣不耐煩！

現在有了這本書，也可以減少我打電話求救的機會，透過書上的專業解說、資料的整合分析，我想肯定會讓許多貓奴在半夜能安穩地睡覺，不必再惶恐無助了。當然，最後也期待台灣的動物醫療水平能夠在良醫、優書、好環境下不斷提升，這一切需要更多畜主的尊重與肯定。

貓夫人

作者序

現在的人們飼養貓咪不再像以前只是為了抓老鼠，而是變成了生活中的伴侶或是家人，因此養貓的知識也越來越多元。很多貓奴對於貓咪的飼養和疾病觀念大都來自於網路、口耳相傳或是國外書籍翻譯的相關資訊，在台灣並沒有一本書完整提供飼養及疾病照顧的相關知識，尤其是在疾病照顧的部分，因此我想寫一本從貓咪出生到老年的飼養照顧及疾病看護的書籍，讓更多貓奴在照顧貓咪、遇到無法解決的問題時，能有暫時幫忙解決問題的工具書。

臨床上很多貓咪都是生病到很嚴重了，貓奴們才會帶著貓咪到醫院看醫生，但往往都已是來不及了。每當看到貓奴們自責或是難過的樣子時，心裡都會想：如何能減少貓奴的自責及難過？怎麼樣才能讓疾病對貓咪的傷害減少到最小？因此在書中提到了很多疾病早期的症狀，讓貓奴們在日常生活中就能注意到貓咪行為上的異常，早期發現並帶到醫院接受檢查及治療。

為了讓貓奴們能更容易地飼養及照顧每個時期的貓咪、讓貓咪能有更良好的生活品質，這本書從貓咪出生的照顧、日常生活的照顧、老年時期的照顧，以及生病時的照顧都有詳細的介紹，希望藉由本身的專業知識提供更多醫療幫助給貓奴們。想寫在書裡的東西很多，但無法全部收錄，只能將一些常發生或是常遇到的寫下來，但這些都只是提供參考或是緊急時的照護。相信醫生的醫療專業，配合醫生的治療方針，才是對貓咪最好的醫療！

林政毅、陳千雯

全台貓醫師聯名
強力推薦

王金順	毛毛動物診所	吳展祥	星辰動物醫院	陳姿如	毛毛動物診所	楊哲豪	高雄市吉祥動物醫院
王中蘭	王中蘭動物醫院	吳俊瑩	人人動物醫院埔心分院	陳彥宏	豐德動物醫院	廖子豐	原立安動物醫院
王崇印	小花動物醫院	吳錫銘	五權動物醫院	陳亮宏	臺北市豐盛動物醫院	廖建洋	康廷動物醫院
王志遠	安傑動物醫院	林志成	志成動物醫院	陳春輝	展鵬獸醫院	廖陳胤	台北市洪生動物醫院
王冠智	高雄名冠動物醫院	林志豪	守護動物醫院	陳威達	台北北安動物醫院	綦孟柔	六福村野生動物園動物醫院
王咸棋	中興大學獸醫教學院	林廷昌	高雄市佳佳動物醫院	陳翊龍	摩兒動物醫院	鄒昆霖	中壢豐安獸醫院
王智維	全國動物醫院高雄分院	林政佑	豐德動物醫院	陳建霖	桃園愛心動物醫院	鄭人豪	台南長弘動物醫院
王聲文	康寧動物醫院	林明煌	花蓮人人動物醫院	陳穆村	聖博獸醫院	鄭代乾	台中劍橋動物醫院
王耀鴻	全國動物醫院	林彥銘	板新動物醫院	陳御翔	祥恩動物醫院	鄭宇光	明佳動物醫院
古景友	楊梅動物醫院	林煜淳	博愛動物醫院	翁伯源	劍橋動物醫院	鄭智青	維康動物醫院
朱哲助	侏儸紀野生動物醫院	林進勇	水上動物醫院	許俊隆	德欣動物醫院	鄧之垣	桃園龜山欣欣動物醫院
朱淵源	恩典動物醫院	林煒晧	博愛動物醫院	許敏輝	台東崇仁動物醫院	鄧如意	中壢中原動物醫院
朱建光	台北市仁愛動物醫院／	林閩櫃	加賀動物醫院	許國堂	元沅動物診所	鄧福根	人人動物醫院
	中華民國保護動物協會常務監事	林振益	台中崇倫動物醫院	張文學	台南陽明動物醫院	鄧福剛	人人動物醫院
石俊懿	台南上揚動物醫院	林傳基	志誠動物醫院	張世強	世東動物醫院	穆昭安	台東市懷恩動物醫院
甘家銘	東湖動物醫院	林耀崇	吉生動物醫院	張益福	高雄中興動物醫院	蔡依達	達仁動物醫院
曲維紀	台北市洪生動物醫院	胡宏文	中壢綠崧動物醫院	張哲誠	古亭動物醫院	蔡志鴻	祐康獸醫院
向時瑞	慈愛動物醫院	周明賢	高雄亞幸動物醫院	張維學	金華動物醫院	蔡坤龍	名人動物醫院
呂理印	圓霖動物醫院	周龍謀	永坤動物醫院	張譽耀	廣福動物醫院	蔡明倫	高雄崇仁動物醫院
呂育臣	正吉動物醫院	周俊宏	弘安動物醫院	張夢麟	台南宏麟動物醫院	蔡季庭	宜蘭縣季廷動物醫院
呂柏賢	台中諾德動物醫院	柯建章	柯建章動物醫院	黃士維	喬喬動物醫院	賴建宏	台中沐恩動物醫院
杜昇茂	台南強生動物醫院	洪文男	上群動物醫院	黃文賢	高雄市文心動物醫院	潘秋婉	斗六佑安動物醫院
沈志明	雙十動物醫院	洪宏明	新長庚動物醫院	黃李傳	成蹊動物醫院	潘震威	感恩動物醫院
沈振加	台南新營樂仁動物醫院	洪榮偉	專心動物醫院	黃菩雯	彰化和美愛犬動物醫院	歐陽斌	高雄阿宅動物醫院
宋亦祁	大其動物醫院	洪禎謙	全國動物醫院	黃明如	高雄中興動物醫院	劉文禎	丸三動物醫院
江彥德	德生動物醫院	洪國晉	雲林虎尾湯姆貓動物醫院	黃明祥	聯合動物醫院	劉正吉	臺東心語動物醫院
江國豪	陽光動物醫院	范長慶	長慶動物醫院	黃俊諺	中壢振安動物醫院	劉尹晟	亞馬森動物醫院
李坤昇	永吉家畜醫院	范皓森	竹北里仁動物醫院	黃應晴	台中安可動物醫院	劉均凱	艋舺軒動物醫院
李宣儒	六福動物醫院	涂潔明	台中梅島動物醫院	黃萬寶	高雄旗山旺旺動物醫院	劉昭男	日康動物醫院
李昱璇	馨田動物醫院	涂賢達	苗栗安達動物醫院	黃瓊如	台南聯心動物醫院	劉彥杰	東南動物醫院
李協彥	仟祐動物醫院	徐于忠	永康動物醫院	彭家渝	士林獸醫院	戴瑩乾	戴瑩乾動物醫院
李振銘	百科動物醫院	徐瑞陽	永昌動物醫院	單黛安	台中五福動物醫院	謝金偉	毛孩子動物醫院
李飛憲	飛揚動物醫院	徐景宣	明新動物醫院	馮宗宏	宏力動物醫院	謝秉福	青森動物醫院
李健源	禾米動物醫院	海 鯤	立安動物醫院	馮建中	希望動物醫院	謝佩文	平鎮美生動物醫院
何丞剛	愛醫動物醫院	姚勝隆	板橋隆安動物醫院	游家德	南投草屯心愛動物醫院	顏銘佐	家麒獸醫院
何東旭	台中建安動物醫院	馬維賢	達特馬動物醫院	曾羿瑞	中壢太樸動物醫院	簡世鑫	富恩動物醫院
何彥麟	宥昇動物醫院	郭俊文	左營動物醫院	曾喜暖	台中大里慈濟彩虹動物醫院	簡沂彤	臺南郡安動物醫院
卓俊宏	高雄宏仁動物醫院	郭育霖	福樂動物醫院	湯政道	寶護動物醫院	蕭承浩	心心動物醫院
紀毓軒	台中達爾文動物醫院	陳大鈞	新北市五信動物醫院	葉俊益	寵愛動物醫院	羅仕旺	佑安犬貓醫院
邱明璨	桃園柏林動物醫院	陳格倫	彰化員林佑旺動物醫院	葉秉諺	桃園大溪聯眾動物醫院	羅勝展	宏成動物醫院
吳永鑫	新竹旺鑫動物醫院	陳柏甫	廣慈動物醫院	楊宗潔	台中達爾文動物醫院	譚大倫	曼哈頓動物醫院
吳念璣	台南東平動物診所	陳信璋	嘉義嘉樂動物醫院	楊孝柏	中研動物醫院	譚至仁	台大慈仁動物醫院
吳仲瑩	香港亞洲獸醫診所	陳俊達	慈愛動物醫院	楊昌珩	台中永昌動物醫院	蘇志郎	虎尾動物醫院
吳明忠	台中忠明動物醫院	陳俊余	台南奇異果動物醫院	楊家禎	馬汀動物醫院		
吳玟軒	高雄市佰成動物醫院	陳俊傑	高雄捷飛達動物醫院	楊倩茹	台中聖愛動物醫院大甲分院		

目錄

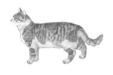

CONTENTS

PART

1

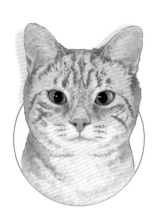

認識貓咪

Ⓐ 貓的中國史

以往貓一直被認為是陰森、狡詐、恐怖的代表，所以，卡通《太空飛鼠》打的壞蛋都是貓；電影《貓狗大戰》中，貓就是要統治地球、奴役人類的小壞壞；而以往的華語恐怖片也總喜歡在晚上用黑貓來製造恐怖的氣氛。其實，這些都是愛狗一族污衊貓族的慣用伎倆，但隨著社會的都市化，這些神不知鬼不覺被養在家裡的貓咪卻逐漸躍上檯面、成為主流，而我們在讀中國歷史時，卻往往找不到任何關於貓咪的蛛絲馬跡。有一次我懇請名書法家黃篤生大師幫我寫各種字體的「貓」字，卻只見他皺皺眉頭說其實貓的書法古字真的不多，楷書、行書、隸書或許還找得到，但大篆、小篆就真的有困難了。到底貓在中國的歷史上，扮演著什麼角色呢？就讓我們繼續看下去吧！

貓的名字

如果你想靠「貓」這個字，去尋找中國歷史上的貓咪們，那還真的是寥寥無幾！但事實上，中國古代各朝代對貓都有著不同的稱呼，例如狸奴、玉面狸、銜蟬、田鼠將、雪姑、女奴、白老、崑崙妲己以及烏圓等，都是古代對貓的稱謂。

歷史上與貓有關、最有名的橋段就屬「狸貓換太子」了！所謂的「狸貓」是指「狸花貓」，也就是「花貓」。傳說宋真宗第一個老婆死後，劉妃及李妃都懷了孕，只要誰先生下兒子，誰就可能被立為皇后。劉妃深怕被李妃搶了頭彩，於是與宮中總管郭槐勾結密謀，並配合黑心產婆尤氏，把一隻狸貓剝去皮毛，血淋淋的換走李妃剛生下的太子，這就是有名的「狸貓換太子」；而宋真宗也真是笨，真就以為李妃生下妖孽，便將李妃打入冷宮。但是，在這故事中最可憐的，其實是那隻被扒了皮的花貓……

中國最早出現貓的歷史文獻，是西周時代的《詩經·大雅·韓奕》，內容寫到：「有熊有羆，有貓有虎」，這是世界上最早對貓的文字記載；而《莊子·秋水》以及《禮記》也都曾歌頌過貓咪抓老鼠的豐功偉業，甚至提到連天子都會迎貓祭祀、答謝貓咪的辛勞。

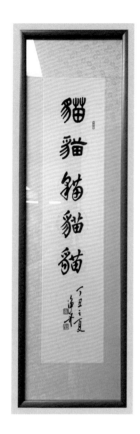

到了東漢，明帝篤信佛教，為了保護翻譯的《四十二章經》不被老鼠啃咬破壞，甚至遠從印度進口貓咪到白馬寺去保護經書。

而古代的名人雅士中也不乏貓奴，例如宋朝的黃庭堅就是其中之一，其作品《乞貓詩》是這麼寫的：「秋來鼠輩欺貓死，窺瓮翻盤攪夜眠。聞道狸奴將數子，買魚穿柳聘銜蟬。養得狸奴立戰功，將軍細柳有家風。一簞未厭魚餐薄，四壁當令鼠穴空。」

而宋朝另一位貓奴就是陸游，有作品《贈貓詩》：「鹽裹聘狸奴，常看戲座隅。時時醉薄荷，夜夜占氍毹。鼠穴功方列，魚餐賞豈無。仍當立名字，喚作小於菟。」

另一作品《鼠屢敗吾書偶得狸奴捕殺無虛日群鼠幾空為賦此詩》：「服役無人自爇香，狸奴乃肯伴禪房。書眠共藉床敷暖，夜坐同聞漏鼓長。賈勇遂能空鼠穴，策勳何止履胡腸。魚飧雖薄真無媿，不向花間捕蝶忙。」

還有一作《十一月四日風雨大作》：「風卷江湖雨暗村，四山聲作海濤翻。溪柴火軟蠻氈暖，我與狸奴不出門。」

南宋的文天祥也是貓奴一枚，曾作《又賦》：「病里心如故，閒中事更生。睡貓隨我懶，點鼠向人鳴。羽扇看棋坐，黃冠扶杖行。燈前翻自喜，瘦得此詩清。」

而明朝的文徵明，也曾著有《乞貓詩》一首：「珍重從君乞小狸，女郎先已辦氍毹。自緣夜榻思高枕，端要山齋護舊書。遣聘自將鹽裹箬，策勳莫道食無魚。花陰滿地春堪戲，正是蠶眠二月余。」

不管是「狸」還是「貓」，從許多中國古代詩詞作品或是畫作中，都可以找尋到貓咪的身影。這也表示了貓咪在古代中國擁有重要的地位。無論是守護珍貴的書籍不被老鼠啃咬，或是作為陪伴的關係，從古至今同樣不變的就是——貓咪走進了人類的生活，並馴服了人類，讓人類甘願成為貓咪的奴隸，不是嗎？

B 貓的身體構造

因為優越的眼力、聽力以及運動能力，讓貓咪生下來就是一個狩獵高手。不過，貓咪身體的每一個器官都有各自的功能，看似獨立但卻是缺一不可，每個器官都有互補的作用，缺少一個感覺器官，貓咪就無法完成完美的狩獵行為。

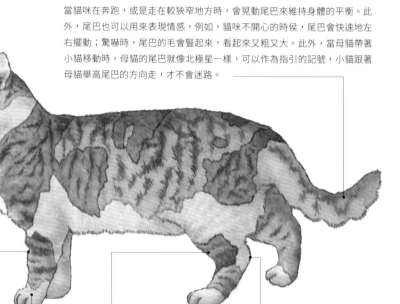

尾巴

當貓咪在奔跑，或是走在較狹窄地方時，會晃動尾巴來維持身體的平衡。此外，尾巴也可以用來表現情感，例如，貓咪不開心的時侯，尾巴會快速地左右擺動；驚嚇時，尾巴的毛會豎起來，看起來又粗又大。此外，當母貓帶著小貓移動時，母貓的尾巴就像北極星一樣，可以作為指引的記號，小貓跟著母貓舉高尾巴的方向走，才不會迷路。

肘部

主要是跳躍的力量來源。當貓咪趴下或是趴著要起來時，是靠肘部來支撐身體的力量。另外，肘部彎曲時會蓄積能力，伸展時會利用這個力量來跳躍。

腕部

腕部是由八個小塊的骨頭組成。因為這個構造讓腕部關節可以靈活的運動，所以前腳攀爬或是狩獵時才能更容易。

膝

膝關節與肘關節的作用是一樣的。當膝關節彎曲並伸展時，可以產生與彈簧一樣強而有力的彈力。因為這個特性，貓咪在跳躍時，高度可達自己身長的五倍。

飛節

在人稱為腳跟，而貓咪後腳跟的位置在較高的地方，以人來比喻，就像是在掂著腳尖走路。所以貓咪在跑步時和地面的摩擦力很小，踢的力量變大。因此，無論貓咪是什麼時侯開始跑步，都能發揮瞬間的爆發力。

眼睛

貓咪的視野是 280 度，對於快速移動的物體或是在黑暗的房間裡，都可以看得很清楚。

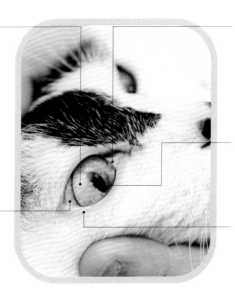

虹膜

虹膜可以控制瞳孔的大小，虹膜上有大量色素細胞的分佈，可以保護視網膜、水晶體、玻璃體不受紫外線的傷害，也是很多貓咪品種上判定的重要依據，如美國短毛貓及金吉拉是翠綠色的虹膜，波斯貓是橘色的虹膜。

鞏膜

也就是眼白部分，它的上面覆蓋著一層透明的結膜，在眼白上可能會看到幾條較粗的血管分佈。

第三眼瞼

靠近鼻樑的眼角內側有一小塊可往外滑動的白色組織，就是所謂的第三眼瞼或稱瞬膜，這是人類所沒有的構造，具有分泌淚液、分佈淚液及保護眼球的功能。

瞳孔

瞳孔就是眼睛正中央所見的黑色孔徑，會隨著光線的強弱而增大或縮小。

眼瞼（眼皮）

可以充分保護眼睛，而淚腺所分泌的淚液也能提供眼睛表面組織足夠的濕潤度。

鼻子

貓咪的鼻子可以聞到 500 公尺以外的味道！

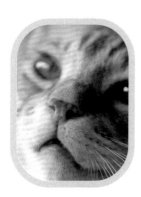

鼻鏡

汗和皮脂讓鼻鏡變得濕潤，因此氣味分子容易附著，使得貓咪嗅覺變得較敏銳。

舌頭

貓咪舌頭表面佈滿了細小、向喉頭內長的倒刺。

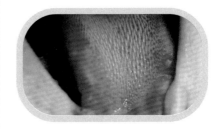

絲狀乳頭

倒刺具有相當重要的功能！當貓咪在舔身體時，像梳子在梳理毛髮；在吃飯或喝水時，不只有勺子的作用，還可以將獵物骨頭上的肉剔除乾淨。

牙齒

貓咪幼年時期有 26 顆牙齒，六個月後會更換成 30 顆永久齒。永久齒和人類一樣分成三種，作用各不相同，一旦掉了就不會再長出來了！

臼齒
用來切割食物。

門齒
和人的門牙一樣，可以將肉從骨頭上刮下來。

犬齒
用來刺穿獵物的脊髓。

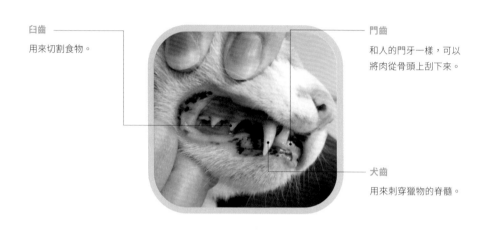

肉墊

肉墊是一個有很多神經通過的感覺器官，與人的指腹一樣敏感。貓咪走路不會發出聲音，是因為肉墊著地時可作為避震器，並有消音效果。除此之外，也是貓體內少數有汗腺的地方，因此肉墊具有排汗功能；且趾間也有臭腺，在流汗時臭腺也會一起排出，留下氣味。

掌球
相當於人的手掌。

指球
相當於人的指腹。

趾跟球
保護前踝。

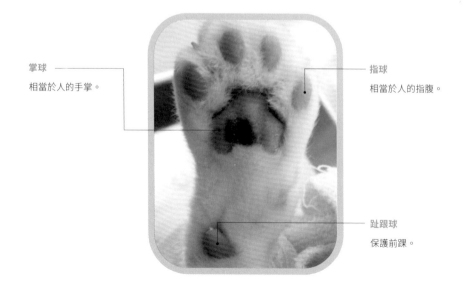

爪子

貓咪的指甲又彎又尖，爪子形狀很適合用
來壓制獵物。此外，貓咪的爪子可以伸縮
自如，把爪子收起來能防止磨損指甲，走
起路來不會發出聲音，也就能緩慢地向獵
物靠近，避免驚動到對方。

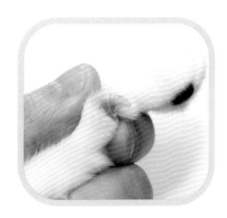

鬍鬚

貓咪會以鬍鬚來測量可以
通過區域的寬度。

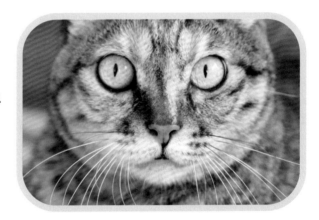

耳朵

貓咪耳朵可以聽到的聲音
範圍是人的三倍。

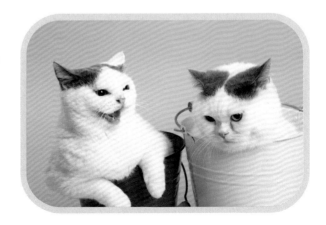

○ 貓的感器

視覺 ▬▬

貓的眼睛構造與人類大同小異，但還是有些特殊的地方，這也使得它具有某些人類
無法達到的功能。

貓咪在夜晚也能看得很清楚？

我們常說「貓在黑暗中仍看得見東西」，其實不然，如果將貓放在完全黑暗的空間中，
牠也和你我一樣完全看不見東西，只是貓咪的眼睛能聚集環境中微弱的光線。

貓的視網膜前有一個類似鏡子的構造，稱為明朗毯。微弱的光線射入視網膜後打擊
到明朗毯上，又會反射到視網膜上，而使光接受細胞（視桿和視錐）再度接受光的
刺激，提昇了光的作用，進而增加夜間視力。再加上貓的瞳孔在黑暗中會放大，以
利收集更多光線，所以貓咪接受的光線量只需要人的 1/6，就能看得很清楚！

我們常常在夜間看見貓咪的眼睛閃著金光或綠色的光，這就是因為明朗毯的反射作
用，用閃光燈對貓咪照像時，也會有相同的結果，而人類因為不具有明朗毯，所以
眼睛於夜間是不會發出亮光的。

貓咪的視野比人類寬廣？

當貓咪正視前方時，牠的視野夾角為 285 度，較人類的 210 度更為寬廣，而且兩眼
的視野夾角為 130 度，也較人類的 120 度為寬。兩眼視野夾角的大小關係著距離及
深度的判斷，而貓咪的兩眼夾角為 130 度，使得牠能準確地判斷物體的距離或深度。
因此，當獵物位於貓咪的斜後方時，貓咪也能看得見。

事實上，距離的判斷能力不單單只是依靠兩眼的視野夾角而已，還有其他的因素存
在，人類雖然兩眼視野夾角較貓來得小，但因為人類眼球的眼白部分較多，使得轉
動的範圍較大而彌補了構造上的不足，所以我們在距離的判斷上是比貓咪來得強。

貓咪瞳孔為何會收縮和放大？

貓咪眼睛內的瞳孔與一般哺乳類相同，在強光下會收縮，以防止過強的光熱傷害視
網膜；在昏暗下會放大，以收集接受更多的光線。但貓咪瞳孔的形狀會因品種的不

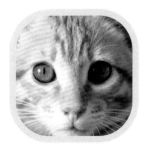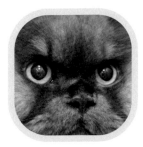

◀◀ 貓咪的瞳孔是位於眼睛正中央。在光
線明亮的地方，瞳孔會呈現細長形。

◀ 在光線較暗的地方，瞳孔會呈現圓形。

同而有所差別，大型野生貓科動物的瞳孔多為卵圓形，美洲獅為圓形，而一般家貓則為垂直裂縫狀；垂直裂縫狀的瞳孔比圓形的瞳孔更能有效且完全的閉合，瞳孔閉合的作用主要在保護極為敏感的視網膜。

視網膜上的視桿細胞主要是對光線明暗變化敏感，而視錐細胞主要是負責解析影像。貓咪的視桿細胞比較多，而視錐細胞較少，所以貓咪的夜視能力比人類好，但視力卻只有人類的 1/10，因此無法像人類一樣具有識別細小事物的能力。

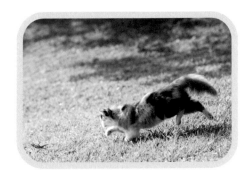

雖然貓咪是個大近視，可是牠的動態視力卻非常好，就算獵物在 50 公尺外移動，貓咪也捕捉得到。獵物每秒移動 4mm，貓咪都能發現；因此，對人而言移動快速的物體，在貓咪看來不過只是正常的在移動。

◀ 貓咪的動態視力非常好，可以捕捉移動中的獵物。

貓咪是色盲？

你的貓咪曾經對某種顏色特別喜歡或憎惡嗎？貓咪有辨別顏色的能力嗎？眼睛裡的視桿細胞主要作用於分辨色彩，人類的視桿細胞可以分辨藍、紅、綠，但貓咪的眼睛沒有感知紅色的視桿細胞，所以只能分辨藍色、綠色，無法辨別紅色。因此，貓咪看到的紅色可能會變成灰色。

不過，貓咪能否分辨顏色對牠們而言沒有任何意義，因為貓的眼睛雖然可以辨別顏色，但眼睛與腦部感知之間存在某些障礙，使得腦部無法解讀這些訊號。貓很少需要運用色覺，但可以經由訓練來了解顏色，不過這是相當困難的任務。

聽覺

貓咪第二種重要的感覺就是聽覺，貓的外耳殼是由 30 條肌肉來控制，而人類只有 6 條肌肉。

貓咪的耳朵可以自由移動？

30 條肌肉主要是控制外耳殼能朝向聲音的來源方向，而這種移動外耳殼的速度，貓也較狗快得多。外耳殼就像漏斗一樣可以收集外來的聲音，並將之傳送至耳膜，外耳殼的形狀就像一個不規則且不對稱的喇叭，加上肌肉可以控制外耳殼的運動，使得貓咪能很精確地聽出聲音所在的位置。

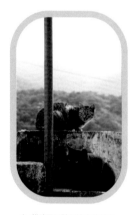

▲ 貓咪可以聽到遠處的聲音。

貓咪的聽力比狗狗好？

人能聽到的聲音頻率約為 2 萬赫茲，狗能聽到 3 萬 8 仟赫茲的頻率，但卻無法區別高處和低處，而貓能聽到 5 至 6 萬赫茲以上的高音，並且能找出聲音的位置。所以當老鼠發出 2 萬赫茲以上的超音波，即使在 20 公尺外的地方，貓咪也能聽得到。

此外，人可以從聲音的時間差及強度來尋找聲音的來源，不過，就算耳朵再怎麼好，也會有 4.2 度誤差的產生。但對貓來說，誤差範圍只有 0.5 度，所以，貓咪能夠分辨 20 公尺和 40 公分二個聲音來源的不同，這是人的能力所不及的。

藍眼的白貓是不是聽不到？

藍色眼睛的白貓，因為基因上缺損，造成內耳構造的皺折而有耳聾的傾向，這種形式的耳聾是無法治療的。不過，貓即使耳聾，也能很快地適應環境而生存下去。

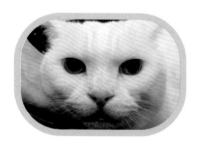

▲ 藍眼的白貓容易有聽不到的狀況。

嗅覺

鼻子對貓咪而言是另一個重要的感覺器官。有人說貓咪嗅覺的敏感度是人的 20 萬倍以上，是因為貓咪的鼻黏膜內約有 9 千 9 百萬個神經末梢，而人只有 5 百萬個的關係。

嗅覺對貓咪而言比視覺重要？

視覺和嗅覺比起來，貓咪是以嗅覺來判斷各式各樣的東西。例如：貓咪只是聞了其他貓咪的尿和臭腺氣味，就能知道那隻貓是公的還是母的；小貓未開眼前也是利用聞母貓的氣味來找到乳頭；這隻貓咪是不是正在發情？是不是貓奴的味道？這些都可以用嗅覺來分辨，甚至在 500 公尺以外的微弱氣味，貓也能夠聞得到。

此外，貓咪的鼻子對含氮化合物的臭味特別敏感，因此放置過久的食物以及腐敗的食物，都無法引起貓咪的食慾。

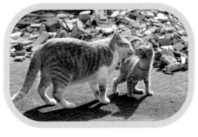
▲ 嗅覺對貓咪而言是非常重要的感覺器官。

為何貓咪遇上貓薄荷就像吸大麻？

貓特別喜歡一種叫作貓薄荷的植物所發出來的氣味，牠們會被這種氣味所吸引，而且會心醉神迷地在地上翻滾及仰臥。因為貓薄荷內含有某種油脂，而這種物質與發情母貓分泌於尿中的物質具有相似的化學結構，就像你所猜想的一樣，公貓較母貓及去勢公貓容易被貓薄荷所吸引，所以貓薄荷對貓咪來說，是一種非常性感的植物呢！此外，奇異果的枝幹及樹葉也有相同的作用。

貓咪怎麼知道食物是不是熱的？

貓咪的鼻子不只是嗅覺敏銳，連溫度也能感覺得到，鼻子是全身對溫度變化最敏感的地方。即使溫度變化只有 0.2 度，連人類都感受不到的差異，貓咪都能感受得到。因此貓咪測試食物的溫度是靠鼻子，而不是舌頭；就連尋找涼爽舒適的地方休息時，也都是依靠鼻子。

聞到特殊味道時，貓咪會有奇怪的表情？

當貓咪嗅到一些特別或刺激的味道時，會將頭往上揚，並有捲唇、皺鼻以及嘴巴張開的特殊表情；一般相信這種看似微笑的表情是為了讓某些氣味進入嘴內，與上顎內的鼻梨器（Jacobson's organ）接觸，它具有嗅覺及味覺的功能，使得貓咪可以分辨這些味道。

人類也有鼻梨器，只是已不具功效了。對貓而言，主要是在發情期間接收發情母貓發出的費洛蒙氣味。

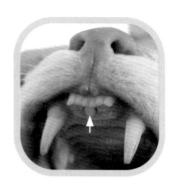

▲ 鼻梨器位於上顎門齒後方的小洞中。

觸覺

貓的觸覺非常發達，而鬍鬚似乎扮演著重要的角色。不過，貓咪的「鬍鬚」不是只有在嘴巴周圍，而是包括眼睛上的眉毛、臉頰上的毛，以及前腳內側的觸毛都可以稱為鬍鬚。

貓咪的鬍鬚很重要嗎？

貓咪的鬍鬚是一種感覺器官，毛根部有神經細胞，當鬍鬚碰到東西時，就會有刺激傳到腦部，讓貓咪可以判斷是否有危險，並且避開危險。一般認為鬍鬚伸長出來的寬度約為貓身體的寬度，這使得貓在跟蹤獵物時可以測量身體與旁邊物體之間的距離，讓貓咪可以經過而不會碰到周遭的東西，或者避免因碰觸到物體而發出聲響，嚇跑了獵物。貓在黑暗中會利用鬍鬚及前腳的觸毛來偵測無法看見的物體，假如鬍鬚在黑暗中碰觸到獵物，牠會很快地作出反應並準確地捕捉獵物。另外，某

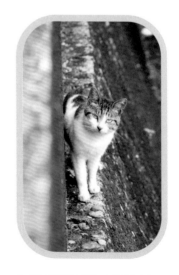

▲ 貓咪會用鬍鬚來測量可以通過的寬度。

些研究推測，貓在黑暗中跳躍或行進時會將鬍鬚朝下彎曲，用來偵測路途中出現的
石頭、洞穴或顛簸的路面，即使在最快的逃命速度下也不會受到任何阻礙，因為鬍
鬚所偵測到的訊息會立即使身體改變方向而躲過障礙。

味覺

**貓對於食物的要求比美食專家有過之而無不及！不過，貓咪的味覺其實不是那麼的
發達，因為比起味覺，貓咪主要還是用嗅覺來判斷是不是要吃這個東西。**

貓咪很挑食？

貓咪的舌頭和人的一樣都有存在感覺味道的細胞，可以感覺苦味、甜味、酸味、鹹味。
但有研究表示貓對甜的味覺不敏感，所以不像狗狗特別喜歡吃甜食，此外，貓就像
其他純肉食獸一樣，無法消化糖類，且吃入甜食後易造成下痢。但是，肉裡面氨基
酸的甜味以及獵物腐爛的酸味，貓咪都可以分辨出來。

幼貓出生後就具有發育完整的味覺，只是隨著年齡的增長，味覺的敏銳度會逐漸減
低。另外，貓咪發生上呼吸道感染時，有可能會影響味覺的能力，並伴隨食慾不振，
就像人類重感冒時味蕾也會受影響一樣。

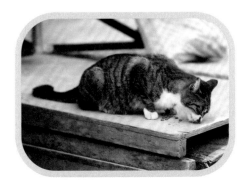

▲ 貓咪的味覺其實並不發達。

Ⓓ 貓的肢體語言

很多貓奴在第一次養貓時，因為對貓咪不了解，而對牠表現出來的行為有很多誤解。貓咪跟人不一樣，不會說話，但會利用肢體動作來表現情感。所以貓奴們更應該要知道各種肢體語言的意義，才能更了解你們家的貓咪現在究竟是什麼樣的情緒！貓咪的肢體語言，可由臉部表情、耳朵位置、尾巴的擺動以及肢體動作來觀察。

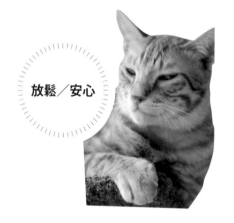

放鬆／安心

貓咪待在對牠來說是熟悉且安全的環境時（如家裡），身體肌肉以及臉部表情的線條是呈現放鬆的狀態，而且尾巴是慢而有規律地擺動，有些貓咪的喉頭甚至會發出呼嚕的振動聲音。呼嚕的振動聲是貓科動物特有的聲音，大部分是在貓咪感到放心的時侯才會發出。有些第一次養貓的貓奴聽到貓咪發出呼嚕的振動聲，還以為是貓咪生病了呢！但近年來的研究發現貓咪在緊張或甚至重病時，也會發出呼嚕呼嚕的聲音，所以可能也有紓解壓力的作用。

大部分的人會將貓咪的磨蹭動作認為是撒嬌的行為，但其實是貓咪為了留下牠們的氣味。貓咪的臉部或是身體其他部分的皮脂腺會分泌腺體，當牠們在磨蹭時，也把這些味道留在物體上，表示這個物體是牠們的，或是地盤的劃分。此外，貓咪待在留有自己味道的地方時，也會比較安心。人的手腳、堅硬物體的邊緣等，都是貓咪會磨蹭、留下味道的地方。

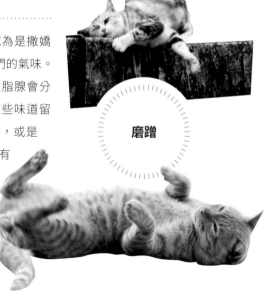

磨蹭

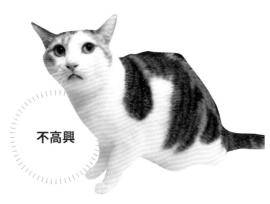

有些貓咪不高興時，表情並不會有正常貓咪
緊張或害怕時的樣子，耳朵只會稍微往後或
是在正常耳位，背部及尾巴的毛也不會豎起
來，身體大部分還是呈現放鬆狀態，不過，
尾巴會快速地左右擺動。但當讓牠不悅的動
作一直持續時，貓咪可能會出現輕咬或是用
前腳拍打的動作。

不高興

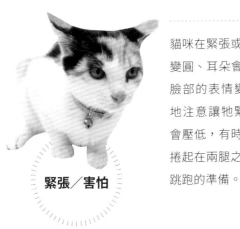

緊張／害怕

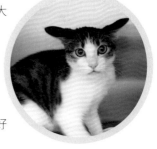

貓咪在緊張或很害怕時，瞳孔會放大
變圓、耳朵會往後或是往旁下壓、
臉部的表情變得僵硬，眼神不時
地注意讓牠緊張的人事物、身體
會壓低，有時甚至會趴下，尾巴則
捲起在兩腿之間。有些貓甚至會作好
跳跑的準備。

貓咪生氣時，瞳孔一樣會放大，呈圓形。背部及尾巴的毛髮會因豎毛肌收縮而全部
豎起來；尾巴的毛豎起來像奶瓶刷，也有人形容像松鼠的尾巴，而背也會微微弓起
像座山；總之，貓咪會讓自己的體型看起來很大，以威嚇敵人。此外，臉部的表情
會更誇張，有些貓甚至會嘴巴張開，露出牙齒並發出嘶嘶的哈氣聲。如果有進一步
威脅的動作時，貓咪會伸出前腳攻擊。

生氣

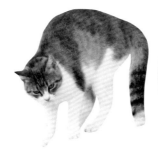

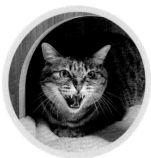

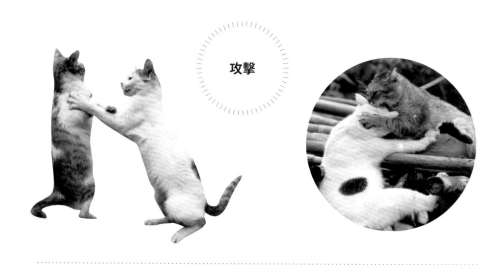

攻擊

當貓咪害怕或是生氣到一定程度時，會作出攻擊行為，貓咪的攻擊動作一般是伸出前腳及指爪拍打，有些貓咪則會主動向前撲，除了前腳的攻擊外，還會有咬的動作；因此在貓咪已經很生氣時，別再刺激牠，讓牠的情緒慢慢穩定下來。

睡姿   從貓咪的睡姿也可以看出牠
          現在的情緒狀態。

沒有防備的睡姿

露出肚子的大字型睡姿。此時的貓咪是在最放鬆且完全沒有防備的狀態，也表示牠對於環境感到非常的安心。

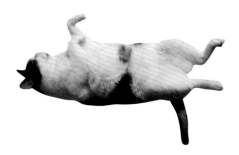

解除警戒的睡姿

原本趴著的貓咪,對四周的環境開始
放心後,便會將四肢伸直,頭平躺在
地上,露出一半的肚子。此時的貓咪
也是進入放鬆的狀態。

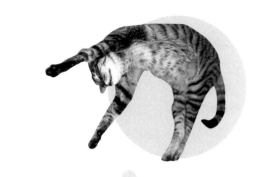

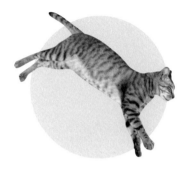

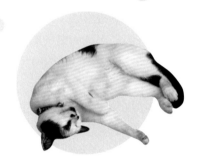

趴坐式的睡姿

貓咪呈現趴坐姿勢,前腳往身體裡面
彎曲,頭抬高並且閉上眼睛睡覺。此
時的貓咪是半放心狀態,頭抬高是為
了要隨時注意周圍的狀況,不過因為
腳是彎曲的,因此遇到危險沒辦法立
即起身。

警戒的睡姿

貓咪將身體蜷縮成一團,並將頭靠在
前腳上睡。這個姿勢常見於野外的貓
咪或是個性較容易緊張的貓咪。為了
保護自身的安全,因此不會將自己的
肚子露出來,且一旦有危險,頭可以
馬上抬起來察看。不過,天冷時,貓
咪也會出現身體縮成一團的睡姿。

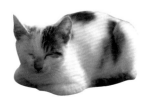

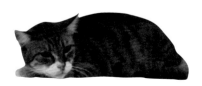

Ⓔ 認識緊迫

緊迫又稱為「應激」，英文是 Stress，簡單來說就是任何造成生理、心理壓力的狀況。就像人類會有水土不服及積鬱成疾（但適當的緊迫有助於腎上腺皮質部功能的維持），有些豬隻會在運輸中死亡，就是因為在豬場過度安逸的生活，導致腎上腺皮質部萎縮，等到受到巨大緊迫時，就發生腎上腺皮質部功能衰竭而導致死亡；動物園動物在運輸時，也偶爾會發生這樣的狀況而死亡。

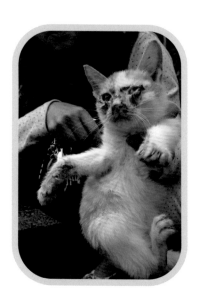

緊迫過多、過大會造成免疫系統的抑制，使得潛在的疾病爆發出來。就像貓的皰疹病毒及卡里西病毒感染，很多貓都是帶原者，一旦遇到過大的緊迫時，免疫系統功能下降、無法抑制病毒的複製，於是這些病毒就開始大量複製增殖，貓便會開始呈現輕微的臨床症狀，例如打噴嚏及結膜炎，並藉由打噴嚏大量傳播病毒，使得其他抵抗力不好的貓咪發生嚴重的臨床症狀，如角膜潰瘍、口腔潰瘍、打噴嚏、鼻膿、呼吸困難、張口呼吸、結膜炎及角膜潰瘍等。

另外，很多貓體內都帶有無害的腸道冠狀病毒，一旦受到緊迫時，腸道冠狀病毒就大量增殖，而且可能突變成為死亡率百分之百的傳染性腹膜炎病毒。

貓咪常見的緊迫狀況

到底哪些狀況是屬於貓咪常見的緊迫狀況呢？包括了食物轉換、環境轉換、氣溫變化過大、施打疫苗、外科手術、旅行運輸、洗澡等。這也是為什麼剛買回家或剛領養的小貓特別容易生病的原因，綜合因素有：1. 一定要洗香香才回家（洗澡緊迫）、2. 一定要買最好的食物及各種零食罐頭給牠（食物轉換緊迫）、3. 回到你家（環境轉換緊迫）、4. 先帶到醫院進行驅蟲及預防注射（醫療緊迫）、5. 家裡很多貓老大準備修理牠（多貓飼養緊迫）、6. 從台北到高雄去買貓或領養貓（運輸緊迫），這麼多的緊迫狀況加在一起，很容易導致小貓生病。

所以，我們應該什麼事都不要做就直接帶貓回家嗎？也不是這樣的。新進的貓咪可能會帶有一些傳染病，例如跳蚤、黴菌、皰疹病毒、卡里西病毒、耳疥蟲等，所以帶回家前必須先到醫院進行初步檢查，如果有跳蚤，就先滴除蚤滴劑，最好使用能同時含有驅內寄生蟲及耳疥蟲功能的綜合滴劑，這是為了保護家裡原來的貓以及人類的必要之惡，而且回家後一定要完全隔離（包括空氣）至少兩週以上。

至於洗澡、預防針就免了吧！等到新貓完全適應、生活正常後再進行（約 2 ～ 4 週後）。食物要記得不要轉換，就吃以前所吃的食物，不要錦上添花加了一堆營養品、零食或罐頭，要將緊迫減到最少。

給予貓咪適當的緊迫

緊迫過多有害，但過少也不行。緊迫過少很容易導致貓咪癡肥及自發性膀胱炎，所以貓咪的生活環境一定要多采多姿，例如在牆上架設很多讓貓通行的層板，讓貓走貓的路，人走人的路；再放置各種吸引貓咪運動的玩具，例如有些塑膠球內可以放置貓乾糧來促進貓運動、逗貓棒、貓跳台；甚至設置能讓貓與戶外接觸的通道或空間，這些空間及設置，能讓貓適當釋放壓力並適當接受緊迫，這對牠的身體健康狀況都是有益的。

貓是少數會因為緊迫而發生高血糖的動物，所以貓到醫院就診檢查時很容易被誤判為糖尿病（但目前以果糖胺檢驗，就能判斷是否為緊迫所造成的高血糖）。對於成貓

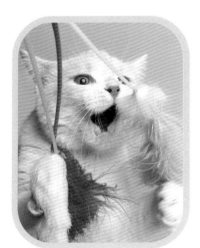

或健康的年輕貓而言，是否造成緊迫也是必須注意的，例如絕育手術最好不要與預防針同時進行，不要總想畢其功於一役，讓貓咪接受過度的醫療緊迫，也會使得潛在疾病爆發。

我每次面對獸醫師進行講座時，常常會提到的一句話就是：「貓病的萬惡之源就是緊迫！」

F 貓品種的疾病好發性

	行為／性格特徵	易患疾病
阿比西尼亞	聰明、攻擊傾向、貓間攻擊、警覺、不喜歡擁抱、與人互動、忠誠、活潑、喜好玩耍追逐、抓撓家具、捕獵小型飛禽、噴尿記號	先天性甲狀腺功能低下、擴張性心肌病、感覺過敏症候群、類澱粉沉積症、芽生菌病、重症肌無力、鼻咽息肉、心理性脫毛、對稱性脫毛、丙酮酸激酶缺乏症、布氏桿菌病、視網膜細胞變性、視網膜細胞發育異常
伯曼貓	甜美、對人類友善、愛叫	周邊多發性神經病變、先天性白內障、先天性稀毛症、角膜皮樣囊腫、壞死性角膜炎、血友病B、海綿狀變性、尾尖壞死、胸腺發育不良、糖尿病、多囊腎
緬甸貓	對人類友善、愛玩耍、社交能力強、很少噴尿做記號、忍耐力強、愛叫、擅長使用砂盆	鼻孔發育不全、頭部缺陷、草酸鈣結石、先天性耳聾、先天性前庭症候群、角膜皮樣囊腫、擴張性心肌病、費後性心肌病、全身性毛囊蟲症、感覺過敏症候群、櫻桃眼、心因性脫毛
柯尼斯／德文捲毛貓	活躍、對人友善、充滿活力、擅長使用貓砂盆、活潑、攀爬及跳躍、很少噴尿做記號	先天性稀毛症、馬拉色菌性皮膚炎、膝蓋骨脫位、臍疝、麻醉過敏、維生素K依賴性凝血障礙、天皰瘡
喜馬拉雅貓	友愛、安靜、喜好玩耍、沉著	基底細胞瘤、草酸鈣結石、先天性白內障、先天性門脈分流、脆皮病、皮黴菌病、特異性顏面部皮膚炎、感覺過敏症候群、全身性紅斑性狼瘡、耳耵聹腺瘤
曼島貓	性情平和、稍微膽小害怕、家庭關係依賴度適中、不愛叫	炎症性腸道疾病、便秘、巨結腸症、直腸脫垂、薦尾椎發育不全、椎裂
波斯貓	友愛、經常噴尿做記號、慵懶、不愛玩耍、不擅長使用貓砂盆、安靜、甜美、容易恐懼、警覺心強	基底細胞瘤、草酸鈣結石、橫膈心包疝、牛磺酸缺乏、先天性白內障、多囊肝、多囊腎、先天性門脈分流、隱睪、眼瞼內翻、皮黴菌病、皮脂漏、肥大性心肌病、特異性顏面部皮膚炎、淚溢、鼻淚管發育不全、鼻甲骨發育異常、法洛氏四重症、視網膜變性、皮脂腺腫瘤、全身性紅斑性狼瘡、傳染性貧血、白血病、漏斗胸、自發性前庭症候群、脂層炎、糖尿病、腎上腺皮質部功能亢進

	行為／性格特徵	易患疾病
暹羅貓	友愛、經常噴尿做記號、活躍、貓間攻擊、環境要求高、易出現不適應性應激反應、聰明、活潑、愛玩耍、愛叫、愛磨爪	基底細胞瘤、類澱粉沉積症、芽生菌病、乳糜胸、上顎裂、先天性白內障、先天性耳聾、先天性視網膜變性、永存性右主動脈弓、先天性巨食道症、先天性重症肌無力、先天性門脈分流、先天性前庭症候群、鬥雞眼、霍納氏症候群、隱球菌病、擴張性心肌病、肥厚性心肌病、眼瞼缺損、瞬膜發育不良、對稱性脫毛、貓哮喘、耳翼脫毛、食物過敏、全身性毛囊蟲病、炎症性腸道疾病、青光眼、血友病 A/B、髖關節發育不良、組織漿胞菌、感覺過敏症候群、脂肪瘤、乳腺瘤、肥大細胞瘤、鼻腔腫瘤、心理性脫毛、幽門功能障礙、小腸腺癌、孢子菌絲病、二尖瓣閉鎖不全、法洛氏四重症、心理性啃咬尾尖、癲癇、免疫性溶血、白血病、胰臟外分泌液不足、原發性副甲狀腺功能亢進、腎上腺皮質部功能亢進
美國短毛貓	性情平和、懶惰、適應性強、安靜、孩童耐受性高	多囊腎、肥厚性心肌病、視網膜細胞發育異常、牛磺酸缺乏
峇里貓	活躍、友愛、黏人、喜歡社交、愛玩耍、愛叫	基底細胞瘤、乳腺瘤、種馬尾
孟加拉貓	貓間攻擊、攻擊人類、好奇、喜歡水、對人類不友善、抓家具、粗暴、噴尿做記號、非常活躍、喜歡玩耍、撫摸耐受性差	無資料
英國短毛貓	與人類友好、對人類友善、平靜、較少噴尿做記號	肥厚性心肌病、血友病 B、多囊腎、新生兒溶血
埃及貓	活躍、對不熟悉的人疏遠、膽小、對噪音敏感	海綿樣變性
異國短毛貓	害怕不熟悉的人、對人類關注度低、比波斯貓活躍些、獨處時也相對較安靜	淚溢、鼻淚管堵塞、多囊腎、肥厚性心肌病、橫膈心包疝
柯拉特貓	活潑、對人類友善、溫柔、可能無法接受其他貓	心因性脫毛、感覺過敏症候群
緬因貓	對人類友善、不害怕陌生人、不愛叫、容易相處、擅長使用貓砂盆	髖關節發育不良、肥厚性心肌病

	行為／性格特徵	易患疾病
哈瓦那棕貓	對人類友善、尋求關注、好動好奇、喜歡玩耍、較少噴尿做記號	芽生菌病
斯芬克斯貓	活潑、對人類友善、喜歡待在人腿上、好奇、愛玩耍	麻醉劑過敏、乳腺增生、乳腺腫瘤
挪威森林貓	活躍、家庭互動好、稍微膽小害怕、不愛叫	肥厚性心肌病
東方短毛貓	活躍、對人類友善、擅長使用貓砂盆、攻擊性低、可能噴尿做記號、愛叫	心因性脫毛症
布偶貓	對人類友善、溫順、易相處、孩童耐受性高、攻擊性低	肥厚性心肌病
俄羅斯藍貓	對不熟悉的人保持警惕、孩童耐受、擅長使用貓砂盆、較少噴尿做記號、愛玩耍、安靜、害羞	慢性腎藏疾病
摺耳貓	對人類友善、好奇、聰明、對家庭忠誠	軟骨發育不全、關節疾病、肥厚性心肌病
索馬利貓	活潑、對人類友善、精力充沛、喜歡互動、不適應多貓環境、不喜歡被抱、好奇心強	重症肌無力、丙酮酸激酶缺乏症
東奇尼貓	活潑、對人類友善、有點黏人、擅長使用貓砂盆、喜歡社交、較少噴尿做記號	齒齦炎、先天前庭症候群
短毛家貓	活躍、對人類友善、少部分流浪貓具攻擊性、部分對人友善、擅長使用貓砂盆、經常噴尿做記號、愛玩、擅長捕獵	先天性白內障、先天性重症肌無力、角膜皮樣囊腫、先天門脈分流、法洛氏四重症、應激綜合症、再餵食症候群、脆皮病、血友病 A、肥厚性心肌病、心因性脫毛、丙酮酸激酶缺乏症、皮脂腺腫瘤、感光過敏症、多囊腎、傳染性腹膜炎
長毛家貓	擅長使用貓砂盆、中等攻擊性、經常噴尿做記號、對人類較不友善	基底細胞瘤、肥厚性心肌病、脆皮病、先天門脈分流、多囊腎、肢端肥大症、牛磺酸缺乏症
美國捲耳貓	個性活潑、溫順、對人友善、與其他貓咪相處融洽	外耳炎、炎症性腸道疾病

Ｇ 貓的血型

貓和人類一樣有著不同的血型，所以血型的確定在輸血上是非常重要的。貓主要有三種血型：A 型、B 型及 AB 型，其中 A 型是最常見的，B 型則在某些品種才較為常見，而 AB 型則是非常罕見的。在不同國家內的純種貓繁育有時會採用相當不同的基因池，所以每個國家所繁育出來的純種貓血型會有所差異，例如美國短毛貓被認為幾乎全是 A 型，但並非每個地區或國家都是如此，絕對不可以根據品種來推斷血型。

貓有哪些血型？

至於不同血型的貓會跟人類一樣有性格上的差異嗎？這我無法確認，即使我是最難搞、最古怪的 AB 型，我還是認為我比較像 B 型人，所以關於貓咪血型性格的分析文章，看看就好，別太認真。

血型是由成對基因控制的，A 是強勢基因，所以以大寫代表，b 是弱勢基因，以小寫代表。當 A 與 b 成對時，血型檢驗就會呈現 A 型，而不是 AB 型（這點跟人類不同）！當 b 與 b 成對時，血型檢驗才會呈現 B 型，當 A 與 A 成對時，貓咪當然就一定是 A 型血了。

那問題來了，到底怎樣的基因配對才會呈現 AB 型血型呢？貓的 AB 型是由其他獨立的基因對所控制，我們以 a^{AB} 作為代表，它的基因強勢程度介於 A 與 b 之間，所以當 a^{AB} 與 b 成對時，血型檢驗就會呈現 AB 型，但當 a^{AB} 與 A 成對時，血型檢驗則會呈現 A 型。

	A 型血	B 型血	AB 型血
血　　型	A	b	a^{AB}
基　　因	A ⟨ A A ⟨ b A ⟨ a^{AB}	b ⟨ b	a^{AB} ⟨ a^{AB} a^{AB} ⟨ b
異體抗體	抗 B 型血（較弱）	抗 A 型血（強）	無
表現抗原	Neu5Gc	Neu5Ac	Neu5Gc + Neu5Ac

▶ 決定血型的基因組合，基因 A 最強勢（顯性），其次是基因 a^{AB}，最弱是基因 b（隱性），以及各種血型貓血液中所帶的異體抗體及紅血球所表現的抗原。

至於輸血時我們最擔心的抗體呢？A 型血的貓有較弱的對抗 B 型血抗體，但 B 型血的貓則有強烈對抗 B 型血的抗體，而 AB 型血的貓則不會對抗 A 型及 B 型血。B 型血的貓天生就會帶有高水準的抗 A 型血抗體在血液中，所以一旦 B 型血的貓接受了 A 型血的輸血時，其免疫系統就會攻擊輸入血管內的 A 型血，因而導致嚴重甚至致命的溶血反應。

有些 A 型血的貓也會天生帶有抗 B 型血的抗體，但大部分 A 型血貓血液中抗 B 型血抗體的水準通常較低，但也意味著 B 型血進入身體內也同樣會遭受免疫系統攻擊，只是比較輕微一點，但同樣可能導致嚴重的溶血反應。

輸血

天有不測風雲，貓有旦夕禍福，貓一生中難免可能會有需要輸血的時候，所以應該平常就知道自己的貓是什麼血型，A 型血的貓只建議輸 A 型血，B 型血的貓只建議輸 B 型血，這是最起碼的基本要求。所以，只要血型相同就可以互相輸血嗎？答案當然不是！還必須進行所謂的交叉試驗，就是俗稱的配血，以確定接受輸血的貓不會排斥要輸入的血液，否則排斥反應是可能致命的！

捐血的貓必須事先確認並未攜帶任何傳染病（例如白血病病毒及貓愛滋病病毒），因為貓的捐血是需要鎮靜或甚至麻醉的，所以自身身體健康狀況也是非常重要的，不要好心捐血救貓卻自己一命嗚呼於麻醉過程中。捐血的貓 10 天內最多只能捐出 22ml / kg 的血液（胖貓要按正常標準重量計算，否則胖貓會捐血過多而導致可能的低血容休克），所以真的是滴滴珍貴。

什麼時候才需要輸血？貓大部分是血容比低於 10％才建議進行輸血，輸血的目標不是回到正常值，而是回到可接受的的血容比範圍，並同時解決導致貧血的病因，這樣的輸血才有其長遠的意義。

血型與育種

B 型血母貓初乳移行抗體內會含有高量的抗 A 型血抗體，一旦所產下的 A 型血仔貓吸吮到初乳後就會導致新生兒溶血性貧血而死亡，所以在育種上應避免繁育任何帶有 B 型血基因的貓，包括 A/b、b/b，而且 B 型血的貓如果遇到需要輸血的狀況時，總是會一血難求，因為 B 型血的貓實在是太少了。

● 新生兒溶血性貧血

● A 型血

● B 型血

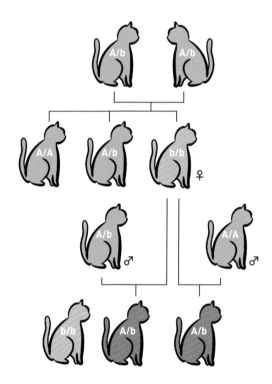

▲　如果沒有進行血型基因檢測，只有進行血型快篩時，即使雙親都是 A 型
血，仍可能產下 B 型血的母貓，日後若是與 A 型血公貓進行配種時，導致新
生兒溶血的機率就非常高。

PART

2

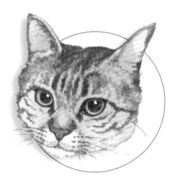

歡迎新成員

Ⓐ 養貓前的準備

對一項不熟悉的事物，首先當然必須要了解其
基本常識，尤其是面對有生命的寵物，若抱著
邊養邊學的心態，對寵物而言是相當不負責的。
台灣一般飼主對於狗的常識了解較多，對貓咪
則一知半解；因此，在飼養貓咪前，應從網路、
書籍、獸醫師等來源，獲得最起碼的知識，再進
一步判斷自己是否夠資格當一個稱職的愛貓人。

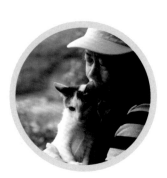

品種的考量 ▰▰

在收集貓咪知識的同時，相信您也發現林林總總的貓咪品種，每個品種都有其特性、
不同的照顧方式，我們就先簡略地把牠們區分為長毛品種與短毛品種吧！ 在台灣高
溫潮溼的狀況下，短毛家貓是較好的選擇，掉毛少、抵抗力強、疾病少、可免費領養，
上網領養或獸醫院領養都是不錯的管道。如果您對特定品種有特別的喜好，當然也
可以花點錢到寵物店去挑選購買，但千萬別認為短毛的外國品種貓掉毛量比長毛貓
少，那可是大錯特錯，像美國短毛貓、英國短毛貓、加菲貓，牠們的掉毛量可是不
輸長毛波斯的！長毛品種的貓有著華麗的外型，像金吉拉、黃金金吉拉、波斯貓都
是市面上常見的貓種，但是，美麗是需要付出代價的，牠們美麗的披毛就有勞您每
日辛勤地梳毛，不然可是會狼狽不堪的，甚至身上可能因為梳毛不力而導致毛球結
塊，終至剃光一途；長毛貓的掉毛量當然相當驚人，您必須要對貓毛有一定的耐受力，
並努力地清理環境；純種貓一般而言會有較多的疾病，如黴菌、耳疥蟲、多囊腎等，
可能會造成一筆不小的開銷。

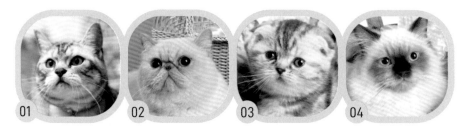

▲ 01／美國短毛貓。 02／加菲貓。 03／摺耳貓。 04／喜馬拉雅貓。

經濟

「沒錢千萬別養貓」這是我深深的感受，就像養小孩一樣，沒有能力就不要養小孩。或許牠是領養的，不用花您一毛錢；或許牠是您買的，花了您幾萬大洋，但一旦養了牠，牠的一生就託付給您了，這十幾年的食衣住行娛樂都須由您負責，而其中負擔最重的就是醫藥費，如果您還認為動物的醫療是落後且便宜的話，那就錯了！您可能生的病，牠都可能會發生，糖尿病、心臟病、腎臟病、肝臟病、胰臟炎、狼瘡……等，沒聽過吧！牠的醫療方式、診斷方式都跟人大同小異，您認為這些費用不高嗎？沒能力千萬不要養，這真的是良心建議，有很多貓是死在飼主不願意花錢治療的狀況下，雖然現實，但千真萬確。在臨床這幾年遇到了一些讓我印象深刻的病例，記得有一年，有一隻小公貓因為尿道阻塞而尿不出來，被帶到醫院看診，告知主人牠必須導尿及住院治療，需要一筆治療費用，主人面有難色地想了一下後，只

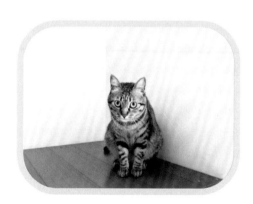

▲ 養了牠，就請負起照顧牠一輩子的責任吧！

淡淡地告訴我：「我不治療了！因為牠只不過是領養的貓，我連自己都快養不活了，卻要我花這麼多錢治療牠？」這隻貓讓我久久無法忘懷，牠健康時，帶給您許多歡樂及幸福，但牠生病時，卻無法幫牠作治療？經濟不景氣，但為何貓咪卻是這不景氣下的犧牲者？所以在養貓前，希望您還是能好好思考，能給貓咪什麼樣的生活？在牠生病時是不是能不離不棄？能不能負起照顧牠一生的責任呢？

家庭

別以為您有能力養一隻貓就可以大方地讓牠登堂入室，家人能接受嗎？心理上或許還能協商妥協，若是家中有過敏體質的人，特別是對貓毛過敏的人，您的一時衝動，卻可能會造成牠的流離失所。另外，您是新婚夫妻嗎？您是未婚單身女子嗎？有考慮到婚後對方是否能接受牠嗎？如果您有了小孩，還會一樣地疼貓、一樣地細心照料嗎？這些不是危言聳聽，實在是看過太多這樣的狀況，可憐的還是貓，所以，養貓之前，請三思！如果以上所有的重點您都考慮過，也通過了，那麼恭喜您，接下來就是挑選一隻貓咪了！這一部分我們將會在之後繼續討論。

Ⓑ 如何挑選一隻貓

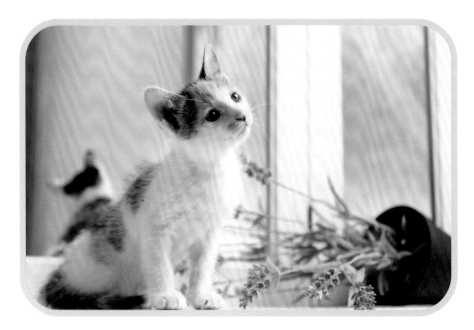

▲ 在深思熟慮後，領養一隻適合您的貓。

養一隻貓是一輩子的事，牠的生老病死您都必須一肩扛起，尤其是剛養的小貓，如果有太多疾病問題，可能會嚴重打擊您養貓的信心。如果您對貓的品種不是很在意，網路上的貓咪中途之家是不錯的選擇，這些由愛心人士組成的團體或網站，都是無償地在默默付出，只希望貓咪們能有良好的歸宿，因此在健康管理上是不會輸給專業繁殖場的，但他們當然也會嚴格的篩選，檢視您是否適合領養這樣的貓。如果您還無法打破品種的迷思，當然就必須花點錢來購買了。想要免費領養一隻純種的小貓，基本上是不可能的事，我也不敢苟同這樣的想法；選購純種小貓一定要找有店面且信譽良好的商家，如果您能找到一般民家繁殖的小貓，不論是價格上或健康上，都是較有保障的，因為單純的飼養環境比較不會有傳染病，而大型繁殖場、寵物店，由於貓咪的來源多、照顧不易，所以健康方面會比較令人擔心。但是近幾年來，一些老品牌的貓店，也逐漸注重疾病的控管與售後服務，的確有令人耳目一新的感受。

貓咪的來源　▮▮▮

在台灣有很多養貓的管道，但如何選擇一隻適合自己的貓咪，可能需要貓迷們好好深思熟慮一下了。不管是品種貓或是米克斯貓（mixed cat）都有牠們的優缺點，而每個品種的貓咪都有該品種貓的獨特性格或是遺傳性問題，因此在選擇品種貓時最好能先作點功課，充分了解想要養的品種貓，再決定是否購買，而不是到了發現這些貓有品種上的問題後，才開始注意。米克斯貓比較沒有品種遺傳的問題，所以個性可能會是挑選的重點。牠們跟人一樣也有很多種個性，有活潑好動的，有安靜沉穩的，也有喜歡跟人喵喵叫互動的貓咪，所以別忘了，正因為每隻貓的個性不同，與您相處激盪出的火花才是養貓的樂趣啊！

動物收容中心

許多流浪小貓會被送到收容所安置，收容所裡有獸醫師駐診，因此在那裡的小貓都會有醫師幫忙作檢查、驅蟲或是打預防針及施打晶片，甚至有些已經到了絕育年紀的貓咪，醫生還會幫忙作絕育手術。在領養前都可以詢問貓咪的狀況，不過，因為是流浪過的貓咪，所以有些貓咪也許有心理受創的經驗，對於人及環境的不信任感會很嚴重，需要更多耐心及愛心來對待牠們。

中途之家

中途之家的小貓來源大多是愛心媽媽在路上撿到的小貓，有少部分是從收容所領養回來的小貓。愛心媽媽會帶小貓到醫院作檢查、驅蟲、施打預防針，甚至有些貓到了絕育年紀時，也會帶牠們到醫院進行絕育手術。因為中途收養的貓咪數量不像收容所那麼多，因此愛心媽媽們對於每隻小貓的身體狀況及個性都是瞭若指掌。

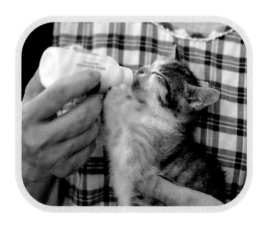

▲ 有些從小失去媽媽的小貓，會由愛心媽媽撫養長大。

動物醫院

有些動物醫院會有愛心媽媽寄養小貓，尋找有緣人士的領養，這些小貓都有做過檢查、驅蟲，而且小貓的狀況醫生也都會詳細地告知。

路上撿到

貓咪的繁殖速度非常快，因此在路上常常會發現與貓媽媽走失的小貓，也會有與人親近的成貓。如果是從年幼時開始養，小貓會非常容易教養及親人；成貓則是要看本身的個性，有些貓咪因為已經在外自在慣了，有可能會無法適應關在家裡的生活，或是在外吃習慣人類的食物，因此在家還是會跳上餐桌偷吃人的食物，不過這都是「因貓而異」，不是每隻貓咪都會如此。在帶回家養之前，最好先帶到動物醫院請醫生幫貓咪做身體檢查，沒問題後再帶回家隔離觀察，別急著和家中其他小寵物放在一起。

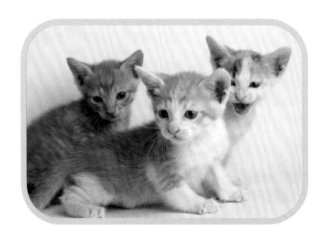

▲ 建議以領養代替購買。

網路

有些人會因為想留下自己貓咪的後代而讓貓咪繁殖，出生後的小貓大部分會送給認識的人養，或是 PO 文在網路上，讓人購買或領養。由於自家繁殖小貓的生長環境大多簡單、乾淨，所以小貓的健康狀態大多是良好的。

店面購買

如果要向店面購買，建議選擇信譽良好的貓舍，小貓的健康品質也比較有保證。

貓咪的品種

先前我們已經討論過長毛、短毛貓在照顧上的差異；熱門的貓種價格總是高不可攀，一旦冷卻後，市場機制就會回歸正常，所以別當一窩蜂的冤大頭了！每一種貓都有其特性，短毛貓多屬於肌肉型或纖細型，所以活動量大就不足為奇；而長毛貓大多是屬於厚重型，動作較遲緩、慵懶，各有特色，無所謂好壞，全視個人喜好而定。

外觀

選購貓時，千萬別挑林黛玉型的，最好挑選有肉、活動力強、精神活躍的小貓，因為這些是健康的基本條件，如果不想自找麻煩的話，只要有一點小瑕疵的，就別下訂，因為這些小瑕疵可能就是重大疾病的前兆。試想，您去買一台車時，如果車身有刮痕、有撞傷，您會選擇它嗎？挑選小貓時，要注意眼睛一定要清澈明亮、沒有眼屎；鼻頭一定要濕潤，但並無分泌物或鼻水；耳朵一定要乾淨沒有異味，如果有很多黑褐色的耳屎，就可能有耳疥蟲的感染；皮毛一定要光滑柔順，沒有任何脫毛區或皮屑、痂皮；肛門周圍的皮膚及披毛一定要乾淨，沒有沾附任何糞便。說到這裡，不禁有人要問「找得到這樣的小貓嗎？」，答案是「很難！」，但這些都是大原則，千萬別為買貓而買貓，這樣不僅可以挑選的空間變小，更可能會在賣方一時的花言巧語下，買了一隻全身是病的小貓，屆時您所花的醫藥費可能是貓價的好幾倍！

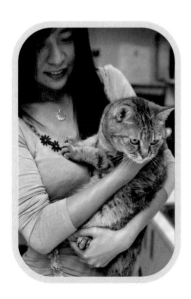

◀ 讓健康的貓咪成為家中的一員。

專業檢查

在購買前或將貓咪帶回家前，最好先經由專業獸醫師檢查是否有疾病，包括人畜共通傳染病或跳蚤等外寄生蟲。當然賣方可能有長期配合的獸醫院，但因為其合作關係，或許就會有不客觀或掩蓋病情的疑慮，所以最好有公平公正的第三方來進行檢查，較為客觀。完成了以上步驟，您的愛貓就正式成為家中一員，牠不再是有貼價碼的商品，而是您的家人、至親！

ⓒ 新進貓咪的照顧

首先必須恭喜您挑選到一隻心目中的夢幻貓咪，也慶幸這隻貓有這樣好的歸宿！第一次飼養幼貓的貓奴對於小貓要吃些什麼？一天吃多少量？要準備些什麼日常用品等問題都不是很了解，等到帶貓咪到醫院檢查時，才發現貓咪吃得不夠，或是吃的東西不對，甚至有些貓奴認為貓咪吃得少，就不會長得太大隻……但其實幼貓就跟小孩一樣，活動力旺盛，因此對熱量的需求也相對大。此外，營養攝取也必須要均衡，才不會造成幼貓發育上的障礙。

貓咪的食物 ▬

一般市售的貓咪主食大致上分成乾飼料和罐頭。乾飼料的廠牌種類很多，大部分會分幼貓、成貓和老貓。少部分的廠牌會將幼貓、成貓和老貓的飼料再細分，例如離乳小貓、挑嘴成貓和腸胃敏感等飼料。因此可依貓咪的年齡和狀況來選擇適合的飼料。幼貓一般是指 2 個月至 1 歲的小貓；成貓則是指 1 ～ 7 歲的貓咪；而老貓一般是指 7 ～ 10 歲以上。

一般幼貓在六週齡後，器官生長完成，且貓咪的腸胃道也漸漸開始習慣固體食物，可以開始轉換成乾飼料。此外，也因為幼貓的熱量需求是成貓的 3 倍，如果不是給予幼貓專用飼料，會造成貓咪營養不均衡以及發育障礙。還有，幼貓的胃容量比成貓小很多，最好是少量多餐，等貓咪 1 歲後就可以換成成貓專用飼料了。一般貓咪的平均壽命約為 14 ～ 16 歲，7 歲以後貓咪的身體機能會慢慢衰退，所以 7 歲以後可以將成貓飼料慢慢轉換成老貓專用飼料。雖然每個廠牌對於老貓年齡的設定不太一樣，但大致上不會差太多。

常常有貓奴問我，到底是給貓咪吃乾飼料好，還是吃罐頭好？還是乾飼料和罐頭混合給予？食物的口味是不是要常常更換，才不會讓貓咪容易吃膩？我覺得只要是貓咪能接受的，營養成分也足夠，容易 被身體消化及吸收，可以使貓咪體重維持穩定的食物都是好的。而乾飼料和罐頭各有優缺點，以下將乾飼料和罐頭之間的差別整理出來，各位貓奴可以視貓咪對食物的接受程度、自己的經濟能力、方便性來決定愛貓的食物。

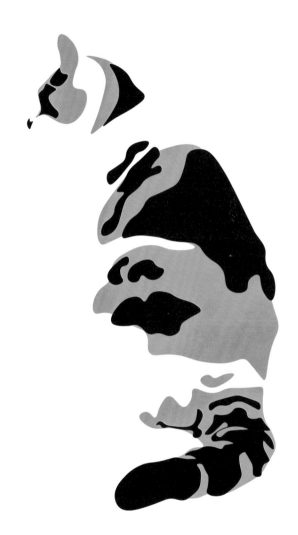

貓咪每天要給多少食物？

如果是乾飼料，可以根據飼料包裝袋上的建議量給予。幾乎所有的飼料包裝袋上都會有清楚的標示，如月齡、體重以及每日需要吃的公克數。不過貓奴們可能就得準備一個小磅秤，秤出每日需要吃的公克數，再分成 3 ～ 4 餐給予小貓。而成貓也是根據飼料包裝袋上的標示給予，但可以將每日的量分成 2 ～ 3 餐給予。如果一天只餵食一次，有些貓咪會一下子吃得很多，反而會增加胃腸道的負擔；讓貓咪空腹的時間延長，也可能造成貓咪討食次數增加，或是引起貓咪嘔吐。

乾飼料

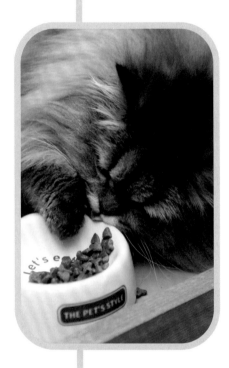

優點

1. 乾飼料比較硬脆，所以貓咪在吃的時侯會去咀嚼，牙垢就比較難堆積在牙齒上。
2. 跟罐頭相比較便宜，保存時間也較長。
3. 由於每單位重量的營養價值很高，相同的熱量下，乾飼料的分量比罐頭來得少；也就是說貓咪吃 1 克的乾飼料，而罐頭卻要吃幾十克，熱量才會一樣。

缺點

1. 乾飼料的水分含量少。
2. 每日攝取量過多，容易造成貓咪肥胖。

保存

乾飼料保存期限長，需避免陽光直射，在常溫下保存，並且減少與空氣接觸，保持密封狀態。如果飼料沒有保存好，會造成氧化而使飼料味道變差。飼料放在食盆的時間愈久愈容易降低香味及口感，而且貓咪唾液碰過的飼料也容易腐敗，所以放了一天的飼料，如果貓咪沒吃完就丟棄吧！

罐頭

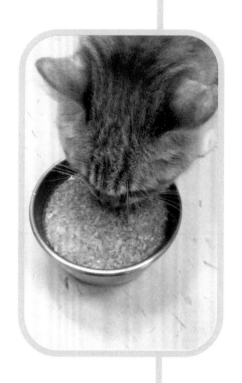

優點

1. 因為罐頭的水分含量多，所以貓咪吃罐頭能額外補充水分。
2. 罐頭的味道比乾飼料香，大部分的貓咪也會比較喜歡吃罐頭。

缺點

1. 成本比乾飼料高，保存期限也較短。
2. 每單位重量的營養價值比乾飼料低，吃的量要比乾飼料多，才能達到該有的熱量。
3. 水分含量高（約 75 ～ 80%），因此也比乾飼料容易腐敗。如果罐頭沒開封，保存時間可以比較長；一旦開封後，即使是放入冰箱保存，也建議最多只能放到隔天。
4. 濕食容易附著在牙齒上，因此比吃乾飼料更容易形成牙結石。

保存

罐頭開封後移放至密閉的容器中，可以防止氧化，夏天時，更需要特別注意罐頭的保存。由於罐頭容易變質，所以貓咪食用後 20 ～ 30 分鐘，如果還有殘餘，貓咪也不吃了，就丟掉吧！另外，因為貓咪不太喜歡吃冰的食物，因此冷藏的罐頭要先加溫後再給貓咪吃，加溫後的食物不但會增加香氣，適口性也較好。

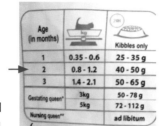
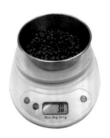

方式 1

Step1 先找出貓咪體重該吃的一日總量。例如二個月大的幼貓，體重如果介於 0.8 ～ 1.2 kg，則一天飼料總量為 40 ～ 50g。

Step2 用小秤子秤出一天要給予的總飼料量，再分成 3 ～ 4 餐給予。

年齡	每日的熱量需求 （每公斤體重的需要量）
10 週齡（2 個半月）	250 kcal / kg
20 週齡（5 個月）	130 kcal / kg
30 週齡（7 個半月）	100 kcal / kg
40 週齡（10 個月）	80 kcal / kg
10 個半月至 1 歲	70 ～ 80 kcal / kg

方式 2

Step1 根據右表確定貓咪的年齡和每日熱量需求。

Step2 根據貓咪實際體重計算出一日所需的熱量需求。

例如：2 個半月齡、0.9 kg 的小貓：0.9 kg × 250 kcal ＝ 225 kcal ／天

Step3 按照飼料包裝袋上的標示，計算出小貓每日需要吃的總量（公克）。

例如：2 個半月齡、0.9 kg 的小貓，一天需要的熱量為 225 kcal。

225 kcal ÷ 445 kcal × 100g ＝ 50.5 g ／天，再將 50.5g 的飼料分成 3 ～ 4 餐給予。

> ,000 IU、E：600 mg【食物纖維】
> 445 kcal/100g（代謝エネルギー）◀
> に、1 日の給与量を 1 ～数回に分け

◀ 紅線的標示為每 100g 飼料約有 445 kcal，請以各飼料袋上的標示為主。

食物轉換

在帶貓咪回家之前，最好先與前飼主確認貓咪吃的食物，因為新進貓咪最忌諱食物的轉換，所以最好先索取先前吃的食物，以避免腸胃炎的發生。而幼貓轉換飼料時，最常看到的不適症狀就是下痢（拉肚子），持續性的下痢容易造成脫水。如果真的

必須幫幼貓轉換食物，也要循序漸進地轉換，例如：先前的飼料 3/4 搭配轉換飼料 1/4，再慢慢將先前的飼料減少到 1/4，搭配轉換飼料 3/4，最後再完全改變成要轉換的飼料，至少花一週來調整。提醒您，沒有所謂的好飼料，只有適不適合的問題，一旦牠適應某一種飼料，那就是好飼料，任意地更換可能會造成腹瀉或嘔吐。

飼料轉換示意 ···

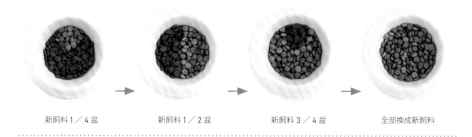

新飼料 1／4 盆　　　新飼料 1／2 盆　　　新飼料 3／4 盆　　　全部換成新飼料

···

貓的食盆和水盆

對新進幼貓而言，小而淺的食盆及水盆是最重要的配備。此外，盆子最好還有止滑功能，免得邊吃盆子邊跑，水盆也必須時時刻刻保持滿水位，並隨時更換新鮮的水。再者，因為食盆容易有細菌的滋生，所以每日的清潔及消毒是很重要的，否則容易造成貓咪腸胃道的問題。

陶瓷材質

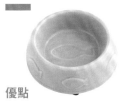

優點

與不鏽鋼材質一樣，細菌不易繁殖，但重量較重，貓咪在吃的時侯不容易移動。

缺點

價格相對昂貴，容易打破，且會造成貓咪切割傷。

塑膠材質

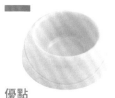

優點

價格上相對便宜。

缺點

易滋生細菌，且貓咪進食時碗容易移動。

不鏽鋼材質

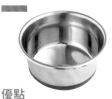

優點

細菌難以滋生。

缺點

重量輕，貓咪進食時碗容易移動。

貓咪的披毛 ▬

貓咪一年有二次的換毛期，大約是
在春天、秋天二季。一般而言，貓
咪會在春天將冬天厚重的毛髮換成
適合夏天的毛；在秋天時將夏天的
毛換成適合寒冬的厚毛衣。

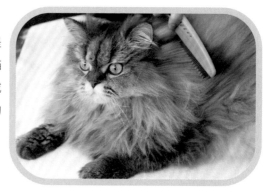

▶ 定期幫貓咪梳毛。

梳子

換毛時貓咪的掉毛量會比平常還多，必須要常常幫貓咪梳毛，將脫落的毛梳理掉，
如果不梳理，很容易造成貓咪吐毛球，因此換毛期，最好能每天幫貓咪梳毛。
不論短毛貓或長毛貓都要梳毛，定期梳毛不但可以減少披毛結球以及毛球症的發生，
也可以促進皮膚的血液循環，讓毛髮皮膚更加地亮麗健康。選一把適合的梳子是最
重要的，市面上常見的釘耙梳並非很好的選擇，容易造成貓咪疼痛，進而討厭梳毛。
建議長毛貓最好採用排梳，短毛貓最好採用細密的鬃梳，這方面可進一步請教獸醫
師或專業美容師。

化毛膏

化毛膏這個名詞不知道是誰發明的，真是太有創意，也誤導了大家！其實化毛膏就
是一種軟便劑、利便劑、便祕治療劑，是無法將毛髮消化掉的。貓咪的舌頭上有粗
糙的倒刺，可以用來梳理自己的毛髮，在這樣的舔毛過程中，會將脫落的毛髮吞入
胃腸，少量的毛髮不會引起任何症狀，但若有結毛球或大量掉毛時，吞進胃腸的毛
量就會相當可觀，並且可能造成所謂的「毛球症」，也就是腸胃阻塞，貓咪會嘔吐及
便祕。那麼問題來了！幼貓需要吃化毛膏嗎？答案是，除非發生嚴重掉毛的皮膚病，
否則六月齡後再開始給予化毛膏即可。養成每天梳毛的習慣，其實就可以觀察出何
時需要化毛膏，何時不用：如果是普通掉毛，可以每週 2 ～ 3 次；根本沒掉毛時就
停用；掉毛嚴重時，每天服用一指節的化毛膏；如果已經發生便祕狀況時，就必須
增加量到兩指節，並且每天增為兩次。

貓咪的砂盆

貓砂盆的大小、深度可以依照貓咪的體型、貓砂的種類以及環境空間彈性選擇。對幼貓而言，砂盆應選擇較小而淺的，也可以用餅乾盒或紙盒來替代，但須隨時清理、保持乾淨。使用砂盆是貓的天性，通常不用額外訓練，而貓砂盆的位置最好選擇安靜隱密的地方，離食盆與水盆別太近。

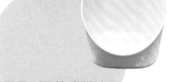

單層／開放式貓砂盆

市面上單層的貓砂盆，有周邊較淺或是周邊加高型可選擇。而周邊加高的貓砂盆可減少貓咪將貓砂帶出。

優點
貓咪進出容易，貓砂盆的清洗也容易。

缺點
貓咪在撥砂時容易將砂子撥出，或是上完廁所後，腳會將貓砂一起帶出，且貓咪上完廁所後，排泄物味道容易飄散出來。

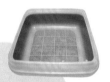

雙層貓砂盆

優點
可以減少清潔工作。

缺點
適用於木屑砂等會崩解的貓砂，因此不喜歡大顆粒貓砂的貓不適用。

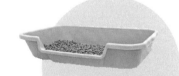

老貓／摺耳貓專用砂盆

大部分的老貓多少都存在退化性骨關節疾病，而摺耳貓則存在不同程度的骨軟骨發育不全，所以即使一般正常貓砂盆的高度僅有15公分左右，但對於老貓及摺耳貓而言，可能就是難以跨越的高牆，必須選擇這種低入口處的特殊砂盆。

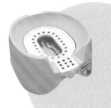

馬桶蹲式貓砂盆

優點
不會有貓砂撥出或帶出的問題。

缺點
必須要花時間教貓咪使用，並讓牠習慣馬桶蹲式貓砂盆。

貓咪的貓砂 ▬

市售種類非常多，貓砂顆粒有粗大的有細小的，有含香味或是無香味，材質選擇也多，因此選擇一個貓咪適合，且不會為家裡環境帶來困擾的貓砂很重要。另外，有些小貓會有吃貓砂的行為，應注意觀察，並選擇適當的貓砂材質，最好採用原來使用的品牌。

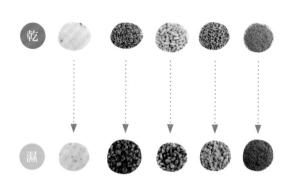

每種貓砂接觸到尿液後的反應、特性皆不同，選擇貓砂的同時，別忘了搭配合適的砂盆！

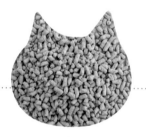

水晶砂

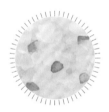

優點

1 除臭力非常好。

2 不會凝固，需要兩層式的貓砂盆。

3 會吸收水分，且味道好。

4 無粉塵，不易被貓帶出。

缺點

1 如果長時間使用會使貓砂的吸附力降低。

2 貓砂不會凝固，因此小便的量和次數難以確認。

3 一般是作為不可燃垃圾處理。

豆腐砂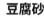

優點

1 豆腐砂有一種特別的味道，也具有除臭效果。吸收快速，會結成塊狀，凝固力較差。

2 重量輕且環保，可以直接丟入馬桶沖掉，也可以作為一般垃圾丟棄。

缺點

1 價位偏高。

2 有些貓咪和主人會不喜歡豆腐砂特殊的味道。

3 保存不好會長蟲子。

4 有些幼貓會吃豆腐砂而造成腸胃炎，此時應立即停用。

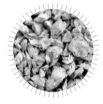

木屑砂

優點

1 木屑砂有木頭的天然香味，具有除臭效果。重量比礦砂輕。

2 大部分的木屑砂碰到尿液時會分解成粉狀散開。現在也有凝結的木屑砂，吸收力很好。建議使用雙層網狀貓砂盆，過濾散開的木屑。

3 環保。處理的貓砂量少時，可以直接丟入馬桶沖掉；如果量多，以一般可燃垃圾處理。

缺點

1 凝固力和除臭力會因為使用的時間拉長而降低。

2 散開的木屑容易沾附在貓毛上（尤其是長毛貓）。

3 木屑品質和除臭力的好壞，在價格上也會有差。

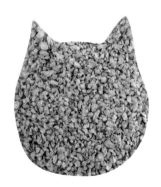

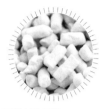

紙砂

優點

1 環保。作為可燃垃圾處理。

2 因為會殘留小便的痕跡，所以可以檢查小便的次數。

3 無粉塵。散落在貓砂盆外的砂容易清掃。重量較輕，購買時也容易搬運。

缺點

1 除臭的效果有限，最好與芳香劑一起使用。

2 凝固效果差。

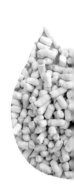

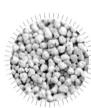

礦石砂

優點

1 除臭力非常好（因有重量且顆粒小，對糞便臭味覆蓋力強）。

2 凝固成結實的塊狀物，與未污染的貓砂界限分明，方便清理。

3 因為礦砂的觸感接近天然砂子，所以貓咪會比較喜歡。

缺點

1 顆粒小，容易被貓腳帶出，打掃時困難，也易有粉塵。

2 礦砂較重，購買搬運不方便。

3 當貓砂量少時，附著力不夠，貓砂會黏在便盆或貓毛上。

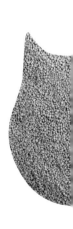

貓咪的居住環境

給貓咪一個安全、舒適、遮風、擋雨、
禦寒的環境，是愛貓一族的基本責
任，環境內避免有盆景植物，因為有
不少植物對貓咪是有毒的；另外，很
多貓咪對塑膠製品、線狀物有特殊癖
好，常常誤食而導致嚴重的腸阻塞，
不論診斷或治療都非常困難且所費不
貲，因此應將所有可能的危險物品收
放在安全地方。

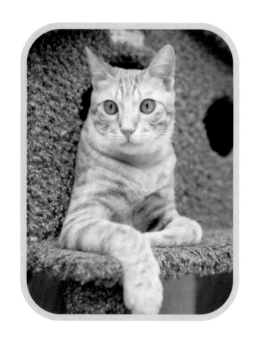

▶ 貓跳台對貓咪來說是好的運動場所。

運動空間

貓咪的個性本身就是好動，且因為好奇心重，所以對於任何事物總是抱持著高度興
趣，要小貓乖乖待著不到處跑，簡直就是不可能的任務，因此除了要滿足牠們的運
動需求外，也要給予牠們能夠安全活動的空間。貓咪喜歡居高臨下，能夠掌握環境
的變化會讓牠們比較安心，根據研究，擁有制高點的貓咪較少發生緊迫相關的疾病，
例如自發性膀胱炎。可以給貓咪使用貓跳台，滿足貓咪跳高的同時，也減少貓咪跳
到櫃子上的機會，還兼具磨爪功能及增加運動量，使貓咪體重不至於有過胖的風險。
此外，櫃子上的飾品擺放需要特別注意，尤其是玻璃製品。應避免貓咪跳到家具上，
不小心把飾品碰撞下來，破裂的飾品會造成貓咪受傷。

貓砂盆放置位置

貓砂盆最好放置在安靜隱密的地方，因為貓咪在排泄時是較沒有防備的狀態，所以
吵鬧、人來人往的地方會讓貓咪無法安心地上廁所。另外，貓砂盆與食盆和水盆的
距離別太近，貓咪將貓砂撥出時，可能會飛濺到食盆和水盆中造成污染。貓砂建議
每週更換一次。倒掉舊的貓砂、清洗和消毒貓砂盆，以減少細菌滋生，再倒入新的
貓砂。常常幫貓咪清理砂盆內的排泄物及消毒砂盆是很重要的，有些貓咪會因砂盆
不清潔而在砂盆以外的地方上廁所，或是憋住不上廁所，直到砂盆清乾淨才去。消

毒貓砂盆時，要避免含石碳酸或煤焦油的消毒劑，想要幫貓咪更換不同材質的貓砂時 （由礦砂換木屑等），也要採循序漸進的替換法，如果一下子就換成新貓砂，有些貓咪可能會因為無法接受，而到處亂大小便喔！更換貓砂盆的位置也是一樣，採短距離的移動更換，免得貓咪一下子無法適應，而在原來的地方大小便。多貓飼養的家庭應該準備多個貓砂盆，以前曾有專家建議是 N＋1 個，養七隻貓就必須準備八個貓砂盆，這對地小人稠的地區真的是不可能的任務，所以現今建議視空間狀況多準備幾個即可（重點是必須經常清理、保持乾淨）。另外，如果貓群中存在攻擊行為，也應避免將所有貓砂盆放在同一個地點，這樣會使被攻擊的貓不敢上廁所而亂尿尿、亂便便及下泌尿道疾病。

室內溫度差

貓咪和人一樣，最適當的居住環境溫度為 25 ～ 29℃，因此夏天要保持通風涼爽，避免貓咪因為環境溫度過高而造成中暑。夏天氣溫高時，貓咪腳底的汗腺一樣會排汗，此時為預防貓咪脫水，適當的水分補充非常重要；冬天則是要保持室內溫暖，環境溫度過低，容易造成貓咪感染呼吸道疾病或其他疾病，此時可以幫貓咪製造溫暖、隱密的地方睡覺。

貓咪的行 ▬▬▬

買貓或認養貓時，都應該備妥手提籃，免得貓咪一時緊張而逃脫，而且以後也難免有上醫院或美容院的需要。貓咪的提籠種類很多，可依據個人的需求來選擇。不過，如果貓咪很容易緊張，甚至會想要衝出提籠的，不建議用軟式的提籠，易造成貓咪半路脫逃。一般來說，選擇上開式的提籃較好，因為方便貓咪的放入與抓出。若有長途旅行的需求，最好能選擇大型的運輸籠，讓貓咪有舒適的空間。不過，當貓咪有被帶到醫院或美容院的經驗後，下次要再帶出門，可能就要與貓咪鬥智，因為牠們不會這麼輕易就被放進提籠內，乖乖跟你出門了！

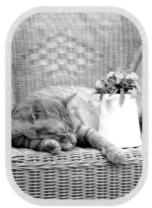

▲ 給貓咪一個舒適又隱密的睡覺地方。

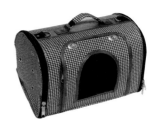

Ⓓ 貓咪生活需知

貓咪很愛乾淨

貓咪舌頭上的倒刺像刷子一樣可以梳理全身
的毛，也可以將身體上的污物去除，並將自
己的味道留在全身，讓自己安心。不過，舔
入過多的毛會造成貓咪吐毛球；雖然吐毛球
症是一種生理現象，但太頻繁地吐毛球會造
成貓咪體力消耗，並且造成食道和胃的負
擔，因此還是要定期幫貓咪梳毛，除去過多
的毛。貓咪上完廁所後，如果有沾附到一些
糞尿時，會立刻將身上的污物清理乾淨，此
外，貓咪吃完飯後同樣也會有清理的動作。

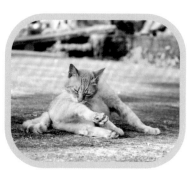

▲ 貓咪會用舌頭梳理自己的毛。

▼ 貓咪的睡眠和休息時間佔一天的 2/3。

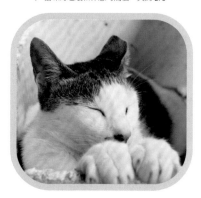

一天之中有 2/3 的時間都在休息和睡覺

每隻貓咪的日常活動各有差異，但牠們對睡
眠的喜好是相同的。一般相信肉食動物會盡
量減少平時能量的消耗，以供應捕獵時所需
的極高能量。雖然現在飼養在家中的貓咪已
不需要狩獵，但睡眠的習慣仍然存在，貓咪
每天約需 16 小時的睡眠，是哺乳類動物中最
長者；且貓咪是夜行性動物，活動時間大多在夜晚到清晨，白天多半都是在睡覺。
大部分的貓咪都相當獨立，可以在家裡任何角落睡覺；假如你願意的話，可以用盒
子或籃子來當作貓咪的床，或是購買市售的貓床，但並非絕對必要。至於小貓，我
們可以準備一個箱子，或簡單的硬紙箱當床用，在箱子底部襯幾張報紙，然後再加
塊毛毯，並定期清理更換，這樣小貓會住得較舒適，不僅可以防風、保暖，也能防
止意外傷害。但切記千萬不要在貓床內餵食，以免弄得一團髒。需要外出時，留下
足夠的水和食物，可以將貓留在家中至多 24 小時；如果要外出更久的時間，就必須
麻煩鄰居每日幫牠補充食物和飲水、清理便盆，這樣貓咪就可以不用被迫離開熟悉
的環境，也能減少得病的機會。

貓咪特有的呼嚕聲

有些第一次養貓的貓奴發現家裡的愛貓發出很特別的聲音，但也沒看到貓咪張開嘴巴叫，因此納悶聲音是從哪發出來的？是不是生病了？其實，呼嚕的聲音來自喉部，是一種空氣動力學的現象。對貓咪來說，是天生和自發性的行為，幼年時期的貓咪就已經會發出呼嚕呼嚕的聲音了。當貓咪感到安心和放鬆時會呼嚕呼嚕，不過，在醫院的診療台上也會遇到貓咪呼嚕呼嚕，但牠明明已經害怕到全身發抖了；也曾遇到骨折的貓咪，雖然傷口很痛，卻也是從頭到尾都呼嚕叫著，因此貓咪不只是感到放心時才會呼嚕，在緊張及承受壓力時，呼嚕也有緩解壓力及放鬆心情的作用喔！

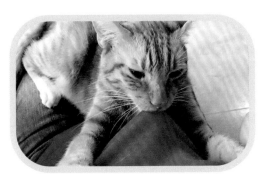

▲ 貓咪會有踩踏的動作，是來自於幼貓時期的吸奶行為。

▼ 貓咪排便的姿勢。
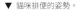

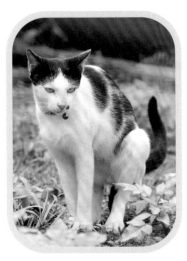

前腳的踏踩動作

貓咪會有左右前腳交替踩踏的動作，主要是源自於幼貓時期的吸奶行為。有人認為成貓會有這種動作，是因為想起吸母貓奶時的安心感，轉而表現在與貓奴的互動上，也許是想要跟貓奴撒嬌吧！有些貓咪除了踏踩的動作外，還會吸吮貓奴的皮膚或衣物，有可能是因為皮膚和衣物的觸感與母貓的乳房很像。我甚至還看過邊搓揉自己肚子，邊吸自己肚子的貓咪呢！也許那時的牠，正沈醉在幸福感之中。

貓咪的居家訓練

貓很愛乾淨且聰明，養在室內並不會像狗一樣產生許多問題，牠們很能適應家居生活，就算你的公寓再小，牠們也能自得其樂；而貓咪基本生活器具中，以衛生設備及磨爪用具較為重要。對於年幼小貓，我們應該特別花時間教導牠們的行為，而且越早越好。小貓 3 ～ 4 週齡開始吃固體食物時，就應該教導地如廁，必須將便盆放在小貓容易到達的地方，並且也要注意貓砂的隱密性，一旦小貓看起來有想大小便的姿勢時，就把貓咪帶到便盆（蹲下、尾巴蹺高及眼神茫然時，就表示想上廁所了）。當貓咪在錯誤的地方大小便時，千萬不要強迫牠們去聞自已的糞尿，亂大小便的地方應消毒並去除味道。貓非常愛乾淨且很快能訓練成功，非常老的貓偶爾會忘記或失控，我們就必須忍耐一下了。

服從

所有的貓咪都應該認識自己的名字。要常叫牠們的名字，特別是在餵食時，我們應該設定固定的時間餵食或梳毛等。也可以訓練貓咪一些小把戲，比方說乞求食物；但是別忘了在表現好時，給予獎賞和讚美（給一些牠最愛吃的食物）；如果牠不願意作，也不要勉強。話雖如此，如果貓咪有些不良的習慣，還是必須改正過來，像有些貓咪喜歡亂咬人或撲到人身上，這時應該輕輕地將牠提起來並放置地板上，然後聲色俱厲地跟牠說「不可以」。一般來講，有機會與外界的貓接觸的話，貓咪的「反社會」行為是會減少的，或者給它一塊磨爪板也是可以。

▼ 在家中放置貓抓板，可以大幅減少貓咪在家具上留下爪痕的機會。

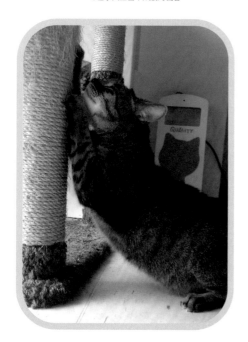

磨爪

貓咪的爪子總是讓每個貓奴很頭疼，牠們總是會在家裡各處留下爪痕，尤其是沙發、桌子、牆壁等，讓貓奴們得經常更換新的家具。但請不要責怪貓咪，因為對牠們來說磨爪子是一種本能，牠們的腦袋無法理解貓奴為什麼要生氣。貓咪抓家具的行為主要是為了作記號及劃分地盤，告訴其他貓咪：這裡是我的！前面也有提到，貓咪的肉墊有汗腺，也有能分泌特殊味道的腺體。因此貓咪在抓家具時，除了留下爪痕，也同時留下自己的味道。此外，貓咪抓家具也是在將爪子磨得尖銳，並將老舊的指甲替換掉。因此，可以給牠一個磨爪板，讓牠盡情地磨爪子。磨爪板有壓平的瓦楞紙板材質、麻繩材質、地毯類材質、或者一根繞滿繩子的柱子，都可在寵物店買到。使用磨爪板是可以靠訓練來完成的。

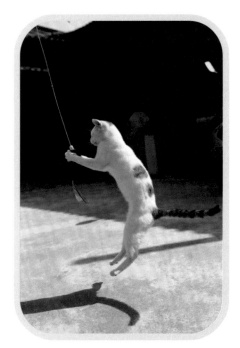

▲ 逗貓棒可以增加貓咪與主人間的互動。

貓咪的遊戲

逗貓棒、玩具等，都是增加貓咪運動量與主人之間互動的最佳用品，很多人把逗貓棒留給貓咪自己玩，這樣不僅沒意義，也會有危險；逗貓棒上的毛球或羽毛若被貓咪吞下去，有可能會造成嚴重的腸阻塞。因此，逗貓棒一定要由主人操縱，讓貓咪充滿興趣、不斷地撲抓，不僅可以增加貓咪的運動量，也可以博君一笑。

▼ 用牽繩帶貓咪出門散散步。

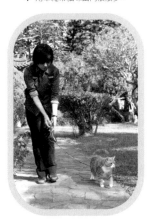

多運動有益健康

貓咪在運動方面並不需要我們操心，這一點對某些人來說真是一大福音。貓咪可以在遊戲中獲得運動的效果，並且獲得無窮的快樂，即使是一顆乒乓球，或一個讓牠們跳進跳出的箱子，都可以讓牠們玩得不亦樂乎。而養在室內的成貓，平常可以準備磨爪板讓牠們運動，當然若你能撥空和貓咪一起遊戲，就更好不過了。而遛貓並不像遛狗一樣簡單，大部分的成貓不願意從事這種活動，即使勉強牠，也不會有多大的效果。如果真的想訓練貓咪，最好是在幼貓剛離乳後就開始，讓牠們慢慢適應並體會其中的樂趣，最初應在室內進行，然後再外出到公園，最後再到人行步道。引導繩的材質要輕、長度要夠、最好是附有項圈。不過，貓咪本身的個性也是很重要的決定因素，如果從幼貓時期就容易緊張，或是對外界的變化特別敏感，就別勉強訓練了。

貓咪換牙

小貓出生後就會逐漸地長出乳齒，等到近兩月齡時就有能力咬食乾飼料了，而母貓也會因為小貓長出牙齒，造成哺乳時疼痛，而逐漸拒絕小貓的吸乳行為，也就是所謂的斷奶。在 4 月齡之前所見的牙齒都是乳齒，之後都會逐漸脫落而被永久齒所取代；換牙過程中，會有流血的現象，這樣的狀況會持續到 7 ～ 8 月齡，牙齦也會輕微紅腫，甚至稍微厭食，這些都是正常現象。為什麼我們從來未曾看過脫落的乳齒呢？因為貓咪大多會將脫落的乳齒吞食入肚，一般來說是沒關係的，但若有疑慮，還是可以請獸醫師檢查一下。乳齒有可能不掉嗎？當然是有可能的，但是這樣會影響永久齒的生長及方向，所以如果超過 8 月齡仍有乳齒滯留，就必須請獸醫師拔除。

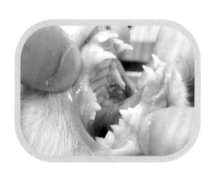

▲ 貓咪的乳齒比恆久齒尖且小。

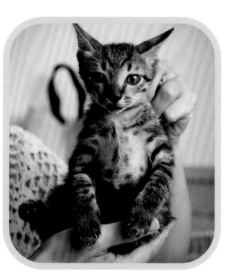

▲ 避免用手抓住貓咪的頸背部

貓咪的抱法

抱著自己心愛的貓咪是非常美好的事，但是一定要支撐牠全部的身體，不要只是抓住牠的腋下懸吊著；因為有些貓咪對於浮在半空中感到不安、不喜歡，可能會掙扎甚至咬人。因此在抱貓咪的時侯，手臂和身體要緊密地包覆貓咪，讓貓咪有安全感，也比較不會害怕。抱小貓時更應特別小心，因為小貓的肋骨非常柔軟，如果動作太粗暴，可能會造成內傷。雖然母貓在帶小貓時會咬住牠的頸背部，但你應該盡量避免做這種動作，雖然沒有什麼傷害，但太頻繁做這個動作會引起小貓排斥。除非你只是在貓咪不合作或過分頑皮時，突然短暫伸手捉住牠。當貓咪身體受傷時，特別是骨折，這種動作是不被允許的。

抱貓前先安撫貓咪，讓牠放鬆

貓咪比較不會讓牠信賴以外的人抱，所以必須先和貓咪建立良好關係。在抱貓咪之前可以先輕輕撫摸牠，讓牠鎮靜下來之後再嘗試抱牠。

用手抱著貓咪的上半身

將貓立著，一手抓住貓咪的兩前腳，手指放在貓咪的胸前，會讓貓咪較安心。這時侯不要刻意去撫摸貓咪討厭被觸碰的地方，如肚子和尾巴，這樣反而會讓牠更掙扎。

支撐貓咪的下半身

另一隻手抓住貓咪的兩後腳，並用手掌托著貓咪的臀部。讓貓咪的身體能緊密地貼著人的身體，尋找一個能讓牠穩定的位置。

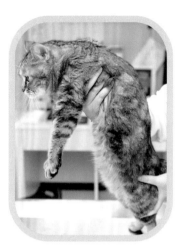

▲ 要抱起貓咪時，先將貓立著，不要刻意觸碰牠的肚子或尾巴。

讓貓咪緊貼著自己的身體

用雙臂包覆著貓咪，讓牠的背部、臀部是靠著人的手臂，不會有騰空的感覺。如果貓咪有稍微掙扎時，可以用手按住貓咪的前腳，用手臂壓住貓咪的身體，並安撫牠。

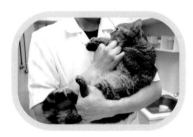

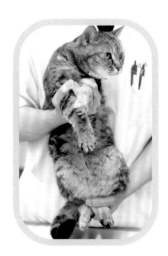

▲ 緊密地貼著人的身體，讓牠穩定安心。

讓貓咪坐在懷裡

另一個抱貓咪的方法，是將手掌置於前腳後方胸部處，然後左手托住臀部，再將貓咪的前腳置於肩膀，讓貓咪坐在你臂彎內。

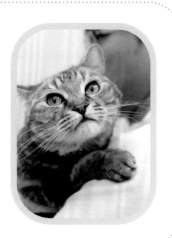

貓咪喜歡咬人的手和腳

貓是完全的肉食獸，在食物鏈上扮演著掠食者的角色，因此牠們從小就開始有狩獵行為，這是一種天性，演練的對象就是母親或兄弟姐妹，在遊戲的過程中學習咬的力道輕重。但是，當貓咪被人類帶回家飼養後，這些學習及練習的對象都不見了，該怎麼辦呢？當然就只剩下人類了。常有飼主抱怨：「牠都一直亂咬，也會突然衝出來咬我的腳！」其實這就是一種狩獵行為的學習過程，屬正常現象，因為腳對貓咪來說，是在牠的狩獵視野範圍內，人類腳步移動時，在貓咪看來像是獵物在移動，會引起牠們高度的狩獵興趣。

在幼貓時期，就應該要預防小貓習慣性咬人，如果常用手跟貓咪玩，會讓牠們記得「手是可以咬的東西」，即便是成長中的幼貓，認真咬也會使人受傷。因此，在和牠們遊戲時，可將苦味劑塗抹在手上，貓咪吃到苦味，自然會討厭咬手；或著也可以玩具代替手，用玩具（如逗貓棒）陪貓玩，轉移牠的注意力，讓貓咪知道逗貓棒才是牠的獵物，而不是人的手和腳。這樣不僅可以滿足貓咪運動和玩耍的需求，減少咬傷人的機會，也可以建立與貓咪之間良好的關係。當然，水槍也是一個可以教導小貓的道具，當貓咪要咬你的手腳時，可以從牠的背後射水槍，貓咪被嚇到後，就會停止咬的動作，幾次下來，便會把咬手腳和被水槍噴的不好印象聯想在一起，就不會再有這樣的動作了。

此外，當貓咪咬著你的手腳時，如果大聲叫罵或是有過大的肢體反應，只會讓貓誤以為你要陪牠玩，而且牠也無法了解你的疼痛，反而會讓牠想繼續咬下去；因此，建議盡量不要有太大的叫聲，應該發出警告聲，讓貓咪張嘴放開，然後走出房間，暫時不和貓咪互動，讓貓咪知道即使咬住了，也不會有玩耍的動作，久了便會失去興趣。事後也絕對不要體罰貓咪，這樣不僅會破壞你跟貓咪之間的互信關係，有些貓咪甚至會因此更容易出現攻擊行為。

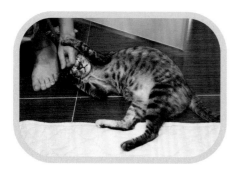

◀ 盡量避免用手和腳逗貓咪玩。

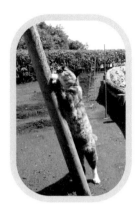
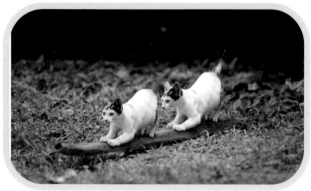

▲ 家中貓抓板擺放方向可依貓咪的喜好來決定。

貓咪會亂抓家具

貓咪會在牆壁和家具上磨爪，利用肉墊上腺體的分泌物，將氣味留在磨爪的地方，這對貓咪而言是地盤的劃分；也就是說，磨爪子是貓咪的本能行為，沒辦法阻止貓咪磨爪，只能在貓咪抓家具之前，早點讓牠習慣在貓抓板上磨爪子，否則，可能就得看著心愛的家具慘遭貓爪蹂躪了！有些國家會幫貓咪作去爪手術，在麻醉的狀況之下，由獸醫師來進行外科手術。在澳大利亞與英國是違法的，紐西蘭也不贊同這種手術；在台灣，目前這種手術也不是很普遍。以人類的觀點來看，這樣的手術確實是很方便，但對貓來講的話，就十分殘忍。

貓咪的異食癖

有一句話是這麼說的：「好奇心會殺死一隻貓！」這句是真的再貼切不過了，小貓對任何事物總有無限的好奇。牠們就像小朋友一樣，任何小東西（如鈴鐺、鈕扣、帶線的針、繩子、橡皮筋等）到了牠們的視力範圍，最後的下場一定是被吃進肚。此外，很多貓咪對於塑膠的味道也有特別的癖好，常有主人拿塑膠袋、竹筷袋或塑膠繩來取悅貓咪，這是非常危險的行為。一旦貓咪愛上這類塑膠製品後，胃口就會越來越大，可能連泡棉地板都會加以啃食，而造成可怕的腸阻塞。小貓因此會嘔吐、食慾減退、體重變輕，不僅診斷困難，手術及住院費用也可能會造成很大的負擔，而貓咪經過這樣的折騰，九條命可能也不夠用了。

而且貓咪是永遠也學不到教訓的，同樣的狀況可能會一再發生，曾有貓咪兩年內連動四次手術，夠可怕了吧！此外，也有不少貓咪對纖維有癖好，所以縫衣線、毛線、毛衣這類的纖維紡織品也盡量離貓遠一點。而貓咪對纖維的癖好，有一種說法是牠們狩獵本能的表現，因為野生貓咪獵到小鳥時，會將羽毛拔掉，以方便進食；另一

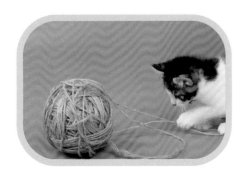

▲ 繩子類的異物對貓造成的傷害比想像中更嚴重。

種說法則是貓咪認為咬毛衣和毯子時的觸感，很像幼年期吸母奶的觸感；但也有人說貓咪是因為體內纖維質不足，而找尋相似口感的東西來吃。不管是哪一種，千萬不要存著「貓咪只是咬，沒吃下去」或是「就算吃下去，也會吐出來或拉出來」的心態，因為線狀異物可能造成嚴重的腸胃切割傷害，不可不慎！當看到貓咪的肛門口

有繩子排出時，也切記不要硬拉出來，因為你無法知道腸道內的狀況，有時硬拉反而會造成腸道受傷得更嚴重！如果繩子長度太長，可以先將繩子剪短，並將貓咪帶至醫院檢查。此外，家中的電線也是貓咪喜歡玩和咬的物品之一，因為電線輕，隨手一撥就會動，當然會引起貓咪很大的興趣。如果電器用品的電線正插著，而貓咪不小心咬斷，會造成觸電的危險。臨床上就曾經遇過狗狗咬斷電線，因觸電造成心臟和呼吸停止，到院時已經來不及救了。因此，請盡量將不要用的插頭拔掉，並將過長的電線妥善收納或藏在家具後面，讓貓咪無法找到；也可以將電線用較厚的塑膠管包覆住，避免貓咪將電線咬斷、觸電。

了解貓咪的習性，注意居家環境的安全，會讓你和貓咪都少了很多不必要的麻煩及醫療花費。千萬不要存著僥倖的心態，覺得這些事不可能發生，因為貓咪總是隨時隨地在挖掘新事物，「好奇」是牠們個性的一部分，所以貓咪往往會在你看不到牠的時候闖禍，或是發生危險。與其限制牠們或是大聲斥責，不如從預防下手，耐心地教導吧！

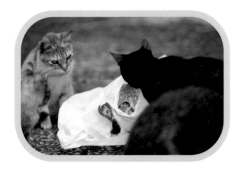

▲ 塑膠袋是異食癖貓咪的最愛。

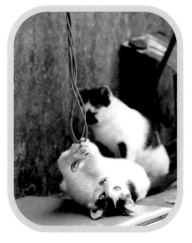

▲ 貓咪很喜歡咬電線，因此要妥善收納好。

人類食物對貓的影響

很多貓奴會問:「醫生,貓咪能不能吃人吃的東西?」其實,很多人類可以吃的東西,
對貓咪卻會造成危害。有些食物,貓咪只吃一點點就會引起中毒症狀,嚴重的甚至
會危及生命。此外,人類食物中的調味料,也都會增加貓咪身體的負擔。主人們應
特別避免以下這些會危害貓咪健康的食物:

青蔥、洋蔥和韭菜類

此類蔬菜中含有破壞貓咪紅血球的成分,會引起貧血、
下痢、血尿、嘔吐和發燒,最嚴重的情況會造成貓咪死
亡。因此,這些蔬菜絕對不能讓貓咪吃到,即使是微量
也不要給。

雞骨和魚骨頭

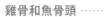

雞骨和魚骨尖銳的邊緣可能會卡在喉嚨或消化道,甚至可能
會造成消化道穿孔。因此,丟棄這類廚餘時,一定放在有蓋
的垃圾筒內,以免貓咪不小心吃到,造成嚴重的傷害。

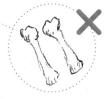

巧克力

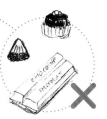

巧克力中含有可可鹼和咖
啡因,攝取過量會造成急性
中毒。巧克力中毒會出現消
化道、神經和心臟的症狀,
嚴重的話甚至會造成貓咪
死亡。

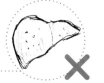

肝臟

長期提供雞肝給貓咪吃,容易導致
鈣缺乏,引發步行障礙。此外,雞
肝中含有豐富的維生素 A,攝取過量
會導致骨頭發育異常。

葡萄

葡萄會造成貓咪腎功能衰竭,
尤其葡萄皮特別危險。葡萄乾
也同樣會造成腎功能衰竭。

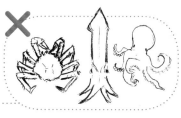

烏賊、章魚、蝦子、螃蟹和貝類

這類的食物讓貓咪長期生食時,會阻礙體內維生素 B1 的吸收。當貓咪體內缺乏維生素 B1 時,
會引起食慾降低、嘔吐、痙攣、走路不穩,甚至會導致後腳麻痺。而鱒魚、鱈魚、鰈魚和鯉魚
等生魚片也會阻礙體內維生素 B1 的吸收,導致癱瘓。因此不建議給貓咪此類食物的生食。

小魚乾、海苔和柴魚片

鈣、鎂和磷等的礦物質都是造成貓咪尿道結石的重要因素。而小魚乾、海苔和柴魚片是貓咪非常喜愛的食物，它們也都含有高量的礦物質；因此應盡量少給貓咪吃這類的食物，避免尿道結石發生。此外，菠菜和牛蒡含有大量的草酸，也容易引起貓咪泌尿道結石。

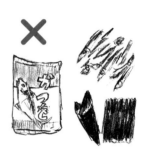

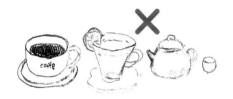

咖啡、紅茶和綠茶

咖啡、紅茶和綠茶含有咖啡因，若貓咪誤食會造成下痢、嘔吐、多尿，甚至造成心臟和神經系統異常。

牛奶

國外影片上常見餵貓喝牛奶的情節，是非常錯誤的示範。大部分的貓咪於兩月齡後就會發展成為乳糖不耐症，喝牛奶會引發水樣下痢。你可能會說：「我的貓喝牛奶都沒事呀！」那可能只是幸運，但長期飲用牛奶的貓咪，必定會對水不感興趣，因此減少牠的飲水量，長期下來便會造成腎臟隱憂。

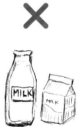

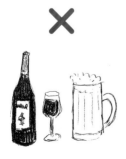

含酒精飲料

貓咪誤食後，酒精會在血液中被吸收，如果超過容許量，就會破壞腦和身體的細胞，引起嘔吐、下痢、呼吸困難以及神經系統異常；最嚴重的狀況是貓咪會陷入昏迷，甚至會致死。一般而言，貓咪攝入後 30 ～ 60 分鐘內會出現症狀，誤食 5.6ml/kg 的量便可能致命。即使是少量也是危險的，所以絕對不能讓貓咪接觸到任何含有酒精的飲料。

室內植物盆栽對貓咪的影響

聽老一輩的人說過，狗狗和貓咪因為肚子不舒服，或是為了要吐出肚子裡的毛球，會去吃草。不過，並不是所有植物貓咪都可以吃，有些吃了會造成腸胃道不適，甚至中毒。為了貓咪的安全著想，將盆栽放在牠接觸不到的地方吧！如果真的要給貓咪吃草，也請選擇貓咪可以吃的貓草（一般寵物店都有販售種子，可自行栽種）。對貓有毒的植物至少有 700 種以上，下面列舉幾種一般家中可能會種植的盆栽。

百合花

百合花對於貓咪來說是非常危險的植物，任何部位都會造成危險，尤其是根部。貓咪吃了百合花後會嘔吐、過度流口水，精神和食慾變差，72 小時內造成腎臟衰竭。

鈴蘭

不管貓咪吃了鈴蘭的哪個部位，對牠們而言都是非常毒的，尤其是根部。貓咪誤食鈴蘭會引起嘔吐、過度流口水、拉肚子和腹痛，甚至會造成心跳過慢。嚴重的會出現癲癇，甚至猝死。

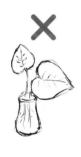

黃金葛和常春藤

整株植物對貓咪都是危險的。尤其是葉子和莖的部分有毒，貓咪吃了會刺激口腔，並且造成發炎、疼痛；另外，也可能會發生過度流口水、吞嚥困難、腹痛、下痢、嘔吐，以及腎臟疾病和神經症狀。

杜鵑花

所有部位對貓咪都有毒性。貓咪誤食會造成持續性嘔吐、有吸入性肺炎的危險，甚至癲癇和全身無力等神經症狀都可能發生。

蘇鐵

所有部位對貓咪都有毒性，尤其是種子。貓咪吃下後很快就會出現嚴重的嘔吐、下痢、無法控制走路、昏迷或癲癇。最後會因肝臟衰竭而死亡。

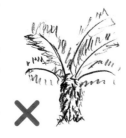

聖誕紅

貓咪吃了莖或是葉子，會造成嘴巴劇痛，或者嘔吐和下痢。

E　迎接第二隻貓

很多貓奴在養第一隻貓得心應手後，總是會蠢蠢欲動想要再多養一隻，或者在路上看到可憐的流浪貓，起了悲憫之心，而發願收養。但在決定之前，是否有考慮到家裡原來貓咪的安危問題呢？如果新貓帶來了傳染病，反而讓原來的愛貓遭受威脅，你不會愧疚嗎？不會懊悔嗎？現在，我們就來討論一下新貓的飼養問題吧！

我有資格養第二隻貓嗎？

首先還是必須考量自己的能力及家庭狀況，是否有能力再負擔飼養第二隻貓的花費？是否還有足夠精力及時間？共同居住的家庭成員是否同意？再來，你必須確認家裡原來的貓是否帶有某些傳染病？最重要的就是貓白血病病毒及貓愛滋病病毒。

如果原來的貓是陽性貓，我建議你就不要再養第二隻貓了，好好把牠養到壽終正寢再考慮養新的貓。因為，你沒權利讓一隻貓暴露在感染風險之下，對新貓是不公平的；即使牠已經施打白血病病毒疫苗且年齡超過一歲以上，已經不太容易感染貓白血病病毒，但吃燒餅哪有不掉芝麻的，一旦免疫力下降，還是有感染風險。

而愛滋病病毒那就更不用說了，目前專家們並不建議施打貓愛滋病病毒疫苗，因為目前貓愛滋病病毒的檢驗是測抗體，如果打了疫苗就會產生抗體，會被誤認為是愛滋病病毒感染貓，這誤會可就大了，而且你想打也沒得打，目前中國大陸地區及台灣都沒有進口這樣的疫苗。

此外，你能確定原來的貓真的沒有感染嗎？目前動物醫院進行的貓白血病病毒篩檢只能驗出病毒正在複製的階段，無法驗出潛伏感染的貓。這是因為有些狀況下貓白血病病毒的基因會透過逆轉錄而變成 DNA，並且進入貓的細胞核而混入細胞的 DNA 中，這種狀況只能透過 PCR 檢驗原病毒 DNA（pro viral DNA）才能檢出，動物醫院所用的篩檢試劑盒是驗不出來的。

所以，當你考慮養第二隻貓之前，必須先將原來的貓帶到動物醫院抽血，然後送交專業實驗室進行 PCR 檢驗，確定陰性後，才有資格養新的貓。

一切以保護原來的愛貓為主　▬▬▬

我們當然不可能帶一隻有傳染病的貓回家來危害
原來的愛貓，但偏偏很多人又會犯這樣的錯誤，
總認為自己眼前所看到的貓是健康的，是無害的，
而這就是無知所造成的後果。事實上，就算是專
業貓科醫師，光以肉眼判斷，都無法保證貓咪是
否具有傳染病；很多傳染病必須仰賴檢驗試劑的
檢查，如：貓瘟、貓白血病、貓愛滋病、梨形蟲、
貓心絲蟲、貓冠狀病毒等，並且要經過長時間的
隔離觀察。

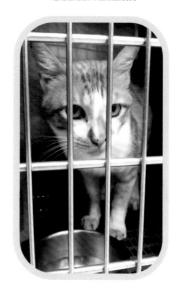

▼ 籠子的隔離無法作到完全，
　還是會讓貓咪互相接觸到。

帶新貓回家之前，應先到獸醫院進行完整詳細的
健康檢查，並確認家中有足夠的空間進行隔離。
一旦新貓驗出具有非嚴重致死性的傳染病，如：
黴菌、耳疥蟲、疥癬、跳蚤、梨形蟲、球蟲、線蟲、
貓上呼吸道感染等問題時，應立即進行治療，並與原來的貓咪完全隔離至少一個月
以上，更要讓原來的貓咪進行完整的預防接種。如果很不幸的，新貓檢驗發現已感
染具致死性的傳染病，特別是貓白血病及貓愛滋病，就真的要慎重考慮飼養的可能，
必須做到終其一生與原來的貓完全隔離。

千萬別以為原來的貓咪有完整的預防接種就足以抵禦而不被感染，因為預防針的效
力並非 100%，且長期慢性接觸大量病原的狀況下，就算有金鋼不壞之身，也難逃感
染的命運。如果檢查結果一切都 ok，也不代表新貓就可以立即混入原來的貓群中，
因為所有的疾病都有潛伏期，不一定能當下發現或檢驗出來，例如傳染性腹膜炎，
就是無法在發病之前確診的。所以新貓在混入貓群前，還是必須隔離至少一個月以
上，且固定每週進行基本的健康檢查，而這也是一般人最難做到的。有太多人因為
一時的衝動，帶新貓回家，或者因為貓咪不喜歡被隔離、不斷喵喵叫，而提早將牠
與家中原有貓咪放在一起……為了一時的不忍，造成後續一大堆問題，讓貓咪受苦，
人也跟著心疼，不是得不償失嗎？

何謂隔離

隔離是醫學上的專有名詞，一般人很少有正確的觀念，所謂的隔離包括直接及間接兩種：直接的方面包括完全的接觸阻斷，新貓不能與原有的貓有任何直接的接觸，隔著門縫或籠子都不行，必須有獨立的空間、獨立的空調，而且進行隔離的空間，應在較偏遠不易接近的地方。間接隔離則包括所有可能接觸到新貓的人事物，例如新貓不能與原來的貓共用砂盆、水盆、食盆、毛巾、提籠、梳子等，而抱過新貓之後，應立即洗手且更換衣物，越高規格的要求標準，越能確保隔離的成效。

新貓可能帶來的傳染疾病

上呼吸道感染

貓上呼吸道感染是收養流浪小貓最常見的疾病，而其中貓卡里西病毒和貓疱疹病毒就佔了貓上呼吸疾病的 80%。此外，披衣菌的合併感染也是常見的小貓上呼吸道感染病原菌。就算原有的貓都有接種完整的疫苗，但如果短時間內接觸大量且毒性夠的病毒時，原來的貓群也可能會爆發嚴重疫情，所有的貓幾乎都會出現打噴嚏、流淚、輕微發燒、厭食等症狀。發病小貓的口水、眼鼻分泌物中具有大量的病毒，會經由直接接觸、打噴嚏或人的間接接觸而感染原有貓群；不只新貓要治療，原有的貓群也會陸續發病，並且可能成為帶原者，讓你的貓群一直飽受上呼吸道感染之苦；整個療程約費時 2 ～ 3 週，到時候你可能會忙到焦頭爛額！

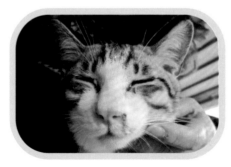

▲ 上呼吸道感染的貓咪，眼睛和鼻子有膿分泌。

貓愛滋

貓愛滋病是由貓免疫缺陷病毒感染，感染後會使
身體的免疫功能逐漸下降，而導致後天免疫缺乏
症侯群；目前可以經由血液篩檢來檢出，這是收
養成貓最常見且最可怕的疾病。有些人認為貓愛
滋是經由血液感染，所以只要貓不打架就不太容
易感染，這是很錯誤的防疫觀念，請務必避免讓
自己原有的貓群曝露在這種病毒的威脅之下！臨
床上我們就遇過從不打架的兩隻貓，其中一隻卻
將愛滋病傳染給另一隻的案例。因為愛滋貓會經
由唾液散播病毒，而且貓咪的齒齦多多少少有發
炎出血的機會，因此牠們可能經由互相梳理舔毛
而感染。

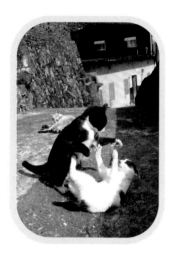

▲ 貓愛滋常經由打架咬傷傳染。

貓白血病

貓白血病主要是由貓白血病病毒感染，經由直接的口鼻接觸就可以感染成立，因此
非常容易在貓群中爆發，特別是四月齡以下的幼貓較成貓容易感染。目前可以經由
抽血檢查來進行試劑盒的初步篩檢及進一步的 PCR 原病毒 DNA 檢驗，感染貓咪會
引起淋巴瘤、白血病、骨髓和免疫的抑制和其他症狀。台灣目前貓的疫苗接種率還
滿高的，且大多國外購入的種貓都有所謂的陰性檢驗證明，因此案例並不多。

貓泛白血球減少症

貓泛白血球減少症也就是所謂的貓瘟，會造成幼貓頻繁地嘔吐和下痢，嚴重者會血
痢、脫水，甚至造成死亡。貓瘟一般大多是發生在貓咪生產的季節，好發於一歲以
下或是未施打預防針的幼貓。成貓也有可能會被感染，但成貓的免疫力比幼貓好，
因此胃腸道症狀較幼貓輕微，有些貓咪甚至沒有症狀。不過，臨床上也遇過成貓因
未施打預防針，而感染貓瘟死亡，因此不要因為是成貓就輕忽了傳染病。

傳染性腹膜炎

這是一種可怕的致死性傳染病，大多是由自身存在
的冠狀病毒突變而引發疾病，很少是經由傳染發病
的，但被認為還是會有傳染的可能性。初期無法以
任何檢驗方式確認，新貓會出現陣發性的發燒症
狀，然後就逐漸消瘦、腹部膨大，或者腹部內出現
異常團塊。這種疾病在初期非常難診斷，所以無論

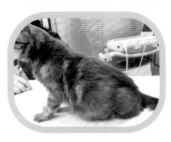

▼ 腹膜炎的貓咪腹部會膨大，但背脊消瘦。

新貓的狀況如何，都應隔離至少一個月，如果期間有出現發燒的症狀，就必須再延
長隔離的時間。在無法早期篩檢的情況下，隔離就成為保護原有貓咪的唯一手段。
另外，你也要知道新貓的引入對原來的貓就是一種緊迫（應激），而這正是導致腸
道冠狀病毒突變成傳染性腹膜炎病毒的主要因素。

新貓可能帶來的皮膚疾病

皮黴菌病

如果新貓還沒有出現明顯的脫毛、皮屑等病灶時，很難早期檢出，因此隔離就顯得非常重要，一旦出現脫毛及皮屑病灶時，應立即進行皮毛鏡檢或黴菌培養。若新貓沒有隔離就進入貓群的話，所有的貓就必須同時進行治療，療程約須 4 ～ 6 週，不但費用會增加好幾倍，餵起藥來也是件大工程。

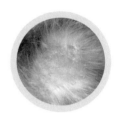

疥癬

這是一種外寄生蟲性的皮膚病，會造成貓咪嚴重搔癢、皮屑、紅疹，初期感染時很難從皮毛鏡檢來確認，大多先造成耳緣的皮屑及脫毛。如果未事先隔離，就會一隻傳給一隻，沒完沒了，必須全體同時接受治療。而且疥癬的特效藥可能會造成貓咪暫時性的目盲副作用，約 1 ～ 2 個月的時間，你忍心讓原來的愛貓接受這樣的風險嗎？

新貓可能帶來的體外寄生蟲

耳疥蟲

一般新買回的純種幼貓大多有耳疥蟲感染，有過經驗的貓奴都知道這種治療是很麻煩的，特別是才剛感染時，獸醫師是無法檢查出來的。如果新來的幼貓有耳疥蟲感染，而未加以隔離的話，到時候一家子的貓都中獎，滴耳藥的療程要連續 4 週。

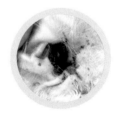

跳蚤

一隻母跳蚤可以產 500 顆以上的蟲卵，蟲卵無色無附著性，所以會到處掉，跟著灰塵跑，並且可以在不孵化的狀態下於日常環境存活 1 ～ 2 年，等到環境溫度濕度適合時才孵化！所以在新貓還沒進家門前，就應先請獸醫師確認有無跳蚤感染，就算無感染跡象，也最好先滴一劑體外除蟲劑，並加以隔離，否則一不小心弄得整家都是跳蚤，可是需要 1 ～ 2 年的時間才能清除。

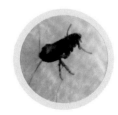

新貓可能帶來的體內寄生蟲 ▄▄▄

貓心絲蟲

這種病傳染率雖然不高，但如果新養的貓有感染心絲蟲時，就等於是擺個定時炸彈在家，讓其他貓都曝露在感染的高危險群之中。除非原來的愛貓有定期服用心絲蟲預防藥，否則新貓在滿六月齡之後，最好都能進行心絲蟲篩檢。

毛滴蟲

是貓咪常見大腸性下痢的病因，被傳染的貓咪會持續慢性軟便，目前並無檢驗試劑可供使用，只能依靠糞便檢查來發現蟲體，或者必須送往美國進行 PCR 檢驗，治療藥物可能會對貓咪產生神經毒性，治療前必須與獸醫師詳加討論。

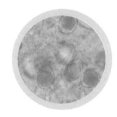

球蟲

這是一種討厭的腸道寄生蟲，對健康貓並不會引發嚴重的症狀，但對於抵抗力差的小貓、老貓、病貓，就有可能造成腸炎，而且這樣的寄生蟲一旦進入貓群之後，是很難根除的，會一直反覆地造成疫情。所以新貓在隔離期間，應每週至少進行一次糞便寄生蟲檢查。傳統的治療方式為口服藥 2 週。

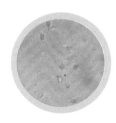

梨形蟲

這是貓咪常見的慢性下痢病因，帶原貓咪並不一定會出現下痢症狀，但會經由糞便排出梨形蟲而感染其他的貓，傳統的糞便檢查檢出率並不高，目前已有專門的檢驗試劑可供使用，準確率可達 90%以上。一旦梨形蟲進入貓群之中，就會陣發性地爆發疫情，很難從貓群中去除掉。傳統的口服藥治療療程約需 2 週。

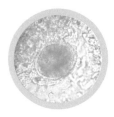

線蟲

這大概就是大家最熟悉的蛔蟲、鉤蟲之類的腸道寄生蟲，雖然不至於造成貓咪嚴重的症狀，但也有人畜共通感染的疑慮，所以新貓在隔離期應進行完整的驅蟲計畫。

PART

3

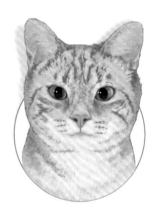

貓咪營養學

Ⓐ 貓咪基本的營養需求

貓咪和人及狗狗一樣，都需要五大營養素：蛋白質、脂肪、碳水化合物、維生素和礦物質。只不過貓咪屬於肉食性動物，因此在消化吸收和營養需求上會與人和狗狗有些不同。

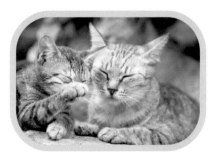

▲ 貓咪的基本營養需求與人和狗狗不同。

大部分的貓奴都知道，貓咪可以說是完全的肉食性動物，牠們的身體主要是以消化蛋白質和脂肪為主，但還是可以消化少量的碳水化合物。

這種特殊的營養需求，主要是因為貓咪的祖先在嚴苛的環境中，靠著獵食小動物維生，因此身體也逐漸演化成適合食肉的特性。但這種特別又可愛的肉食性動物為什麼可以吃高量的蛋白質卻不會生病（如高血氮症）呢？下面就來了解貓咪獨特的新陳代謝和營養需求吧！

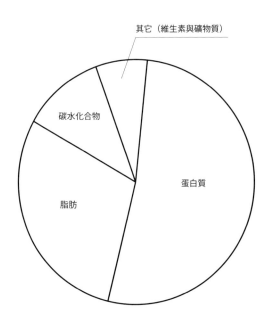

其它（維生素與礦物質）

碳水化合物

脂肪

蛋白質

◀ 在貓的飲食中，基本營養物質佔的百分比為蛋白質 55%、脂肪 38%、碳水化合物 9-12%、其它，比例會依據貓咪的生活環境而有些微差異（如家貓和野貓就有不同）。

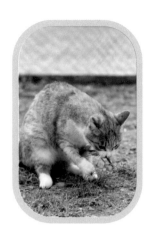

因食肉特性的演化，造就了貓咪特有的新陳代謝及營養需求：

1、貓的口腔缺少澱粉酶，所以無法消化大量碳水化合物。

2、貓的胃容量很小，無法像狗一樣儲存食物，適合少量多餐的進食方式。

3、貓的身體可以不斷處理吃進來的高量蛋白質飲食，並利用它來產生葡萄糖，作為能量使用。

4、貓的飲食中不能缺乏必需胺基酸（如精胺酸和牛磺酸），若缺乏易造成疾病。

5、貓的身體無法合成維生素 A 和菸酸，必須從飲食中獲得。

蛋白質

大家都知道蛋白質對貓咪來說很重要，除了能提供身體熱量外，身體的代謝合成（如細胞、肌肉和毛髮）以及荷爾蒙運作等，都需要蛋白質。不同的蛋白質是由許多不同的氨基酸組合而成，可以由身體合成的氨基酸叫做**非必需胺基酸**；無法由身體合成的叫做**必需胺基酸**。

貓咪可以藉由攝取新鮮的全肉食物，來獲得豐富的必需胺基酸（如精胺酸、牛磺酸）。因此，對於每餐都吃肉的貓咪而言，並不用擔心攝取的蛋白質不夠。

貓咪的身體還有一個特點，就是能持續不斷的消化吸收蛋白質。體內的快速處理系統不但可以將大量的飲食蛋白質轉換為葡萄糖（能量），也讓貓咪不會因為吃了大量的蛋白質，而形成高血氨症。

這也是為什麼貓咪對於蛋白質需求會高於狗和人了。相反的，當貓咪攝取過少的蛋白質，導致必需胺基酸缺乏時，就會造成嚴重疾病發生。例如，貓咪只要一餐沒有攝取到含有精氨酸的飲食，就會造成高血氨症，嚴重時會致命；缺乏牛磺酸時，則容易造成心臟疾病、視網膜病變和生殖道疾病。

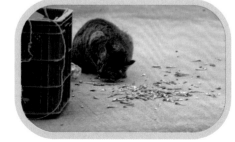

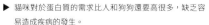
▶ 貓咪對於蛋白質的需求比人和狗狗還要高很多，缺乏容易造成疾病的發生。

脂肪 ▅▅

脂肪飲食會造成人類肥胖與疾病的形成（如胃腸道症狀）；不過，貓咪卻不一樣，牠們可以吃脂肪含量很高的飲食，也不會造成身體不適。

在貓咪的飲食中，脂肪含量可以由 25% ～ 45%，既然貓咪的脂肪攝取量可以這麼高，那麼飲食中的脂肪對貓咪的身體有什麼功用呢？

1、當攝取飲食的營養過多時，就會轉變成身體的脂肪貯存起來，在身體需要能量時，脂肪細胞就會分解，變成可以使用的能量。

2、每公克脂肪能夠提供比蛋白質和碳水化合物多一倍的熱量。

3、飲食脂肪提供身體無法合成的必需脂肪酸。

4、脂肪可以增加食物風味、提高貓咪的嗜口性。

5、幫助脂溶性維生素的吸收。

6、飲食中多餘的脂肪會被貯存在皮下或是內臟器官周圍。在器官周圍的脂肪具有保護作用，可以避免器官受外力傷害；而皮下脂肪可作為絕緣體，具有隔熱保溫作用。

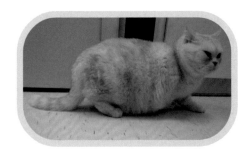

雖然脂肪是貓咪重要的熱量來源，但也不可給予過多，尤其是已結育的貓咪。再加上脂肪提供了高熱量密度和好的嗜口性，一不小心就會造成貓咪過食，引起肥胖。因此，在脂肪的給予上還是必須謹慎。

▲ 高脂肪飲食容易造成貓咪的肥胖

碳水化合物 ▅▅

很多貓奴都認為貓咪是肉食性動物，所以不需要碳水化合物。的確，貓咪的飲食中只要有大量的蛋白質和脂肪，就能合成足夠的葡萄糖和能量，讓身體正常運作。但是，你知道嗎？野外貓咪獵食到的齧齒類或鳥類的胃中，還是含有少量的碳水化合物，因為有這些少量碳水化合物，身體也就會自然演化成能消化它們的樣子。

此外，貓咪缺乏唾液澱粉酶，無法將澱粉分解成葡萄糖；肝臟中也缺乏葡萄糖激酶，所以無法處理大量的碳水化合物。這些原因都讓貓咪無法消化大量的碳水化合物。

因此，餵食貓咪高量或不易消化的碳水化合物，容易導致腸道中的細菌過度產生，造成消化不良，使得貓咪拉肚子。

但是，這不代表貓咪無法消化和吸收碳水化合物喔！雖然貓咪的飲食中可以不需要碳水化合物，但在能量需求中是需要碳水化合物的。舉例來說，餵食懷孕和哺乳母貓少量的碳水化合物，可以讓母貓穩定提供營養給小貓，使小貓健康成長。所以，當貓咪有特殊需要時，給予少量的碳水化合物是會有幫助的。

維生素

貓咪在某幾種維生素的需求上和哺乳動物有些不同。在此將幾種維生素不同的部分提出來說明。

首先，先來談談脂溶性維生素，包括了維生素 A、D、E 和 K。其中維生素 A、D 和 E 對貓咪來說是一定不可以缺少的，因為貓的身體內無法合成，需要從飲食中來獲得；當然，維生素 K 也是不能缺少的，不過它可以經由腸道菌叢來產生足夠的量。

由於貓咪是肉食性，加上維生素 A 一般存在於動物組織中（尤其是內臟），所以貓咪只要有攝取動物組織，就不太會缺乏維生素 A。但如果維生素 A 攝取過多，會導致貓咪關節僵直、畸形和癱瘓。

此外，貓咪和人類不同，維生素 D 無法經由陽光照射轉換而得，貓咪只要攝取足夠的肉食性飲食（如富含油脂的魚、肉類和蛋黃等），就不需靠身體合成。維生素 E 具有抗氧化的作用，因此在許多市售的飲食中都會添加，以防止脂肪的氧化傷害；維生素 E 可以在種子、部分全穀物的胚芽中、植物油和綠葉蔬菜中獲得。

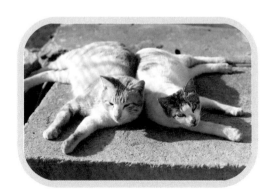

▶ 貓咪的身體無法經由曬太陽來得到維生素 D。

水溶性維生素包括維生素 B 和 C。貓咪和人類不同，牠們能夠由體內的葡萄糖來合成維生素 C，不一定只能由飲食中獲得。但維生素 B 群卻是唯一必須由飲食中獲得的水溶性維生素，大部分的維生素 B 都能由肉類、豆類和全穀類中獲得，不過，維生素 B12 是例外，它必須由動物性飲食中獲得。

維生素 B 群在蛋白質、脂肪和碳水化合物的代謝中是很重要的存在。例如，維生素 B1 與使用碳水化合物作為能量轉換為脂肪、脂肪酸及某些胺基酸的代謝有關，如果缺乏維生素 B1 會影響中樞神經系統的功能（如癲癇）。

而植物來源的維生素 B3（菸酸）絕大部分無法被身體吸收，動物性來源則可以被吸收。此外，狗狗能夠由飲食中的必需胺基酸──色胺酸來合成維生素 B3，但貓咪只能從飲食中滿足身體對維生素 B3 的需求，所以貓咪對於飲食中維生素 B3 的需求會比狗狗高四倍。另外，蛋白質在轉換為葡萄糖的過程中，需要維生素 B6 的存在，因此維生素 B6 的需求也比狗狗高很多。如何讓貓咪每日都能攝取到足夠的維生素，以減少疾病產生，是非常重要的喔！

礦物質

雖然礦物質只佔動物體重的少量，但卻是維持生命和保持健康的重要元素。在幼貓生長過程中，礦物質在牙齒形成和骨骼發育上是重要的營養素，不管是哪一種礦物質攝取得過多或不足，都可能造成貓咪發育障礙（如神經系統或血液異常）。

對人類而言，攝取均衡的飲食營養對於身體是很重要的，對貓咪也不例外。只不過貓咪對於營養的需求和人類會稍微有些不同。不管是哪種營養素，攝取過多或過少都會對身體造成危害，因此，請給予貓咪適當且適量的飲食。

B 各階段貓咪的營養需求

熱量需求

不管是健康、肥胖、生病或各年齡階層
的貓咪，攝取適當的熱量是非常重要的。
因為在不同的情況下，身體對於熱量需
求會有所不同。

比如說，健康的貓咪在正常活動時，會
消耗身體能量；天冷時，身體會發抖產
熱以維持體溫，這也會消耗能量；而在
生病時，疾病的代謝過程中同樣會消耗能量。

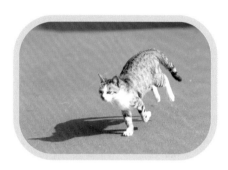

▼ 貓咪在活動時，是非常耗能的狀態。

所以，必須透過飲食來提供身體基本的熱量需求，使貓咪的體重及身體狀況都能維
持。如果沒有進食，或是進食不夠時，身體為了維持運作，只好消耗肌肉和脂肪，
貓咪就會變得越來越瘦，這樣的惡性循環最後可能會導致貓咪死亡。

計算熱量需求

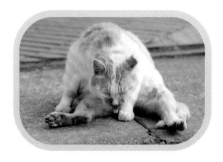

◄ 肥胖的貓咪不能以實際體重去計算每日能量需求。

一般飼養在家裡的貓咪，從食物中獲得的
熱量大部分是用來維持基礎代謝的功能，
也就是休息能量需求（resting energy
reauirement；RER）。這些熱量也用於運
動、消化和體溫調節。

不管是哪個階段的貓咪，為了能讓牠們維
持良好代謝功能及體態（不會過胖或過瘦），並減少疾病的發生，計算貓咪每天的
熱量需求是很重要的。貓咪和人一樣，也有最適當的體脂肪量，體脂肪含量以 20 ～
25％為適當。

所以，在計算熱量時不能以貓咪目前的體重去計算，必須先計算出理想體重。例如
一隻體脂肪 40％的肥胖貓咪，在計算熱量時就必須把多的脂肪量扣掉，才不會增加
額外熱量的攝取，轉變成更多體脂肪。（體脂肪的評估請參照 P.355）

1 —理想體重的計算：

一隻 6.8kg 的貓，如果身體狀況評分是 5/5 或 9/9，那麼脂肪量估計為 40 ～ 45%。所以，貓咪的瘦體重為 55%（6.8kg × 0.55 ＝ 3.7kg）。在理想的身體狀況（20% 脂肪量）下，3.7kg 的瘦體重佔貓體重的 80%，3.7kg × 100 / 80 ＝ 4.7kg 便是貓咪的理想體重。

2 — RER 的計算：

RER（kcal / day）＝（體重 $_{kg}$）$^{0.75}$ × 70

或

RER（kcal / day）＝（體重 $_{kg}$ × 30）+ 70

計算出貓咪的 RER 後，還必須根據貓咪的年齡、活動狀態和是否結紮，來選擇生命階段因子參數，並乘上 RER，計算出貓咪的熱量需求或稱每日能量需求（DER）。不過這每日能量需求的因子參數，建議與您的醫生討論後再決定會比較好喔！

幼年貓

這個階段的貓咪剛好會經歷斷奶期→生長期幼貓→結育階段。還在喝奶的幼貓通常會在三～四週齡時開始斷奶。在斷奶前，幼貓的熱量大部分會由母乳或配方乳中獲得。

開始要斷奶時，因為小貓喝習慣液狀奶，因此不太會吃固體食物，所以最好以泡軟的飼料或是幼貓離乳罐做成糊狀飲食給予。當幼貓生長到五～六週齡時，固體食物吃得比較多了，從固體食物中獲得的熱量會增加到 30%。當貓咪六～九週齡時會完全斷奶，這時的熱量就完全由固體食物中獲得了。

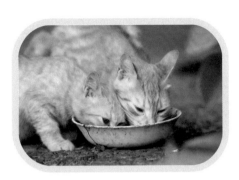

▲ 開始要斷奶的小貓會跟著母貓學習吃固體食物。

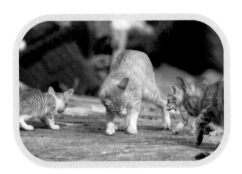

▲ 生長期幼貓的飲食中需要大量的蛋白質。

貓咪斷奶後，在成長過程中需要大量的蛋白質和脂肪，才能合成身體的肌肉、毛髮、骨頭等，生長期幼貓的飲食較適合這個階段的小貓。此外，在斷奶後，幼貓腸道內可以分解乳糖的酵素降低，這時如果餵食牛奶很容易造成貓咪拉肚子。除了乳糖，其它的碳水化合物也不適合給予太多，因為貓咪無法消化吸收過量的碳水化合物。

生長期幼貓在六個月大後，就可以開始準備結育計劃了。結育後的貓咪必須留意進食量，因為結育後對於熱量的需求會降低約 20%。如果這時候還是給予高熱量的飲食，非常容易造成肥胖。貓咪通常在十個月大時會達到成年期的體重，這時可以將幼貓飲食換成成年貓飲食，或許在體重的控制上會容易些。

成年貓

成年貓咪的生長發育已達成熟階段，此時期的貓咪不再像生長期，需要高熱量來提供生長。這個階段貓咪的營養主要在維持身體健康，減少疾病發生。

請給予貓咪均衡的營養飲食，以滿足身體日常需求，更重要的是要能維持理想體重狀態。這除了能減少疾病發生（如肥胖、糖尿病），還可以維持貓咪的生活品質和延長生命。

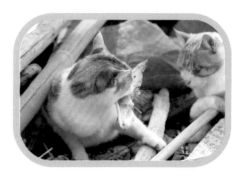

▲ 成年貓咪的營養需求主要在維持身體健康，以及減少疾病的發生。

在餵食上，乾食或濕食各有優缺點，可以根據貓咪的喜好來選擇。不過，乾食中碳水化合物的含量比較高，如果貓咪又習慣自由進食，就要留意肥胖的問題了。所以除了飲食的種類外，進食的量也是影響體重的原因之一喔！

老年貓

貓咪到幾歲才算是老年貓咪？大部分的人都認為貓咪到了七至八歲就進入老年期，但實際上貓咪身體的代謝和消化吸收的改變是在十一歲之後，包括體脂肪和身體肌肉的減少。

當長期攝取不足的蛋白質和脂肪時，會導致老年貓咪肌肉減少症的形成，並增加死亡風險。此外，這種消化吸收的減弱也會導致其它維生素和礦物質的缺乏。正因為如此，老年貓咪需要攝取的蛋白質和脂肪相對也會比成年貓更高。

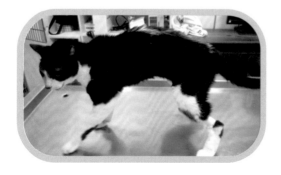

◀ 熱量、蛋白質和脂肪含量較高且好消化吸收的飲食較適合老年貓。

熱量、蛋白質和脂肪含量較高且好消化吸收的飲食較適合老年貓咪，但肥胖的老年貓咪可能就比較不適合；老年貓咪的體重過重，會增加關節疾病和其它老年疾病（如糖尿病）的發生；若是沒有腎臟疾病的老年貓咪，則不應該去限制飲食蛋白質的含量，嚴格限制蛋白質的攝取，反而會造成營養不良及更明顯的體重減輕，對身體的不良影響反而更大。

懷孕和哺乳母貓

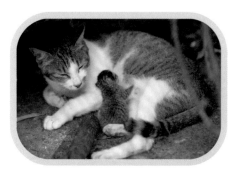

▲ 懷孕和哺乳中的母貓進食，不只是要維持自身熱量需求，也必須提供熱量讓胎兒生長。

母貓懷孕時，進食不只是要維持自身的熱量需求，也必須要提供熱量讓胎兒生長。所以懷孕和哺乳的母貓需要的熱量是非常大的。因此，需要給予高量的蛋白質和豐富的必需脂肪酸飲食，才能提供較高的熱量。

但是，也請注意母貓的體重，過重或過輕都不適合。例如，營養不良的母貓可能很難懷孕，也可能生下體重不足的胎兒或畸胎；而肥胖的母貓則可能會死產或需要剖腹產。因此，留意這個階段母貓的體重也是很重要的事。

懷孕和哺乳母貓的飲食大都建議給予生長期幼貓的飲食，因為這類飲食的熱量比較高。再加上母貓懷孕時會比成年期需要多 25% ～ 50% 的熱量，所以生長期幼貓的飲食可以滿足這個階段的熱量需求。

此外，哺乳期母貓的熱量需求是所有時期中最高的，要有充足的營養和熱量，才能讓小貓健康成長。很重要的一點是，胎兒發育和哺乳小貓的生長，需要動物性蛋白質中的必需胺基酸和脂肪酸，所以千萬不要給母貓吃素食，這會讓小貓有營養不良的危險。

營養對於貓咪的重要性，無法由前面的文章全部概括，這個章節中提到的只是一個簡單的概念。不要輕忽了營養素對貓咪的重要性，無論是哪個生命階段的貓咪，都必須提供適合且均衡的飲食，才能維持貓咪的健康。

Ⓒ 營養品

在法律上，營養品跟藥物的差別就在於營養品不能宣稱其療效，而且在藥物部分政府有極其嚴格的審查標準，營養品則沒有；在效用上，藥物通常是具有明確療效，而營養品則只具有輔助治療效果。但是，的確有很多營養品也具備明確療效，為什麼不申請成為藥物呢？其中的原因，你動動腦子就應該會明瞭。

廠商

你會發現，如果是藥品的話，這間廠商（或稱為藥商）必定非常有規模及經濟實力，有些甚至必須要養一堆研究團隊及實驗動物。而說到挑選營養品，如果是藥廠製造的營養品，那當然是比較有保障的，因為他們以製藥的過程及設備來生產營養品，肯定是比較好的選擇。

有些只生產營養品的公司，你會發現可能連工廠都沒有，而是透過代工廠來生產製造，研究團隊及實驗動物那就更不可能了。那麼這些營養品是如何發想出來的呢？有些是複製市場上的當紅產品，有些則是把人類營養品直接轉用於貓，不但沒有報告支持，也沒有實驗驗證，就直接推論「人類有用，貓必定有用」！所以，你會發現市場上千奇百怪的各類貓用營養品，每個都宣傳得非常神奇，甚至還找名人或網紅代言，並提供很多實證照片，但這些都是真實的嗎？真的都有用嗎？

獸醫師推薦

動物醫院一向是營養品進入市場的重要起始點，因為一旦取得獸醫師認可，就表示其在效果上被專業人員認定，推薦給貓奴時就非常有底氣、有說服力。但是現在的貓奴也成精了，對於獸醫師的推薦不再是照單全收，會先上網做功課，查看看網路上的評價到底如何。但切記，現在的網路是流量的時代，而流量是資本可以創造及假造的，我說說自己推薦營養品的原則吧！

① 有文獻報告支持其效果的營養成分。
② 自己已經確認其效果者。
③ 有聲譽的臨床專家學者與推薦者。
④ 網路上衝流量的廣告絕對存疑。

不就是個營養品嗎？推薦一下有那麼難嗎？哪來這麼多原則呀！其實推薦營養品就像開立藥物處方一樣，沒有效的話是很丟臉的，沒有用的話是非常砸招牌的事，我幹嘛拿我自己的專業聲譽去陪葬呢？

貓奴對營養品的認知 ▬▬▬

既然營養品不能強調療效，也就說明在整個治療過程中只扮演可能的輔助角色，多則有益，無也無傷，因此別太相信那些誇大不實的宣傳。

如果你購買營養品只是為了保養／保健的目的，那也不該是照單全收，要了解你的貓需要什麼？牠的弱點是什麼？再據此選擇相關的營養品，把錢花在刀口上，也不會把你的貓搞瘋掉。我曾經遇過一個貓奴一天要餵十幾種營養品給他的愛貓，不但自己累壞了，也真的把貓惹毛了，而導致一連串的異常行為發生。

市場上常見的營養品 ▪▪▪

營養膏

營養膏真的像它的名稱一樣營養嗎？對迷你犬來說或許如此，但對純粹肉食獸的貓就顯得有點雞肋。因為對肉食獸而言，最重要的營養成分就是蛋白質，而營養膏既然能常溫保存，表示其蛋白質含量是非常低的（否則容易變質腐壞），通常蛋白質含量只有 1～2% 左右；而含量最多的成分就是碳水化合物，可高達 50% 以上，而貓對於碳水化合物的消化能力及耐受能力是不好的，所以理論上不適合。其次是脂肪，含量在 40% 左右；另外還會添加一堆維生素、必需氨基酸及礦物質。

所以，營養膏絕對不能當作日常貓身體熱量的來源，一定會胖死的！但如果只把它當成是維生素、必需胺基酸及礦物質的補充添加，適量給予，這我是不反對，但有必要嗎？

深海魚油

以往在臨床上深海魚油大多建議使用於皮膚相關疾病、皮毛品質不良或換毛期使用，效果真的非常卓著，但隨著更多研究發現深海魚油具有更多功效後，又使得這個老營養品重新躍上主流檯面。

我常說二十世紀的營養巨星是維生素，而二十一世紀則是 Omega 3 多元不飽和脂肪酸的天下。深海魚油富含 Omega 3 多元不飽和脂肪酸，裡面最重要的兩個成分是 EPA 及 DHA，其中 EPA 對貓而言特別重要，因為 EPA 具有抗氧化及抗發炎的效果，對許多慢性疾病及皮膚病都能提供明確的輔助治療效果，例如退化性骨關節病、慢性腎臟疾病、心臟病、神經疾病、皮膚病、炎症性腸道疾病、胰臟炎、膽管性肝炎等。

南極磷蝦油 / 綠唇貝提取物

這是比較進化的 Omega 3 多元不飽和脂肪酸衍生物，跟深海魚油一樣被認為具有抗氧化及抗發炎效果，更被認為具有神經保護作用及止痛效果，因此近年來在營養品市場上非常有人氣。

亞麻油酸 / 次亞麻油酸

這是植物來源的 Omega 3 多元不飽和脂肪酸，人類食用或許可以產生與深海魚油相同的效果，但犬貓則不行，因為犬貓的身體無法順利將亞麻油酸轉換成 EPA 及 DHA，因此並不建議使用。

葡萄糖胺 / 軟骨素

這個以往在退化性骨關節疾病治療及預防上的超級巨星，也逐漸跌落神壇了，有越來越多的報告質疑其臨床效果，市場也逐漸被深海魚油及南極磷蝦油 / 綠唇貝提取物所取代。

膀胱黏膜保護劑 / 泌尿道營養品

糖胺聚糖（glycosaminoglycan, GAGs）是一種膀胱黏膜會自行分泌的黏多糖，具有膀胱黏膜保護作用，一旦分泌不足而缺損時，就會導致膀胱黏膜受到尿液中某些成分的刺激，或者讓這些刺激成分滲入膀胱壁而導致疼痛及發炎（例如尿液中的鉀離子）。

在營養品發展的理論基礎上，有一個滿有爭議的觀點就是「吃什麼補什麼」，例如吃腦補腦、吃肝補肝，缺什麼成分就吃什麼成分。但事實真的是如此嗎？你吃進去的成分，特別是大分子的物質，都會被胃腸的消化作用所分解，所以吸收進入身體時已經不是原來的成分了，你想這些已經被分解的個別組成成分會很專一的跑到膀胱然後又被合成為原來的成分嗎？所以，膀胱黏膜保護劑也逐漸跌落神壇。

但是，聰明的廠商會把產品設計為複方成分，除了 GAGs 之外，還會添加一些植物來源的抗菌多酚，使得細菌無法順利黏附在膀胱黏膜而讓感染成立，這是真的有效的部分。另外，還會添加左旋茶鹼或左旋色氨酸這些可緩解緊迫及舒緩心情的營養成分，對於貓自發性膀胱炎的治療有所幫助。

尿路酸化劑 / 泌尿道營養品

把尿液酸化，有助於預防及溶解磷酸銨鎂結石，並有助於某些抗生素的生物活性，可能會對細菌感染有輔助治療效果，但是一股腦亂吃尿路酸化劑可是會出事的！因為酸性尿液容易導致草酸鈣結石形成，並會惡化貓慢性腎臟疾病的代謝性酸中毒及血鈣失調，所以現在已經很少獸醫師會推薦這類的產品了。其實不是不能用，而是你的貓到底適不適合的問題。

補血肝精

這樣的產品在三十幾年前就是非常熱門的寵物營養品，為黏稠液狀的營養品，適口性還不錯，狗狗是一定喜歡的，但不是所有貓都肯賞臉。不過，直到現在我還搞不清楚這個產品到底跟肝臟有什麼關係？其中主要成分為維生素 B1、B2、B3、B6、B12、鐵及銅，看起來似乎跟造血比較有關係，因此建議使用於貧血動物的營養添加。

腸道磷離子結合劑

這是貓慢性腎臟疾病專用的營養品。當腎臟功能減退時，身體內的磷無法順利排出而導致血磷上升，血磷的上升又會導致副甲狀腺素的分泌而讓血鈣上升，血液中的鈣及磷的濃度上升就會導致身體軟組織鈣化，特別是腎臟，因此會加速慢性腎臟疾病惡化。

因此，磷的控制成為慢性腎臟疾病貓的重要課題，但磷又是組成細胞膜的重要成分，所以食品中含有磷無法避免也是營養必需。透過一些製程技術，廠商的確可以將食物中的磷儘量降到最低，但這是有極限的，所以一旦餵食腎臟處方食品仍無法良好控制血磷濃度時，就必須額外添加腸道磷離子結合劑。配合食物給予時，可以將食物中的磷螯合掉，並隨糞便排出體外，以此減少磷的攝入。這種產品一定要配合食物給予才有作用，空腹給予只是吃了個寂寞而已。

近來研究發現，過早嚴格限制磷的攝取反而會導致高血鈣的形成，所以血磷如果在正常值內最好不要給予；即使血磷偏高也應適量添加，不要讓血磷偏低。或者，可以請獸醫師採血送交 Idexx 國外實驗室，進行纖維母細胞生長因子 23（FGF-23）檢驗，如果確定數值過高才開始限制磷的攝取。

市售常見的腸道磷離子結合劑成分很多，包括碳酸鈣、醋酸鈣、碳酸鑭、檸檬酸鐵，選購原則當然首先是聽從家庭獸醫師的建議，再者就是儘量不要選擇含有鈣成分的（可能會惡化高血鈣的形成）。

葡萄糖酸鉀（鉀寶）

這是一種鉀離子添加劑，對於低血鉀的動物有輔助治療效果，而導致低血鉀最常見的慢性病就是貓慢性腎臟疾病，但並不是所有的病例都會導致低血鉀而需要添加。低血鉀會導致全身無力、惡化腎臟疾病及心律不整，嚴重時甚至導致死亡；但過度添加而引發高血鉀同樣會導致致死性的心律不整，所以鉀離子添加劑不可以任意使用，必須是明確低血鉀才建議使用。

益生菌

益生菌是一種很玄的營養品,很多研究報告都會強調益生菌對健康的重要性,以及壞菌在疾病中所扮演的重要角色。例如有些大腸的壞菌就會產生一些尿毒素來惡化腎臟疾病的臨床症狀;或是益生菌不足容易導致壞菌大量增殖而引發胃腸道症狀,如嘔吐、下痢或便秘,但在臨床使用上卻很少有明確效果。

很多網路上的益生菌產品宣傳幾乎到了神藥的程度,上從腦袋瓜、下至皮毛幾乎無所不能也無所不包,但請切記,你腸道裡的細菌組成絕對與貓不同,因為物種不同、食物不同、行為不同、接觸環境不同,腸道裡的益生菌怎麼可能相同?

你跟貓一樣會舔乾淨自己肛門周圍的糞便而食入大量大腸桿菌嗎?即使哈爾濱的貓跟福建的貓都可能存在不同,因為牠們面對的環境、氣候、溫度不同,腸道細菌當然可能會不同,所以人類的益生菌產品對貓一定不適合。

再者,這樣的益生菌不是很脆弱嗎?為什麼不需要冷藏?到底是吃了益生菌還是益生菌的屍體?想想我也頭疼了,所以還是那句老話,別把益生菌當神藥,別花大錢買益生菌,如果價格經濟實惠,試試也是無妨的。

左旋離氨酸

左旋離氨酸(L-lysine)是一種貓身體內無法自行合成的必需氨基酸,富含於高蛋白的食物中,例如紅肉、雞蛋、大豆、豌豆及魚肉。以前左旋離氨酸被認為可縮短貓皰疹病毒感染的病程及改善症狀,一度成為貓營養品界的新藍海,但好景不常,近來的研究卻一再推翻這樣的認知,認為離胺酸對於皰疹病毒沒有太大幫助;有一研究甚至發現,貓如果處在緊迫狀態下(收容所的貓) 反而會增加疾病的嚴重程度及傳染。但即使如此,仍有很多貓奴及流浪貓照顧者認為它確實具有效果。

S-腺苷甲硫氨酸 (S-adenosyl-methionine, SAMe)

S-腺苷甲硫氨酸是一種本來就存在於肝細胞內的胺基酸,是肝臟合成具抗氧化作用的穀胱甘肽(glutathione) 所需要的胺基酸,而穀胱甘肽正是所謂的肝臟保護神!所以 S-腺苷甲硫氨酸被認為有助於肝臟疾病的控制。

商品化的產品為膜衣錠劑,磨碎或切割後會影響其生體可用率,必須空腹給予,例如進食前一小時以上給予,或給予後至少一個小時後才進食。此外,本品也被認為有助於犬貓老年癡呆症的輔助治療。

水飛薊素（Silymarin）

是從一種名為乳薊（milk thistle）的植物提煉而成，被認為具有抗氧化作用、清除自由基、抗纖維化、抗發炎、結合肝毒素及利膽作用，在人醫肝膽疾病治療上行之多年，而在貓的肝膽疾病治療上也被越來越多的研究報告所肯定。在很多貓的肝臟綜合營養品中能發現其蹤跡，建議劑量為每天每公斤 20 ～ 50mg。

維生素 B12 及葉酸

猛一看會以為是跟貧血相關的營養品，但近年研究發現，任何的消化系統疾病（包括胃、腸、肝、膽、胰臟）都會導致維生素 B12 缺乏，維生素 B12 的缺乏會引發胃腸道症狀及食慾不良，而近端十二指腸疾病則會導致葉酸吸收不良，因而讓體重減輕及貧血。因此，面對慢性膽管性肝炎、慢性胰炎、炎症性腸道疾病及小球性淋巴瘤時，都會建議口服這種營養品。

左旋肉鹼（L-carnitine）

被認為能增加肝臟對於脂肪的代謝及增加身體肌肉的質量，因此被人類廣泛使用於降低體脂肪及增加肌肉量，很多健身、練肌肉的人會使用左旋肉鹼，在貓則曾經用於貓脂肪肝病例。近來也有報告指出，左旋肉鹼的添加有助於增加貓慢性腎臟疾病的肌肉量而延長存活時間，建議每天每公斤添加劑量為 50 ～ 100mg。

肌肉在穩定及穩固關節上扮演重要角色，肌肉萎縮會導致關節不穩固而讓關節疾病更容易惡化，關節疾病會引發疼痛而使貓咪不願行動或運動，讓腳肢肌肉進行性的萎縮，所以肌肉量的維持有助於骨關節疾病症狀的改善，而研究也已經確定左旋肉鹼的添加有助於肌肉量的維持及增加。

必需胺基酸

所謂的必需胺基酸，是指身體正常生理及代謝所必需的胺基酸，而且是身體無法自行合成而需要額外從食物中獲取的胺基酸，所以這些必需胺基酸廣泛添加於寵物食品及營養品中。

當貓慢性腎臟疾病進入尿毒症狀時，就必須嚴格限制蛋白質攝取，而貓本身是純肉食獸，對於蛋白質的需求不言可喻，在嚴格限制蛋白質攝取的狀況下，必然會導致某些必需胺基酸缺乏，因此必需胺基酸的額外添加就顯得相當重要。

另外，很多胺基酸被認為具有腎臟保護作用，例如甘氨酸、L-天冬氨酸、L-谷氨酸、

L-谷氨醯胺、L-肌氨酸、L-組氨酸、L-精氨酸等，在貓腎臟疾病的控制上是可以被推薦的營養品。

A-30 酸

有研究發現，當人類、老鼠及貓的血液中存在著由巨噬細胞製造釋放的巨噬細胞抑制凋亡蛋白（簡稱 AIM），平時會與免疫球蛋白 M（IgM）形成鍵結，所以整個分子會很大而不會被腎絲球濾過至濾液中，一旦發生急性腎損傷，人類及老鼠的 AIM 就會與 IgM 解離而出現於腎絲球濾液中，有助於急性腎小管壞死的修復。

但是貓的鍵結強度是老鼠的 1000 倍，不太容易與 IgM 解離，不過若在食物中添加 A-30 酸可能可讓 AIM 順利與 IgM 解離而出現於腎絲球濾液中，有助於一些細微急性腎損傷的修復，或許能讓貓不容易累積成慢性腎臟疾病。

廠商很囂張的取了商品名「貓活 30」，意思就是用了這個營養品能讓貓活超過 30 歲，現在的產品模式有 A-30 酸小包粉劑，及含有 A-30 酸的飼料販售。信者恆信，不信者恆不信，但至少目前使用上尚未出現不良反應，也希望未來有更多研究報告支持它的效用，讓所有的貓真的都能活超過 30 歲！

其他

如果看到這裡，還沒有看到你所關心的營養品，我只能說很抱歉，那些可能是我所不知道、無法領略的營養品，要不要吃就詢問你的家庭獸醫師吧！至於很多人想知道的中草藥營養品，也超出我的認知範圍，如果這些中草藥營養品是從人類中醫經驗推論而來且橫空出世的產品，我只能說如果你願意讓你家的貓參加這種產品實驗，那就試試吧！但記得，如果過程中出現任何副作用就應立即停止給予，並儘速就醫檢查。

PART

4

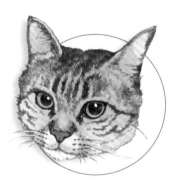

保健及就診

Ⓐ 貓友善醫院

貓友善醫院的認證，是由國際貓科醫學會（International Society of Feline Medicine，簡稱 ISFM）以及美國貓科醫學會（American Association of Feline Practitioners，簡稱 AAFP）所發起的，也是近幾年來貓科研討會常見的議題。主要目標是創造一個對貓咪友善的診療環境，以期能提供更好的醫療服務給所有需要的貓咪。

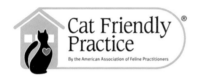

▲ 美國貓科醫學會的貓友善醫院認證標誌。

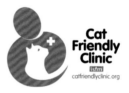

▲ 國際貓科醫學會的貓友善醫院認證標誌。

想申請貓友善醫院，必須先加入國際貓科醫學會或美國貓科醫學會並成為會員後，才有資格申請。每年的年費為 220 美金，可以收到一年八本的最新貓科研究期刊（Journal of Feline Medicine and Surgery），目前兩岸三地加入會員的獸醫師並不多，主要是因為語言的關係以及很多的會員福利都是在國外才能享受。

先不論獸醫師本身的技術水平以及醫院的設計，願意花錢參加這些國外貓科醫學會的獸醫師大多是精通英文且在貓科領域有一定水平，可透過這些期刊與世界的貓科醫療水平同步化，是不錯的貓科醫院選擇。

台灣於 2018 年 12 月 29 日成立台灣貓科醫學會（Taiwanese Society of Feline Medicine，簡稱 TSFM），而本書的作者林政毅獸醫師就是創會理事長，並與日本及韓國的貓科醫學會結為姊妹會，而大陸雖然已有多家醫院加入國際貓科醫學會並且得到貓友善醫院認證，但目前尚無貓科醫學會的成立。貓友善醫院的認證若能經由各地貓科醫學會進行實地勘查認證，才能更安心且更負責任的進行推薦。

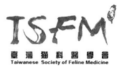

▲ 台灣貓科醫學會的標誌。除了定期舉辦獸醫師的再教育課程外，也會舉辦貓奴相關的照護課程，以提升貓科診療水準及增進養貓正確的照護知識。

貓友善醫院的認證標準包括：

1 ─與貓飼主間必須充分溝通所有的醫療行為及相關費用。

2 ─醫院員工必須定期接受教育訓練：獸醫師每年至少受訓 35 小時，助理 15 小時。

3 ─醫院必須提供獸醫師及助理免費且最好、最新的專業期刊及書籍。

4 ─詳實監督及審核病例與治療效果。

5 ─在貓保定及操作過程中，確實遵守貓友善原則。

6 ─提供貓專用候診室、貓專用住院病房及隔離病房、獨立的看診空間，以避免貓與狗的任何接觸。

7 ─完整的醫療設備：包括手術室、麻醉監控儀器、外科手術設備、齒科及眼科相關診察及治療設備、X 光及超音波掃描等影像學設備。

B 貓咪的醫病關係

當貓咪生病時，就會有醫病關係的發生，這關係中包含了醫師、你還有貓咪，如何保持良好的關係，創造三贏的局面，就是我們要探討的。

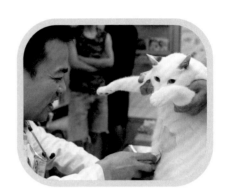

▶ 建立良好的醫病關係，對貓咪的健康是很重要的。

醫師

大部分的醫師都受過專業訓練，並累積有豐富經驗，所以是值得信賴的；目前台灣尚未有專科醫師制度，因此大部分的醫師會根據自己的興趣去鑽研，各有所長。帶貓咪上醫院前，應先了解自己所需要的是哪方面專長的醫師，可透過網路、媒體或貓友介紹，選定幾家之後，事先電話探詢或親自造訪，實際了解醫院和醫師的狀況。好的專業貓科醫師並不是萬能的，但他必須對貓科疾病有全盤認知及了解，一旦遇到特殊病例，就須轉診至其他專科醫師；作轉診處理的醫師不代表能力不足，而是對專業及生命的尊重。

你

正在看著這本書的你，你的態度可能會決定貓咪的生死。人一向是最難搞的，每個人都有自己的個性、教養及談話方式，但請記得，當你帶貓咪到醫院「求診」時，就是要請醫師幫忙的意思，所以千萬別一副花錢就是大爺的心態，對醫師或護理人員呼來喊去。另外，既然醫院是你自己選擇的，就請抱著一顆信賴的心，對於醫師的治療方式應加以尊重，即使有質疑，或是你並不認同醫師的診斷，也別當場冒犯醫師的專業和尊嚴；畢竟在貓科醫學上，醫師是有受過訓練的，而你也許只是看了幾篇網路文章，並不能因此就全盤否定醫師的專業。醫療有很多種方式，醫師會根據貓咪的狀況來選擇最佳的方式，如果你的態度是很不信任、很怕花錢，醫師就可能會採取保守的治療方式，反而有可能會延誤最佳的治療時機。另外，有些貓奴在候診時，會把貓咪抓出來，或讓貓咪隔著手提籃和其他貓咪交朋友，這樣的動作是很容易讓貓咪更不安的，等到看診時，就會不肯配合醫師的檢查。

貓咪 ▬▬▬

貓咪的脾氣你是最清楚的，應該在問診時就告知醫師，醫師會根據你的描述來決定檢查的步驟跟方式。有時看診時，醫師會採取某些保定方式，看起來或許有點殘忍、不舒服，但這樣的措施除了保護醫師之外，也是在保護貓咪跟你，免得只是看個診，就搞得大家都傷痕累累。貓咪跟人一樣是有脾氣的，即使平時好脾氣，不代表牠不會翻臉、不會生氣；當牠翻臉或生氣時，也不代表醫師的動作粗魯或技術差，或許只是一時的情緒反應罷了，別一下子就否定醫師。貓咪到醫院大多是非常驚恐的，對於突如其來的動作或聲響都會非常緊張，也可能因此產生攻擊性；所以當醫院雜聲鼎沸時，實在不適合看診，醫師的操作一定要輕柔，避免造成巨大聲響。而不時稱讚貓咪的配合、輕聲細語安慰貓咪，也能讓貓咪感受到善意而穩定下來。

C 看診前的準備

準備帶貓咪就診前，要先思考究竟是要處理哪些問題？到底貓咪是出現哪些症狀？如果問題有點複雜或多樣的話，最好先將要解決的問題或症狀記錄下來，以免到了醫院忘東忘西，不僅浪費時間，也會造成診療流程上的困擾。最好一次將所有問題提出，醫師才能據此擬定檢查項目及診斷流程。

症狀 ▬▬▬

所有觀察到的異常表現都可算是症狀的一種，這有賴平時的細心觀察及記錄；記錄的越詳細，對醫師診斷上的幫助越大。如果是牽涉到動作上的異常表現，或者這樣的異常表現並非時時刻刻出現時，最好能利用攝影工具記錄；因為有不少的貓咪一到醫院後，就不再顯現異常的表現，而你沒有受過獸醫的專業訓練，對於症狀的描述可能會與現實有很大的落差。

保留病材

一旦發現貓咪身體某個部位有異常的分泌物或排泄物時，最好能試著收集這些病材，如異常的尿、異常的糞便、嘔吐物、不明的分泌物或液體，要注意的是，有些沾附在身體上的異常分泌物應該保持現狀。有些飼主會急著將沾附的分泌物擦拭乾淨，這會讓醫師毫無線索可循。如果懷疑貓咪有皮膚病，不應於洗澡後就診，因為洗澡會破壞皮膚原本的病灶及症狀。

手提籠

有些疾病的治療是需要麻醉的，在麻醉恢復的過程中，貓咪可能會出現興奮期，就算平常再溫馴的貓都可能有過度緊張、逃跑或產生攻擊等行為。有些人認為自己的貓很乖巧，可以直接抱持著坐車或在外行走，但建議還是謹慎為佳，以手提籠保護貓咪，避免貓咪一時緊張脫逃而產生危險。

毛巾

毛巾是貓咪就診時很好的保定工具，平時就應準備一條就診專用的大浴巾，在貓咪看診時可以鋪在診療桌上，讓貓咪不覺得桌檯冰冷，不僅可稍稍緩解緊張的情緒，也可以保護你不被貓咪咬傷或抓傷。

預防手冊或健康紀錄

這對初診的貓咪而言是相當有用的資訊，醫師可以據此了解貓咪的預防注射紀錄、貓咪的既往病歷，或者貓咪曾進行過哪些傳染病的篩檢，對疾病的診斷上有極大的幫助。另外，你也應該熟記你的愛貓有哪些用藥過敏的紀錄、曾發生過什麼嚴重的疾病，或已經證實的先天缺陷，在進行診療前詳實地告知，便可免除不必要的藥物傷害或檢驗。

金錢及證件

動物醫療所需的費用往往會超出飼主原本的預期，建議多帶一點現金以備不時之需。另外，若貓咪的疾病是需要住院觀察或治療時，大部分的醫院會預收保證金或登記相關證件；因為寵物被遺棄在醫院的例子屢見不鮮，也請你體諒並且配合醫院的住院規定。

電話確認

準備要前往獸醫院時，最好能先打電話確認看診時間、醫師班表或事先掛號，有些人只信任某位醫師的診療，有些疾病只能由專科醫師處理，有些醫院只接受預約的門診，有些醫院有固定的休假日或午休時間，或者醫師因為臨時有事而歇業，這些狀況都可能讓你白跑一趟，甚至延誤了貓咪的黃金治療期，所以務必要在就診前先電話確認。

慎選動物醫院

貓咪就診前，應先收集動物醫院的相關
資料，了解該醫院的專長項目及門診時
間，並事先評估醫院的環境，以及醫生
的看診態度、醫術及醫德。

乖乖藥

有些貓咪就診時會非常緊張，並且可能
攻擊飼主或獸醫師，使診療無法順利進
行，可能就必須鎮靜或麻醉，除了荷包
大傷之外，任何鎮靜或麻醉都是存在的
風險。所以，現在可以在就診前先跟獸
醫師聯絡並取得俗稱乖乖藥的加巴噴丁
（gabapetin），並在出發就診前先餵
藥，可以產生超過三個小時的鎮靜作
用。

Ⓓ 施打預防針

預防重於治療是我們琅琅上口的教條，但是看看您身邊的牠，有多久沒打預防針了？是您輕忽了嗎？捨不得牠挨打針的痛？或者捨不得花這樣的錢？還是有很多錯誤的資訊誤導了您？每一種動物都有常見且傳染性高的疾病，試圖毀滅掉這些物種，或者物競天擇地挑選能倖存下來的基因，但對我們而言，每隻貓咪都是心肝寶貝，怎能放任牠們有任何意外的發生？這些疾病的感染很可能會造成牠們死亡及大筆醫藥費用支出，因此科學家們不斷研發新疫苗，以預防疾病感染的發生。畢竟預防是控制疾病感染的最佳手段，可以讓貓咪免除掉疾病所造成的病痛及死亡。以下是常見的預防針說明。

貓五合一

以前這是貓咪最常施打的預防針，顧名思義就是可以預防五種貓咪的重大傳染病，包括三種常見上呼吸道感染：疱疹病毒、卡里西病毒及披衣菌，貓的病毒性腸胃炎，即貓小病毒（俗稱貓瘟），以及無藥可醫的貓白血病病毒。貓的上呼吸道感染（疱疹病毒、卡里西病毒）會造成幼貓嚴重的眼睛發炎、鼻炎、舌炎及口腔潰瘍，更嚴重者則導致肺炎而死亡；成貓若未施打預防針而感染者，症狀會比幼貓更為嚴重，包括流涎、呼吸困難、食慾廢絕等，而披衣菌因為症狀輕微，且治療容易，就顯得有點多餘。而貓瘟的感染會造成嚴重的腸胃炎，症狀包括嘔吐、下痢、發燒、食慾廢絕、脫水甚至死亡。施打過多的預防針時，有少數貓會導致可怕的纖維肉瘤，所以現在專家們建議貓只需要施打核心疫苗（像披衣菌就不屬於核心疫苗範圍，而白血病病毒對一歲以下幼貓有較高的感染風險，所以對一歲以下的貓而言，白血病病毒算核心疫苗），因此五合一在臨床上逐漸被貓三合一疫苗取代，而白血病病毒疫苗則建議採用基因重組或次單位疫苗，以減少纖維肉瘤發生。

狂犬病

這是施打率第二高的預防針，也是最重要的法定傳染病預防針，政府的法令明文規定犬貓都必須每年注射狂犬病疫苗，對於不施打者，也有相關的罰則，而且在政府的強勢介入之下，一劑施打費僅要 200 元，在此呼籲大家千萬不要辜負了政府這項德政！臺灣已數十年為非狂犬病疫區，但自 2012 年底在鼬獾身上發現狂犬病病毒後，臺灣又變成狂犬病疫區。幫心愛的寶貝定期施打狂犬病疫苗是您的責任，也可以有效地防止狂犬病擴散。但因為狂犬病疫苗的施打可能會成引發注射部位的惡性腫瘤，所以很多貓奴不願意施打，近來已有不含佐劑的狂犬病疫苗上市，大大減少惡性腫瘤發生的機率。

貓三合一 ▬▬

貓三合一包括疱疹病毒、卡里西病毒及貓小病毒，跟五合一的差別在於少了披衣菌及貓白血病的預防，是目前的主流疫苗。但因三合一不含白血病的疫苗，而白血病疫苗對一歲以下的貓又屬於核心疫苗，所以必須額外施打白血病疫苗。

傳染性腹膜炎 ▬▬

傳染性腹膜炎發病時，貓咪會呈現陣發性的發燒、食慾廢絕、腹圍增大或腹部內出現團塊、胸水及呼吸困難（波及到胸腔時）、脊柱兩旁肌肉逐漸消耗掉，甚至發生慢性腹瀉或慢性嘔吐，在沒特效藥之前，發病後幾乎無存活的可能；目前已經能用新冠肺炎的抗病毒藥來成功治療傳染性腹膜炎了。目前全世界只有一種點鼻劑的疫苗上市，大多數學者認為是由存在腸道的冠狀病毒發生突變所感染的，所以如果貓咪已感染冠狀病毒，在接受疫苗接種後，雖然可能可以預防外來的冠狀病毒進入體內，但卻無法控制已存在體內的冠狀病毒，因此全世界的貓病專家都不建議使用。

貓白血病病毒 ▬▬▬

貓白血病病毒是一種非常可怕的逆轉錄病毒，容易發生在一歲以下小貓而導致貧血、發燒、免疫抑制，甚至腫瘤及死亡的發生；即使感染後能順利存活下來，病毒的基因也會躲到貓細胞的基因中伺機而動，通常會在四年內死亡。以往貓五合一疫苗使用的白血病病毒顆粒，被認為比較容易導致惡性腫瘤，所以現在大多採用基因重組或是次單位疫苗。因為貓白血病毒對一歲以下的貓較具親和性，所以建議一歲以下的貓應該施打；而一歲以上的貓則對感染較具抗性，所以被列入非核心疫苗之列，但如果生活在高感染風險區，則還是建議定期補強注射。

預防針的種類

	三合一	五合一	單一疫苗
貓泛白血球減少症（貓瘟）	○	○	
貓病毒性鼻氣管炎	○	○	
貓卡里西病毒	○	○	
貓披衣菌肺炎		○	
貓白血病		○	○
狂犬病			○
貓傳染性腹膜炎			○

2024 年 WSAVA 疫苗接種準則

疫苗種類	16 週齡前幼貓初次免疫	大於 16 週齡幼貓的初次免疫	補強注射	備註
三合一 / 三聯 / 妙三多 FPV+FHV-1+FCV	8 至 9 週齡開始接種疫苗，每隔 3 至 4 週補強注射，直到 16 週齡或以後。	給予 2 劑疫苗注射，間隔 3 至 4 週。	隔 1 年後給予補強注射，之後每 3 年補強 1 次。	核心疫苗 建議採用無佐劑疫苗。
白血病病毒 / FeLV	儘早在 8 週齡接種第 1 劑，間隔 3 至 4 週後接種第 2 劑。	給予 2 劑疫苗注射，間隔 3 至 4 週。	隔 1 年後給予補強注射，之後如果居家無感染風險則無需再接種。如果在高感染風險環境則每 3 年補強 1 次。	1 歲以內為核心疫苗，1 歲之後對感染具抗性，為非核心疫苗。建議採用基因重組或次單位疫苗。
狂犬病 / 死毒疫苗含佐劑	儘早在 3 月齡接種第 1 劑。	給予 2 劑疫苗注射，間隔 12 個月。	隔 1 年後給予補強注射，之後每年補強 1 次。	依所在地區政府機關規定辦理。建議採用不含佐劑疫苗。
OI9 狂犬病 / 基因重組，不含佐劑	儘早在 2 月齡接種第 1 劑。	給予 2 劑疫苗注射，間隔 12 個月。	隔 1 年後給予補強注射，之後每年補強 1 次。	依所在地區政府機關規定辦理。建議採用不含佐劑疫苗。
貓愛滋病病毒 / FIV				非核心疫苗，不建議接種。
披衣菌 / 衣原體				非核心疫苗，不建議接種。
傳染性腹膜炎 / FIP				非核心疫苗，不建議接種。

接種計畫

經歷過新冠肺炎這些年的肆虐之後，相信大家對於病毒傳染病的疫苗接種上有進一步的認知，而在貓疫苗施打上的原理也是相同的，重點都在於維持身體內有足夠的抗體來對付可能面對的病毒侵襲。

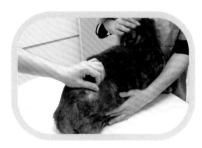
▼ 貓咪預防針施打部位為大腿處。

疫苗的施打是目前預防病毒感染最有效的方法，有些疫苗的確能防止病毒的感染成立，有些則只能預防重症感染的形成，例如貓皰疹病毒及卡里西病毒的預防就是如此。所以，首先必須確認施打的疫苗是有效的，能夠合法上市的疫苗通常就保證了它的預防效果，但切記疫苗是要冷藏（不能冷凍）保存才能確保其效力，因此在疫苗運輸過程中的冷藏保存非常重要，否則打了也是白打。當動物醫院收到疫苗時，也必須嚴守冷藏保存的原則，才能確保打進貓體內的是有效疫苗。

另外，疫苗簡單來講就是一種比較弱的病毒或病毒的一部分，打進身體後要有足夠能力引發免疫系統的對抗而產生抗體，這必須要有健康的身體及免疫系統才能產生反應，所以能施打疫苗的貓一定是健康狀況良好的貓。

疫苗接種更簡單來說，就是把「毒」打進身體內，一定會導致身體的反應（疫苗的副作用）及緊迫，所以必須先確認貓目前沒有處在其他緊迫狀況下才可以施打。例如，可以打疫苗順便拿蛋蛋嗎？可以打疫苗順便洗澡嗎？今天剛帶回家的貓可以打疫苗嗎？通通都不行！因為過多的緊迫合併下，可能會導致潛在的疾病爆發，例如傳染性腹膜炎就是很好的例子。

小貓在子宮內無法透過胎盤來獲得母貓的抗體，而是藉由吸食初乳來獲得所謂的移行抗體，這就提供了早期的免疫防護。大部分初乳移行抗體的吸收僅限於出生後 24 小時內，但這樣的移行抗體卻會干擾主動免疫的效果，意思就是可能會影響疫苗接種的效果，因為血清中的移行抗體會負回饋抑制小貓本身球蛋白的產生，也會中和掉疫苗中的抗原，因而降低了免疫系統的刺激。

所以小貓到底多大才建議施打疫苗？建議超過 4 週齡後才施打，因為此時的免疫系統才有較佳的反應能力，身體才較能承受疫苗的相關反應，以及移行抗體對於疫苗的影響才較小。但臨床上大部分還是建議 8 週齡開始施打第一劑，此時來自初乳的移行抗體仍然還是會影響疫苗接種效果，所以建議每隔 3 ～ 4 週施打一次，以確認能產生足夠的防禦能力，但絕對不建議間隔時間小於 2 週，這樣反而會影響免疫的成功度。

既然初乳中的移行抗體是影響小貓疫苗接種的重要因素，小貓身體內這些移行抗體到底什麼時候才會消退？根據研究會有高達三分之一的小貓在 16 週齡接種最後的核心疫苗時仍無法產生適當的免疫保護作用（仍存在移行抗體的影響），甚至有可能在 20 週齡時體內仍存在足以影響疫苗效果的移行抗體濃度。

所以建議小貓的疫苗每隔 3～4 週施打一次直到超過 16 週齡，並在隔 1 年再施打一次，這樣才能更加確認疫苗的保護效果，之後則每 3 年施打一次即可。至於 16 週齡以上未曾施打疫苗的貓，則建議間隔 3～4 週施打兩劑，並隔 1 年再施打一次，之後則每三年施打一次。

貓白血病病毒疫苗建議採用基因重組或次單位疫苗，被認為比較不會造成惡性腫瘤，且必須於施打前確認尚未感染白血病病毒，建議於 8 週齡時施打第一劑，隔 3～4 週後施打第二劑，隔 1 年施打第三劑。貓在滿 1 歲之後對白血病病毒的感染具有抗性，所以就不需要再定期施打了，但如果是在高感染區域（可以自由外出的貓或街貓）或者貓群中存在感染者時，則建議每 3 年補強一次。

狂犬病疫苗的施打，則必須依照當地法令的規定施打。

施打預防針該注意的事

預防針哪裡打？

所有的醫療行為包括預防注射在內，都應由具合法獸醫師資格者來進行，切莫貪小便宜，隨意讓寵物店注射來源不明、成分不明、效果不明的預防針，因為預防針的效果平常是看不出來的，要等到與病原接觸後才能確認效果，由獸醫師施打的預防針有專業的保障，也會開具預防手冊，貼上預防針的證明貼紙，並由醫師蓋章負責。

施打前要檢查嗎？

預防注射的當下反而會使得身體抵抗力下降，所以施打前必須先確認身體健康狀態，如果貓咪有打噴嚏、嘔吐等不適症狀時，就不建議施打預防針。在預防針施打前，醫師應該要進行基本的健康檢查，包括聽診、問診、視診、觸診、糞便檢查、皮毛檢查等項目，確定貓咪健康後才能施打。此外，剛帶回家的貓咪也不建議馬上施打，最好是先讓貓咪習慣新環境後，再帶到醫院施打預防針，以減少貓咪因轉換環境，造成的免疫力低下。

有副作用嗎？

不少貓咪於施打預防針後 2 ～ 3 天會出現食慾減退、精神不佳的症狀，有些貓咪的體溫也會略為升高，這些都是輕微的過敏狀態，但若持續五天以上就應與獸醫師聯絡。若貓咪於施打當天呈現顏面水腫或上吐下瀉時，就有可能是所謂的急性過敏，應立即將貓咪帶回醫院就診，但這樣的發生機率是非常低的，也不用為此將預防針視為畏途。

施打預防針最好是在白天？

基於副作用發生的可能性，所以一般會建議在白天施打預防針，尤其是初次施打的小貓，無法知道是否會出現不適反應。如果是在白天施打，您會有足夠的時間來觀察貓咪是否出現不適反應，以及帶貓咪到醫院就診；若是在晚上醫院休息時間前施打的話，可能會遇到半夜找不到醫生的窘境。

打完針後可以幫貓咪洗澡嗎？

預防針施打完後的一週要減少對貓咪的刺激，盡量不要帶貓咪出門，或是上美容院洗澡，因為這一週小貓的免疫力會下降，幾天後才會慢慢上升，如果這時候接觸到病原菌時，反而容易讓貓咪生病。

都不出門也要施打嗎？

家裡的貓咪從不出門，也必須定期施打預防針嗎？其實貓難免需要出門看病、上美容院或可能自行逃出家園，只要外出就有感染的可能，何必去冒這樣大的風險呢？有些家貓甚至會隔著紗窗跟流浪貓打交道，這也是有感染的可能。另外，主人的衣服、手、鞋子也都可能會帶病原回家，所以還是定期施打、永保安康吧！

▼ 預防手冊及狂犬病疫苗注射證明。

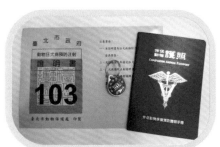

▼ 施打預防針前，會先幫貓咪作基本檢查。

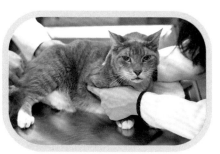

Ⓔ 貓咪基本健檢

健康檢查是早期發現疾病的利器，所以在人醫的部分常倡導定期健康檢查，因為等到病痛時才發覺疾病的存在常常為時已晚；如果能早期發現，並且即時地診斷、治療，就可以運用藥物或食療的方式來減緩甚至治癒疾病，這才叫作防患於未然。許多貓奴常會帶著剛撿到的流浪貓，或剛剛才買的純種小貓，到獸醫院進行所謂的健康檢查，但健康檢查包羅萬象，涵括的範圍及收費各有不同，如果自己不事先確認，而獸醫師也未在進行檢查之前說明清楚，可能就會造成不必要的醫療糾紛，所以務必要在事前先詢問相關事宜及收費的明細。另外，天下沒有白吃的午餐，任何人都沒有必要提供免費的服務，這樣的服務包括專業的知識及醫生的勞務，請記得在離去時，禮貌地詢問健檢費用，如果醫生說不需付費，請記得懷著一顆感恩的心，如果必須付費，是本來就應該的，也不需要大驚小怪。

一般理學檢查

視診

簡單而言就是用眼睛觀察，從貓咪進到診間、打開手提籃、抱出愛貓、量體重、上診療檯，獸醫師就已經開始用眼睛來進行視診，包括貓咪的整體外觀、披毛狀態、步態、神情、皮膚的顏色、精神狀態、是否有異常分泌物等等。「看看而已嘛，還收什麼錢呢？」這樣想的話就錯了！專業的訓練需要多年時間，而視診就是中醫所謂的望，需要經驗的累積，有經驗的獸醫師會在診療過程中持續觀察你的愛貓。

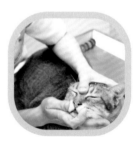
▲ 眼睛外觀的檢查。

具有分泌腺體的器官如果有異常的分泌物出現時，就表示這些器官正受到某種程度的刺激，或因感染而發炎，如眼睛、鼻子、耳朵等；如果從身體的管腔排放出異常分泌物時，代表管腔內可能已發炎，如子宮蓄膿或陰道炎；而這些異常的分泌物排放出來時，會沾染周圍的毛

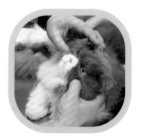
▲ 鼻子外觀的檢查。

髮，這也是視診時可以發現的線索，所以就診前切忌洗澡或擦拭，以免這些線索遭到破壞。

外觀的狀態代表著這隻貓的營養狀況、水合狀況、精神狀況。有經驗的獸醫師一看到貓的外觀，幾乎就可以判斷疾病的嚴重與否、是否有脫水的狀態、是否有營養上的問題，這些線索能提供獸醫師作初步的判斷。此外，皮膚及黏膜的顏色也是視診上非常重要的一環，蒼白的黏膜代表可能有貧血或血液灌注量不足的問題；發黃的皮膚表示黃疸的存在，代表有出血、溶血、肝膽疾病的可能性；發紫的舌頭則代表氧合濃度的不足，可能有心肺功能上的問題……這些發現都能讓獸醫師縮小診斷的範圍，並針對重點進行深入檢驗。

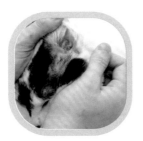 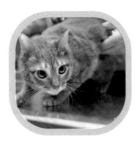

▲ 翻開耳殼看是否有過多　　　　▲ 觸診可以提供醫生許多
　的分泌物。　　　　　　　　　疾病的線索。

觸診

身為獸醫師，必須有一雙巧手，而這是需要透過經驗的累積及不斷練習的。在疾病診斷的初期，手的觸摸是非常重要的，有經驗的醫師可以藉由觸診得知某些骨關節疾病、體表腫瘤、體內腫塊、腫大的膀胱、便祕累積的糞石等等，也可以判斷腎臟的大小或形狀，脾臟的腫大與否。當體表觸診到腫塊時，獸醫師可以藉由觸診來判斷腫塊的堅實度、是否有液體在其中、是否會引發疼痛、是否有熱覺，這些資訊可以讓獸醫師初步地判斷及決定進一步檢驗的手段；如果腫塊是柔軟且可能內含液體時，就可以用注射針筒抽取其中的液體，進行抹片檢查；如果腫塊是堅實的，就考慮採用細針抽取採樣抹片檢查，或者直接開刀切除，或以採樣器械進行組織採用，並將檢體進行進一步的組織切片檢查，以判斷腫瘤是良性或惡性。

當貓咪有跛行的症狀時，獸醫師也會藉由觸診來定位疼痛的部位及判斷骨折的可能性。如果跛行是發生在後腳，透過觸診也可初步判斷是否有膝蓋骨脫臼、髖關節脫臼等狀況，並決定所需的放射線照影部位及姿勢。

腹腔的詳細觸診則可提供更多的線索；如脹大堅實的膀胱可能代表貓咪排尿的阻塞，

充滿堅實巨大糞便的腸道代表便祕的可能性；不規則腫大的腎臟代表多囊腎或腎臟腫瘤的可能性，萎縮變小且堅實的腎臟代表末期腎病的可能；未絕育母貓的腹腔觸診到大的管腔構造，或者能觸診到子宮，代表子宮蓄膿或懷孕的可能性；有經驗的獸醫師甚至可以在懷孕 20 天之前，就能判斷懷孕及胎數。

腸道的觸診可以區分糞便、異物，或腸套疊的可能性；腹腔內觸診到異常團塊時，就代表著腫瘤或乾式傳染性腹膜炎的可能性；觸診到腫大的脾臟時，代表著腫瘤、髓外造血、血液寄生蟲、脾臟鬱血等的可能性；觸診到腫大的肝臟時，代表著肝臟腫瘤或肝臟發炎的可能性。胸腔的觸診有實際上的困難，但因為貓的胸腔可壓縮性很高，在初步判斷某些胸腔內腫瘤也佔著重要的角色。

聽診

聲音表現在診斷上扮演著非常重要的角色，特別是難以觸診的胸腔。除了用耳朵直接聆聽貓咪主動發出的聲音外，也必須靠聽診器進行更深層的聽診，如心跳音、呼吸音、腸蠕動音等。貓咪所發出的聲音或許會跟某些病症有關聯，也可以作為判斷呼吸道系統、心臟、腸道等功能的依據，醫師可藉此縮小診斷範圍，因此良好的聽診運用是獸醫師診療上的一大利器。

貓咪可能主動發出的聲音包括打噴嚏、咳嗽、哮喘、疼痛的嚎叫等，打噴嚏代表著鼻內異物、鼻過敏、鼻炎，上呼吸道感染的可能性；咳嗽代表著氣管受到刺激或發炎的可能，如果是發生於嘔吐之後，可能就與吸入性肺炎或咽喉受到胃酸刺激有關；哮喘的聲音代表著氣管塌陷、過敏性氣喘、慢性氣管炎的可能性；痛苦的嚎叫聲則是非常罕見的，因為貓對於疼痛的耐受力是非常強的，如果貓主動發出激烈疼痛的嚎叫聲時，通常代表有嚴重疾病。

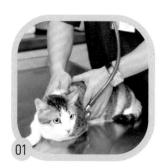
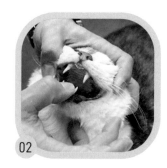

◀ 01／利用聽診來作初步診斷。
02／打開貓咪嘴巴，除了看牙齒，還可以聞口腔味道。

臨床上發現，因肥大性心肌病所造成的動脈血栓症，會使得貓咪後軀癱瘓，並發出非常淒厲的嚎叫聲。很多人無法正確判讀貓咪所發出來的聲音，例如貓咪咳嗽的聲音常被解讀為喉嚨卡到東西、打噴嚏常被解讀為貓咪發出怪聲音，所以獸醫師能模仿貓咪的聲音是最好的，也能讓貓奴們能指認出他們所聽到的聲音。

聽診器的運用是需要精良的訓練及經驗的，專業的小動物心臟專科醫師甚至可以精確地定位心臟雜音所發生的部位，這對於心臟病的早期發現是非常重要的，當心臟聽診發現異常的心音（心雜音）或心律時，就代表著心臟病的可能，獸醫師會據此給予進一步胸腔放射線照影及心臟超音波掃瞄的建議。

嗅診

顧名思義就是利用鼻子的嗅覺來進行診斷資料的收集，願意聞貓咪口腔氣味的醫師，才是真正懂得貓科醫療的醫師；因為當貓咪發生某些疾病時，身體就可能會散發出某些異常的氣味，例如皮脂漏、尿毒、糖尿病等疾病，會散發出特定的氣味，獸醫師可以藉由聞到的味道來作初步判定。當貓咪發生腎衰竭或尿毒時，嘴巴會散發出阿摩尼亞的味道；當貓咪罹患糖尿病且已經到達酮酸血症時，嘴巴的口氣就會出現酮味；當貓咪發生牙周病或其他口腔發炎疾病時，口臭就會非常嚴重，聞起來甚至會像腐屍味；而皮脂漏時，貓咪皮膚會散發出濃濃油脂味。

問診

這是一般醫生最難作到的，因為大家都很趕時間，有時醫生問太多反而會被認為是菜鳥。其實不論是人醫或獸醫，問診是所有診療過程最重要的一環，詳細的問診才能發現問題所在、縮小診斷範圍，也可以對貓咪有正確的初步了解。看診時最怕一問三不知的貓奴，醫師縱然有通天本領也無法一下子就切入重點。你給的資料越詳實，越能縮短看診的時間及花費，當然醫師對於你的說辭也不會照單全收，因為很多貓奴的敘述都會有所隱瞞或謬誤，醫師會將敘述加以整理分析，並針對疑點詢問；其實這就像警察辦案一樣，不斷地抽絲剝繭，讓真相大白。以下檢查所需的費用不高，且可以很快地進行，因此被列為一般的實驗室檢查。

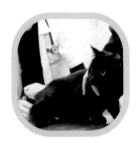

▲ 貓咪的體溫檢查。

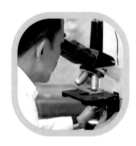

▲ 顯微鏡下的糞便檢查。

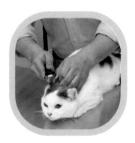

▲ 耳鏡檢查耳道內。

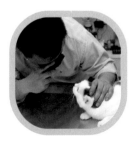

▲ 眼底鏡檢查。

一般實驗室檢查

體溫檢查

通常採用傳統的水銀溫度計，但請注意醫生是否有套上用後即丟的肛表套，這樣才能防止疾病的傳染；而採用肛溫的方式，也可以同時採集糞便檢體來化驗。貓咪的體溫通常在39.5 度以下，如果量體溫時有掙扎或極度緊張，就可能會超過 40 度；臨床上常遇到獸醫師將 39 度以上的貓咪判定為發燒，這對狗或許還說得通，在貓而言就有點誇大了。

糞便檢查

一般藉著量肛溫時，肛表套沾附少許糞便檢體，直接塗抹在玻片上，置於顯微鏡下觀察，可以藉此了解是否有寄生蟲的感染、是否有特殊細菌的存在、是否有細菌過度增殖的現象、是否有消化問題等等；缺點是檢體太少，即使沒有檢出病原，也不能就此排除可能病原的感染。

皮毛鏡檢

這是在皮膚病的診療上最初步也最重要的檢查，如果你的醫師是懶得鏡檢就直接診斷的話，那他絕非是專業的獸醫師。皮毛鏡檢可確診的疾病包括黴菌、疥癬、毛囊蟲等。獸醫師大多會採用止血鉗直接拔取病灶或周圍的毛髮置於玻片上，並滴上數滴 KOH 溶液，然後蓋上蓋玻片置於顯微鏡下觀察，如果還無法檢出可能病原的話，醫師或許會採用刀片刮取皮膚病材，但大部分的貓奴不太能接受這樣的方式。

眼耳鏡檢查

透過特殊的五官鏡，進行眼睛及耳朵的檢查，對於耳疥蟲的診斷上非常有幫助。獸醫師可以藉此觀察到正在移動的蟲體，也可以判別耳道內是否有異物、發炎、積血或積膿；在眼科部分，則可以觀察瞳孔的縮放情形，以及眼瞼、結膜、鞏膜、角膜、眼前房、水晶體的細微變化。

Ⓕ 貓咪深入健檢

這邊所提及的檢查，都需要精密且昂貴的儀器輔助，因此最好在進行檢查前先了解收費方式。將收費標準說清楚不代表醫生市儈，詢問檢驗收費也不代表你不愛你的貓，台灣的動物醫院很多，如果對收費方式有疑慮可以轉院，但要記得，一分錢一分貨，例如同樣是超音波掃瞄，有一台十幾萬的，也有一台三百多萬的，收費必然不同。事前先說清楚講明白，反倒可以減少掉不必要的醫療糾紛。而深入健康檢查建議於滿一歲之後每年進行一次，或者於麻醉前進行，醫師會根據貓咪的狀況，擬定所需的檢查項目。

血球計數

血球計數的數據包括紅血球、白血球、血小板，可以用來判別貓咪是否有發炎、貧血，或者有凝血功能上的問題，是專業檢查上最重要且最基礎的一環，收費約在 600 元左右。

以往都是人工計數，非常耗時，但較為準確。現在雖有全自動的儀器，可惜貓咪的血球在某些程度上與人類是有差異的，如果採用人醫的血球計數儀，可能會有相當大的誤差發生（但人醫的儀器不論在品牌或價位上，都較令人滿意）。所以，如果當你收到人醫儀器的檢驗報告時，那數據的準確性恐怕就有爭議；如果是獸醫專用儀器驗出時，就請在收費上多一些體諒，因為獸醫專用的儀器真的十分昂貴。

血清生化檢查

大部分的動物血清生化檢驗都可以採用人醫的檢驗儀器，這一類的檢查就是我們常說的肝功能、腎功能、胰臟功能、膽固醇、三酸甘油脂、尿酸等檢查。一旦貓咪出現較嚴重的病症，或病程拖得比較久時，醫生都會建議施行血球計數及血清生化，這兩類的檢查是臨床診療上最基本的。血清檢查的項目非常多，一般醫院會挑選某些項目作為常規檢查，或者會針對一般檢查時所發現的異狀來挑選檢驗項目，以下就常見檢查項目來一一解說。每項收費約 100 ～ 150 元左右。

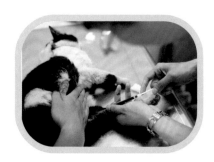

▲ 幫貓咪抽血，作血液檢查。

ALT（GPT）

它是一種酵素，大部分都存在肝臟細胞內。貓咪的肝臟每天會有固定量的肝細胞淘汰，而這樣的淘汰就是肝臟細胞的破裂，過程中會將 ALT 的酵素釋放到血液循環中。貓的正常值是 20 ～ 107，如果數值超過 107 時就表示肝臟受到某種程度的破壞，使得肝臟細胞的損失超過正常淘汰的範圍。因此，ALT 又稱為肝細胞破壞指數，肝細胞破壞越多，當然肝功能就越差，但這並非是絕對的，因為肝臟只要有 30 ％的肝細胞就可以維持正常肝功能，所以 ALT 並不能代表肝功能狀況。

當數值過高時，應該進一步進行影像學的診斷及採樣後的組織病理學檢查。如果貓咪出現肝硬化，表示已無足夠的肝細胞存在，這時 ALT 反而會回到正常值，所以數值的判斷還是有賴醫師的專業判斷。

AST（GOT）

也是一種酵素，主要存在肝臟細胞及肌肉細胞中。對貓而言，它的肝臟特異性較不高，如果有肌肉或肝臟傷害時，此數值就會攀昇，正常值為 6 ～ 44。

GGT

中文稱為丙麩醯氨酸酶，血中的 GGT主要來自膽管上皮細胞的細胞膜，所以當膽管發炎、壞死、增生或膽汁排放阻滯時，都會導致血液中 GGT 濃度上升。

BUN

又稱血中尿素氮。身體攝入的蛋白質經由肝臟轉化成含氮廢物，就是尿素氮，進入血液循環後由腎臟負責排泄；當腎臟功能出現問題時，BUN 就會大量累積在血液循環中，而這類含氮廢物會對身體組織產生毒性，所以當 BUN 上升時，醫師會據此判定為腎臟功能障礙。另外，血液中 BUN 的上升也稱為氮血症，如果有合併臨床症狀時（如嘔吐），就會稱為尿毒，正常值為 15 ～ 29；如果 BUN 過低，您也別太高興，因為BUN 是由肝臟轉化而來，過低就代表有肝臟功能障礙的可能。

CRSC（Creatinine）

中文稱為肌酸酐，是經由腎臟排泄的一種代謝廢物，主要依靠腎絲球體濾過，因此也代表著腎臟功能的足夠與否。一

般而言，在腎臟受到傷害時，BUN 都
會先出現顯著的上升，CRSC 則爬升較
慢；相反地，在治療腎衰竭時，BUN
對於點滴利尿會明顯降低，而 CRSC 則
呈現緩慢下降。因此有人認為 BUN 代
表著點滴利尿的效果，CRSC 則代表著
腎臟功能的實質改善。

Amylase
中文稱為澱粉酶，以往被認為是胰臟炎
的診斷指標，但因為身體其他器官都存
在澱粉酶，後來被認為不具有胰臟特異
性，所以對貓的胰臟炎不再具有診斷意
義。換句話來說，對任何器官的疾病也
沒有診斷意義。

LIPASE
這是一種脂肪酵素，主要存在胰臟細胞
內，血液中的 LIPASE 爬升代表胰臟細
胞受到破壞的可能，它的胰臟特異性較
AMYLASE 高，正常值為 157 ～ 1715，
當數值攀升，醫師可能會懷疑胰臟受到
某種程度的傷害。但現在認為血液中脂
肪酶可以來自很多器官，因此這項檢驗
已被認為不再具有胰臟炎的診斷意義，
取而代之的是貓胰臟特異性脂肪酶（
fPL）的檢驗。

fPL
中文稱為貓胰臟特異性脂肪酶，主要是
檢測血液中來自胰臟的脂肪酶濃度，當

胰臟受損時會釋放脂肪酶至血液循環
中，因此被認為是目前最先進的胰臟炎
診斷指標。但因其陽性檢驗結果的灰色
地帶很大，所以目前認為，若呈現陰
性，可以排除胰臟炎的可能性，但如果
呈現陽性，據此就診斷為胰臟炎太過武
斷，必須配合臨床症狀及腹腔超音波掃
描結果一併解讀。

GLUCOSE
就是大家所熟知的血糖，正常值為
75 ～ 199，過低就是低血糖，如果高於
250，就表示有糖尿病的可能。

FRU（fructosamine）
中文稱為果糖胺，數值代表貓在過去 2
至 3 週內的平均血糖值，用於評估貓糖
尿病的胰島素控制效果，也可以用來區
別貓的高血糖是生理性、緊迫性還是糖
尿病所引發。

TBIL
中文稱為總膽紅素，血液中的膽紅素主
要來自年老紅血球崩解而釋出的血紅
素。膽紅素在肝臟形成而排泄於膽汁
中，一旦肝臟功能嚴重受損時，就會導
致膽紅素積存於血液中，並且進入組織
內而染黃，就是所謂的黃疸。但總膽紅
素並沒有被拿來作為肝臟功能的評估檢
測，而是作為肝臟疾病嚴重程度的指標
（較常作為肝功能檢測的項目為膽汁酸
及氨）。

ALKP、AP、ALP

中文稱為鹼性磷酸酶，主要來自肝細胞及膽道上皮細胞，當肝膽疾病造成膽汁排放受阻時會使得血液中濃度上升，因為貓的鹼性磷酸酶半衰期很短，所以任何程度的數值上升都有其臨床意義。但發育期幼貓因為成骨細胞會製造很多鹼性磷酸酶，所以其正常值較高。

SBA(Serum Bile Acid)

中文稱為膽汁酸，是最有用的肝功能檢驗之一。正常狀況下，血清中的膽汁酸濃度是非常低的，那是因為腸肝循環會非常有效率地進行重吸收及再利用。在飯後引發膽囊收縮時，大量的膽汁會被排入腸內，而腸內膽汁酸的濃度就會明顯地上升，也因為有效的重吸收作用，使得膽汁酸大部分都被肝細胞吸收，僅有少部分得以脫逃至體循環內，所以只會使得血清中膽汁酸輕微且短暫地上升（約是禁食時濃度的 2 ～ 3 倍）。當有明顯肝臟功能障礙或膽道阻塞或門脈系統分流時，就會造成血清中膽汁酸濃度上升，而且飯後特別明顯。

NH3 (Ammonia)

中文稱為氨，是身體內蛋白質代謝中較具毒性的一種，肝臟功能正常時，可以將血液中的氨轉化成較不具毒性的血中尿素氮而經由腎臟排泄，也就是BUN；而當肝臟功能嚴重受損或門脈分流時，就會造成血氨濃度上升，並引起嚴重神經症狀，如癲癇，也就是所謂的肝性腦病。

SDMA

中文稱為對稱二甲基精氨酸，為蛋白質降解之後的產物，會釋放於血液循環中而經由腎臟排泄，是一種新的腎臟功能指標，可以更早發現腎臟疾病的存在。血液中 SDMA 濃度在腎臟功能流失 40% 時就會呈現上升，而肌酸酐（CRSC）則要高達 75% 的功能流失時才會呈現上升，所以更能早期發現腎臟疾病。

K+

鉀離子是身體中一種必要的元素，主要經由肉類食物來獲取，是細胞內維持滲透壓的主要離子，也是神經傳導及肌肉收縮中不可缺乏的離子。所以當貓缺乏鉀離子時，會呈現嗜睡、沉鬱及肌肉無力等症狀，特別是當貓脖子無力抬起，一直垂頭喪氣時，就必須懷疑低血鉀的可能性。血液中鉀離子在腎臟會進行再吸收及排泄，但排泄似乎佔著比較重要的角色。在無尿或寡尿的急性腎臟損傷及尿道阻塞時，因為尿液無法排出，所以鉀離子無法排出身體外，就會引發嚴重高血鉀而導致肌肉癱瘓及心律不整。但在貓慢性腎臟疾病時則因為無法濃縮尿液而造成尿量大增（多尿），很多鉀離子會隨著尿液排出體外而導致低血鉀。鉀離子正常值為 3.5 ～ 5.1mE q / L（3.5 ～ 5.1mmol / L）。

Phospate, P, Phos

磷是身體必需的礦物質營養素，由於磷在自然界分佈甚廣，因此一般情況很少發生缺乏。肉類食物中含有豐富的磷，所以越高蛋白的食物中，其磷含量越高。磷的主要功能有構成細胞的結構物質、調節生物活性與參與能量代謝等，缺磷會造成成長遲緩、增加細胞鉀及鎂離子的流失而影響細胞功能，嚴重低血磷會造成溶血、呼吸衰竭、神經症狀、低血鉀及低血鎂；在腎臟疾病時，因為磷酸根無法順利從尿液中排出身體，所以會造成高血磷。

高血磷最大的危害是影響到與鈣有關的賀爾蒙調節，或是併發低血鈣的現象，而低血鈣易造成神經興奮增加、痙攣、癲癇等現象。高血磷也可能併發高血鈣，當血磷數值乘以血鈣數值大於 60 以上時（Phos x Ca > 60 ）就容易導致軟組織異常鈣化，如心肌、橫紋肌、血管、腎臟等，其中以腎臟最容易受到損害，因而更進一步造成腎臟功能的損害及病變。

臨床常用的生化檢驗儀器建議貓的正常血磷值為 3.1 ～ 7.5mg / dL，但正常成年貓的血磷濃度應該為 2.5 ～ 5.0mg / dL，那是因為將骨骼發育活躍的年輕貓族群也納入統計而造成的。在貓的慢性腎臟疾病控制上，則建議盡量將血磷值控制在 4.5mg / dL 以下。

Albumin, ALB

幾乎所有的血漿蛋白質都是由肝臟所合成的，有 50% 以上的代謝成果就是用來製造白蛋白，所以當肝功能不良或營養不良時就可能造成低白蛋白血症，而白蛋白也可能經由腎臟或腸道流失掉，分別稱為蛋白質流失性腎病及蛋白質流失性腸病，而血液中白蛋白濃度上升則代表脫水。

Calcium, Ca

鈣在許多的正常生理過程中扮演著關鍵角色，特別是在肌肉神經傳導上、酵素活性上、血凝功能上及肌肉收縮上（包括骨骼肌、平滑肌、及心肌），也是細胞內訊息傳遞及維持細胞正常功能所必需的。身體內有三個器官系統負責鈣離子的恆定，分別是胃腸道、腎臟以及骨骼。慢性腎臟疾病末期、泌乳、營養不良都可能造成低血鈣，慢性腎臟疾病初期、骨頭疾病、副甲狀腺功能亢進、惡性腫瘤等都可能造成高血鈣。

NT-proBNP

中文稱為 N 端前腦利鈉肽，當左心室功能不良時，心肌細胞會受到不當拉伸及承受壓力，使得心肌細胞受損並分泌

NT-proBNP 而釋放於血液循環中，被認為有助於早期發現貓心臟疾病，現在已經有商品化的試劑盒可供使用。

T4

就是檢測血液中甲狀腺素濃度的指標，甲狀腺功能亢進是四歲以上貓咪常見的內分泌疾病，如果你的貓食慾很好但卻一直持續消瘦、莫名其妙一直嚎叫且張口喘息、多喝多尿、慢性嘔吐或下痢，或者 ALT 及 ALKP 輕微上升時，都必須懷疑甲狀腺功能亢進的可能性。而T4 數值就是用來判斷是否罹患甲狀腺功能亢進的血液檢查項目。

超音波掃描

超音波掃描可以即時的觀察到身體內各個組織的結構狀況，在血液生化數值出現異常前，就可以探知各個器官可能出現的問題，是早期探知器官異常的法寶之一，收費約在 1000 元以上。隨著時代進步，有越來越多的動物醫院擁有彩色杜普勒超音波，它是診斷心臟疾病的利器，這樣的儀器動輒上百萬，所以每次的心臟掃描收費約在 4000 元以上。

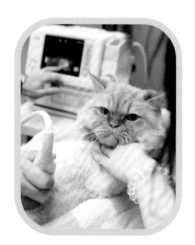

X 光照影

在健康檢查上多用來探知心臟疾病、肺臟疾病、腎結
石、膀胱結石、脊椎疾病、骨關節疾病、髖關節發育
不良、氣管塌陷等，費用約在 500 ～ 2000 元之間，
視拍攝的張數及部位而定，有些特殊的顯影劑照影會
需要更高的費用。

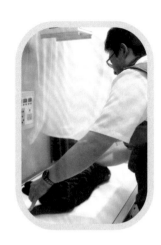

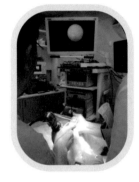

內視鏡

內視鏡被用來作為很多慢性疾病的確診手段，如慢性鼻
炎的鼻腔觀察及採樣、慢性嘔吐及下痢的胃腸道觀察及
採樣、慢性氣管疾病的觀察及採樣、胸腔疾病的觀察及
採樣、慢性耳道疾病的觀察及治療或採樣等。但貓咪必
須在麻醉下才能進行檢查，費用在 10000 元以上。

心電圖

當貓咪被懷疑有心臟疾病時，心電圖可以提
供某些程度上的診斷幫助，費用約在 500 ～
1000 元之間。

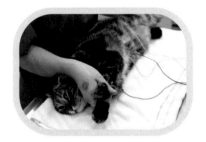

血壓測量

血壓測量對小動物而言，也是一項重要的檢查。尤其是老年貓，平常看起來都很正
常，但血壓測量出來卻偏高時，就可能是有潛在性疾病。不過，貓咪在醫院本來就
容易緊張，因此測量出來的血壓會稍微偏高；此外，有心臟病、腎臟病、糖尿病、
甲狀腺功能亢症等疾病的貓咪，血壓也會較高。因為犬貓專用的血壓機非常昂貴，
且測量非常麻煩，所以費用約在 300 ～ 800 元之間。

電腦斷層 / 核磁共振

這樣的檢查在人醫已經相當普遍，但對獸醫而言卻是超昂貴的儀器。近年來已有不
少動物醫院引進，費用約在 12000 元以上。

G 醫療糾紛

隨著消費者意識抬頭，醫療糾紛層出不窮，獸醫也是如此。任何花錢所獲取的服務都被歸入「消費」，也讓那些原本高高在上的職業一下子跌落神壇，特別是人醫及教師。小孩子功課不好怪老師，病沒醫好怪醫生，獸醫師則是被責怪「把寵物醫死了」！

寵物生病會死是疾病造成的，獸醫師頂多是能力有限及無力回天，何來醫死之說？生命的醫治不像修汽車一樣可以更換零件，所以沒有保證醫好這種事，而且生命的複雜程度，豈是汽車所能比擬。你知道為什麼醫學唸到博士都稱為哲學博士？因為面對生命，人類太渺小、太無知，不要怪你的醫生沒有給你答案，不要怪你的醫生沒有救活你的親人或愛貓，因為連上帝也回答不了、救不了，因為真的太複雜了！

有些人無法接受寵物的離世，怪天、怪地、怪醫生，就是不怪自己。輕則一哭二鬧三上吊，次則到處投訴檢舉，重則一狀告上法院。其實我還是最看得起最後者，一切訴諸法律，如果真有錯，法律會還你一個公道，若是去鬧、去騷擾、去潑油漆、去放黑槍、去網路發黑函，不僅可能觸犯法律，到最後賠了夫人又折兵，得不償失！所以，首先你必須冷靜下來，思考為什麼要帶寵物去看醫生？一隻健康的貓去拿蛋蛋，麻醉後死了，這間醫院一定必須至少負道義責任，但如果手術前醫生建議進行麻醉前的相關檢驗時你拒絕了，出事你要怪誰？或許你的貓存在先天性心臟病，一旦進行解剖就真相大白，那責任就全在你呀！或許你會怪說醫生為什麼沒有察覺到貓有先天性心臟病，試問沒檢驗如何查知？你都拒絕術前相關檢驗了，要怪誰呢？根據以往的報告統計，貓子宮蓄膿的手術存活率為 85％，意思就是還有 15％會在術中、術後死亡。「我的貓哪有那麼倒楣！所以出事了一定是醫生的問題！」這合理嗎？你告得贏嗎？是醫生把你的貓醫死還是子宮蓄膿造成貓死亡？子宮蓄膿是醫生造成的嗎？你為什麼不早期進行絕育手術來預防子宮蓄膿發生？

而惡性腫瘤就是癌症，本來就會導致寵物死亡，醫生所能做的就是想辦法延長牠的生命。但事事皆能如願嗎？那可不！手術中死的、手術後死的、化療效果不佳死的多得是！你就想想人類的醫療好了，人類至少還可以進行放射線治療，動物呢？

還有一種醫療糾紛就是所謂「拿人錢財替人辦事」，事情沒處理好還敢收錢？收錢了沒救活就得退錢！如果收錢一定保證可以好、可以活，那我也不幹獸醫了，直接當人醫、當神醫去，搞不好還能萬世流芳或得個諾貝爾獎呢！

人非聖賢，孰能無過。醫師的養成訓練在於減少過失，但有可能完全無過失嗎？有過則改才能精進，但如果法律嚴苛處罰、以儆效尤，寒蟬效應下每個醫生都開始進行保守治療及防禦性醫療，這會是病患之福嗎？人醫如此，獸醫亦若是。

好啦，如果說到這裡你還是覺得不甘心，認為整個過程中存在不可原諒的醫療疏失，以下是幾個常見的申訴管道。

獸醫師公會

每個地區的獸醫師公會都會設有醫療糾紛調解小組，可以將你所受到的委屈與發現到的疏失以電話或書面提供給獸醫師公會，醫療糾紛調解小組會根據你所提出的申訴聯絡當事的動物醫院，請他們提出說明，並招開糾紛調解會。當然，這是不具有法律效力的，除非動物醫院存在明顯確切過失，否則是可以不理你的；而且在招開調解會前，你必須想清楚自己的訴求是什麼，是要金錢賠償嗎？要多少錢？這樣來招開調解會才會有明確的目標。

動物醫院主管機關

舉例來說，台北市動物醫院的主管機關為台北市動物保護局，過程與上述相同，對於糾紛部分的調解一樣是不具法律效用的，除非涉事的動物醫院違反相關的政府法令，但這部分裁罰是動物醫院面對政府法令，即使罰款也是納入公庫，不會有一絲一分一毫進入你的口袋。

消費者保護會

也是隸屬於政府機關的單位,主要是調解商業所導致的消費者糾紛,動物醫院的醫療消費也勉強可以算是一種消費,過程與上述相同,一樣是招開調解會,但通常還是不具有法律效用。

法院

這是最直接、最有用的途徑,但也是最麻煩、最冗長且所費不貲的途徑。一般需要委請律師寫狀紙提告,單單一審就需要花費將近六萬台幣,除非你這口氣真的吞不下去,除非你自己很閒且能自己寫狀紙,否則往往是勞民傷財、兩敗俱傷,得利的只有律師而已,而且一樣是不保證勝訴喔!這跟無法保證醫好、醫不好還收費不是一樣嗎?

如果你的愛貓不幸往生,你也覺得醫療過程中存在明顯過失,請保留好證據,屍體千萬別火化,要冷藏不要冷凍,並盡快找教學醫院進行病理解剖,找出死因。如果醫院確切存在疏失,那就趕快提告,交由法律解決,這才是正確解決之道。如果你的愛貓死亡原因主要是因為疾病,那我真的勸你別找麻煩了,是疾病害死你的貓,不是獸醫師。

PART

5

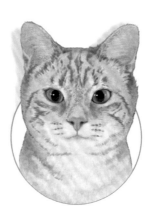

貓咪的終身大事

Ⓐ 貓咪的繁殖

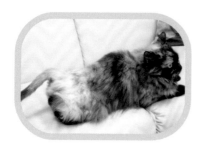

▲ 母貓發情時的姿勢。

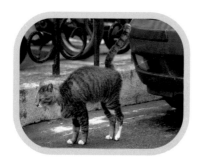

▲ 公貓發情時會有噴尿的行為。

性成熟與發情

當您的愛貓超過六月齡之後，就有可能進入所謂的性成熟階段，很多的行為或個性上的改變都會與「性」扯上關係，如果您還在狀況外的話，可能就會誤把這些改變當成是疾病的徵兆，也可能因此錯失育種的良機。

性成熟

短毛家貓於六月齡大時，就有可能達到性成熟的階段，而長毛貓或外國品種的短毛貓可能會較晚，約在 10 月齡之後，或甚至更晚。一般而言，混血品系的貓其性成熟會較早，如短毛家貓、金吉拉等，若是打算長久育種的話，母貓最好是超過一歲之後再配種，這樣育種會較為容易，且發情會較為穩定。

動情週期

母貓屬於季節性多發情的動物，每次發情約持續 3 ～ 7 天，在發情季節約每隔兩週就發情一次，大多集中在春天到秋天，主要是因為母貓的發情與光照的程度有關，日照時間長的季節，貓咪就會發情。但家庭飼養的貓咪在晚上時也會有燈照，所以在非繁殖季節的冬天也會發情。而公貓基本上是沒有動情週期的，主要是受到母貓發情時分泌的費洛蒙刺激而開始發情。

母貓發情時會顯得很愛撒嬌並一直喵喵叫，身體前端平伏在地上，而接近後端的屁股會翹在半空中，後腿會像在踩腳踏車一般地踩踏，也會喜歡在地上滾來滾去。公貓發情時，尾巴會舉高，大部分會想往外跑，有些則是會有在家具或牆壁上噴尿的行為。

種貓的選擇性成熟

若真的打算讓母貓生育的話，必須尋找適當的種公貓。首先，先確認家中貓咪的品種，以相同品種交配的經濟價值較高，若是雜交的話，生出來的小貓很難去歸類品種，市場的價值就會較低，若是短毛家貓之間的交配就不用考慮那麼多，但要確認生下來的小貓是否送得出去，且是否能找到好的主人。種公貓的來源可以是繁殖場或是經由網路徵求，前者必須要付費，而後者可能必須要將出生的小貓分給對方，不論如何，都得先確認雙方的健康狀態，是否患有貓愛滋或貓白血病？是否定期驅蟲及施打預防針？這些都是要注意的，否則不小心染病回來，可是賠了夫人又折兵。

發情

要如何確認母貓已經開始發情了呢？何時可以配種？母貓在發情初期會較平常來得更有感情，非常熱衷於以身體磨擦地板和在地上翻滾，而且可能會開始叫春；不過，純種的長毛貓叫春會叫得比較含蓄，不像短毛家貓那般激烈，也會看起來很緊張的樣子，極度不安。一旦確認了上述這些症狀之後，就可以跟事先連絡好的繁殖場或貓友接洽，準備將母貓送往配種。

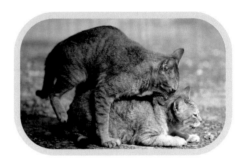

▲ 貓咪交配時，公貓會咬著母貓的頸部。

交配時機

依據和繁殖場或貓友的約定，將母貓送往配種，並將母貓安置在靠近種公貓的籠子內，當母貓開始向公貓求愛時，就可以將牠們關在一起，讓牠們交配 3 ～ 4 次，或者直接將母貓留在那裡 3 ～ 4 天，然後再將母貓帶回家。並不是每隻母貓都願意接受配種，特別是又轉換至有公貓的環境時，因此不用心急，有些母貓甚至要待個 7 ～ 8 天才會適應環境而開始挑逗公貓，當然有些性格強烈的公貓是會使用暴力來得逞的。此外，貓咪是屬於刺激排卵的動物，所以在交配的過程中，當公貓的陰莖從母貓的身體抽出後，母貓會因為疼痛的刺激而排卵，因此貓咪受孕的機會也相對的增加。

交配動作的確認

配種的動作是否有完成呢？公貓是否有成功插入？首先必須先介紹一下整個交配過程的動作：

1 —母貓會在地上打滾，挑逗公貓，以吸引牠的注意。

2 —母貓會擺出標準的交配姿勢，牠的身體前部會緊貼著地板，而背部中央下陷，屁股則翹得高高的。

3 —公貓這時開始會急著咬住母貓的頸背部皮膚，並騎乘在母貓身上。

4 —公貓在插入前會一直調整方位，後腳看起來好像在踩腳踏車一般。

5 —當公貓的陰莖成功插入母貓陰道後會立即射精，並可能伴隨著母貓淒厲的叫聲。

6 —公貓與母貓迅速分開，公貓可能會閃躲不及而遭到母貓攻擊，公貓會在一段距離之外裝出無辜的表情，並且蓄勢待發。

7 —母貓攻擊公貓後會在地上翻滾磨擦並伸懶腰，表現出舒適的樣子。

8 —母貓將一隻後腿翹得高高的，並開始舔拭外生殖器。

9 —上述所有動作會在 5 ～ 10 分鐘後再重複一次，並且會發生好幾次。

懷孕 ▬▬▬

母貓的懷孕期在 56 ～ 71 天之間，平均約 65 天。每次懷孕的平均胎數約 3.88 頭（美國），當然體型越大的母貓胎數是會較多的。母貓每次排卵的數目或受精卵的數目都會比生出來的胎數來得多，這是因為受精卵的重吸收（會造成受精卵死亡）或胎兒的早期死亡所導致，對貓而言這是相當常見的狀況，並不會有顯著的症狀出現。

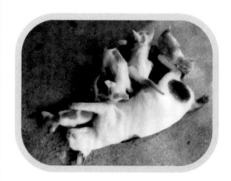

▲ 母貓每次懷孕的平均胎數為 3 ～ 4 隻左右。

如果仔貓在懷孕未滿 58 天就產出，通常會產下死胎或非常虛弱的仔貓。如果懷孕超過 71 天才分娩出來時，產下的仔貓通常會較一般來得大，並且可能導致難產。因此假使母貓已懷孕超過 70 天，且無任何的分娩徵兆時，就必須找獸醫師處理。一般而言，老母貓的懷孕胎數會較少，其實超過五歲的貓最好就不要再育種了，不但胎數會越來越少，且難產或死產的比例也會逐漸地上升。

世界紀錄最多產的胎數是 14 胎，而最適當的胎數是 3 ～ 4 隻，這樣母貓才能充分地照顧到每隻小貓。若一次生太多，在生產的過程中就耗盡所有的力氣，接著又必須分泌足夠的乳汁來餵養小貓，母貓很可能會發生低血鈣或奶水不足。如果沒有主人適當地照顧處理，很容易造成新生仔貓早夭及母貓死亡。

貓咪懷孕時身體和行為的表現

這裡所提的僅是一般性的原則，並非完全絕對的準則，因此懷孕的確認還是需要靠獸醫師的診斷。

1 —大約在懷孕第三週左右，母貓的乳頭會變紅。

2 —隨著懷孕的進行，母貓的體重會逐漸地增加約 1 ～ 2 公斤。

3 —母貓的腹部逐漸膨大，此時千萬不要進行腹部的觸診，這樣可能會造成胎兒的嚴重傷害。當然，受過專業訓練的獸醫師是可以進行這樣的檢查的。

4 —行為改變，母貓會變得較有母性。

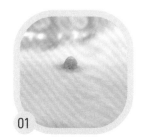
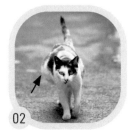
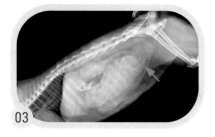

▲ 01 ╱母貓懷孕三週時，乳頭變紅、變大。
　　02 ╱懷孕母貓的肚子大約在懷孕 45 天時會明顯膨大。
　　03 ╱ X 光片可以更準確的確定胎兒隻數。

懷孕檢查

貓不像人一樣可以用驗孕套組來檢查，所以早期的懷孕確認幾乎是不可能的。母貓配種後 21 ～ 28 天，應帶至獸醫院進行腹部觸診及超音波掃瞄，此時就可以確認是否懷孕，並且約略地估算胎數。

超過 46 天後，就可以進行 X 光照影來確認隻數，及每兩週進行一次超音波掃瞄來確認胎兒的狀況，並約略估算預產期。假懷孕是指母貓沒有懷孕，但其行為和身體卻出現與懷孕相似的症狀，主要是因為卵巢產生的荷爾蒙影響所引起的。雖然會出現腹部變大或是乳頭變紅的懷孕現象，但因為沒有實際的交配或是受孕。因此當過了貓的懷孕期（60 天）後，這些症狀自然就會停止。（參考下頁流程圖）

母貓從交配到生產的流程圖

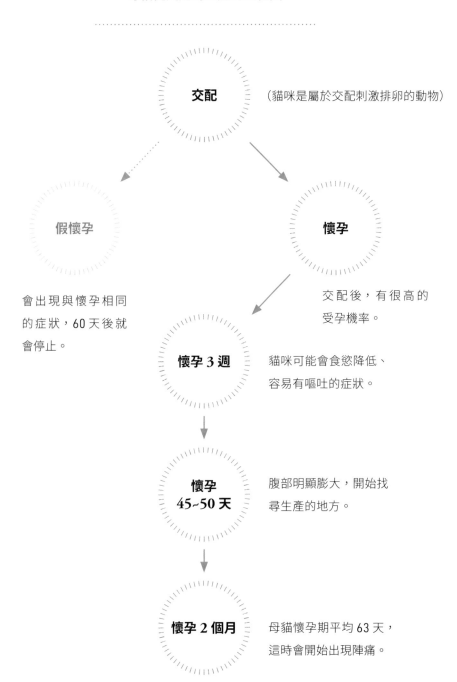

交配　（貓咪是屬於交配刺激排卵的動物）

假懷孕

懷孕

會出現與懷孕相同的症狀，60 天後就會停止。

交配後，有很高的受孕機率。

懷孕 3 週　貓咪可能會食慾降低、容易有嘔吐的症狀。

懷孕 45~50 天　腹部明顯膨大，開始找尋生產的地方。

懷孕 2 個月　母貓懷孕期平均 63 天，這時會開始出現陣痛。

貓咪假懷孕的症狀如下：

1 ─ 大約 30 日時，母貓的腹部會明顯變大，乳頭也會變大甚至會有乳汁的分泌，食慾也會增加。

2 ─ 到處尋找生產的地方，會選擇安靜且安全的地方來作為生產的窩。

3 ─ 假懷孕三週時，會發現母貓食慾和身體狀況變差且有嘔吐症狀。

懷孕期間飲食

懷孕前半期的卡路里應少量增加，讓母貓的體重可以穩定上升，其熱量需求約為 100kcal／kg／天。一般可以提供幼貓飼料給懷孕母貓，因飼料中的營養成分比例較均衡；此外，礦物質和維生素也必須額外提供，且減少任何會造成母貓緊張的環境，例如外出、洗澡等。

生產

產前先和獸醫師討論生產的問題，並記下醫生的急診電話。給予母貓良好均衡的飲食，並添加維它命及礦物質（根據獸醫師的建議）。胎兒逐漸增大時會使得母貓在懷孕末期發生便祕，可以適量地給予化毛膏來通便，使用量也必須聽從獸醫師的指示。

理想的生產場所

接近預產期時，就可以開始佈置產房，選擇溫暖、安靜且安全的地點。箱子的材質最好是木板或厚紙板，上面及另一側面為空的，箱底墊上報紙（報紙較毛巾或床單容易清理，且小貓容易被紡織品的纖維纏住），箱子上方掛一個保溫燈，但高度不可低於一公尺。假如母貓拒絕使用，就在牠挑選的地方鋪上報紙，並掛上保溫燈即可，或者直接把產箱移到此處試試看。貓咪的產子數從 1 隻到 9 隻不等，不過平均來說約是 3～5 隻，因此產箱大小可以依據仔貓的隻數來預估。初產的母貓，其仔貓大部分都比較小，因此產箱可以選擇較小一些。

迎接新生命

大部分的母貓生產時，都會平安順利地將小貓生下來，並且會自己把小貓清理乾淨，讓小貓吃到初乳。但如果是第一次生產的母貓，生產時間會比經常生產的母貓長。一般母貓的生產會分成三階段。整個生產流程約為 4～42 小時，但也曾遇到超過 2～3 天才將小貓生完的母貓。此外，小貓與小貓之間的出生間隔約是 10 分鐘～1 小時。如果生產時間過長，就要注意是否有難產的跡象。

Step1

母貓出現生產徵兆

不太舒服，偶爾看腹部，不安的行為變得更明顯，並且會尋找一個安靜、舒適的地方準備生產。也可能會出現不吃、喘氣、喵喵叫、舔外陰部或一直繞來繞去，有作窩的動作。這個階段通常會持續 6 ～ 12 小時，如果是第一次生產的母貓，甚至會長達 36 小時。而母貓的體溫會比正常的體溫略低，可能會下降 1.5 度左右，這時母貓的子宮收縮、子宮頸放鬆，陰部會看到囊泡。

Step2

母貓用力生出小貓

持續時間通常是 3 ～ 12 小時，有時會到 24 小時。直腸溫度也會上升到正常或比正常體溫稍高。以下三種跡象顯示已進入第二階段：

1 — 母貓會舔破羊膜，讓羊水流出，可以看到胎兒的身體露出來。

2 — 腹部用力會變得更明顯。

3 — 直腸溫度下降至正常範圍。

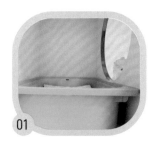
01

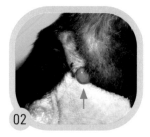
02

　　母貓在正常分娩，產下第一胎之前，腹部會頻繁地用力 2 ～ 4 小時，因此可能會變得虛弱。如果母貓非常用力但卻沒有小貓生下來時，可能會有難產的疑慮，應該帶到醫院請醫生檢查。

▶ 01／將產房放置在安靜且隱密的地方。
　 02／當囊泡露出陰部時，母貓會將羊膜舔破。
　 03／舔破羊膜，小貓的腳露出來。

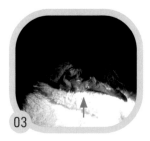
03

Step3

小貓、胎盤和胎膜一起排出

在這個階段，胎盤會隨著胎兒一起排出。胎兒分娩後，母貓會將小貓身上的胎膜咬破，並將連接在胎盤上的臍帶咬斷，再將小貓口鼻和身上的液體舔乾淨。小貓出生 30 ～ 40 分鐘後，身上的毛會變乾，並且開始吸吮初乳。

而每生產一隻小貓後，母貓的肚子會慢慢變小。生產完 2 ～ 3 週內，陰部會持續有紅棕色的惡露排放，不過母貓通常會很頻繁地清理陰部，因此很多貓奴大都不會發現貓咪有排出惡露，而母貓的子宮會在產後 28 天恢復正常。一旦生產完後母貓會躺在小貓身邊，身體蜷縮在小貓周圍，以保護並溫暖小貓。正常的小貓這時應該會有強烈的吸吮反射，前腳在母貓的乳房上前後踏，刺激乳汁排出。

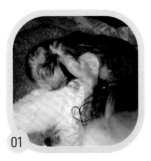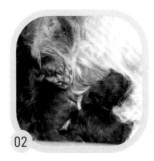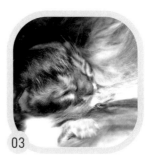

▲ 01／母貓會將羊膜舔破，用力將仔貓生出。 02／母貓將小貓身上的羊膜舔掉，並將毛舔乾。 03／小貓最好在 24 小時內吸吮到初乳。

如何分辨母貓難產？
需要帶貓咪到醫院嗎？

母貓的分娩是可以由意識控制的，所以當母貓在陌生環境或環境的緊張下，可能會導致延遲分娩。而胎兒的胎位、大小，或是母體的狀況也會影響分娩。因此，在遇到下列狀況時，最好趕緊帶到醫院確認是否需要緊急剖腹產，剖腹產可以即時挽救母貓及胎兒的生命。

1 ─ 外陰部有異常的分泌物（如紅綠色分泌物且有臭味）。

2 ─ 母貓較虛弱，不規律的腹部用力超過 2 ～ 4 小時。

3 ─ 在外陰部可以看見小貓或囊泡，超過 15 分鐘還沒將小貓生出來。

4 ─ 羊膜破掉且羊水流出，但小貓卻沒生出來。

5 ─ 母貓會一直哭叫和舔咬陰部。

6 ─ 超過預產期一週以上還未生。

7 ─ 在第二階段的 3 ～ 4 小時後，還沒有小貓生出來。

8 ─ 無法在 36 個小時內將所有的小貓生出來。

母貓生產後不理小貓，該如何處理？

1 ─ 在胎兒生下後，立即將小貓臉上的
羊膜移除，並且用乾淨、柔軟的毛
巾將小貓的身體擦拭乾淨，擦拭身
體的同時，刺激小貓呼吸、哭叫，
讓小貓開始出現掙扎的動作。

2 ─ 用優碘擦拭小貓的肚臍部位和臍
帶，再用優碘消毒過的棉線，在離
小貓肚子 2 公分的臍帶處打兩個
結，兩個結中間剪開，胎盤就和小
貓分開了。而連接在小貓肚臍上的
臍帶幾天後就會乾掉，並自動脫
落。注意打結的地方不要離小貓的
肚臍太近，避免造成臍赫尼亞（疝
氣）的形成。

3 ─ 清理完小貓臉部的羊膜和羊水後，
有些液體仍存在小貓的鼻腔和氣道
內，這時用毛巾包覆住小貓，握住
並扶著牠的頭頸部往下傾斜輕輕
甩，讓氣道內的水分流出，再將口
鼻擦乾。傾斜的時間不要太長，且
頭頸部也要保護好，以免造成小貓
受傷。

4 ─ 處理過程中必須幫小貓保溫，將牠
擦乾或吹乾。所有動作都要持續到
小貓的活力、哭叫聲和呼吸狀況良
好，且身體完全乾燥後再停止。

5 ─ 正常小貓的口鼻和舌頭顏色應該是
紅潤，如果呈現暗紅色，小貓的活
動力也不好時，應馬上帶到醫院，
請醫生檢查。

6 ─ 最後，將小貓放在母貓旁邊，母貓
會舔舐小貓，刺激小貓喝奶。小貓
要在出生後 24 小時內吃到初乳，
才能得到良好的抵抗力。

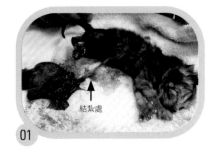

結紮處

01

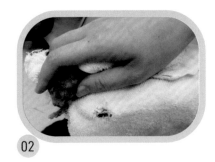

02

▲ 01／臍帶結紮的部位離小貓肚子約
　　 2 公分。
　 02／用右手扶握住小貓的頭頸部，
　　 頭部朝下傾斜，輕輕甩。

產後照顧 ▰▰▰

貓咪生產完後，除了應注意母貓的精神食慾外，環境的保溫及安靜也很重要。此外，產子數多的母貓，也必須要每天注意每隻小貓喝奶的狀況及體重變化，因為如果奶水量不足，也會導致小貓生長發育變差。所以產後母貓和小貓的狀況都必須時時注意。

產房保溫及保持安靜

母貓生完後，盡量不要打擾母貓照顧小貓，有些母貓會因為怕小貓不見，而常常將小貓搬移處所。通常飼養在家的貓咪比較不會因為外在環境的壓力或是身體的不舒服等原因將小貓吃掉。

每日觀察母貓及小貓的情況

每日觀察母貓和小貓的狀況，如果有發現下面的狀況時，請特別留意，或是帶到醫院請醫生檢查。

母貓：體溫異常（發燒或低體溫）、陰部或是乳腺有分泌物（血樣或膿樣分泌物）、食慾變差、虛弱沒精神，乳汁量減少或沒有乳汁。

小貓：體重減輕、過度哭鬧，甚至是活動力變差及不愛喝奶。

母貓營養的攝取

一般母貓在生產完後 24 小時內會開始進食，給予的飼料最好是以懷孕母貓或是幼母貓專用飼料為主，而飲水的提供不要限制。生產後第一週，母貓大部分的時間都會在產箱內，就算離開也只是極短暫的時間。因此貓砂盆、食物和水盆應放在離產箱不遠處，讓母貓可以更放心如廁及攝取食物和水。

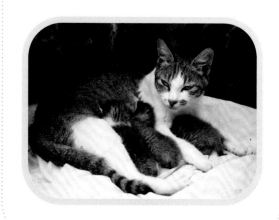

小心產後低血鈣

母貓在分娩後 3 到 17 天可能會有產後低血鈣的發生，會出現步態僵硬、顫抖、痙攣、嘔吐和喘氣等症狀。如果母貓有發生這些症狀，最好帶到醫院，請醫生檢查血液中鈣離子的濃度。不過，不建議在生產前過度補充鈣，以免造成內分泌失調。

B 貓咪的繁殖障礙

很多愛貓一族會希望貓咪可以生產出可愛的下一代，因為他們也知道一般貓咪的壽命很難超過 20 年，而新的生命誕生後，可以當作情感的延續，但常常事與願違，越期待反而越不容易受孕，越不希望生產的，反而多子多孫。

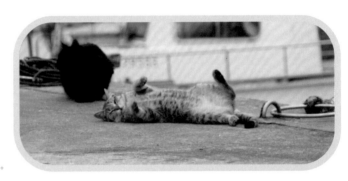

▶ 母貓交配後會在地上翻滾。

母貓

研究母貓繁殖障礙的第一步，就是找出問題是發生在整個繁殖過程的哪一個階段、哪一個環節，這有賴您與獸醫師共同努力。在診斷一隻處女貓是否為發情障礙時，首先必須考慮牠是否達到適當的年齡；短毛混血貓約在 5 ～ 8 月齡時開始發情，純種波斯貓約在 14 ～ 18 月齡開始，可見品種之間的差異性相當大。貓咪是屬於季節性多發情的動物，週期是由日照時間的長短來控制的，一般而言，持續 14 小時的光照即可確保生殖活性（提供人工光照）。

假懷孕也會造成無發情的現象，有的母貓一發情後即被其他的母貓或去勢的公貓騎乘，而導致發情終止、排卵及假懷

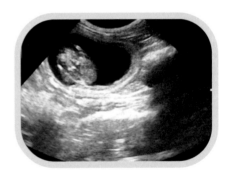

▲ 超音波下，約三周大的胎兒。

孕。所謂假懷孕就是母貓身體內的賀爾蒙一直處在懷孕的狀態，身體錯誤的認知造成母貓出現懷孕的可能行為，並且會刺激乳房的發育及泌乳，就是所謂的處女泌乳，當然也就不可能會發情了。有些母貓對突如其來交配行為會產生抗拒，特別是單隻飼養的母貓。

公貓陰莖插入的動作會刺激母貓排卵，因此引發排卵障礙的最主要原因就是不完全的交配動作，所以您必須詳細觀察整個交配過程中的所有動作，公貓是否有完成交配動作？母貓是否於交配時出現一長聲的慘叫？是否於配種後立即地攻擊公貓？並很激烈地在地上磨擦、翻滾，之後才開始舔自己的陰部？如果沒有這些反應或動作的發生，表示此次配種很可能是失敗的。如果配種的動作上沒有問題時，就必須檢視配種管理上的問題，約有 1/3 的母貓於單一一次配種動作之後並無法刺激排卵，因此交配次數也扮演著重要的角色，多次且密集的交配才能確保排卵的成功。貓咪是屬於交配刺激性排卵的動物，因此受精率相當地高，很少發生受精失敗的現象，這個項目的探討方面牽涉到特別的專門技術，一般臨床獸醫師是無法進行的，所以一旦牽涉到受精失敗的問題時，通常就只好認栽，死了這條心。

懷孕後期母貓繁殖障礙的表現形式，最常見的是流產及胎兒重吸收，此二者都是發生於著床之後，因此懷孕的診斷便是探討這個項目的一個關鍵，最常用的方法就是腹部觸診及超音波掃瞄，約於懷孕的第三週至第四週內進行。

▶ 母貓如果不喜歡
　公貓，會排斥公
　貓的交配行為。

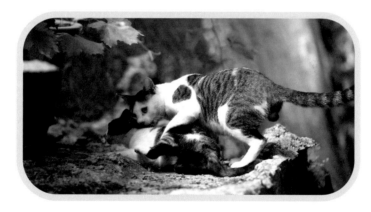

公貓

初步的臨床檢查包括仔細的外生殖器檢查，可能會發現極少見的機械性障礙，如永存性陰莖繫帶及陰莖毛環，這種狀態下公貓通常對母貓還有性慾，會有騎乘的動作，但感覺上似乎不太願意交配。配種障礙較有可能的原因為對母貓失去性慾，以往能成功育種的公貓突然失去性慾，最重要的兩個因素是心理因素及緊迫因素。公貓在自己熟悉的環境內（或籠子）通常都能展現強勢的配種能力，一旦轉換了環境，在陌生的環境中性慾就可能被抑制，直到適應了新環境之後才又能一展雄風。有的年輕公貓將第一次給了一隻兇惡的母貓，特別是配種後會狂怒地攻擊公貓的母貓，可能會使得這隻公貓失去性慾，從此不近女色，而治療的方法就是挑選一隻溫馴且合作的發情母貓來鼓勵交配，或許可以讓牠重拾尊嚴與信心。

要探討一隻公貓不育的原因之前，應該先確定牠已經與多隻種用母貓（已被證實具有生育能力的母貓）交配過而無懷孕現象，並且已排除任何管理上的問題，而交配動作上也沒有任何的疑問，配種的母貓可於交配後數日監測血清助孕素濃度來確認已有排卵。

在配種管理上，最常發生的問題就是讓公貓冒然地與發情母貓共處一籠，貓咪跟人類一樣，需要談談小戀愛，如果突然讓牠們共處一籠，母貓可能會激烈反抗，並可能會攻擊公貓，讓公貓的尊嚴受損，因此最好是能將母貓及公貓各自放在兩個相連的籠子內，讓母貓慢慢緩和情緒，逐漸適應公貓的存在，之後母貓就可能會開始勾引公貓，作出很多嫵媚挑逗公貓的動作，這時再將牠們共置一籠，配種的成功率就會大增。同時，也必須注意配種籠的大小，太小的籠子不但會讓公貓無法施展，也會在配種成功之後使得公貓無處逃竄，慘遭母貓無情的攻擊。

此外，先天性雄性素不足也會引起性慾的喪失，但正常公貓的血清雄性素濃度尚未有一套標準值，因此增添了診斷上的困難；染色體的異常也可能引起繁殖障礙，但很少發生，像龜甲波斯的公貓即是一種染色體異常，而引起繁殖障礙的病例。或者，像波斯品種的公貓，有的甚至要到 2 歲才會達到性成熟，而單獨飼養的公貓也會有延遲性成熟的現象，因此一隻沒有育種經驗的配種障礙公貓，可能只是尚未到達性成熟而已，而延遲性成熟的公貓可與多隻母貓一起飼養來刺激性成熟。

精蟲品質不良是公貓不育最有可能的解釋，公貓採精需要專門的技術，臨床上檢查有實際的困難，大部分的人認為精蟲品質不良的公貓其睪丸會較小，且堅實度異常，但經由觸診的評估其實並不客觀且不準確。

Ⓒ 貓咪優生學

貓咪跟人類一樣是經由基因所控制的，基因決定了貓咪的外觀及健康狀態，良好的基因可以讓貓咪有更迷人的外表及更好的疾病抵抗力，不良的基因會讓貓咪發生畸形、先天缺陷，或對某些疾病具有感受性（意思就是特別容易感染某些疾病，如黴菌）。但是所有事情很難面面俱到，很多育種者為了讓貓咪有更迷人的外觀，特別挑選特定條件的貓咪來進行配種，或者近親繁殖，雖然這樣的挑選配種可以讓良好的基因保存下來，或者讓良好的基因更加純化，但同時也會使得不良的基因更加地純化集中，例如所謂的一線波斯，讓貓咪的臉更扁更美，但相對地也使得鼻淚管更加地扭曲，使得齒列更加不整齊，也使得鼻孔更加狹窄，對黴菌的感受性更強，所以這類的扁臉貓特別容易發生鼻淚管阻塞、咬合不正、上呼吸道感染、皮黴菌病及呼吸窘迫所繼發的心血管疾病。如何在純種化與健康上取得平衡，一直是專業育種者頭痛的問題，如果您只是一般的愛貓族，配種時應以健康考量為主，以下的幾種狀況是在考量配種前必須注意的。

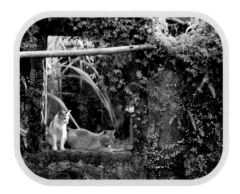

近親繁殖

雖然近親繁殖能讓好的基因保留下來且更純化，但相對地也會使得不良的基因禍延子孫，而且很多人也無法接受這樣的亂倫行為，近親繁殖容易產下畸形的胎兒及先天缺陷的後代，這是已被證實的理論，特別是那些不斷近親繁殖所產生的後代。

遺傳性疾病

有些疾病會藉由基因而遺傳給後代，如果事先知情卻仍進行繁殖育種，不論是在道德上或優生學上都是不被允許的，因為這樣會產生更多病態的族群，使得繁殖出來的後代一輩子遭受疾病所苦，如果將這樣的後代出售，也是不道德且有損商譽的。

髖關節發育不良

這樣的疾病對大型犬而言是耳熟能詳的疾病，但貓咪也是有發生的可能，但因為貓咪的體重有限，所以髖關節發育不良的症狀並不會特別明顯，大多會於老年之後才發生嚴重的跛行症狀，因此，貓咪可以在決定育種前進行 X 光照影來判斷有無髖關節發育不良的可能。

膝關節脫臼

這樣的疾病是小型犬常見的遺傳性缺陷，如馬爾濟斯、博美犬、吉娃娃及迷你貴賓犬等，對貓咪而言並不常見。貓咪若發生後肢跛行的症狀，會隨著年齡的增長而逐漸惡化，醫師可以經由膝關節的觸診來診斷，一旦確診後就必須考慮進行外科手術，也不應以這樣的貓咪來進行育種。

毛囊蟲

這是犬隻常見的遺傳性皮膚病，貓咪並不常見，但可能會因為長期施用類固醇而誘發毛囊蟲大量增殖，目前仍相信毛囊蟲為遺傳性疾病，所以也不應作為育種之用。

肥大性心肌病

很多的小動物心臟病學者認為肥大性心肌病有家族遺傳性，如緬因貓及布偶貓，發病的貓病大多呈現急性肺水腫，死亡率非常高，有些貓則是引發動脈血栓而造成後肢突發性癱瘓，貓咪會呈現喘息及嚎叫，而最終因為肌肉壞死導致死亡，對貓咪而言是一種死亡率高且花費不貲的疾病。

隱睪

貓咪如果超過六月齡之後睪丸仍未進入陰囊，就是所謂的隱睪。這樣的缺陷也是有家族遺傳性的，留滯在皮下或腹腔內的睪丸可能會因為長期高溫的狀態而誘發癌化病變，最好能在年輕時就進行手術將隱睪取出。

多囊腎

發病貓大多會於四歲之前就出現慢性腎衰竭的相關症狀，腎臟會出現持續增大的水囊腫，壓迫到腎臟實質部，造成機械性的傷害或局部缺血性壞死，而且大多是雙側腎臟都會發生，目前並無治療方式可以消除或抑制水囊腫，是一種治療無望的疾病，貓咪最後會因為尿毒而死亡；獸醫師可以經由超音波掃瞄早期發現多囊腎，或者在水囊腫已造成腎臟變形時，藉由觸診而得知。近來已有研究進行血液檢查來早期探知多囊腎的基因，此一檢查的準確度若被證實後，專業的育種者應該對種貓進行篩檢，若呈現陽性者，就不作為配種之用，這樣便可以減少悲劇發生。

蘇格蘭摺耳貓骨軟骨發育不良

蘇格蘭摺耳貓本身就是一種突變品種，
其基因中存在許多不穩定性，在某些國
家更是明文規定摺耳貓不可以跟摺耳貓
進行育種，因為會有太多可怕的先天缺
陷及畸形發生，最常見的就是內生軟骨
瘤病，特徵包括短尾、掌骨和蹠骨與趾
骨過短、骨頭融合、外生骨贅，於一歲
就可能出現嚴重的跛行症狀。

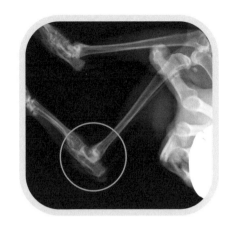

傳染性疾病

很多小貓的傳染病是經由母貓所傳染，如果母貓存在著某些傳染病或者帶原時，所
生下的小貓幾乎無一倖免，站在優生學的立場，這樣的母貓在未治癒之前，是不適
合育種的。

皮黴菌病、耳疥蟲、疥癬

母貓若已感染這些疾病，生下來的小貓
會經由接觸而被傳染，若要避免新生小
貓被傳染，就必須在出生後立即與母貓
隔離，完全由人工撫育。

白血病、愛滋病、弓漿蟲

這些可怕的疾病有時並不會影響到母貓
懷孕，但卻可能會傳染給新生小貓，讓
這些小貓從一生下來就背負著可怕的疾
病威脅。

上呼吸道感染

很多母貓在小時候已感染過上呼吸道疾
病（卡里西病毒、疱疹病毒、披衣菌
等），有為數不少的感染貓於症狀緩解

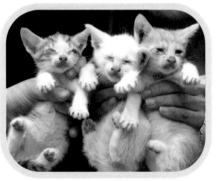

▲ 小貓因上呼吸道感染，造成眼、鼻膿的形成。

後會形成帶原的狀態（本身症狀輕微，
但會持續排放出病毒或病原），在遇到
緊迫狀態如懷孕、泌乳、環境轉換、天
氣轉換時，就會出現輕微流淚及打噴嚏
症狀，而這些眼、口、鼻的分泌物內含
有大量的病毒或病原，可能讓新生小貓
被感染而發病。

品種

如果不是專業的育種者，並不建議進行貓咪繁殖，因為您不一定能讓所有生下的小貓都有美好的歸宿，而且也需考量自己的能力及知識是否足以處理懷孕、生產、哺乳過程中所產生的問題。如果您堅持要讓愛貓進行育種，或許品種就是必須考量的，因為這牽涉到小貓是否容易出售或送出。若您的愛貓是屬於特定品種，如金吉拉、喜瑪拉雅貓、美國短毛貓等，最好能進行純種的繁殖，因為不同品種間交配所產下來的後代，也就是所謂的混血貓，在外觀上是很難預期的，其市場經濟價值較低，或許有些人會硬把牠歸類到某個品種而出售，但一遇到行家就不攻自破了，對於商譽影響甚鉅。

Ⓓ 孤兒小貓的人工撫育

在貓咪的繁殖季節，總是會出現「小貓潮」，走在路上偶爾會聽到小貓的叫聲，或是遇到貓奴帶著剛撿到的小貓來醫院，甚至是家中的母貓在生產後因奶水不足，無法餵飽小貓，而這些小貓的年齡從未開眼到斷奶的小貓都有。斷奶小貓（1 個半月至 2 個月齡以上）在照顧上比較容易，小貓會自己吃，也會自行使用貓砂，身體也具有一定的保溫能力。但如果是未斷奶的小貓，吃喝、排泄和保溫都需要人幫忙照顧。未斷奶的小貓跟小孩子一樣，需要頻繁地餵奶，以及保持環境的溫度以免小貓生病，並且要幫小貓催尿。照顧未斷奶的小貓時，如果稍有不慎就會造成小貓生病，嚴重的甚至會死亡，每個環節都必須要特別注意。

環境溫度

環境溫度的控制對新生小貓而言是很重要的。因為出生後第一週的小貓體溫是 35 ～ 36°C，比成年貓還要低，必須要靠環境的溫度來保持體溫。此外，新生小貓無法在移動的過程中產生熱能，也沒有明顯的顫抖反射（出生後第六天開始才會有），所以無法保持體溫。因此，出生後第一週的新生幼貓需要一個保溫器，讓環境溫度能保持在 29 ～ 32°C；而出生後第二週至第三週的小貓，或是小貓已能積極地爬行和走路之前的正常體溫是 36 ～ 38°C，此時室內溫度最好不要低於 26.5°C；之後的三至四週，已經開始可以產熱時，環境的溫度不要低於 24°C。特別是當只有單一隻新生小貓時，要更嚴格地控制溫度，因為單一隻小貓無法像多隻新生小貓一樣，可以擠在一起保持體溫。

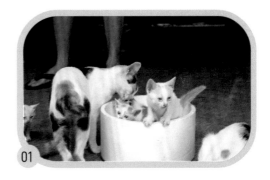

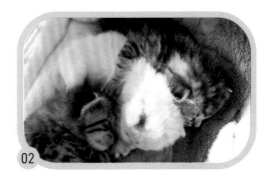

▲ 01／在貓咪繁殖季節，常常會發現很多新生小貓。
02／多隻小貓會彼此擠在一起取暖。吸吮到初乳。

人工撫育的理想環境

生理環境溫度的控制對於新生小貓
而言也是非常重要的，保溫的用具
有很多種，也各有各的優缺點。

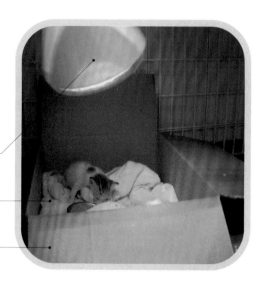

保溫燈

毛巾

保溫盒

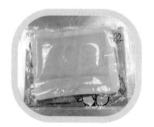

暖暖包或熱水袋

以毛巾包裹暖暖包或熱水袋是有效的保溫方法，但缺
點是必須要常常注意溫度是否夠熱，以及需要經常更
換重新加熱後的熱水袋或暖暖包。

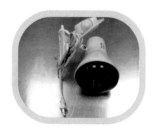

保溫燈

是較常使用的保溫方法，其熱度可以根據保溫燈源的
大小來調節，當小貓覺得過熱時，也可以跑到燈源比
較照不到的地方。不過要特別注意，保溫燈與小貓的
距離不要太近，避免造成小貓灼傷。另外，保溫燈在
濕度的控制上較差，會增加電線走火的危險性。

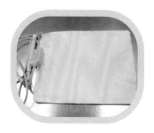

電熱毯

使用電熱毯時應特別注意電毯的溫度，並且在電熱毯
上鋪厚毛巾，以免造成熱燙傷。電熱毯的缺點是過熱
時小貓沒有地方躲會造成小貓燙傷，因此在使用上必
須特別注意。

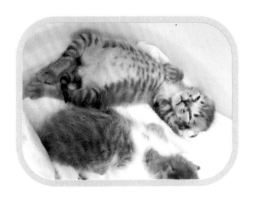
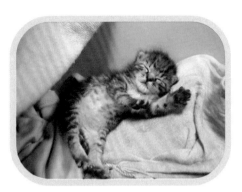

▲ 塑膠類的盆子容易清洗，也不易散熱，可以放置容易吸水的毛巾或尿布墊。

幼貓的小窩佈置

小貓需要一個乾燥、溫暖、無風和舒適的小窩。小窩的周圍應該要夠高，在無人看護時，新生小貓較不容易因爬到外面而導致失溫。小窩應該要容易清理，但是盡量不要選擇易散熱的材質（例如不鏽鋼），避免新生小貓接觸時造成失溫。塑膠類或是紙箱類比較適合，因為塑膠類容易清洗，也不像不鏽鋼那麼容易散熱，而紙箱類則是保溫效果好，雖然不易清理，但可隨時更換。另外，也可以在小窩內放一些保暖的衣服或布。布料的選擇最好是以柔軟、吸水性強、不易磨損，且方便清洗、舒適保暖的為佳，也可以選擇尿布墊，方便每天更換，保持窩內的衛生及清潔。

小窩的放置處

盡量減少環境因素對小貓造成壓力是很重要的，讓小貓可以安心睡覺、吃飯和長大。而孤兒小貓因為沒有媽媽在身邊，對於陌生環境感到害怕，也必須試著自己適應環境，這些對小貓來說都是壓力。此外，有很多人經過、有吵雜聲音的地方也會增加小貓的壓力，都應盡量避免，直到小貓 3～4 週齡後。過度的壓力會降低小貓的免疫力，增加感染風險，並且對於之後的社會化階段有不好的影響，所以務必慎選小窩放置的地方。

▼ 選擇一個安靜，可以讓小貓安心睡覺的地方。

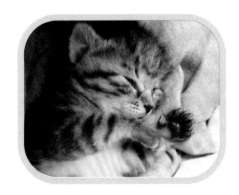

良好的衛生習慣

在照顧小貓時，必須要有良好的衛生習慣，因為小貓的身體構造、代謝和免疫狀況雖然正常，但因為牠們太年幼，非常容易感染傳染病，因此貓奴應謹慎地清潔貓床和餵食用品。照顧小貓的人數應該少一些，並且每個人都應該要經常洗手，以減少感染風險。此外，可用溫和的肥皂、溫水作為清洗劑，選擇適合的消毒劑，並避免這些消毒劑成為環境中的毒素。新生兒的皮膚非常薄，也比成年貓的皮膚更易吸收毒素；且消毒劑在高濃度時具有呼吸刺激性，因此使用消毒劑應特別小心，過度使用可能會增加新生小貓的危險。

幼貓的食物 ▬

餵食新生小貓時，最常見的問題是要餵些什麼？怎麼餵食？一餐要餵多少？一天要餵幾次？

初乳

用奶瓶來哺育新生小貓不是什麼困難旳事情，但最好能讓新生小貓攝取一些母貓的初乳。貓奴應該嘗試以手去擠出一些母貓初乳，並以滴管餵予新生小貓，因為這些初乳中含有豐富的移行抗體，能幫助新生小貓在往後的四十幾天對疾病有足夠的抵抗力。

代用乳品的選擇

在選擇代用乳品時，可以使用適當溫和的替代食物來餵食。貓奴可以選擇下例兩種之一：第一種是貓咪專用替代奶粉，可從獸醫院或是寵物店購買到，這類的奶粉是最好的選擇，因為蛋白質的含量及其他營養素是針對貓咪而調配的，使用方法依照罐內說明即可。現在

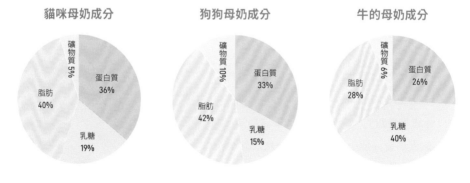

各種母乳成分比例說明

市面上也有罐裝的液狀寵物配方奶。第二種是嬰兒用奶粉或罐裝的濃縮奶，但貓代用奶濃度應為人的兩倍，故此為較不適當的替代食物，牛奶及羊奶對新生小貓而言都太淡了。母貓（狗）的乳汁中含有大量的脂肪、低量的乳糖和適量的蛋白質。牛奶和羊奶中含有高量的乳糖，低量的蛋白質和脂肪，且熱量密度比母貓（狗）少，因此會導致小貓營養缺乏及成長速度緩慢。此外，牛奶和羊奶含有高量乳糖，會增加小貓腹瀉的危險，因此在臨床上餵養小貓時發現，以貓用奶粉餵養的小貓最不易有腹瀉問題，且體重及成長是最穩定的。

想要自己製作一份營養均衡的自製牛奶替代品是很困難的。而且準備自製替代食物有一些缺點，包括得購買優質的原料、易增加細菌污染的危險，以及很難製作與一般貓奶粉相同成分的自製奶。有研究表示，自製奶要給予的量會需要更多，且給予次數得更頻繁，但餵食自製奶的新生小貓生長速率仍比餵食市售貓奶粉來得慢。自製奶應該只用在緊急的情況下，當買到貓奶粉後，還是建議換成市售貓奶粉。而市售貓奶粉主要的問題大部分都是奶粉與水的比例混合錯誤，例如，貓奶粉配得太過於濃稠，會導致新生小貓嘔吐、腹脹和拉肚子；相反地，貓奶粉調得太過稀薄，會減少每毫升（c.c.）餵食的熱量密度，就必須餵食更多。

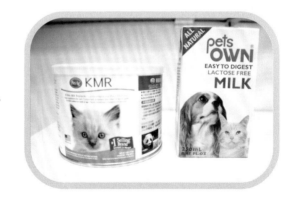

▶ 市面上有貓奶粉，及犬貓用的代用奶。

如何餵小貓喝奶？

餵食新生小貓一般可以用奶瓶或餵食管來餵食。嬰兒用的奶瓶對小貓而言太大了，早產兒的奶瓶比較適用於小貓，另外，市面上也可以買到新生小貓專用的奶瓶、眼用的滴管、3c.c. 的無菌針注射筒也都可以拿來使用。所有的器具使用前都必須清洗乾淨，並且用煮沸過的溫水洗淨晾乾後才能使用。

仔貓餵食重點整理

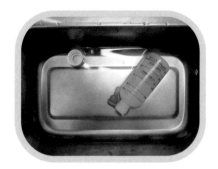

▲ 必須每日仔細清洗餵食器具。

1—餵食新生小貓時必須要有良好的衛生習慣，所有奶瓶、奶嘴、餵食管以及其他用品都得保持清潔；照顧人員也應仔細地清洗所有餵食器具，可以用煮沸過的溫水來沖洗乾淨。

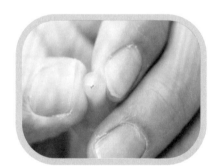

▲ 將奶嘴上剪出一個洞或是剪個十字型。

2—市售奶瓶的奶嘴頭通常沒有孔洞，可以用一個適當大小的針加熱後在奶嘴上熔出一個孔洞，或是用小剪刀剪出十字型。孔洞太小，小貓會很難吸到代用奶；而孔洞太大，流出的乳汁過多，會增加小貓吸入性肺炎的危險。奶嘴孔洞的大小，以奶瓶輕壓可以流出一滴的大小為主，再以小貓吸奶時的狀況來調整洞口的大小。

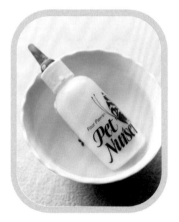

▲ 貓用奶在給小貓喝之前，可以先隔水加熱。

3—餵食前應先將代用奶加熱，溫度最好與母貓體溫相同（38.6 度）；且記得先將代用奶滴在手背上確認溫度。代用奶太冷會刺激小貓嘔吐、誘發低體溫，以及減緩腸道蠕動進而抑制腸道吸收。相反地，代用奶太熱會造成小貓口腔、食道和胃燙傷。如果是奶粉，可以先將一日分量沖泡好，放在玻璃容器中冷藏，要餵小貓喝奶時，再取出一次的量來加溫，以免沖泡好的代用奶因為溫度的變化而壞掉。

4一餵食姿勢也是很重要的，讓小貓趴著並將頭輕微抬高，奶嘴頭直接對準小貓的嘴巴，是用奶瓶餵食的正確姿勢。新生小貓會推動前腳，並且捲起舌頭包覆在奶嘴頭的周圍，形成密封狀態，因此若奶嘴頭放的角度無法形成密封，小貓會因吸入空氣而發生腹痛。餵食時不應過度伸展牠的頭，因為這個姿勢會增加吸入性肺炎的危險。

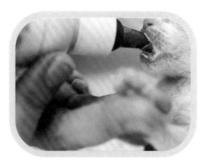

▲ 餵食小貓時，小貓的前腳要接觸地面或是你的手，舌頭要完全包覆奶嘴頭。

5一奶瓶餵食對於精力充沛，且有強烈吸吮反射的小貓比較適合。虛弱或生病的小貓因為沒有力氣吸吮，也就無法獲得足夠量的貓用奶。

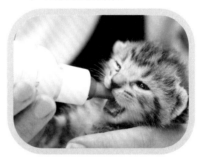

▲ 不願意喝奶的小貓會一直咬奶嘴頭或是把頭轉開。

6一很多小貓在一開始餵食時，並不會馬上就喝，所以在餵乳的過程中必須有耐心地操作，不可太急躁，否則很容易讓小貓嗆到。一旦發現有乳汁從鼻孔中噴出時，應立即停止餵奶；當小貓不願意喝奶時也要先停止餵奶，不要太強迫，過一陣子後再重新嘗試餵食。

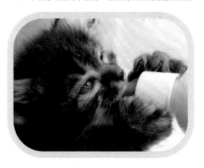

▲ 以奶瓶餵食活動力旺盛的小貓。

7一身體較虛弱的小貓如果無法喝到足夠量的貓用奶，就必須要用餵食管來餵食。餵食管的選擇最好使用滴管或注射筒，以2公分的塑膠管套於注射筒上，可以將乳汁灌食於小貓口中。

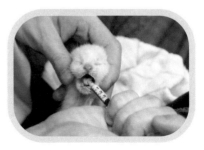

▲ 以針筒餵食虛弱的小貓。

8 —另一種以胃管餵食的方法，必須在獸醫師的指導下才能操作，因為如果不慎將塑膠細管插入氣管內，會造成小貓窒息或吸入性肺炎。餵食虛弱且吞嚥反射差的小貓時，以 5 公分的塑膠管輕輕地由舌頭背面滑入食道內，就可將乳汁直接灌入胃中（這裡用的塑膠管可以蝴蝶針的套管或是紅色橡膠管來取代）。

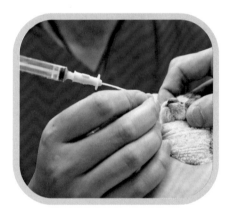

▲ 不願意喝奶的小貓會一直咬奶嘴頭或是把頭轉開。

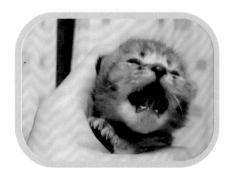

▲ 飢餓的小貓會一直哭叫，喝奶到飽才會停止。

餵食配方奶的量與次數

新生小貓餵食的次數可以依照小貓喝奶的意願來調整。例如，當小貓餓的時侯會一直喵喵叫，並且強烈地吸吮著奶嘴頭。而當小貓喝飽時，會將頭轉開，或是一直咬著奶嘴頭卻不吸奶。

此外，小貓的年齡、每次餵食的量和食物的熱量密度，也是餵食次數的種種考慮因素。大部分新生小貓的胃容量約 4ml/100g 體重，也就是 100g 大小的新生貓一次喝奶的量最好不超過 4ml，吃得過多容易造成小貓嘔吐。代用奶的包裝上大部分都有建議量，可依照上面的說明給予。

如果是用針筒餵食的小貓，一般是在小貓 7 日齡前每二小時給予 3 ～ 6c.c；7 ～ 14 日齡時，白天每兩小時給予 6 ～ 10c.c，晚上每四小時餵一次；14 ～ 21 日齡時，白天每兩小時給予 8 ～ 10c.c，晚間 11 點至清晨 8 點之間餵予一次。此外，小貓在過度飢餓時容易吸奶吸得很快，造成吸入性肺炎，所以餵食時要特別小心，也可以將餵奶的時間間隔縮短，避免過度饑餓。

每一餐都應該避免過度的餵食，因為這可能會導致小貓拉肚子、嘔吐，甚至是吸入性肺炎。如果小貓的體重沒有適當增加，可以增加餵食頻率，來達到每日總熱量的攝取。正常小貓需要的水分為 40 ～ 60ml/kg 體重，因此也要注意水分攝取是否足夠，以免小貓脫水。

刺激排便與排尿 ▬▬

出生後至三週齡的小貓需要人工刺激排泄,而刺激小貓排泄最好是習慣在餵完奶後。因為當食物進入胃的時侯,會刺激小貓腸道的蠕動,所以這時刺激小貓的排泄器官也會較容易排便、排尿。

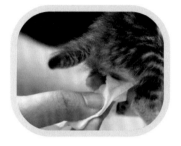 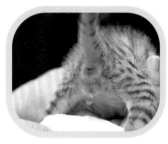

◀◀ 以溫水沾溼棉球,輕輕擦拭小貓的生殖器。

◀ 擦拭後會有尿液排出。

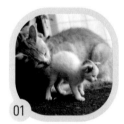

01

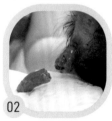

02

母貓通常會舔舐新生小貓的肛門部位來刺激牠排便及排尿,所以每次餵奶完後,貓奴可以用溫水沾溼棉球,輕輕地擦拭生殖器和肛門口,並以手指輕拍小貓的肚子;當新生小貓方便完後,再將尾巴下方部位清潔乾淨。一般情況下,新生小貓每日有適度的黃色便,但可能不會每次刺激都會排便。小貓大約在一個月大後就會開始在貓砂上大小便,此時就可以讓小貓練習使用貓砂。貓砂盆可以先選擇較淺的盒子,方便小貓進出。此外,如果小貓不在貓砂盆中如廁時,可以在小貓吃完飯後,將牠放入貓砂盆中,讓小貓習慣貓砂。

◀ 01／母貓會舔舐小貓的肛門刺激排尿。
02／小貓的便便偏黃色,有時較軟像牙膏狀。

每日監控體重及活動力

出生後到三週齡的小貓需要以代用奶來餵食,小貓每天的體重會以 5 ～ 10g 的幅度增加。因此在餵食和照顧的過程中,觀察體重的變化和活動力可以知道小貓是否正常吸奶;而體重減輕是小貓健康出現問題的早期指標,一旦發生,便要立即找出體重下降的原因,才不會導致更嚴重的問題產生。健康的新生小貓應該是精力充沛、不斷地爬行,叫聲也會很大;如果小貓不太爬行,叫聲變小聲,吸奶也變少時,那麼得特別注意小貓的狀況,很有可能是小貓生病了!

小貓的斷奶　━━━

斷奶時期是小貓最容易生病和死亡的階段。這時的牠們要開始學習獨立進食和接觸世界，並且體內的母源抗體會漸漸減弱，所以對小貓而言是充滿壓力的時期。小貓的斷奶通常在出生後 4 ～ 5 週左右開始，孤兒小貓最早則是出生後 3 週開始斷奶。

小貓 4 週齡大時，只靠配方奶無法滿足身體對營養和熱量的需求，因此必須從固體食物中獲得，但斷奶時期的食物轉換通常會讓小貓產生壓力。當攝取食物的種類和分量明顯改變時，會使腸道內微生物群發生變化，可能容易造成小貓腹瀉，而太快改成固體食物也可能會引發便祕。

因此，在斷奶時期必須隨時給予新鮮飲水，避免小貓脫水；或將固體食物浸泡在以溫水沖泡的代用奶中，製成粥狀給小貓吃。當其中一隻小貓開始吃之後，其他小貓也會模仿著開始吃。

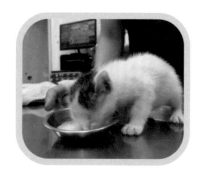

有些貓奴會使用人的 baby food（沒有大蒜或洋蔥）或幼貓罐頭作為一開始的離乳食物。任何加熱過的食物都能釋放香味，刺激小貓的味覺，可以將食物塗抹在小貓的嘴唇上，讓其舔食並讓嚐到固體食物的味道。幾天後，可以增加食物的量、減少液體的量。

斷奶除了會增加小貓的壓力之外，斷奶時間過早（低於 8 週齡）還可能會造成小貓成年後的行為問題發生。有報告提出，小貓如果在 8 週齡前斷奶，會增加社交行為障礙（如攻擊和刻板行為）的風險，甚至可能損害記憶和認知，導致學習能力降低。因此，目前大部分是建議 12 ～ 14 週齡後斷奶會比 8 週齡斷奶更適當，可減少貓咪日後行為問題的發生機會。

如何從奶瓶轉換成固體食物？

以奶瓶餵養的新生小貓於第四週時開始斷奶，先於乳汁中添加約半茶匙的剁碎的嬰兒食品（賽恩斯 a/d 罐頭或幼貓離乳罐頭），以湯匙餵予數天，一天約四次；於第五週時可以給予離乳罐頭或是 a/d 罐頭食物，將這些食物放在一個淺底的碟子裡，儘管讓牠吃，但是量應維持總量的 1/4，另外 3/4 仍給予乳類食物。第六週時可將固體食物的量增加至 50% 以上，固體食物最好是營養均衡的罐頭食物。新生小貓於第八週時已完全斷奶並長出所有的乳齒，每日應給予 2 ～ 3 次的固體食物和一小碟的奶汁，此時的固體食物可以考慮給予幼貓專用的乾飼料。

請參考 P.155 的飼料轉換表。

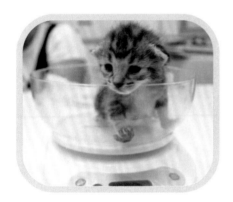

▲ 每日秤小貓的體重，確認是否有增加。

▼ 01 ／將離乳食品塗抹在小貓嘴巴上，誘導小貓吃固體食物。
02 ／將固體食物以溫奶泡成粥狀或是給予離乳幼貓罐。

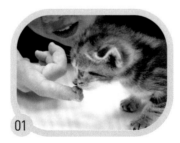

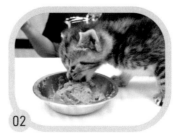

如何分辨小貓的性別？

大部分的小貓約三週齡大後就可以很容易地分辨是公貓或母貓，但小於三週齡的小貓較難分辨公母，有時還容易會判斷錯誤。分辨公貓母貓主要是以生殖器到肛門的距離來決定，公貓的生殖器到肛門的距離較長，主要是為了將來睪丸長出來的位置；相反地，母貓生殖器到肛門的距離較短。如果還是無法確定是公貓或是母貓，也可以帶到醫院請醫生幫忙檢查。

▶ 01／公貓。 02／母貓。

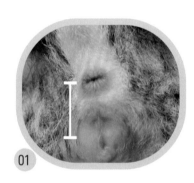

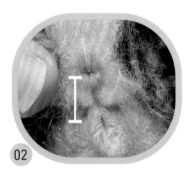

小貓的發育與行為發展

哺乳期小貓（出生後～第 5 週）

▶**出生後第 1 天：**小貓的臍帶還是溼的。
無法自己調節體溫，但會向溫暖的地
方移動。

▶**出生後第 2 天：**小貓會開始呼嚕。

▶**出生後第 1 週：**小貓的視力和聽覺未
形成。小貓不會自己排泄，因此需要
母貓舔舐，刺激排泄。

▶**出生後 5 ～ 8 天：**小貓未開眼，但漸
漸地對聲音有反應。

▶**出生後 7 ～ 14 天：**眼睛慢慢張開，耳
朵開始聽到聲音，門牙開始長出來。

▶**出生後第 2 週：**眼睛開始看得見，耳
朵慢慢立起來，開始會學走路。

▶**出生後第 3 週：**小貓開始會自行排泄，
並用嘴巴梳理毛。

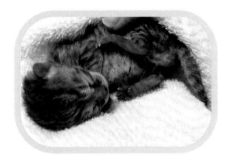

▲ 未開眼的哺乳期小貓，臍帶變乾燥。

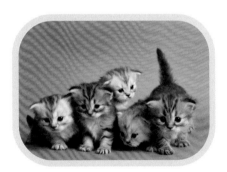

▲ 開始學走路的小貓。

離乳期（出生後 4 ～ 6 週）

▶**出生後 3 ～ 5 週**：小貓開始會到處探險。

▶**出生後 4 ～ 6 週**：小貓開始進入社會化階段，會與同胎小貓玩耍，並且能夠自行調節體溫。

▶**出生後 2 個月**：乳齒漸漸長齊，小貓變得好動活潑。

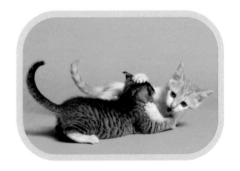

▲ 離乳期小貓開始進入社會化階段。

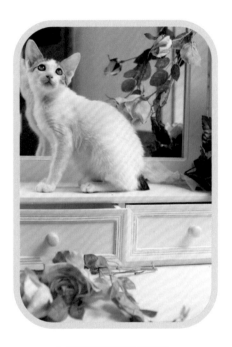

幼貓期（出生後 3 ～ 9 個月）   ▲ 幼貓期小貓開始進入成熟階段。

▶**出生後第 3 個月**：眼睛的顏色開始改變。

▶**出生後 4 ～ 6 個月**：乳齒轉換成恆久齒。

▶**第一次發情期**：公貓於出生後 7 ～ 16 個月，母貓於出生後 3 ～ 9 個月。

每個生命的誕生都有其珍貴的意義，撫育一個生命的成長更是意義非凡，我曾目睹這些盡責貓奴的驕傲神情，也曾分享他們對生命的喜悅，身為專業醫生的我都不禁懷疑自己是否能像他們一樣地堅持呵護生命的尊貴，如果真的必須照顧失怙的新生小貓，請不要輕言放棄，因為這比你完成任何事情都來得有意義！

幼貓餵食與飼料轉換表 ▬▬▬

年齡	體重	餵食量	
出生第 1 天	70 ～ 100g	一開始從 1c.c. 開始餵。	
出生 2 ～ 4 天	90 ～ 130g	每二小時餵食 3 ～ 6c.c.，一日約餵 8 ～ 10 次。	
出生 5 ～ 10 天	140 ～ 180g	每三小時餵 1 次，一日約餵 6 ～ 8 次。	
1 ～ 2 週齡	約 200g	每日 6 ～ 10c.c.，一日餵 6 ～ 8 次。	
2 ～ 4 週齡	約 300g	每四小時餵 1 次，每次餵食 10c.c. 以上，一日餵 4 ～ 6 次。	
4 ～ 6 週齡	300 ～ 500g	一天餵食 4 ～ 6 次。將貓奶粉與幼貓離乳罐或是幼貓飼料粉加水混合，奶粉的比例慢慢減少，而將離乳食品慢慢增加。	
	約 600g	一天餵食 4 ～ 6 次。用 1 ～ 2 周的時間將食物完全改變成離乳食品，停掉奶粉。	
1 個半月齡	約 800g	一天餵食 4 ～ 5 次。可以將飼料泡軟，但飼料的形狀還在，讓小貓學習吃固體食物，如果小貓不太吃，可以加一些離乳幼貓罐。	
2 個月齡	1 kg	一天餵食 3 ～ 4 次。用 1 ～ 2 週時間將離乳幼貓罐減少，或將泡軟的飼料轉換成乾飼料。	

Ⓔ 新生仔貓死亡症候群

一般而言，造成新生仔貓死亡的原因不外乎下列幾個原因：先天異常、營養問題（母貓及仔貓）、出生體重過低、生產時或生產後的創傷（難產、食子癖、母貓因疏忽而造成傷害）、新生兒溶血、傳染病及其他各種早天原因。

先天異常

指的是仔貓於出生時即可發現的異常狀態，大部分都是由於基因問題所引起，當然，也有很多的外在因子會引起畸胎，如 X 光或某些藥物。有些先天的異常會使得仔貓於生產時立刻死亡，或於 2 週內死亡，特別是那些包含中樞神經系統、心臟血管系統、呼吸系統的先天異常，其他的先天異常可能直到小貓能完全自主行動，才直接發現明顯的影響，或發現仔貓的成長遲滯時才會被注意到，且通常是在預防注射前的健康檢查被獸醫師發現。解剖上的異常包括：顎裂、頭骨缺陷、小腸或大腸發育不全、心臟畸型、過度的肚臍或橫膈赫尼亞、腎臟畸型、下泌尿道畸型及肌肉骨骼畸型；一些顯微解剖及生物化學上的異常通常無法加以診斷，並可能被歸類於其他的原因，或者不明原因的死亡。

畸胎作用

已有許多藥物及化學物質被認為會導致畸胎作用，並有完整的報告顯示該物質確實會造成仔貓的先天異常及早天，因此，於懷孕期間應避免給予任何藥物及化學物質，特別是類固醇及灰黴素（治療黴菌用的口服藥）。

營養問題

餵食懷孕母貓不適當的食物，可能會造成其生出虛弱或疾病的仔貓，近十年來被認為最嚴重的營養問題就是牛磺酸的缺乏，已知會引起胎兒重吸收、流產、死產及發育不良的仔貓等問題。引起新生仔貓營養不良的原因包括：母體嚴重營養不良、胎兒期缺乏適當的母體血液供應，及胎盤空間的競爭。

體重不足

出生時體重不足往往會造成較高的仔貓死亡率，新生仔貓的出生體重應該不受性別、胎數及母貓體重所影響。引起出生體重不足的原因尚未明朗，但必定包含多因素，雖出生體重不足常被歸因於早產，但大部分的臨床病例則多為足期生產，可能是由於先天異常或營養因素所引起。出生體重不足不僅有較高的死產及早夭的可能（六週齡內），並且可能引起某些小貓變成慢性發育不良，於幼貓期內死亡，因此仔貓應於出生時秤重，並定期測量，直至滿六週齡。

生產創傷

生產時或出生後 5 日內的仔貓死亡，大多與難產、食子癖或母性不良有關。食子癖大多發生於神經質或高度敏感的母貓，但是，母貓將生病的新生仔貓吃掉是相當常見的，不能將所有母貓的食子行為歸罪於食子癖，這樣的食子行為是為了其他健康的仔貓，避免牠們受到可能的疾病感染，並且可以減少無謂的照料及母乳消耗。母貓通常對於生病的新生仔貓不會加以理睬及照料，甚至會將其叼出窩或推出籠外，這種行為很難與母性不良加以區別。

新生兒溶血

一般的家貓不常發生新生兒溶血，某些純種的新生仔貓較常見。

母貓初乳中含有豐富的移行抗體，新生仔貓的腸道只在 24 小時內能吸收這些移行抗體；其中也包含某些同種抗體，血型 A 型的貓咪僅具有微弱的抗 B 型同種抗體，而血型 B 型的貓咪卻擁有強大的抗 A 型同種抗體，因此，如果血型 B 型的母貓生出血型 A 型或 A B 型的小貓時，母貓的初乳中便含有大量的抗 A 型同種抗體，一旦新生小貓於 24 小時內攝食初乳後，這些抗 A 型的同種抗體便被吸收至身體內，並與小貓的紅血球結合而使之溶解，這種溶血的狀態可能發生在血管內及血管外，而引起嚴重貧血、色蛋白尿性腎病、器官衰竭及瀰漫性血管內凝血，即使是初產的血型 B 型母貓也會引發相同的問題。

血型 B 型的母貓懷有 A 型或 A B 型胎兒時，胎兒並不會與母親的同種抗體接觸，所以新生兒溶血的臨床症狀多發生於攝食初乳後。

小貓出生之後多呈現健康狀態，並能正常地吸吮母乳，一旦攝食初乳之後於數小時或數日內便會出現症狀，而症狀的表現有相當大的差異，但是大部分的小貓在第一天內便會突然地死亡而沒有任何異狀；或者，小貓會於最初 3 日內開始拒絕吸乳，並逐漸虛弱（臨床的發現包括因嚴重血紅素尿所引起的紅褐色尿液，也可能發展成黃疸及嚴重貧血，並持續惡化而於一週齡內死亡。

幸運存活下來的小貓有少數會於第一週及第二週之間發生尾巴頂端的壞死），或者小貓仍持續吸吮母乳，並持續成長，除了尾巴頂端的壞死之外，無任何其他的明顯症狀發生，但是從實驗室的檢驗上可發現中度的貧血及陽性的庫姆斯直接試驗（Direct Coombs' test）。

傳染病

傳染病佔小貓早夭極大的比例，特別是斷奶後期（5～12週齡）的細菌感染。這段期間內的死亡大多歸因於呼吸道或胃腸道及膜腔的原發性感染，小貓在沒有任何緊迫狀況下與細菌接觸時，通常會表現出不顯性感染，或者症狀輕微而能自行痊癒；當環境或小貓本身具有不利因素時，一些疾病的感染會變得較為嚴重，使得小貓的早夭率提高。當細菌感染已超過小貓免疫系統所能抵禦的程度時，便會形成新生兒敗血症，影響的因素包括不適當的營養及溫度控制、病毒感染、寄生蟲及免疫系統的遺傳或發育缺陷。通常引起敗血症的細菌都是一些普通的常在菌。多病毒性的傳染病會引起新生仔貓的早夭，包括：冠狀病毒、小病毒、疱疹病毒、卡里西病毒，及逆轉綠酶病毒（傳染性腹膜炎、貓瘟、貓支氣管炎、貓流行性感冒、貓白血病），臨床症狀依據傳染的途徑與時間，與初乳移行抗體的多寡而定，就算母貓有進行完整的預防注射，新生仔貓也可能因為未即時吸吮初乳而得不到足夠的移行抗體保護。

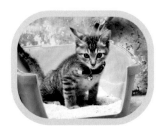

◀ 寄生蟲感染容易造成小貓早夭。

其他因素

圓蟲及鉤蟲感染也可能引起小貓的早夭，過多的腸道寄生蟲有害於小貓的生長；一般而言，單純的外寄生蟲感染（跳蚤、壁蝨）很難引起小貓的死亡。統計學上的研究發現，第五次生產時的小貓存活率最高，第一次及第五次以後生產，小貓的存活率最低。中等體型母貓的仔貓存活率較大型或小型母貓來得高，而隻數為5隻時有最低的早夭率。

原因診斷

在育種的過程中，小貓的損失幾乎是無可避免的現象，正確的診斷及判定，可以減少這方面的損失。臨床獸醫師應對新生仔貓進行完整的生理檢查，最好能再配合一些實驗室的檢查，並且在開始治療可能早夭的新生仔貓之前，一併進行細菌的採集和培養。一旦確定小貓無法存活時，最好就將這隻小貓送往教學醫院進行安樂死及屍體解剖，將可疑的組織或器官採樣來進行病原的培養，並製成切片，觀察組織學上的病變，這一連串的剖檢需由經驗豐富的臨床病理器醫師來進行，對於早夭病的診斷能有極大的助益。就如先前曾提及的，小貓的損失是無可避免的，然而，某些引起早夭的特殊原因是事先可以預防或避免的，因此，一旦原因確認之後，應針對這些因素加以排除，以期下一胎能有更高的仔貓存活率。

Ⓕ 貓咪絕育

常聽到貓奴們說：「我的貓要結紮！」，這樣的說法其實是錯誤的，因為貓的絕育手術是將子宮卵巢摘除或睪丸摘除，而不是像人類一樣的單純結紮方式，所以「絕育手術」是近幾年來較被接受的說法，比起以前通俗的結紮說法來得正確且貼切，也可以免除掉一些誤解與糾紛。

為什麼要絕育？

很多人會說貓咪動手術很可憐，很不人道，其實人類飼養寵物本身就是不人道的事情，所以大家也不必太泛道德化，把一隻貓關在家裡人道嗎？不讓牠外出交貓朋友人道嗎？不給牠自由人道嗎？逼迫貓咪洗澡人道嗎？所以就別再提人道問題了。您飼養貓咪也希望牠能健健康康、長命百歲，除了定期的預防注射及適當的飼養之外，絕育手術是延長壽命及減少生病最簡單的方法，科學報告已證實絕育的貓咪平均壽命會較未絕育者高，意思就是有絕育的貓咪會活得比較久一點，因為生殖系統對動物而言就只是繁衍後代的功能，對身體本身是耗能的，並不牽涉到本身身體機能的維持。簡單說，除了繁衍後代的功能外，生殖系統可算是身體的敗家子，這就是為什麼一直發情的母貓大多養不胖，而絕育的貓卻很容易發胖的原因。多一個器官就多一個風險，且生殖系統跟身體本身生存的功能無重要相關性，所以

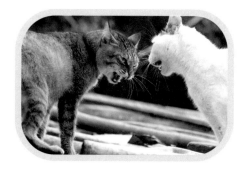

▲ 貓咪絕育可減少外出打架的機會。

將生殖系統移除，對疾病風險的降低當然是有幫助的。就母貓而言，可以免除子宮蓄膿、子宮內膜炎、卵巢囊腫、卵巢腫瘤等相關疾病，也可以減少發生乳房腫瘤的機會；就公貓而言，可以免除攝護腺的相關疾病。除此之外，少掉性衝動的刺激，貓咪也比較不會打架，可以減少愛滋病的傳染機會。性衝動對貓咪而言是盲目的需求，所以未絕育的貓會有較高的走失率，因為發情時牠們會想要到外面去尋求交配的對象，而不斷地發情嚎叫也會影響您及鄰居的生活作息，且這樣的狀況會持續好幾年。

絕育手術可能的風險及副作用

這是一種常規手術，由熟練的獸醫師來進行的話，基本上是相當安全的，除非您的愛貓本身有某些潛在的疾病，其麻醉的風險性當然是比較令人憂心的，但術前完整的健康檢查及慎選施術的獸醫師就可以降低類似的風險。絕育之後可能的副作用只有發福而已，但也不能太胖，可以透過調整食物來改善。

手術前的準備

麻醉的過程中最怕貓咪嘔吐，嘔吐物會阻塞氣管而造成吸入性肺炎，甚至是窒息，所以手術前應禁食、禁水至少八個小時，讓胃部排空。手術麻醉是大事，所以貓咪任何異常的狀況或以往曾得過的疾病，都應詳實告知施術的獸醫師。手術麻醉的恢復可能會有興奮期，所以最好提著大一點的貓籠前往，用手抱持是絕對不允許的。

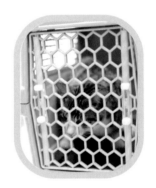

▲ 以貓籠接送貓咪。

公貓絕育手術

公貓絕育手術又稱為去勢手術，是將雙側的睪丸摘除，而非單純的輸精管結紮。手術的方式很多種，一般採用自體打結法，且睪丸上的切口不必縫合，就算術後貓咪舔舐傷口也無大礙，所以可以不用戴防護項圈。整個傷口恢復期約 14 天，14 天內不可洗澡，傷口也無需塗藥護理，僅需口服一週抗生素

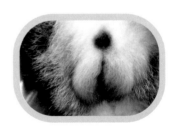

▲ 手術前確認兩顆睪丸都在陰囊內。

即可。手術麻醉前最好請獸醫師確認貓咪的兩顆睪丸都在陰囊內（一般獸醫師都會先確認，但還是提醒一下較安心），以避免不必要的糾紛，因為隱睪的手術費可是高很多的。

隱睪手術是較麻煩的手術，醫師最好在手術前先確認隱睪是否在皮下內，如果確認不在皮下內才會進行剖腹術去尋找，如果您認為這麼麻煩的話就算了，那可就錯了，因為大部分的隱睪於老年時可是會轉化成惡性腫瘤的！

母貓絕育手術

母貓絕育手術又稱為卵巢子宮摘除術，不是輸卵管的結紮手術，而是將子宮角及子宮體及雙側卵巢全數摘除乾淨；特別是卵巢，一定要確認雙側完全摘除乾淨，以免術後仍出現發情症狀。早年獸醫水準不高時，常常發生一些烏龍事件，有些不肖醫師會直接將子宮角、子宮體結紮，這樣的方式母貓一樣會發情，而且還會造成可怕的子宮蓄膿。另外，有些人認為留一顆卵巢有助於身體正常發育，這都是非常謬誤的觀念！母貓仍會持續發情，只是不會懷孕而已，而絕育手術的好處則無法獲得。

母貓的手術時間約 15 ～ 20 分鐘，技術熟練的醫師只要 2 ～ 3 公分的小傷口就可以將卵巢及子宮摘除乾淨，這樣的小傷口不會有腹腔傷口崩裂的危險，再配合免拆線的表皮縫合法，大大提升整個手術的安全性，也降低術後護理的麻煩，施術的母貓不用戴防護項圈，也不用住院，當日即可回家，讓貓咪能更舒服地渡過恢復期。術後傷口並不需要護理及塗藥，只需口服抗生素一週即可，前面兩三天會有食慾較差的狀況，貓奴可以強迫灌食某些流質的營養液或營養膏，並盡量讓貓咪休息，且術後 14 天內不可洗澡。（以上提及的都是筆者醫院的手術方式及經驗，並非所有醫師都是這樣處理，也沒有對錯問題，相信您選擇的醫師就對了。）

▶ 01 ／母貓的結育手術。
　 02 ／貓咪保定後，讓貓咪吸入
　　　 氣體麻醉劑。

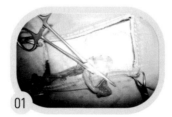
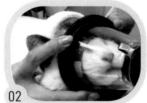

最佳手術時機

在美國已有大多數獸醫建議在 2 個月齡時實施絕育手術，但台灣貓咪在 2 個月齡時常小病不斷，如上呼吸道感染、黴菌、耳疥蟲等，而且也正需施打預防針，所以大多建議在 5 ～ 6 月齡時實施，這時候的貓咪健康狀態較穩定，手術的風險性也相對較低，而且最好在發情前手術，免得術後仍有性衝動的產生。

有些資料顯示公貓在 10 月齡前去勢會有較高比例的尿石症，認為過早去勢會造成陰莖發育得不夠大，尿道會較狹窄而易阻塞，但尿石症主要是因為結晶尿及黏液栓子造成的，跟尿道的粗細無疾病發生上的相關性，因此這樣的理論已不被大多數獸醫師所接受。很多人對於絕育手術有太多的疑慮，往往一考慮就是好幾年，等到貓咪發生子宮蓄膿、乳房腫瘤才不得不接受這樣的手術，但此時的手術風險已增大，因為貓咪本身已經是有病在身的狀態；另外也有貓奴是等到母貓很老的時候才大徹大悟，但也為時已晚，越老手術，風險越高且恢復越差，所以大多數的獸醫師也不願意冒這樣的風險來幫老貓實施絕育手術。

術前的健康檢查

這樣的觀念在台灣還不是很普及，因為很多貓奴還是向錢看，捨不得花錢來評估手術的風險，所以很多獸醫師都是冒著風險在幫貓咪手術的；如果您的愛貓有心臟病，不經由檢查是很難確認的，且很有可能在手術中發生危險，如果可以先檢查出來，醫師就會考慮手術的必要性，並且選擇適當的麻醉方式及藥物預先處理。

手術前的健康檢查除了常規的聽診、觸診、視診、體溫外，應進行全血計數（紅血球、白血球、血小板），肝、腎、胰等器官的生化功能檢查，X 光的檢查則有助於心臟及全身結構上的評估。沒有任何一種麻醉是沒有風險的，因此術前的健康檢查就更顯重要，了解貓咪的身體狀況，選擇適合的麻醉方式，可以將風險大大降低。有些人會認為絕育手術是不人道的，但試想，貓咪一直在發情卻無處發洩會好到那裡去呢？就算可以交配，生下來的小貓怎麼辦，送的出去嗎？流浪動物還不夠多嗎？其實，手術真的是利多於弊，請三思！

藥物絕育

台灣目前已經引進一種性腺刺激素釋放激素促進的皮下植入劑（deslorelin / Suprelorin / 速抑情），植入公貓皮下至少可維持 12 個月效果，而母貓皮下植入則平均可維持 680 天效果，但是這種植入劑藥效過後，不論公貓或母貓都會恢復性能力、性活動及生育能力。對於不適合麻醉的貓而言，是不錯的選擇。

Ⓖ 貓咪繁殖冷知識

Q01　　棉花棒可以讓母貓停止發情？

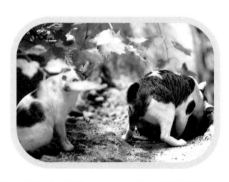

母貓是屬於插入排卵，意思就是要有公貓
陰莖插入陰道才會刺激卵巢排卵，而母貓
一旦排卵後，卵巢就會從發情的濾泡期進
入懷孕階段的黃體期，也就是母貓會停止
發情而開始進入所謂的懷孕階段，因此有些人會運用這樣的原理，認為以棉花棒插
入母貓的陰道內，就可以遏止母貓的發情行為。雖然在理論上及實際上都合情合理，
但這樣的作法會造成母貓假懷孕，而常常發生假懷孕的母貓，已被証實容易罹患子
宮蓄膿及乳房腫瘤，因此，這樣的處理方式並不被正統獸醫學所接受。

Q02　　為什麼公貓會知道哪裡
　　　　有母貓發情？

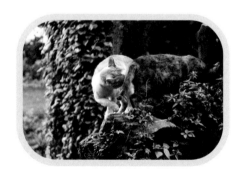

母貓在發情時除了會發出嚎叫聲及挑逗公
貓的行為外，其尿中會出現特殊成分及氣
味，於生物學上統稱為性費洛蒙，這樣的
性費洛蒙可以藉由空氣傳播好幾公里遠，
所以附近的公貓都會聞香而來，希望能有機會一親芳澤。

Q03   配種後母貓為什麼會攻擊公貓？

公貓於交配時會咬住母貓的頸背部皮膚，這是一種固定住母貓或稱保定的行為，讓
母貓能乖乖就範，以確保整個配種過程成功。交配的插入動作是一定會引發疼痛的，
所以母貓會於交配後短暫地攻擊公貓，這樣的行為對於非群居性動物的貓咪而言也
是合情合理，也有些人認為是因為公貓的陰莖上有倒刺的構造，所以母貓會疼痛到
攻擊公貓，但其實不管有沒有倒刺，陰莖的插入都是一定會引發疼痛的。

Q04   為什麼公貓去勢後還會有性衝動？

對性成熟的公貓而言，只要聞到性費洛蒙的氣味或類似的氣味，都有可能會引發性
衝動，甚至在清理包皮部位時，也有可能引發性衝動而越舔越高興；如果公貓在未
達性成熟前就進行絕育手術的話，一般而言是不會有性衝動，但如果在性成熟後，
或有交配經驗後才進行絕育手術的話，公貓仍會保有原始的衝動反射，有的甚至會
與發情母貓進行交配。但一般而言，因為缺乏相關雄性荷爾蒙的刺激，公貓會慢慢
地對「性」這件事越來越沒興趣。

Q05   為什麼野外的成年公貓可能會咬死
其他哺乳期的小貓？

一般而言，母貓在哺乳期是不會發情的，大多都要等到離乳後才會再進入發情期，
其他的公貓為了讓母貓能趕快進入發情期而繁衍地自己的後代，可能會殘忍地殺害
哺乳期的小貓；因為母貓一旦少了小貓吸乳的刺激，就會很快地進入發情期而接受
其他公貓交配。

Q06　　公貓的第一次很重要嗎？

當然重要。如果第一次交配的經驗不好，牠可能這輩子都會有陰影，對於交配期待又怕受傷害。有些粗暴的母貓在交配前後會無情地攻擊公貓，如果公貓的個性膽小，可能會無力招架，從此不再有「性趣」。至於粗暴的公貓，則是最佳的種貓，幾乎攻無不克。如果您的公貓是屬於膽小型的，那麼牠的第一次最好找個有經驗且溫馴的母貓。

Q07　　母貓沒發情時可能被強迫交配嗎？

這是不可能的。因為公貓的陰莖非常短小，成功的配種必須要有母貓的完全配合，所以配種時母貓都會將臀部抬得高高的，尾巴也要偏到一邊去，這樣公貓才有可能插入；若不是在發情期，公貓嘗試咬母貓的脖子，一定會引發母貓激烈地反擊，而就算公貓能粗暴地咬住母貓的脖子，母貓不抬臀、不將尾巴偏到一邊去，再強的公貓也是沒轍的。

Q08　　避孕藥

雖然絕育手術是母貓避孕最一勞永逸的方式，但如果身體狀況不適合麻醉及絕育手術、飼主不願承擔麻醉風險，或者只是需要短期避孕時，避孕藥或許就是不錯的選擇，而且停藥後又可恢復生育能力，並且大多是不影響身體健康的。

用藥前的建議 ▬▬

1 ─ 事前檢查

用藥前，獸醫師必須先收集一些貓的基本資料，包括完整的生殖系統及全身的健康狀況病史，並且進行完整詳細的臨床檢查。

包括陰道抹片來確認目前貓所處的動情週期階段、乳房觸診以確認有無團塊存在、腹部觸診以確認有無腹腔團塊或腫大的子宮，當然也必須進一步以腹腔超音波掃描來確認子宮的狀態（子宮內膜增厚、子宮蓄膿、子宮團塊）；最好也能抽血檢查血清中黃體酮的濃度來確認是否處在動情間期（dioestrus）；用藥前一定要確認是否存在內分泌或代謝性疾病，例如子宮內膜囊樣增生、乳腺增生、糖尿病、甲狀腺功能亢進等。

如果在投藥前 15 天內曾有非預期的配種行為發生，建議最好等到超音波掃描確認沒有懷孕後才用藥。

2 ─ 可以用藥的時間長短

可以用藥的時間長短視貓的狀況及避孕藥種類而定，以助孕素避孕藥而言，雖然有些報告認為超過 12 個月的用藥也是安全無虞的，但 6 個月的用藥時間被大多數專家認為對健康成年母貓是適當且安全的。

如果母貓在用藥時就存在疾病，例如糖尿病初期、細微而難以發現的乳房腫瘤病灶、或子宮內膜囊樣增生，在給予助孕素用藥後可能會快速惡化病情。性腺刺激素釋放激素促進劑（GnRH agonists）的長期使用在臨床使用經驗上並未報告任何重大副作用，Marino 等人於 2021 年發表的病例報告中指出，一隻給藥長達 8 年時間的母貓在組織病理學上呈現子宮內膜增生及子宮肌層萎縮，所以這部分還是需要更多的研究報告來支持 deslorelin 植入劑的臨床安全性，但基本上一隻貓連續使用 deslorelin 植入劑 2 ～ 3 次，在經驗上被認為是安全無虞的。

褪黑激素部分，Melatonin 植入劑使用超過 1 次以上也被認為對身體健康是沒有危害的，但在褪黑激素植入不久後應該進行血清黃體酮

（progesterone）濃度檢驗來排除排卵的可能性；如果在植入不久後發生排卵，就表示這隻母貓之後不適合再使用褪黑激素植入劑，因為這樣反覆的黃體期會過度刺激子宮內膜，進而導致子宮內膜囊樣增生（高風險子宮蓄膿）及降低母貓往後的生育能力。

避免使用的狀況 ▬▬

1 — 尚未性成熟的母貓

尚未性成熟的母貓絕對不要給予助孕素類藥物，會有導致乳腺增生的風險，而性成熟後的母貓理論上不太可能導致這種狀況。當無法確認母貓是否已經性成熟時，建議給予短效的助孕素類藥物，或者採用每日口服的給藥方式，如果造成乳腺增生或其他副作用時，就可以馬上停藥來終止藥物不良作用。

如果是要延緩母貓性成熟的時間，性腺刺激素釋放激素促進劑（GnRH agonists）可以安全使用於尚未性成熟的母貓，但褪黑激素的給藥無法延後母貓性成熟的時間。

2 — 懷孕母貓

當懷孕母貓不小心給予助孕素類藥物或性腺刺激素釋放激素促進劑時，會阻斷分娩的內分泌機制而導致胎死腹中，而褪黑激素對於懷孕母貓的影響雖然尚未明瞭，但仍應該避免使用於懷孕母貓。

3 — 存在乳腺疾病的母貓

當母貓呈現假懷孕、乳腺增生、乳腺炎或乳腺腫瘤時，都不應該使用這些藥物，因為可能會導致疾病的惡化。

4 — 動情間期的母貓（Dioestrus）

動情間期時，卵巢會活躍分泌黃體酮，在動情間期的最初 20 ～ 25 天期間內，血清黃體酮濃度可能會非常高，所以助孕素類藥物要絕對避免在這個階段使用，以避免導致血清中黃體酮濃度更加攀升。

動情間期使用性腺刺激素釋放激素促進劑的確可以避免或降低發情的發生，雖然報告曾指出母犬在植入性腺刺激素釋放激素促進劑後，還是呈現發情及高血清黃體酮濃度，但仍屬罕見；而在母貓應用上則尚未發生，但畢竟在母貓使用的經驗還是不夠，所以仍是無法確認的。必須要注意的是，貓還是有可能發生自發性排卵，而且即使是在寂靜發情（silent heat）的狀況之後仍有可能發生自發性排卵，這也就意味著光靠病史詢問及飼主的觀察，是不足以排除動情間期的。

5 —具有陰道分泌物的母貓

不論陰道分泌物為何種型態，都應該詳加探究檢查，並且加以治療控制，在尚未解決前都不應該給予任何的性賀爾蒙治療。

6 —發情時間過長的母貓

發情時間過長可能是因為卵巢濾泡囊腫、卵巢顆粒細胞瘤（granulosa cell tumor）或者是飼主的誤判所致。如果真的是發情時間過長時，給予助孕素藥物（或許會讓發情消失，但並沒有針對病因治療）、性腺刺激素釋放激素促進劑或褪黑激素都是不建議的，因為可能會惡化原始病因。

助孕素避孕藥 ▬

給予人工合成的黃體酮類似物或助孕素會啟動負回饋抑制，因而抑制下視丘分泌性腺刺激素釋放激素（GnRH），並接著抑制了腦下垂體分泌黃體成長激素（LH）及濾泡刺激素（FSH），再來會使卵巢停止分泌動情素及黃體酮，因而阻斷動情週情的運行，藉此終止發情及避孕。

最常使用的避孕藥成分為助孕素（progestogens），又稱為孕激素，而黃體酮（ progesterone）是一種作用於子宮的激素，使子宮能讓受精卵著床並抑制子宮收縮至分娩，又稱為黃體素、黃體激素、助孕酮、孕甾酮；助孕素就是一系列可以模仿黃體酮作用的藥物，能有效藉由終止發情而達到避孕的效果。

貓的助孕素避孕藥在幾十年前曾是紅極一時的藥品，但因為過往文獻的錯誤引用，以及錯誤的文獻給予太高的建議劑量，因而有極高風險會導致可怕的子宮內膜囊樣增生、子宮蓄膿、糖尿病、乳腺增生及乳腺腫瘤，使得這樣的藥品被誤認為是洪水猛獸而避之唯恐不及。而近年來的研究發現，給予低劑量時同樣能產生良好的終止發情效果，並且大大減少了上述那些可怕的副作用。

目前常用的助孕素避孕藥

1 —醋酸甲地孕酮（Megestrol acetate）

其藥物半衰期僅數個小時，是真正的短效助孕素，國外的商品化獸醫藥品為藥丸或糖漿形式，研究已經證實在低劑量給藥下，貓的耐受性良好，並且可以長期使用；但缺點是必須每天口服 1 次，對於不容易餵藥的貓而言，可能會是一件苦差事。

副作用部分則僅是食慾及體重增加。現在的建議劑量為 0.009mg／kg 每日口服 1 次，而以往建議劑量為 0.625mg／kg 每日 1 次，這個劑量就超級高，是現在建議劑量的 70 倍！在數週或數個月的錯誤使用之下，可怕的子宮與乳腺副作用及糖尿病就很容易發生。

2 —醋酸甲羥孕酮（Medroxyprogesterone acetate）

是最早的動物用助孕素避孕藥，作用時間較醋酸甲地孕酮長，口服的藥物半衰期為 12 ～ 17 小時，注射的藥物半衰期則長達 40 ～ 50 天之久。

在 60 年前，Harris 及 Wolchuk 發表第一篇關於「貓使用醋酸甲羥孕酮」的研究報告就指出，0.05mg／kg 每日口服 1 次，長達 12 個月之久，可以產生 100％的發情控制效果及安全性，但很可惜這樣一篇報告不知道為何被臨床獸醫師及後續研究者所忽視，反而去相信兩年後 Colton（1965 年）所發表的研究報告，報告中建議的劑量為 4 公斤的貓給予 6.25 ～ 25mg，這劑量遠遠高於 0.05 mg，使得後續的研究認為醋酸甲羥孕酮具有可怕的子宮及乳腺副作用，讓原本前途光明的一下子被打入冷宮。

也因為這篇報告，使得很多動物藥廠生產製造出來的醋酸甲羥孕酮口服藥劑量都太高，臨床使用上根本無法分割給藥，例如 4 公斤的貓只需要每日口服 0.2 mg（0.05 mg x 4kg），但商品化的動物製劑為每顆藥錠含 10 mg 醋酸甲羥孕酮，必須每次口服 1/50 藥錠，這是根本無法切割出的劑量！至於皮下注射劑量則為 1.5mg／kg，能維持至少 3 個月的發情抑制效果，但目前只建議連續施打 2 次（間隔 3 個月）。

3 —普羅孕酮（Proligestone）

普羅孕酮在 1990 年代早期上市，主要使用於小動物的發情控制，建議劑量為每隻貓皮下注射 100mg（或 25 ～ 30mg／kg），每 5 個月注射一次。多個研究報告都未呈現乳腺或子宮的副作用，但 Vitasek 及 Dendisova 於 2006 年發表的病例報告中指出，一隻 7 月齡尚未性成熟的緬因貓於注射低劑量普羅孕酮（17.8mg／kg）4 週後形成良性乳房腫瘤；有一報告也發現普羅孕酮皮下注射可能導致注射部位的限界性鈣鹽沉著症（calcinosis circumscripta），意思就是發生皮下注射部位的鈣鹽沉著，形成結節樣的皮下團塊。

4 —長效型性腺刺激素釋放素促進劑（Long-acting GnRH agonists）

下視丘製造分泌的性腺刺激素釋放素（GnRH）會刺激腦下垂體分泌性腺刺激素，而性腺刺激素則作用於卵巢，包括刺激卵巢濾泡生長成熟及分泌動情素的濾泡刺激素（FSH），以及刺激卵巢排卵、黃體成長及分泌黃體素的黃體成長激素（LH），而動情素是引發發情，黃體素則是維持懷孕。身體內下視丘自己分泌的性腺刺激素釋放素（GnRH）會與腦下垂體性腺刺激素細胞上的接受器結合，而使其分泌釋放 FSH 及 LH，但 GnRH 的半衰期極短，且很容易被分解酶所分解，使得 FSH 與 LH 的釋放是呈現波狀，因此才能源源不絕去刺激 FSH 與 LH 的釋放。如果沒有分解酶的作用或分解酶效果不佳時，會使得性腺刺激素細胞膜上的接受器一直被之前的 GnRH 所占滿，因此無法再接收新的 GnRH 刺激，這就使得 FSH 及 LH 的分泌被抑制，也就讓整個發情週期被抑制而不會發情。

性腺刺激素釋放素促進劑（GnRH agonists）就是被動了手腳的 GnRH，其效果更強、作用時間更長，且不容易被分解酶分解，因此佔據了大部分的性腺刺激素細胞膜上的接受器，使得整個發情週期完全被抑制，但性腺刺激素釋放素促進劑（GnRH agonists）畢竟還是會刺激一波 FSH 及 LH 的分泌，而且效果更強更快，因此給藥初期反而會導致發情、濾泡成熟及排卵，作用可能長達兩週時間，所以給藥初期必須嚴格限制與公貓接觸，否則還是會懷孕的！

以上所提及的是母貓的性腺，而性腺刺激素釋放素促進劑（GnRH agonists）對於公貓與公犬也同樣最終能產生抑制 FSH 及 LH 的分泌，因為 FSH 及 LH 也會作用於睪丸，FSH 負責刺激精子的產生，而 LH 則是刺激睪丸間質細胞產生睪固酮（testosterone），因此可以達到化學去勢的效果。歐洲於 2022 年 6 月已核可一種性腺刺激素釋放素促進劑植入藥劑（deslorelin 4.7 mg）使用於公貓的化學去勢。

研究發現，如果使用 4.7mg 的 deslorelin 植入劑，可以產生 4 ～ 26 個月的效果，有些甚至可以長達 37 ～ 38 個月，所以基本上很難預期每一隻貓可能產生的作用時長；但當植入劑藥效消失殆盡時，母貓則會開始發情，所以這些發情抑制作用已被證實是可逆的，在藥效消失後是可以正常懷孕及生小貓的。

所以，deslorelin 的主要缺點就是無法預期開始有避孕效果的正確時間、無法預期確切的藥效持續時間，以及可能超過預期的作用時間（如果又打算進行育種，就必須進行手術將植入劑取出）。

在光照時間夠長的狀況下，通常母貓卵巢會在植入劑取出 3 週後恢復功能，光照時間不足時，則可能需要長達 7 週的時間。當植入藥劑有可能必須提早取出時，植入劑皮下注射部位最好選擇臍部周圍區域，因為此處的皮下組織較薄、較容易定位植入劑的位置，所以比較容易取出；但如果是選擇兩側肩胛骨中間的皮下注射部位，想要取出植入劑就幾乎變成了不可能的任務。

Deslorelin 目前被認為是貓的安全用藥，一隻母貓連續植入 4 次 deslorelin 產生共計 8 年的發情抑制作用，最後在進行絕育手術時發現卵巢呈現才剛性成熟、顯著的子宮內膜增生及子宮肌層萎縮，雖然這個病例表明 deslorelin 對卵巢不會有不利影響，但對子宮則呈現子宮內膜的刺激作用。

Deslorelin 仍可能會影響乳腺功能，一項研究發現在配種後植入 deslorelin 可能導致無法泌乳，而且如果在植入 deslorelin 之前先接受助孕素藥物治療，則可能導致假懷孕。所以治療前應詳細評估乳房狀況、避免不小心的配種發生以及避免給予先前剛使用過助孕素藥物的病例。

研究也發現 deslorelin 的植入並不會對全身健康狀況及往後生育能力有影響，除了 Toydemir 等人於 2012 年發表的研究報告中，曾有兩隻母貓在植入後第 10 天，於兩側肩胛間的剃毛注射部位因抓癢而呈現糜爛性撕裂傷及痂皮，在其他相關研究報告則未呈現任何副作用。

5 —褪黑激素（Melatonin）

褪黑激素是由一個叫松果體的神經內分泌器官（位於腦部的上視丘）所分泌的神經激素，以一種晝夜節律的模式來負責調節包括生殖功能在內的許多生理功能。松果體會持續分泌褪黑激素，並釋放至全身血液循環，但在黑夜時會分泌較多，所以血中濃度也會較高。

所在地區的黑夜時間越長，則血液中退黑激素的濃度越高，四季分明的地區因晚秋至初冬間的黑夜時間較長，期間夜晚的血液中褪黑激素會達到最高濃度，此期間正對應貓的乏情期（anoestrus，不會發情）；而從晚冬至初春的夜晚時間會逐漸縮短，所以血液中褪黑激素濃度則會迅速降到谷底而維持至晚秋之前，這段時間正是貓咪的繁殖季節。

褪黑激素會藉由與下視丘視交叉上核的接受器接合而阻斷性腺刺激素釋放素（GnRH）的分泌，因而抑制貓的卵巢功能。實驗發現，當白天時間縮短至 8 小時，則貓停止動情週期的運行；而當白天時間增長至 14 小時，於於 2 週後貓開始進入動情週情。因此褪黑激素被認為是有潛力的貓避孕藥。

目前商品化的動物藥為 18mg 的植入劑，是為小型反芻獸所開發（例如綿羊），一盒有 25 個植入劑，但只附有一個植入器，因此運用在貓會有無菌操作的問題，以及如何無菌保存剩餘植入劑，限制了可能的貓科運用。另外，此植入劑所誘發的發情抑制時間有極大的差異，除個體差異之外，在不同階段的動期週期植入也會呈現不同的效果時間，而且幾乎是無法預測的，這也更加限制了臨床使用上的可能性。

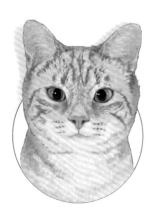

貓咪的清潔與照顧

Ⓐ 貓咪的每日清潔

對於早期的台灣社會來說，養貓只是很單純地為了抓老鼠，但對現代人來說，貓咪的意義不再只是抓老鼠的工具，而是和我們生活在一起的「家人」，因此對於貓咪日常生活的照顧，便會特別注意。貓咪也跟人類一樣需要每日的清潔及護理。眼睛、耳朵、牙齒、指甲、被毛及肛門都是需要每日或定期清理，才不容易有疾病發生。

每日或是定期地幫貓咪做全身清潔及護理，能早期發現貓咪身體出現異常外，也能增加貓咪與您之間的情感，當然這些動作是在不會造成貓咪反感的前提下進行的！

這些日常的清潔最好是能在貓咪小時侯就養成習慣，幼貓時期常常觸摸牠們、抱抱牠們，比較不容易造成貓咪的排斥感。定期幫貓咪清潔有很多好處，例如刷牙可以減少牙結石的累積，延長貓咪麻醉洗牙的時間；剪指甲可以減少貓咪指甲過長刺入肉墊中；梳毛可以減少換毛期造成的掉毛，避免貓咪因理毛而吞入過多的毛球，也可以促進皮膚的血液循環。在幫貓咪作每日定期的清潔時，如果發現貓咪身體有異常，最好及早帶到醫院請醫生檢查。

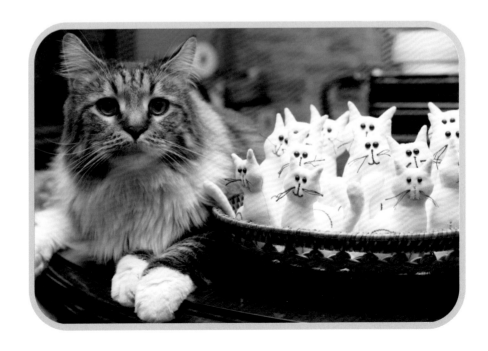

Ⓑ 眼睛的居家照顧

健康貓咪的眼睛不太會有分泌物，不過有時貓咪剛起床，眼角會有些褐色的眼分泌物，跟人一樣，這些眼屎是自然形成的。有時貓咪「洗臉」沒辦法完全清潔乾淨，這時可能就需要人幫忙清潔牠的眼睛了。

有時侯貓咪的眼淚會讓眼角的毛變成紅褐色，讓人誤以為是眼睛流血，但其實是因為牠們的眼淚中有讓毛變色的成分。另外，貓咪的眼睛和鼻子之間有一條鼻淚管，眼淚會由鼻淚管排到鼻腔，但若因發炎造成鼻淚管狹窄時，眼淚無法由鼻腔排出，反而會由眼角溢出，以衛生紙擦拭乾淨即可。

如果是乾褐色的眼屎，可以用小塊棉花沾濕輕輕擦拭。（對一些容易緊張的貓咪而言，棉花棒反而容易刺傷眼睛，因此棉花或是卸妝棉是比較好的選擇。）

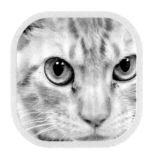

▲ 正常貓咪眼角上乾的
　褐色眼分泌物。

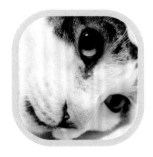

▲ 貓咪眼淚中有讓毛髮
　變色的成分。

眼睛清理

Step1

將棉花、卸妝棉或小塊紗布以生理食鹽水沾濕。

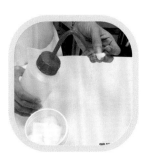

Step2

用手輕輕地將貓咪的頭往上抬，稍加施力控制頭部，並輕輕撫摸貓咪臉部周圍，讓貓咪可以比較放鬆。

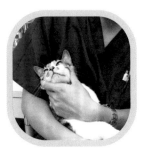

眼睛清理

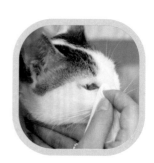

Step3　由眼頭至眼尾，沿著眼睛的邊緣輕輕擦拭眼瞼。如果有較乾硬的眼睛分泌物（黃綠色眼分泌物）時，用食鹽水沾溼的棉花輕輕來回擦拭，使分泌物軟化，而不是用蠻力將分泌物擦下來，因為這樣很容易造成眼瞼和眼睛周圍皮膚的發炎。

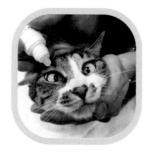

Step4　如果眼角有透明分泌物，可用人工淚液滴幾滴沖洗眼睛，將分泌物沖出，有些貓咪會害怕人工淚液，在點之前可以先安撫貓，拿著人工淚液的手則從貓咪的後方來，比較不會讓貓咪害怕。

Step5　眼睛清理乾淨後，點上人工淚液或是保養用的眼藥。再用濕棉花輕輕帶出多餘淚液，在擦拭過程中應盡量小心不要接觸到眼球表面。

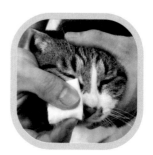

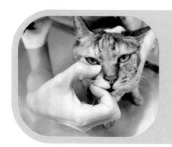

錯誤的清理方式

✗　在清理貓咪的眼睛時，千萬不要用手指強把眼分泌物弄下來，因為指甲可能會刮傷眼角皮膚，變成更嚴重的眼疾。

C 耳朵的保健

健康貓咪的耳朵在沒有異常的情況下（如耳疥蟲感染、耳炎等），不會出現太多耳垢。
如果耳朵沒有耳垢或臭味，不需要每天點耳液清理；有時侯過度清理，反而容易造
成耳朵發炎，因此一個月清潔 1～2 次就可以了。

當耳朵過度潮濕或通風不良時，容易滋生黴菌和細菌，造成耳朵發炎，如外耳炎。
不過貓種和個體上的差異也會影響耳朵的健康狀況，例如摺耳貓和捲耳貓。摺耳貓
因為基因突變的關係，耳朵較小且向前垂下，所以容易造成通風不良；而捲耳貓的
耳朵雖然是立著，耳末端向後捲曲，但因為耳殼硬且窄，也容易造成清理上的困難，
因此這些貓種必須更用心地照顧清潔耳朵。

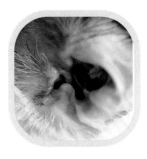

▲ 健康正常的耳朵，乾
　淨無分泌物。

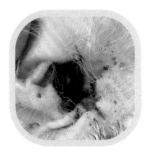

▲ 發炎的耳朵，有黑褐
　色的分泌物。

耳道清理

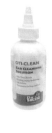

Step1　清潔耳朵所需要的用品，
　　　 包括棉花和清耳液。

Step2　右手拿清耳液，左手
　　　 拇指及食指輕捏貓咪
　　　 的外耳殼，並將耳殼
　　　 外翻。這個動作除了
　　　 可以看清楚耳道位置
　　　 外，也可以控制貓咪
　　　 的頭，清理耳朵時，
　　　 便不至於讓貓咪把清
　　　 耳液甩得到處都是。

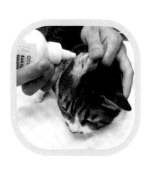

耳道清理

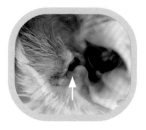

確定貓咪外耳道位置（箭頭標示處為耳道，是靠近臉頰，而不是靠近耳殼）。

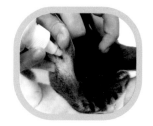

將 1〜2 滴清耳液倒入耳朵內。

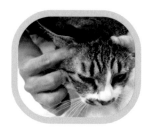

左手扶著貓咪的頭，右手輕輕按摩耳根部，讓清耳液充分地溶解耳垢。接著，放開手，讓貓咪將耳道內多餘的清耳液和耳垢甩出來。

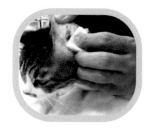

取乾淨的棉花或衛生紙，將耳殼上的清耳液及耳垢擦拭乾淨。

日常清理

有些貓咪雖然耳朵沒有發炎，卻也很容易產生耳垢。貓奴們希望能讓貓咪的耳朵保持乾淨，但天天使用清耳液清洗，貓咪也會很排斥，因此建議可以換一種方式清理，又不會讓貓咪感覺討厭。

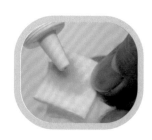

先將小塊棉花用清耳液沾溼。貓咪的耳垢大部分是油性的，用一般的生理食鹽水，較難清理乾淨，因此可以用清耳液來清潔耳朵。

Step2

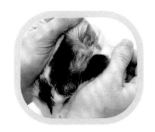

以左手的手指將貓咪的耳殼稍微外翻，右手
拿著清耳液沾溼的棉花，並固定貓咪頭部。

Step3

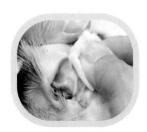

擦拭眼睛看得到的外耳部分。耳朵裡面不用
刻意用棉花棒清理，否則容易造成貓咪耳朵
受傷，耳垢也會被棉花棒往更裡面推，且耳
道內的耳垢會因貓咪搖頭而甩出來。

Ⓓ 牙齒的照顧

每次幫貓咪檢查牙齒時，都會發現貓咪有牙結石或是口腔疾病，當下提醒貓奴們要
幫貓咪刷牙或是洗牙時，貓奴們都會問：貓咪需要刷牙？要怎麼幫貓咪刷牙？貓咪
不讓我幫牠刷牙怎麼辦？貓咪需要定期洗牙嗎？其實，貓咪跟人一樣，都需要定期
刷牙，才能保持口腔健康。當你覺得貓咪的嘴巴有臭味，或是貓咪有流口水的狀況
時，就要特別注意貓咪的口腔，可能發生問題了。

一般來說，三歲以上的貓咪 85% 有牙周病。牙周病是一種緩慢發生的口腔疾病，會
造成牙齒周圍組織發炎，是造成早期掉牙的主要原因。牙周病的貓咪，吃硬的乾飼
料時會咀嚼困難，牙齒不舒服造成牠們食慾降低，身體也因此逐漸變得虛弱。另外，
當有厚厚的牙結石在牙齒上時，一般的刷牙方式無法將牙結石清理乾淨，貓咪就必
須到醫院麻醉洗牙了。

老貓罹患口腔疾病的機率比年輕貓咪來得高，因為齒垢長年堆積，會造成牙周病，也
因為中高齡的老貓免疫力下降，所以會容易有口內炎。細菌在有牙周病的口腔內，會
隨著血液循環感染到貓咪的心臟、腎臟和肝臟，造成這些器官的疾病。因此，居家的
口腔護理以及定期的洗牙可以預防牙周病發生，或是減緩牙周病的病程。

最好從小貓時期就讓貓咪習慣刷牙的動作，這樣才比較不會太排斥刷牙。一般建議
每週刷牙 1～2 次。如果貓咪從來沒刷過牙，或是討厭刷牙時，可以將牙膏或是口腔
清潔凝膠塗抹在牙齒上，即使貓咪會舔嘴巴，一樣可以達到刷牙的效果。大部分的
貓咪都很討厭刷牙，當牠知道又要進行討厭的事時，會將牙齒緊閉，因此幫貓咪刷
牙時有以下事項需要注意。

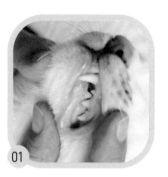
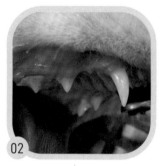

◀ 01／健康正常的牙齒。
02／有牙結石及輕微發炎的牙齦。

幫貓咪刷牙時要注意以下事項

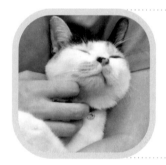

讓貓在放鬆狀態

開始刷牙前，先撫摸貓咪喜歡的地方（如臉頰和下巴），並且說話安撫貓咪。等貓咪放鬆了之後再開始刷牙。

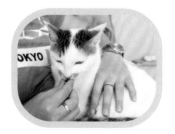

不要勉強按住貓咪

貓咪不願意刷牙時，絕對不要強壓住牠，這個動作會讓貓咪更討厭刷牙。此外，大部分的貓咪無法長時間作同樣的事情，刷牙可以分幾次來完成。

讓貓習慣翻嘴唇動作

還沒開始幫貓咪刷牙時，可以常常幫貓咪翻嘴唇，讓貓咪習慣這個動作，之後要幫貓咪刷牙就比較不會太排斥。

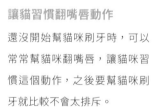

刷完牙後要獎勵貓咪

刷完牙後要獎勵貓咪，可以給貓咪愛吃的零食點心，或是陪貓咪玩逗貓棒，讓貓咪知道刷牙後會有牠喜歡的事，而不至於會過度的排斥刷牙。

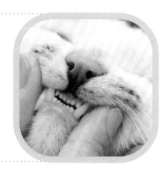
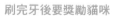

以塗抹的方式清潔牙齒

這個方法不需輔助工具，但較適合個性穩定的貓咪。

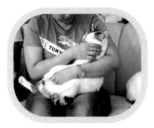

（Step1）將貓咪以側抱方式固定。

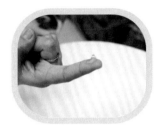

（Step2）右手食指沾一些牙膏或口腔清潔凝膠。

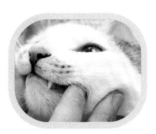

（Step2）將沾有牙膏或清潔凝膠的手指伸入嘴角內，塗抹在牙齒表面。

紗布和手指刷清潔牙齒

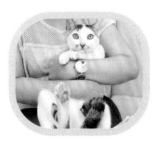

（Step1）將貓咪放在桌子上，讓貓咪頭朝前面，身體與貓咪的背緊密相貼著，可以固定貓咪的身體，或者是將貓咪抱坐在腿上。先安撫貓咪，讓貓咪放鬆。

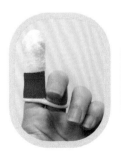 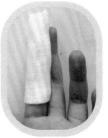

（Step2）右手食指套上手指刷或捲上紗布，在套手指刷時盡量不讓貓咪看到，以免牠想逃跑。如果貓咪會用前腳撥開你的手，也可以用衣服或是毛巾稍微蓋住貓咪的前腳。

紗布和手指刷清潔牙齒

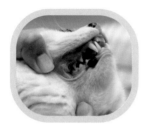

用左手的拇指和食指輕輕扣住貓咪的頭，
讓貓咪的頭不會亂轉動。

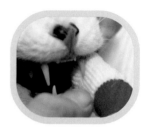

刷犬齒時，用左手的拇指和食指將嘴唇輕
輕往上翻，讓犬齒露出來。以手指套或紗
布磨擦牙齒，將牙齒上的齒垢清除乾淨。

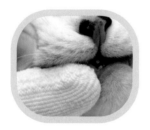

一開始可以在手指刷或紗布上先沾一些肉
罐頭的汁，或是貓咪愛吃的化毛膏，讓貓
咪習慣刷牙的動作之後再沾牙膏刷牙。

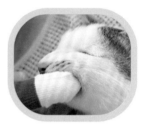

後臼齒最容易堆積齒垢和牙結石，因此要
仔細地清理。不需要特別將貓咪的嘴巴打
開，以手指輕輕將貓咪的嘴唇往上翻，手
指套或紗布在牙齒上磨擦即可。

以牙刷清潔臼齒

有時手指較粗，所以大臼齒比較難刷到，可以選擇貓咪用的牙刷，或著幼兒專用牙
刷，牙刷刷頭小、柄細長，可以刷到大臼齒，是個不錯的選擇。

Step1　將貓咪放在桌子上，頭朝前面，身體與貓咪的
背緊密相貼，以固定貓咪的身體；或者是將貓
咪抱坐在腿上。先安撫貓咪，讓貓咪放鬆。若
貓咪前腳會撥開你的手，也可以用衣服或毛巾
蓋住牠的前腳。

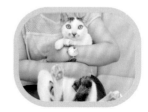

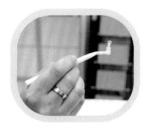

以握著鉛筆的方式拿牙刷。

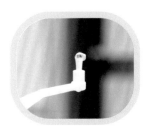

牙刷上可以先沾一些牙膏，因為乾燥的刷
頭容易讓貓咪疼痛，或是造成牙齦受傷。
（一開始也可以在牙刷上先沾些肉罐頭的
汁，或貓咪愛吃的化毛膏，讓貓咪習慣刷
牙的動作。）

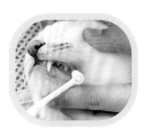

左手扶著貓咪的頭，拇指將貓咪的嘴角往
上翻，就可以讓大臼齒露出來，不需刻意
將貓咪的嘴巴打開。刷牙時力道要小，太
用力容易造成牙齦出血。利用牙刷在牙齒
和牙齦間移動，將牙齒上的齒垢刷出來。

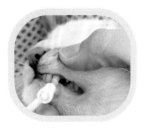

刷犬齒時，也是將靠近鼻子的嘴唇稍微往
上翻，讓犬齒露出來。

Ｅ 鼻子的清理

有些貓咪總是會有黑黑的鼻屎在鼻子上，這些乾硬的黑褐色鼻分泌物來自於眼睛的
淚液，眼淚由眼睛流到鼻子後，乾涸凝固成鼻屎。不過，這是正常的鼻分泌物，不
需要太過擔心。當空氣變得乾燥時，鼻涕更容易堆積，所以貓奴們要常幫貓咪清潔
鼻子。另外，有些貓咪的鼻子容易有污垢堆積，需要每日清潔，特別是像波斯、異
短這類扁鼻的貓咪。

日常清理 ▬▬▬

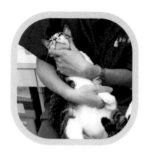

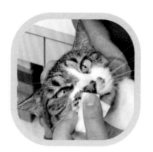

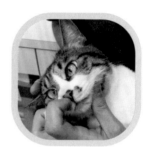

Step1　先將棉花或棉花棒用生理食鹽水沾濕。把貓咪放在膝蓋上，橫著抱，抓著前腳，固定身體。

Step2　取沾濕的棉花，從鼻孔邊緣朝外側輕輕擦拭。擦拭時，貓咪會因為接觸到濕棉花變得緊張，因此要稍稍安撫貓咪情緒。

✕　嚴重鼻膿沾在鼻子上時，要先用食鹽水將鼻分泌物沾濕，不要用手將分泌物硬剝下來，否則容易造成鼻子的傷害。

Ⓕ 下巴的清理

貓咪進食後容易殘留食物在下巴上，但牠們清理身體時，無法清理到自己的下巴，因此需要主人的幫忙。此外，下巴的皮脂分泌旺盛時，有可能會引起粉刺的形成；如果清理下巴無法改善粉刺的狀況，造成下巴發炎惡化時，建議帶到動物醫院診治。

▶ 01／將棉花以溫水或生理食鹽水沾濕，順著下巴毛的生長方向擦拭，將殘留在下巴上的食物殘渣或粉刺輕輕擦掉。
　　02／長毛貓可以先用毛巾擦拭，再用蚤梳輕輕地將殘留物梳理掉。

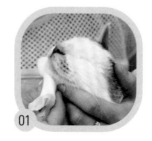

01

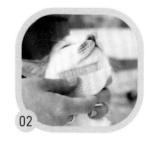

02

Ⓖ 被毛及皮膚的照顧

貓咪是愛乾淨的動物，吃完飯後總是會清理自己的身體以及梳理被毛。在梳理的過程中，貓咪會舔入很多的毛，吃下去的毛在胃中結成球狀，造成「毛球症」，因此貓咪常常吐毛球出來。春秋二季是貓咪的換毛期，此時掉毛量會增加很多，為了預防毛球症，建議定期幫貓咪梳毛，將脫落的毛梳掉；梳理過程中也可以順便檢查貓咪的皮膚，當皮膚有狀況時便可及早發現、到院治療。

選擇適合的梳毛工具

短毛貓較常使用橡膠製或是矽製的梳子；長毛貓一般使用排梳或是柄梳來梳理，尤其是在容易糾結的位置，可以將打結的毛梳開；而毛量豐富的貓（如美國短毛貓），則可使用針梳。不過，第一次幫貓咪梳毛的貓奴不建議使用針梳，因為針梳較尖銳，若使用的力道沒有控制得當，反而容易刮傷貓咪的皮膚，並且會讓貓咪因疼痛而對梳毛留下不好的印象。

梳毛三大祕訣

Step1

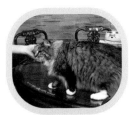

梳毛前，必須要先讓貓咪放鬆，最好是在貓咪心情好的時侯梳毛，不要在牠玩耍的時侯梳毛，因為此時貓咪情緒較亢奮，貓咪會誤以為你在跟牠玩，反而更不容易梳毛。此外，梳毛時不要太強迫貓咪，讓牠感覺到不悅，否則之後將會很難進行。

Step2

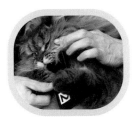

討厭梳毛的貓咪，很有可能是因為之前的經驗讓牠覺得不舒服，所以排斥梳毛的動作。建議選擇適合貓咪的梳子，並且讓牠慢慢地習慣梳毛的動作。

Step3

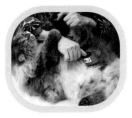

有些貓咪比較不喜歡梳毛，或是對梳毛比較沒耐性時，可能就必須分幾個部位，或是分幾次來完成，最好是在貓咪感到不耐煩前完成梳毛的動作。

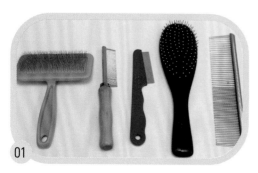

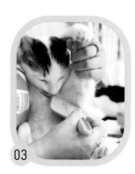

▲ 01／梳毛的工具。左至右是針梳、排梳、蚤梳、柄梳和直排梳。 02／如果家中有二隻以上的貓咪，可以讓每隻貓咪有專屬的梳子，不但可以保持良好的衛生，也可以避免貓咪之間交互感染皮膚病。 03／用握鉛筆的方式拿針梳，以手腕施力，比較不會造成手腕關節的傷害。梳理時，力道不要太用力，以免傷害到貓咪的皮膚，或造成牠們疼痛。

短毛貓梳毛

建議使用柔軟的橡膠和矽材質做成的橡膠梳，較不會傷害貓咪皮膚，還可以有效地將脫落的毛梳理掉。

Step1

為了讓貓咪全身放鬆，可先撫摸牠的身體，特別是牠們喜歡被撫摸的地方，如下巴和臉頰。當貓咪因為撫摸而感到高興時，喉嚨會發出呼嚕聲，身體也會跟著放鬆，梳毛就會比較容易。

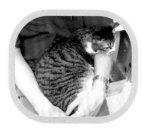

Step2

從背面開始，順著毛的生長方向，由頸部往臀部梳理。如果擔心靜電問題，可以先在貓咪身上均勻地噴一些水，可減少靜電產生。拿著梳子輕輕地幫貓咪梳毛，太過用力除了會讓貓咪不舒服，也會造成皮膚傷害。

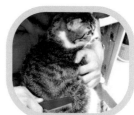

Step3

梳理方向由臉頰往頸部梳，此外，下巴容易會有粉刺或是食物殘渣殘留，也可用梳子梳理乾淨。

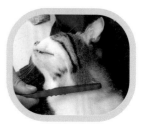

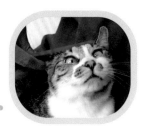

Step4　梳理頭部時，由頭頂往頸部方向梳理。另外，有些貓咪在梳理過程中會扭動，所以要特別注意，避免傷害到貓咪的眼睛。

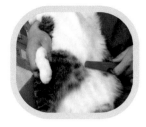

Step5　將貓咪抱起呈現人的坐姿，由胸部往肚子的方向梳理肚子的毛。因為大部分貓咪的肚子是較敏感的部位，因此要輕且快速地將毛梳完。

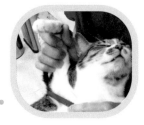

Step6　讓貓咪呈側躺姿勢，輕輕抬起牠的前腳，由腋下往下梳理腹側的毛。（讓貓咪靠在自己的身體上，會比較容易進行。）

Step7　最後，可以將手沾濕，或是用擰乾的濕毛巾擦拭貓咪全身，將多餘的毛去除掉，即完成。

長毛貓梳毛

梳毛可以保持毛的蓬鬆。為了不讓長毛貓形成毛球症，最好是每日梳理毛；到了春、秋二季換毛期時，更要每日梳毛數次。而長毛貓毛髮最容易糾結的地方為耳後、腋下、大腿內側等處，要特別梳理。

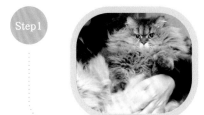

Step1　安撫貓咪，讓牠全身放鬆再開始梳毛。冬天容易產生靜電，可以先在貓咪的毛上噴一些水，防止靜電產生。

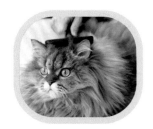

Step2　順著毛生長的方向，梳理頸背部的毛。大部分的貓比較喜歡梳理背部的毛，不過有些貓梳理到臀部的毛時會比較敏感，因此在梳毛時要稍微注意。

Step3 接著，由臀部往頸背部逆毛梳理。貓咪的皮膚比較脆弱，所以此步驟要特別小心，不要將牠的皮膚弄傷了。另外，如果梳下的毛量過多，可以先將梳子上的毛理掉，再重新從臀部逆毛梳理。

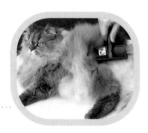

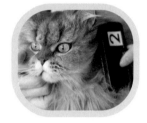

Step4 梳理頭部和臉周的毛要小心，由臉頰往頸部的方向梳理。臉頰近耳朵部位的毛容易糾結，因此要特別留意，將糾結的毛球梳開，以免皮膚發炎。

Step5 梳理下巴時，用一隻手扶著貓咪的下巴，梳子由下巴往胸部梳理。長毛貓因為毛較長，吃東西或是喝水時都容易沾到，造成打結；當有東西沾附時，可以先用毛巾沾濕，將髒東西擦掉後，再將打結的毛梳開。

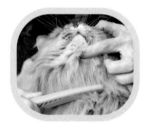

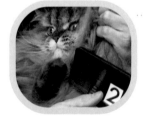

Step6 梳理前腳。一隻手將前腳輕輕抬起，由肘部往腳掌方向梳理。（將前腳抬起，比較容易快速梳理完。）

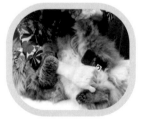

Step7 梳理後腳。可先由大腿開始，再往腳跟部梳理。梳理大腿的毛時可以讓貓咪側躺，一隻手扶著貓咪的腳來進行。

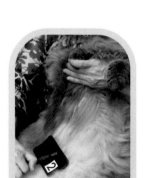

Step8

梳理肚子的毛。將貓咪抱放在腿上，肚子朝上；由胸部往肚子的方向梳。肚子是貓咪非常敏感的部位，所以要特別注意，當貓咪表現出不喜歡時，先暫停動作、安撫貓咪，不要太強迫牠。

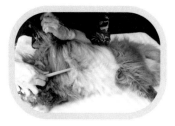

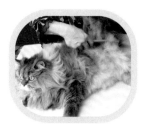

梳理腋下時，可以用排梳來梳理。讓貓咪側躺，並用一隻手抓住貓咪的一隻前腳，梳理方向由腋下往胸部方向梳。

梳理大腿內側。讓貓咪側躺並用一隻手抓住貓咪的一隻後腳，梳理方向由腳往肚子方向梳。

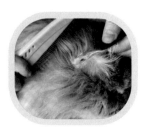

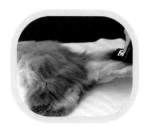

梳理耳後。耳後的毛也是容易打結的地方，尤其是在耳朵發炎或是皮膚發炎時，貓咪會因癢而搔抓耳後，造成毛髮糾結。梳理打結處，最好以手抓住毛根處，再將結慢慢梳開，較不易造成貓咪疼痛。

尾巴的毛有時也容易糾結，尤其是近肛門處。很多貓咪有公貓尾的問題，尾巴的腺體會分泌大量的皮脂，除了容易讓皮膚發炎，也會造成毛打結。有打結狀況時，要慢慢梳開，硬拉扯會使貓咪的皮膚受傷。

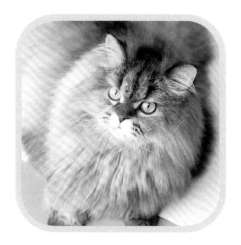

最後，梳理並檢查全身。在換毛期時每日至少梳毛一次，保持毛的柔順。

Ⓗ 指甲的修剪

貓咪抓家具或貓抓板，是為了要將自己的爪子磨尖銳，並且留下自己的氣味。不過，飼養在家中的貓咪可以定期修剪指甲，因為指甲過長容易造成指甲嵌入肉墊，造成肉墊發炎及跛腳。或者，若指甲鉤到東西，貓咪因緊張而過度拉扯，會造成指甲脫鞘；輕微的脫鞘會引起指甲發炎，嚴重的脫鞘則需要作去爪手術。不過，大部分的貓咪對於觸摸腳是很敏感的，而且在剪指甲時也會很躁動，因此最好在幼貓時期就讓貓咪習慣摸腳及剪指甲的動作。

貓咪的爪子基本上是半透明的，因此可以看到裡面有粉紅色的血管。不過有些貓咪在十歲之後爪子會變得較白濁，主要是因為體力變差，磨爪子的次數減少，所以舊的角質層不會脫落，指甲就越來越厚。爪子的生長速度會根據每隻貓咪個體差異而有不同，一般是以半個月到一個月剪一次指甲為理想，剪指甲時也可以順便幫貓咪的腳作檢查。

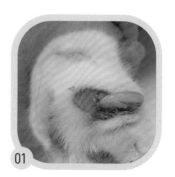

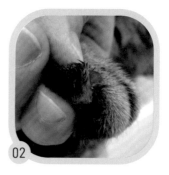

▲ 01／指甲過長，嵌入肉墊中。
　 02／指甲斷裂（指甲脫鞘）。

▶ 01／半透明指甲內有粉紅色
　 的血管。
　 02／較厚的指甲。

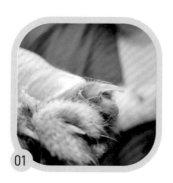

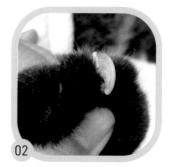

修剪指甲

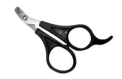

修剪指甲時，選擇小支、好握的貓用指甲剪較合適。因為
人用的指甲剪有時會發出較大的聲音，可能會嚇到貓咪，
之後要剪貓咪的指甲就會比較困難了。

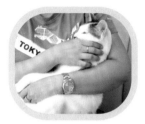

Step1

　　大部分的貓咪都
不喜歡剪指甲，所以在剪
指甲前先安撫貓咪，不要
讓貓咪將剪指甲與不愉快
聯想在一起。如果貓咪很
抗拒，那就別勉強貓咪，
改天再剪。

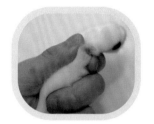

Step2

　　因為貓咪的指
甲是縮在腳掌內的，所以
在剪指甲前要先將腳固定
好，並將指甲往外推出。

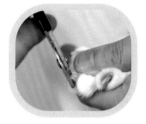

Step3

　　以拇指和食指將
貓咪的指甲往外推，並固
定好避免貓咪縮回，確認
要剪的長度。

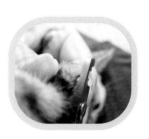

Step4

　　注意剪的位置，
看清楚血管長度，要剪在
血管前面；如果剪得太短，
容易血流不止。

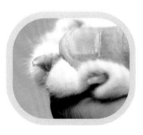

Step5

　　後腳指甲長度通
常比前腳短，因此剪時要
特別注意，剪太多容易造
成貓咪指甲流血。

POINT

如果貓咪一直扭
動，不讓你剪指甲
時，也可以請另一
個人來幫忙。一個
人負責剪指甲，另
一個人則安撫貓
咪，分散注意力。

Ⅰ 肛門腺的護理

貓咪有一個類似臭鼬臭腺的器官，叫作肛門腺。肛門腺的開口，位於肛門開口下方四點鐘及八點鐘方位，所以在外觀上看不見肛門囊。當貓咪緊張時，肛門腺會分泌一些很難聞的分泌物，代表著某種防衛的功能。有些飼養在家裡的貓咪可能過得比較安逸，肛門腺較少排出，因此也造成了肛門腺炎的問題。很多主人常常會問該怎麼幫貓咪擠肛門腺？幫貓咪擠肛門腺可不是件容易的事！貓咪在被擠肛門腺時，總會氣得喵喵叫，甚至是毫不客氣地咬你一口，因此如果貓咪的個性不是非常乖巧溫順，或是沒有作好萬全準備，千萬別自己幫貓咪擠肛門腺。

Step1　大部分的貓咪很討厭擠肛門腺的動作，因此在幫貓咪擠肛門腺時，需要有一個人在前面固定貓咪的上半身並且安撫牠，以免貓咪會亂動，另一個人則是在貓咪的後方準備擠肛門腺。

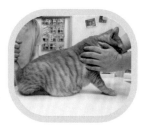

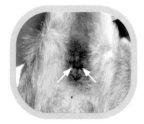

Step2　在肛門兩側有兩個小孔是肛門腺的開口，肛門腺位於肛門的四點鐘和八點鐘方向。

Step3　將貓咪的尾巴往上舉高，拇指和食指放在肛門腺的位置。如果肛門腺的分泌物是滿的時候，會摸到二顆像綠豆大小的肛門腺。

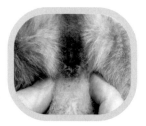

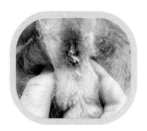

Step4　輕輕擠壓肛門腺，肛門腺內的液體就會噴出。正常肛門腺分泌的是液體狀，但如果分泌物在肛門腺內堆積過久會形成膏狀。所以在擠肛門腺時，用衛生紙稍微遮住肛門，以免被擠出的分泌物噴到（肛門腺體的味道是很可怕的），最後再用衛生紙將肛門周圍的分泌物擦乾淨即可。

PART

7

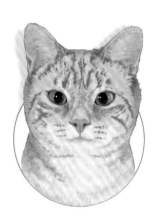

貓咪的行為問題

Ⓐ 貓咪廁所學問大

很多人都認為貓咪會在貓砂盆內上廁所是天經地義的事，因此對於砂盆、貓砂及擺放位置的選擇都不會加以思索，一旦發現貓咪居然不在砂盆內上廁所，主人總會非常震驚、憤怒及百思不解——假使我們能對貓咪的排泄行為多一分了解，並多花點心思，便能避免大部分的排泄問題。

首先，我們必須先知道貓咪使用貓砂盆並不是什麼神奇的事情，他們遠古的野生祖先在自己的領域內排泄後，就會以一些鬆軟的物質（如土和砂）來掩埋糞便及尿液，這種排泄後掩埋的行為在生物學中尚未能解釋，只能確認可減少疾病傳染，及不讓獵物或狩獵者發現貓咪的行蹤。

由此可知，人們如果想把貓咪飼養在室內，必須提供一個小區域（砂盆），並在此放置一些鬆軟的物質（貓砂）供其排泄，幸好大部分的貓咪都會使用這些人們準備的替代物。

貓咪的排泄行為 ▬

有關貓咪排泄行為的科學知識相當有限，科學家們也開始著手研究，相關的研究成果有助於我們解決或預防貓咪的排泄問題。

現在，我們已確知小貓天生就會在鬆軟的物質上排泄，這種行為約出現在 3～4 週齡，此時小貓已能隨意控制排泄，他們無需從母親或其它貓咪那裡學習這種行為，即使是從未接觸過其它貓咪的人工哺育仔貓，也能完成這些標準的排泄動作。

從事標準的排泄動作時，貓咪會先聞一下這個區域，然後用前爪抓扒表面，好像是在挖洞一般，然後貓咪會轉過身來採取蹲姿，並在先前抓扒的表面上排尿或排便，之後又會轉過身來聞一下排泄的區域，然後又再一次以前爪抓扒表面，有如要將糞尿掩埋一般；有些貓咪在離開之前會重覆嗅聞及抓扒的動作一次以上。

不同貓咪的抓扒動作存在極大差異，有的是只是意思意思揮
個一兩下前爪，根本沒有真的將排泄物掩埋，有的則是很努
力的拼命掩埋，好像在建築沙堡一樣；除非有某些地方發生
了錯誤，如生病或對排泄的表面或區域有厭惡感而急著逃之
夭夭，否則都屬正常的差異動作。

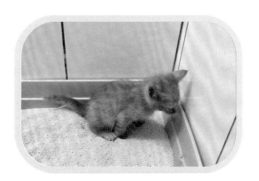

影響排泄行為的因子

貓咪對於排泄地點的選擇有幾個重要的因子，最重視的是表面結構。一項最新的研
究指出，貓咪最喜愛細粒砂狀的表面（如市售可凝集的細砂狀貓砂），而越粗糙顆粒
的物質貓咪越不喜愛。研究中心指出，貓咪不喜歡灰塵多及氣味重的貓砂。

砂盆的形式可能佔著重要的地位，雖然沒有相關的研究報告，但多數動物行為專家
已有一些選擇上的建議：貓砂盆必須要夠大，並且適合貓咪的排泄行為，貓咪在排
泄前會有一連串的動作，包括嗅聞、選擇適當位置、轉身及抓扒，因此體形大的貓
必須有較大的砂盆，才能順利完成這一連串的動作，畢竟上廁所應該是一件很輕鬆
愉快的事情，太擁擠的空間會使得貓咪顯得相當急躁。有的貓喜歡隱密的貓砂屋（有
屋頂的砂盆），有的則喜歡視野遼闊的貓砂盆；有的貓砂盆會附加上邊，以防止貓砂
撥出來，有的貓很喜歡，有的貓則恨之入骨。

氣味是另一個重要因子，淡淡的尿騷味會吸引貓咪重複回來此處排泄，但是很重的
尿騷味則會引起貓咪的嫌惡（如很久沒有清理的貓砂盆）。

貓砂盆的位置也是相當重要的因子，最好遠離食物、飲水、遊戲、休息及睡覺的地點，最好是可以輕鬆到達又稍具隱密性的地方，並避開人們時常走動的通道，但也不可放置在地下室或閣樓的陰暗角落。貓咪通常不會喜歡黑暗、寒冷、酷熱的區域，或一些嘈雜的大型家電附近（如中央空調機、洗衣機、乾衣機等），另外，貓咪也較喜歡廣闊的空間，讓牠在受到狗或其它貓咪攻擊時，能夠輕易逃脫。

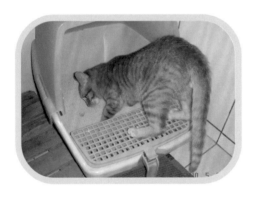

排泄問題的預防 ▬▬

如果你剛帶一隻新貓回家，最好能採用牠先前使用的貓砂牌子及砂盆，因為大部分的貓咪並不喜歡任何的改變，千萬不要因為某個牌子的貓砂在大特價而更換，最好就固定使用某個牌子，除非你或貓咪有任何的問題或困擾。

貓砂盆最好固定放在相同的地方，不要任意變換。如果你真的無法知道牠先前所使用的貓砂牌子，就應該先採用細小顆粒且無氣味的貓砂，並且不在貓砂盆附近擺放任何的除臭劑或芳香劑。

有幾隻貓就應準備幾個砂盆，並確認體型最大的貓咪有足夠動作空間，讓貓咪在任何時候都有砂盆能使用，如果砂盆加上邊或屋頂後顯得相當擁擠，應捨棄不用。

砂盆應放置於易到達且隱密的區域，要溫暖而不能太暗，並遠離食物、飲水及窩巢。如果住家多層樓，最好每層樓都放置砂盆，否則可能較易出現排泄行為問題。請將砂盆放置於安靜、廣闊區域，使得貓咪不必為噪音及襲擊而提心吊膽。

每日至少必須清理一次砂盆。如果使用的是無法凝集尿液的貓砂，就必須每三～四日將整盆貓砂換掉，並以清潔劑清洗砂盆；使用頻繁時，則更需勤加換洗。若使用可凝集尿液的貓砂，每次團塊清除後應再添加貓砂，即使在小心使用的狀況下，一段時間後貓砂也會發出臭味，所以每三～四週應將貓砂全部更新，並清洗砂盆。

仔貓及新貓對於砂盆的使用並不需要加以訓練，有些人會將貓咪放置於砂盆內，並強迫貓咪揮動前爪去觸碰貓砂，這是相當不智的行為，可能會使得貓咪對這個砂盆產生恐懼感而不敢使用；其實只需要讓貓咪知道砂盆的位置就可以了，並且遵照上述所提及的事項。

不時觀察貓咪使用砂盆的狀況，看牠的排泄行為是否正常、排泄時是否出現困難或疼痛的症狀；觀察砂盆是否太小，或貓咪很難到達砂盆的位置，砂盆、貓砂是否有不適合的現象（如貓咪在砂盆內沒有抓扒動作、排泄後飛快逃跑、排泄時將前肢站在砂盆邊緣上，而不肯站在砂盆內）。

解決之道

如果你的貓咪不常使用砂盆，該怎麼辦呢？排泄的問題可能由許多原因引起，例如疾病或醫藥併發症所引起，其中泌尿道感染及胃腸道疾病是最常見的。如果是醫藥併發症，貓咪可能在外觀或行動上沒有任何疾病旳徵兆，若未加以治療，只進行其它方面的調整不太可能改善，因此在出現排泄問題時，應該先找獸醫師進行生理檢查及測試，以便找出原因，才能得到適當的處理或治療。

另外，貓咪也會有所謂的「遺尿」行為，這種行為的本質上與排泄無關，並不是為了排空膀胱的尿液，而是一種劃分領域的行為，在發情期或不安恐懼時會較為嚴重。貓咪會採取站立的姿勢，高舉尾巴，並將少量的尿液噴灑在垂直的物體上，但應與貓咪異常行為有所區別。

如果獸醫師已確定你家的貓咪發生了排泄問題，身為主人的你要如何解決呢？動物行為學專家已指出某些重點可以讓我們加以思考：包括位置的嗜好、表面結構的嗜好、貓砂或砂盆的厭惡，以及與恐懼相關的問題。並沒有任何科學的研究，可以證實貓咪在砂盆以外的地方排泄是想要報復或刺激畜主，下文我們就來討論一些可能的解決之道。

1─位置的嗜好：

如果貓咪在除了砂盆以外的區域排泄，而且根本就不在乎這些區域的表面結構，通常會局限在一兩個區域，這些區域可能就是先前曾經放置貓砂盆的地方，或者因為這些區域較易接近到達、具隱密性且易於脫逃，所以較受貓咪的喜愛，如果你可以將到達途徑加以阻隔，貓咪可能會再回到砂盆內排泄。

將砂盆移至貓咪喜歡的地方，如果貓咪就因此肯在砂盆內排泄，就表示是單純的位置嗜好問題，如果貓咪仍然不肯使用砂盆，必然有其它的因素存在，如果貓咪喜歡的位置真的不適合永久擺放砂盆，最好漸漸稍作移動直至你可以接受的位置，有時畜主與貓咪是需要好好的妥協一番。

2─表面的嗜好：

貓咪可能會挑選一些具有相同表面結構的區域來進行排泄，大部分會挑選柔軟的表面（如地毯、換洗衣物或床舖等），有些則會挑選光滑的表面（如浴缸、洗手槽、瓷磚等）。

解決的方法就是將貓砂更換成類似牠所喜歡的物質，例如喜歡柔軟表面的貓咪就應該給予細顆粒且可凝集的貓砂，喜歡光滑表面的貓咪就應該給予鋪報紙或蠟紙的空盆，或只撒薄薄一層貓砂於砂盆中；有時也可直接將它喜歡的物質直接鋪放於砂盆內，但應該阻絕牠們接近其它放有相同物質的區域。

3 — 貓砂或砂盆的厭惡：

貓咪如果厭惡貓砂盆，除了在砂盆外的區域排泄，牠可能會繼續使用砂盆，但會避免四肢都站在砂盆內，例如牠會用前肢站立在砂盆邊緣處，且通常對於排泄物不加掩埋，也可能在離開砂盆後一直搖動腳爪。當貓咪對於砂盆及貓砂厭惡時，時常會在緊鄰砂盆的地方或附近排泄，即使將砂盆移至牠排泄的地方，也不會加以使用，甚至將牠與砂盆關在一起，也可能不會使用。

當貓咪對於貓砂產生厭惡，可以採用「表面的嗜好」此段的建議來改善。至於其它方面的厭惡，則必須針對原因加以解決，有可能包括了：太厚的貓砂、太髒的砂盆、缺少逃脫的路線、缺乏隱密性、太嘈雜或驚人的巨響、到砂盆時需經過令貓咪不悅的途徑，或在砂盆中曾發生可怕或痛苦的經驗。

4 — 恐懼相關的問題：

在這種狀況下，貓咪不使用砂盆的原因，不是因為害怕到達砂盆就是害怕待在砂盆內，主要的問題是貓咪心理產生恐懼，與砂盆本身的型式或特性無關。

貓咪在到達新環境時，會顯得相當恐懼，可能會在除了砂盆以外更隱密的地方排泄，或者有些主人在發現貓咪的排泄物後，會將貓帶至排泄物處加以懲罰，並把貓放回砂盆內；如果貓咪被屋內其它貓咪所恫嚇，也可能會躲藏在此很長一陣子。

恐懼的行為是一種潛在問題，必須對於恐懼的原因加以確認，並給予適當的行為治療，方式與治療遺尿及攻擊行為相同。

就如同前面所提及的，貓咪排泄問題有大有小，越簡單的問題越容易處理、越快得到改善，且由畜主自行處理即可；而複雜且多樣的問題，恐怕就得花多一點精神、時間或金錢才能解決。一般而言，早期發現早期治療，越容易成功解決，一旦問題拖久了，通常是很難處理的。所以，畜主必須定期、仔細觀察貓咪的排泄行為，一旦發生了異常，立即與你的獸醫師連絡。

Ⓑ 公貓噴尿

愛貓人難免都有過這樣的傷痛——自己心愛的公貓（特別是有蛋蛋的公貓，母貓很少會噴尿）居然破壞了住戶公約，東噴一點尿、西噴一點尿，味道不僅非常重，顏色通常還很黃，整個環境都充滿了濃濃的尿騷味，而且不論你怎樣生氣或斥責，甚至把牠抓來毒打一頓，牠也不當一回事，反而會更嚴重的到處噴尿。從桌腳、椅腳、牆壁、門，甚至是你的腳也無一倖免，最後你終於崩潰了，到處求救無門，只好終日與尿騷味為伍，日子久了，你也不在意尿騷味了，而貓咪也懶得再到處尿尿了…………。

噴尿的意義

噴尿較常發生於未絕育的公貓，噴尿時採立姿，尾巴會高高豎起抖動，接著就將少許尿液噴到垂直物的表面，例如桌腳、椅腳、牆面等。主人總是搞不懂，給了牠最好的貓砂盆、最貴的貓砂，每天固定當貓奴幫牠刷洗廁所、把屎把尿，為什麼貓咪還要到處尿尿？而且大部分都是尿個幾滴、噴個幾滴？

貓咪是領域性很強的動物，會劃定自己的地盤，並且每天固定去尋視地盤，看看有沒有白目的入侵者闖入。到底貓咪如何劃定地盤呢？貓咪的脖子兩側有一特殊腺體，會分泌出特定的氣味，而且每隻貓咪都分辨得出自己的體味與別的貓咪的差別，所以貓咪常會用脖子磨蹭垂直的東西，如沙發、桌腳、椅腳、牆緣、門框緣、主人的腳等，將自己特有的氣味沾附在這些東西上，作為地盤的確認與識別，每天的固定功課就是到處去聞一下自己的氣味是否還存在，如果氣味有減退，或被其它氣味所遮蓋時，就會用脖子再去磨蹭一番，磨完後再聞一下，確認氣味強度。

一旦環境中有新的人事物進入，帶進新的氣味，破壞了地盤氣味的完整性，貓咪就會有不安的感覺，一旦脖子的磨蹭也無法確認地盤，牠就會下狠招、噴個幾滴尿。每隻貓的尿液都有特殊的氣味，也可用來作為地盤的確認標誌，於是貓咪就會到處噴尿，讓整個環境充滿牠的尿騷味，於是牠收復失土的偉大志業宣告完成，爽哉！

另外一個狀況是貓咪的心理狀態。貓咪自己的體味會讓自己覺得心安，所以一旦貓咪的心理受到創傷或挫折時，就會尋求氣味上的慰藉。像是被主人海扁一頓、抓獵物失敗、環境中事物變動太大、主人不再關心疼愛、新來的貓咪爭寵、聞到外來發情母貓氣味卻無法交配……這種種一切都會造成公貓的不安，於是就讓氣味紓解自己受傷的心靈！

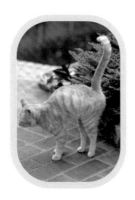

◀ 公貓發情時的
　噴尿行為

不安原因的尋找

主人總是會說：不可能啦！我對牠很好啦！沒有啥變動啊！不可能有挫折啦！不安？我看牠好得很啊！牠跟新貓很合得來啦！不可能因為新貓來才亂尿尿啦！

台灣的飼主是很主觀意識的，堅持三不政策——不探討、不承認、不合作。大家彷彿都把獸醫當神仙，認為打個針就可以改善一切，只要是要麻煩到我（飼主）的，一律不接受、不相信。

每當有客戶帶這樣的貓來求診時，我總是一樣的說詞：亂噴尿是不安造成的，至於不安的原因，就要靠你們自己找出來改善了，如果找不出來，又要解決亂噴尿的方法就是把貓關入大牢，不然就是吃藥改善囉！最後就是考慮把蛋蛋拿掉。

不過，想要不關貓、不吃藥、不拿蛋蛋，有賴主人們細心的探討研究，看看是否有新的人事物進到貓咪的領域中？你是否對牠的態度及相處方式有改變？針對不安的原因加以改善，才是治本之道。

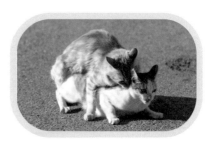

▲ 公貓在發情時，會到處噴尿。

性衝動

理論上亂噴尿是公貓的專利，而且是未絕育的公貓。一旦到了母貓發情的季節，母貓的性費洛蒙會傳送好幾公里遠，所以就算家中沒有母貓發情，公貓也會蠢蠢慾動，每天呼喊、企盼著茱麗葉的來到。但可能嗎？當然是不可能囉！你或許會想幫牠找個一夜情，但這事會讓牠越來越上癮、永遠止不住。當公貓處在極度不安的狀況下，就會非常想要逃出去發洩一下，於是很多公貓會以到處噴尿來尋求精神上的慰藉，這時絕育手術或許是解決公貓亂噴尿的第一個手段。

新的入侵者

很多飼主都會以擬人化的想法揣摩貓咪的心思，認為貓咪在家很孤單，自己又有一堆的藉口不陪貓咪，而為了減輕自己的罪惡感，就會突發奇想多抱一隻貓咪來陪伴原來的貓咪。

我不知道這樣的比喻好不好耶！這就像一個事業繁忙的老公怕自己心愛的老婆在家裡會無聊孤單，於是決定再娶一個小老婆來陪他的大老婆——聽起來是有點荒謬吧！但很多狀況下就是如此。

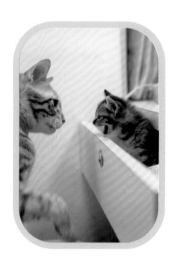

▲ 新的入侵者可能會造成貓咪的不安，
　引發亂尿尿。

貓咪是領域性很強的動物，要牠跟別的貓分享地盤實在是有點殘忍，要牠跟別的貓分享主人的寵愛，也會造成牠心理上的創傷。或許在表面上牠不會表現出不悅及不安，但本能上就可能會驅使牠必須到處噴尿，來一再確認自己的地盤及讓自己心安。

新的入侵者當然不單是指貓咪而已，新來的狗狗、新來的家庭成員、新來的室友、新的家具、新的被單或床單，都可能會造成貓咪不安。

懲罰

很多貓奴首次發現貓咪亂噴尿時，大多會氣得把牠抓來海扁一頓，有的天才還會把貓咪抓到噴尿的地方當面訓斥及懲罰。其實，這樣的方式不但沒用，還會使得貓咪更加不安，更需要到處噴尿以紓解心裡的不安。

貓奴遇到這樣的狀況，應該要對貓咪更好、與牠互動更密切，千萬別懲罰，否則噴尿會更嚴重。請記得忍住心頭怒火，小不忍則亂大謀喔！

關入大牢 ▬▬▬

如果不安的原因實在找不出來，也不想拿蛋蛋，或者就算找出來也無法改善這樣的原因時（總不能把剛娶回來的老婆或新生的嬰兒趕出家門吧！）最簡單的方法就是把貓咪關在貓籠內了。這樣的方法當然是很消極，對貓很不公平，但如果要在短時間平息眾怒時（家人抱怨），也只有暫時如此了；之後再把貓咪放出來觀察看看，也要利用這段時間好好回想一下可能造成牠不安的原因。

行為治療劑 ▬▬▬

其實有不少的藥物可以緩解貓咪不安的情緒，就是人醫所謂的「抗憂鬱劑」或「精神安定劑」，可讓貓咪服用幾個月後逐漸緩慢停藥，再觀察牠是否還會繼續噴尿。

C 攻擊行為

當你在沙發上抱著並撫摸發出呼嚕呼嚕聲的心愛貓咪，就如同以往每個安祥夜晚一般；當你的手開始觸及牠的小肚肚時，貓咪轉過身來，腳爪一張一縮地享受此刻的滿足，然後又以迅雷不及掩耳之速抱住你的手臂，除了後腳用力踢擊之外，還狠咬著你的手臂──在你回過神、感到疼痛時，貓咪早已逃之夭夭。到底是發生什麼事？是什麼東西讓原本甜蜜的相處變成殺戮戰場呢？

相信很多貓奴對於這樣的場景早就不陌生，因為這樣的攻擊行為在貓並不少見，也是國外貓咪行為治療師第二常見的求診原因。

對很多貓奴而言，這樣的突發性攻擊行為是一個讓人沮喪且害怕的問題，正所謂伴君如伴虎，就像一個恐怖情人一般不可預測、說翻臉就翻臉，而這樣的「家暴」問題也常常導致疼痛甚至造成傷害。除去心理傷害不說，也可能會因此造成貓抓熱或細菌感染，不能等閒視之。

雖然貓奴總說貓咪是突然發動襲擊，但其實在攻擊發動前一定會有些細微的身體姿勢變化，而這些細微的變化，正是確定攻擊行為即將啟動的線索，也是將來貓奴必須注意的防空警報。

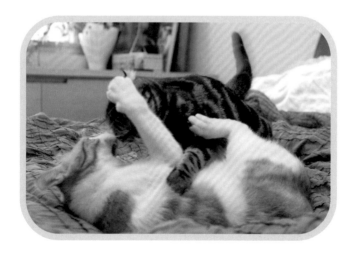

◀ 有些貓咪常會在被撫摸後，突然抱著主人的手開始啃咬。

攻擊行為前兆

1─防禦姿勢：

貓擺出防禦姿勢，目的在於讓自己看起來更小，並使自己處在一種武裝保護狀態，這些姿勢包括蹲伏、飛機頭（兩側耳朵下壓與頭頂呈一直線，正面看起就像飛機機翼一般，俗稱「飛機頭」或「開飛機」）、想要逃離、發出嘶嘶的恐嚇聲、使出連環貓拳、豎毛或埋頭躲藏。

擺出防禦姿勢的貓咪通常是對於一種狀態感到恐懼或不安，這種狀態可能顯而易見也可能毫無察覺，即使你不是導致牠不安或恐懼的原因，但卻可能會是這種基於恐懼產生攻擊行為的受害者。

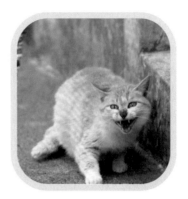

▲ 當貓咪覺得受到威脅時，會讓自己看起來很小，並發出嘶嘶的恐嚇聲。

2─攻擊姿勢：

貓擺出進攻姿勢，目的在於讓自己看起來更壯大，更令人生畏，這些姿勢包括踮腳且僵直的腿、豎毛、向你移動、緊盯著你、豎直的耳朵、發出咆哮聲、僵直的尾巴（通常也會「炸毛」，意思就是尾巴毛也豎毛，看起來更大更蓬鬆）。

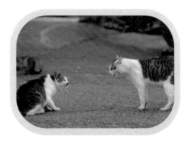

▲ 右側的貓咪準備進攻，擺出讓自己看起來很大的姿勢。

在任何一種狀況下，你都應該避免與表現出這些姿勢的貓咪進行互動，因為牠們正處在發動攻擊行為的邊緣。處在攻擊狀態下的貓咪，可以用驚人速度移動且進行攻擊，在尖牙利嘴及四個鋒利腳爪的配合下，很快就會造成嚴重傷害。

攻擊行為的原因

貓的攻擊行為可區分成許多類別，請詳細了解事情的來龍去脈，想知道發生攻擊行為前發生了什麼事？關鍵的線索就在其中。

1—恐懼型：

恐懼型攻擊行為，是在貓咪感知自己無法逃脫威脅的當下所引發的攻擊行為。這可能是牠從以往的生活經驗所學習到的，但當下你可能無法確認牠是否害怕。

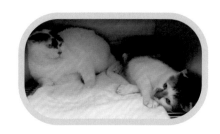

▲ 當貓咪感到恐懼時會引發攻擊行為。

2—病痛型：

病痛型攻擊行為也是常見的原因，因為突發的病痛而誘發突發的攻擊行為，特別是老貓或那些平常溫文爾雅的貓咪。如關節炎、齒科疾病、創傷及感染的狀況下，當疼痛區域被碰觸，或貓咪預期疼痛區域將被碰觸時，就可能會發動攻擊。

除了疼痛之外，貓咪老化後認知能力下降、正常的感覺輸入喪失或神經系統發生問題，都可能導致攻擊行為。

3—領域型：

當貓察覺自己的地盤被侵略時，就可能會引發領域型攻擊行為。雖然這類攻擊行為的對象通常是其它貓，但人類及其他動物也可能是攻擊對象，例如陌生人或新的寵物被帶回家時，就可能引發攻擊行為。

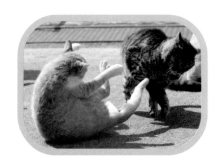

▲ 當貓咪察覺地盤被侵略，就會引起貓咪間的攻擊行為。

4 ─ 撫摸型：

喜歡被撫摸的貓咪突然改變心意而發生攻擊行
為，就屬於撫摸型攻擊行為。這種一直重複動作
的撫摸，摸久了就會從愉快變成令貓不爽的刺激
行為。

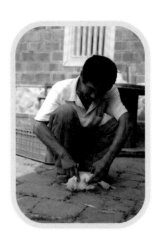

▶ 很多貓咪在被撫摸到很開心時，會突然轉過身攻擊你的手。

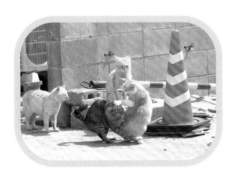

▲ 轉向型攻擊行為無法預測，且十分危險。

5 ─ 轉向型：

轉向型攻擊行為，是最無法預測且最
危險的一種攻擊行為。在這種狀況
下，戶外的其他動物（例如在貓咪眼
前跑來跑去卻無法捕獵的老鼠）、突
發的尖銳噪音，或令貓作嘔的難聞氣
味，會使貓咪處在一種隨時都可能爆
發的高峰狀態，雖然你此時沒有犯任
何的錯誤，僅僅只是路過而已，卻會
無端成為牠最後爆發的出氣筒。

應對方式

在你沒有明顯的挑釁行為下，貓咪卻出現這些攻擊行為時，首先你必須帶著貓咪去
拜訪牠的家庭醫師，進行完整的檢查來確認貓咪有沒有任何的病痛足以引發攻擊行
為。如果家庭醫師確認貓咪是健康的，會考慮轉診至有動物行為治療門診的動物醫
院，以確認到底是什麼原因啟動攻擊模式，並會給你居家行為治療的建議。

在許多狀況下，只要注意攻擊行為前的細微前兆，就能讓你在攻擊行為發動前抽身
離開；雖然你可能找不到貓咪焦慮的原因（即使知道也可能無法隨時隨地控制或改
善這些原因），但稱職的貓奴往往可以提供讓貓咪冷靜放鬆的舒適空間，讓牠沒有機
會去傷害任何人或動物，在耐心及仔細的觀察前兆下，大部分的貓咪很快又能融入
正常的居家生活中。

磨爪

貓咪把你最喜歡的沙發或最昂貴的音箱拿來練爪子，並不是存心想要毀了這些東西，而是希望藉由「磨爪」來滿足牠的某些需求。

磨爪是一種記號行為（就像有蛋蛋的公貓噴尿做記號一樣），將貓掌上的特殊腺體所產生的氣味標記在自己的領域內，同時將爪子磨短，以免妨礙行走。而留下來的抓痕及指甲碎屑，也可能有助於貓咪自信心的建立。

磨爪是一種天生的正常行為，因此很難完全制止，但貓奴可以引導貓咪在適當的東西上進行磨爪（例如貓抓板），以下三種策略將幫助導正貓的磨爪行為。

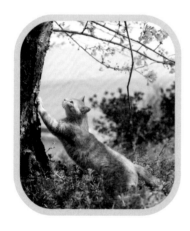

識別磨爪偏好

要了解你的貓喜歡抓什麼，就必須仔細觀察。牠喜歡地毯？窗簾？木頭？還是其他表面？牠是否喜歡伸腳超過頭頂的磨爪方式？還是喜歡水平面的磨爪？

一旦你確定自家貓咪所喜歡的材質及磨爪方式，就可以買一個符合牠需要的貓抓板了。

◀ 選擇一個貓咪喜歡的材質和方式的貓抓板。

提供適合磨爪偏好的商品

大多數的寵物店都會提供各種形狀、各種表面紋理的各式貓抓板或貓跳台。地毯覆蓋的貓跳台柱子，對於喜歡在地毯上磨爪的貓咪來說是不錯的選擇；如果你的貓咪喜歡沙發或粗糙的表面，請選擇類似麻繩材料覆蓋的柱子；喜歡在窗簾上攀爬和磨爪的貓咪，可能會更喜歡高度足夠的貓抓柱或貓抓板，或將其安裝在牆壁上或門上夠高的地方；如果牠喜歡平面磨爪的話，扁平紙板磨爪箱或許就是最好的選擇，但切記這些磨爪工具都必須牢牢固定，以免在磨爪過程中翻倒，而且這樣抓起來才夠力，貓才會喜歡。

喜歡 DIY 的貓奴，可以發揮自己的巧思來創建磨爪點以及貓的活動中心。你可以用地毯或麻繩材質覆蓋於木塊上，然後將它們釘在一起，做成一個可以攀爬跳躍以及休憩的貓樹，能同時滿足娛樂及磨爪的需求。磨爪柱或磨爪板的最低高度，應至少與貓站立後完全伸展的高度一樣高。

將這些貓抓柱、貓抓板或貓樹放在牠以前喜歡磨爪區域的旁邊，來重新將磨爪行為導向這些物體，然後再逐漸緩慢的移動至你希望的位置。如果貓確實轉向新的磨爪物件上，應以給予食物、撫摸和讚美等方式獎勵它。

你也可以藉由在磨爪新物件上或附近放置食物，或撒上貓薄荷來吸引貓咪，當這些磨爪物件被抓得傷痕累累時，千萬不要更新，因為這些抓痕證實它被很好的使用著，並且正在達成我們預期的目標。

讓不想被抓的物件變得無法磨爪或不吸引貓咪

最簡單的方式，就是讓貓咪無法接近該物件，但這並不實際，因為你真的很難防止貓咪去接近這些物件。但是，你可設些誘餌陷阱來阻止貓咪在該物件上磨爪，例如在該物件上或緊鄰處設置一個不穩定的塑膠杯疊塔，當貓咪磨爪震動時，會導致塑膠杯疊塔翻落而驚嚇到牠；嚇多了，牠就不喜歡去了。或者用毛毯、塑膠板或雙面膠覆蓋在磨爪面上，也可能可以阻止貓咪在此磨爪。

由於抓痕具有氣味標記成分，因此貓更有可能重新磨爪於已有氣味的區域，為了打破這個循環，可以在這些表面上噴上除臭噴劑、芳香劑或臭味中和劑。

貓奴可以通過定期修剪貓指甲，來進一步減少貓的磨爪行為，也有所謂商品化的貓指甲套可供使用，但這些都僅適用於那些肯讓你進行指甲操作的乖貓。商品化的指甲套可以讓貓咪仍進行磨爪動作，卻不會傷害家中物件，但必須每 6～12 週更換一次。

一般而言，貓是不吃懲罰這一套的。因為牠無法將懲罰與磨爪動作聯上關係，只會認為你是在欺負牠而已，甚至還會誘發貓的攻擊行為，而且

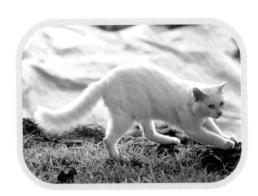

◀ 選擇貓咪喜歡的磨爪物件，可以減少牠在主人不希望的地方磨爪。

很多懲罰反而會導致更多的異常行為（例如噴尿或自發性膀胱炎）。所以，天外飛來的懲罰才是最佳的方式，就像前面所提到的塑膠杯疊塔，杯塔的崩落正是一種天外飛來的懲罰。

去爪手術一直是極具爭議的不道德手術，它其實不止是去掉爪子而已，而是切除掉第一節指骨，是一種相當殘忍的手術，跟其他外科手術一樣具有麻醉風險及可能的術後併發症（包括出血及感染），而且一旦貓咪跑到戶外，牠就失去了保護自己的工具，遇到危險時也沒辦法爬樹逃亡。

我的醫院不允許進行這樣的手術，因為我始終認為，想要進行去爪手術的人，就沒有資格養貓！

Ⓔ 貓的異食癖

很多貓奴常會抱怨自己昂貴的衣服被貓咪啃食到支離破碎，甚至珍貴的室內植物也常慘遭毒手；更離譜的是，貓咪竟然會吸吮主人的皮膚、狗狗及其他貓咪的乳頭（或自己的乳頭），偶爾也會出現啃咬橡

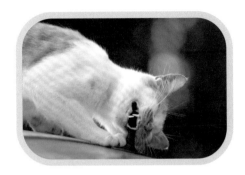

▲ 貓咪也會啃咬橡膠材質的物體

膠製品、電線、塑膠繩或縫衣線的狀況。如果發生以上狀況，你的貓咪恐怕是得了貓異食癖，必須予以導正及治療。

這種的異常行為，是貓咪對於某些不應吮食的東西產生了特別的癖好。就像某些人喜歡咬指甲或吸吮手指頭一樣，只是貓咪吮食的對象大部分是羊毛織品、紡織品、主人或植物。

吸吮羊毛織品、紡織品

這種形式的吮食癖好，最初被認為僅發生於暹邏貓及緬甸貓這兩種品種的貓，但後來的研究已發現其它品種的貓咪也會發生相同的問題。暹邏貓約佔 55%，緬甸貓約佔 28%，其它的東方品種也偶爾會發生，而混血貓則佔更少（約 11%）。

開始發作的年齡約為 2 ～ 8 月齡，一般被認為引起的原因為遺傳性，但在甲狀腺功能不足時也可能會引發，也有人認為這是一種轉移性的幼年吸乳行為，貓咪會以前爪在紡織品上做出按摩的動作並且加以吮吸，這時牠的表情會顯得相當舒服且滿足，當然有的貓僅會保留按摩紡織品的動作而已。

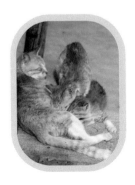

吮食主人或其它動物肌膚

吮食對新生仔貓而言是一種正常的反射性行為，直到 23 日齡後才會逐漸消失，而成年後仍然保留吮食反射的貓咪大部分為孤兒貓、營養缺乏或過早離乳。

以胃管餵食孤兒新生仔貓雖然較為方便且節省時間，但可能會造成這一類的異常行為，因此最好還是以奶瓶餵食較

◀ 過早離乳會導致貓咪之後的代償性吮吮行為。

佳。母貓一般而言會於仔貓 8 ～ 10 週齡開始斷奶，但是人類常常狠心的強迫仔貓於 6 週齡或更早的時候斷奶，便有可能導致往後的代償性吸吮行為，例如主人的皮膚、同伴的耳朵、乳頭或陰莖，而這種行為多半也都會伴隨前爪的按摩動作。

啃咬植物

貓咪吃食植物的行為可能是因為想獲得某些纖維質、礦物質或維生素，一般而言，應算是一種正常的攝食行為，除非是過量，或者針對某些具有毒性或昂貴的植物時才會引起主人的抱怨。

大部分的肉食獸缺乏降解纖維素 B 鍵而轉化成葡萄糖的酵素（葡萄糖才能被消化道所吸收），因此這些植物在消化道內幾乎會保持原狀再被排泄出來（這裡指的是少量）。如果大量食入植物會刺激胃部而引發嘔吐，這就是為什麼貓咪發生毛球症時會想去吃食植物的原因。

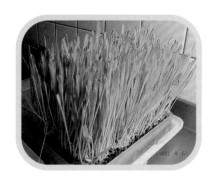

▲ 大量食入植物或貓草時，容易引發貓咪嘔吐。

治療方法

大部分的吮食行為都發生於依賴心較重的貓咪，牠們保留了幼年時期的依賴心理（正常的貓咪是相當獨立的），因此針對這種過度依賴的心理進行治療會有助於異常吮食行為的改善；此外，應增加貓咪遊戲的刺激性與增加牠在家裡的活動，也要給予一些新的事物來刺激其好奇心。

可能的話，應讓貓咪多與外界接觸，例如將貓咪關在戶外的貓籠內，但安全性必須注意，或讓牠習慣以蹓貓繩的方式出去散步。

於食物中添加纖維素物質，也可以改善吮食植物的習慣，例如米糠、衛生紙。想防止貓咪吮食紡織品，可以使用氣味強烈的阻隔劑噴撒在上頭，如尤加利樹油、薄荷油等，也可以在衣服底下放置一些機關來嚇阻貓咪的靠近。

其實，預防才是最好的治療，小貓應該給予足夠的哺乳期，不要過早斷奶，至於其他難以處理的病例，可以考慮乾脆就將貓咪與這些牠喜歡吮食的物品完全隔離。

Ｆ 亂尿尿——自發性膀胱炎

很多貓咪的亂尿尿行為，在以往都被認為是貓咪的記號行為，但理論上記號行為只有公貓會，而且是擁有完整蛋蛋的公貓才會。況且，記號行為應該是噴尿而不是尿一大灘，那為什麼現在連母貓及沒有蛋蛋的公貓，也都會亂尿尿來做記號呢？

問題就出在這樣的亂尿尿根本不是記號行為，而是一種疾病。在公貓噴尿的章節中，我們提過記號行為的噴尿方式，是噴一點點尿在垂直的物體上，但為什麼現在貓的亂尿尿大多是發生在棉被、床單、地毯等平面的物體上，而且是尿一大灘而不是只噴幾滴而已？其實，最有可能的原因就是自發性膀胱炎。

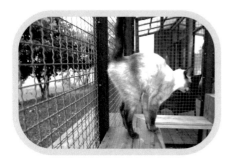

◀ 公貓做記號與亂尿尿的排尿方式是不一樣的。

不論公貓、母貓、有蛋蛋或是沒蛋蛋的公貓，都可能會發生自發性膀胱炎，特別是肥胖的貓咪、絕育手術後的貓咪、波斯貓、只吃乾飼料的貓咪，還有受到緊迫的貓咪（請參考 P.28 認識緊迫的章節）都是比較容易發生自發性膀胱炎的族群，而且可能有遺傳因素存在，意思就是說老爸或老媽有，那小孩子就比較會得囉！

為什麼會有自發性膀胱炎呢？第一個可能，是因為貓咪膀胱黏膜上皮細胞沒有緊密結合，所以會讓尿液滲入膀胱肌肉層而引發疼痛排尿；第二個可能，是因為貓咪膀胱上的痛感受神經纖維較多，因此較容易因為緊迫而誘發神經性發炎機制；第三個可能，是因為腎上腺皮質儲備能力不足。反正簡而言之就是體質！體質！體質！緊迫！緊迫！緊迫！以及太安逸無聊的生活。

既然跟體質有關，那就無解，但緊迫呢？這就是你可以控制避免的。而太安逸無聊的生活呢？這也是你可以去努力改善的！

首先，尿液滲入膀胱肌肉層而引發疼痛，是因爲尿液中有很高濃度的鉀離子，這一點可多吃罐頭、濕性食物、罐頭拌水來改善，也就是多喝水來降低尿液中的鉀離子濃度。而很多下泌尿道疾病處方罐頭或濕糧內，也會含有一些精神安定的營養成分，有助於降低緊迫的發生，所以當然是首選囉！缺點是貴呀，比我們吃的便當還貴。

再來，該如何避免過大的緊迫及維持適當的小緊迫刺激（以維持適當的腎上腺功能）？請參考 P.28 認識緊迫的章節。

最後，就是最笨也最不好的方式——吃藥治療。大多需要吃到幾個月後才能看到明顯效果，並且不能突然停藥，必須緩慢減量停藥，否則會造成可怕的副作用，所以治療期間必須密切與獸醫師配合。

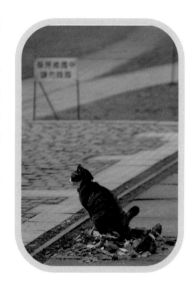

▲ 貓咪亂尿尿的方式，一般是以平面為主。

疼痛 ▰▰▰

疼痛引發的亂尿尿較常見於老貓，很多都與脊柱疾病有關，例如我們所熟知的骨刺。另外，慢性退行性關節炎也可能會導致亂尿尿，為什麼呢？因為我們一般準備的砂盆都有一定高度，所以貓咪必須跨入砂盆內，而這個動作都可能會引發疼痛，所以貓咪就會害怕進入砂盆，而在砂盆外的四周亂尿尿，甚至亂大便。這樣的貓咪大多擁有瘦弱的後腳，應該帶到醫院進行完整的神經學檢查、X 光照影，甚至電腦斷層或核磁共振檢查。

一旦發現是這類的病因，除了配合獸醫師的治療，也要設置適當的斜坡讓貓咪容易進入貓砂盆而不引發疼痛。

廁所的問題 ▰▰▰

貓砂盆的樣式、貓砂材質、貓砂盆的擺放位置、貓砂盆的清潔度都可能會導致貓咪亂尿尿喔，請參考 P.196 廁所學問大的章節。

Ⓖ 貓感覺過敏症候群

貓感覺過敏症候群在以往有很多名稱，包括滾背症候群（rolling back syndrome）、神經性皮膚炎（neurodermatitis）、神經炎（neutritis）、精神運動性癲癇發作（ psychomotor epilepsy）及暹羅貓的搔癢性皮膚炎（pruritic dermatitis），藉由這些各式各樣的病名，我們可以了解到貓感覺過敏症候群應該並非單一病因所引發的疾病。

事實上，貓感覺過敏症候群通常是經由排除法而得到診斷的，其中的區別診斷則包含了皮膚病學、神經病學及行為學，只有在皮膚及神經系統疾病被排除之後，才能將其診斷為感覺過敏症候群。

貓感覺過敏症候群可以發生在各年齡層的貓咪，但好發於 1 ～ 5 歲的貓咪，並無性別好發性，品種好發性則包括暹羅貓、波斯貓、阿比西尼亞貓及緬甸貓。

貓感覺過敏症候群被認為是一種會導致自殘的強迫性異常行為，被假設是由於替代行為（displacement behavior）而啟動貓感覺過敏症候群。替代行為發生於「兩個行為互相衝突」時，舉例來說，當一隻貓感覺饑餓而想要去吃飼料，卻被環境中另一隻具攻擊性的貓所攻擊，貓咪會因為害怕而不敢前往食盆進食，但飢餓又讓牠很想進食，於是造成「想前去進食」與「逃跑」這兩個互相矛盾衝突的行為，結果讓貓咪做出另一個不相干的行為，例如理毛（舔毛）。

如果這樣的衝突情況持續一段時間，可能會使貓咪形成一個習慣模式，就算衝突清況已經不再發生了，但貓咪仍持續這樣的替代行為，我們會把它定義為強迫性行為（compulsive behavior）。

症狀 ▬▬

正如以上所提及的「滾背症候群」病名一樣，患貓的背部皮膚會沿著腰椎呈現漣漪樣的來回波動，觸診腰部肌肉可能會誘發疼痛症狀。發作時瞳孔通常呈現散瞳，並且常常盯著自己的尾巴，然後發動攻擊自己的尾巴或體側，啃咬尾巴基部、前肢及

腳掌都是常見的症狀；這些貓也常常在家裡狂奔同時嚎叫；在冷靜狀態時，也可能
會對人及其他貓呈現攻擊性。這樣的攻擊行為可能會在撫摸牠的毛髮時誘發，而且
最常發生於早上或午夜前。

治療 ▰▰▰

行為矯正

建議貓奴與貓咪建立可預期的交流時間，包括定時餵食、定時遊戲、定時清理貓砂
盆。懲罰是最明顯源自飼主的壓力因素，會使得緊迫加劇，導致更嚴重的異常行為。
發現貓咪又快要開始強迫性行為時，不需加以制止或喝斥，而應該以其他玩具或活
動來分散貓咪的注意力。在犬強迫症治療上常用「命令—反應—獎賞」，也就是命令
犬坐下，該犬也遵從之後，給予零嘴作為獎賞，這個方法也可以運用於貓。

藥物治療

可用於貓感覺過敏症候群的藥物包括：選擇性血清素再攝入抑制劑、三環抗憂鬱劑
及苯二氮卓類藥物等，但使用上述藥物時，最好從最低劑量開始，然後視狀況逐漸
增加劑量來達到效果，這樣做能將一些嚴重的副作用降到最低，例如過長時間厭食
或過度鎮靜。

一旦異常行為的發生頻率已達到能接受的程度，應該再持續治療 4 ～ 6 個月，之後
的劑量可以每 1 ～ 2 週降低 1/4 劑量直到停藥為止。如果異常行為復發或頻率又增加
時，應回到之前的有效劑量，再持續治療 4 ～ 6 個月，之後再逐漸降低劑量至停藥，
但有些貓咪需要終生投藥才能得到控制。

Ⓗ 老年癡呆症

其實我本身不太喜歡老年癡呆症這個病名，傷害性不大，但污辱性極強。我還是喜歡比較學術的名稱：認知功能不全症候群（cognitive dysfunction syndrome），簡稱 CDS，是老貓常見的一種神經退行性疾病，是因老化相關的病理變化導致的進行性認知功能退化，包括大腦萎縮、神經元流失、腦室擴大（ventricular enlargement）、類澱粉沉積的病灶及腦部血流的障礙。

氧化性傷害的增加及粒線體功能的下降會導致大腦代謝下降，這些都被認為與貓的 CDS 有關。隨著老化，粒線體功能會逐漸下降，因而導致自由基產生增多與排除減少，又更近一步損害粒線體功能，而抗氧化劑的添加則被認為有助於改善粒線體功能。

症狀 ▬▬▬

CDS 可能呈現的臨床症狀包括定向障礙、與人類或其他寵物的互動模式改變、睡眠—覺醒週期改變、隨地便溺、活動力改變、夜晚嚎叫、強迫性行為、對刺激的注意力及反應下降，也可能呈現恐懼及焦慮不安。

診斷 ▬▬▬

當懷疑老貓主訴症狀可能是由 CDS 造成時，診斷上獸醫師會先去排除其他可能導致相同症狀的疾病，這些包括收集完整的病史資料來決定是否有其他合併症狀、理學檢查、神經學檢查、感覺及疼痛評估，以及任何有助於排除可能疾病的實驗室檢驗。但因為牠是一隻老貓，即使發現了某些疾病的存在，你仍然無法排除 CDS 存在的可能性。

治療 ▬▬▬

目前貓 CDS 尚無合法允許使用的藥物，那些標示適用於貓及已經用貓測試過的營養品或許是首先推薦使用的選項。包括富含不飽和脂肪酸的深海魚油、南極磷蝦油、綠唇貝提取物、維生素 C、維生素 B 群、精氨酸、維生素 E、S-腺苷甲硫胺酸（S-adenosyl-L-methionine, SAMe）及磷脂醯絲氨酸（phosphatidylserine）等，都被認為有助於貓 CDS 的控制及改善。但當 CDS 的症狀越嚴重、越明顯時，想要達到明顯可見的治療改善越困難，所以預防與早期發現、早期治療是最重要的。

在犬的研究中，發現透過精神刺激及環境豐富性的改善，不只能增進生活品質，也可能可以改善因大腦老化所導致的行為症狀及生理變化，或者可能延緩其惡化速度。雖然貓目前並沒有相關研究，但精神及生理的刺激也的確是維持行為及生理健康重要的一環。

但是，貓在老化的同時，其運動能力、感覺功能或認知功能可能都有限了，或者也正遭受其他疾病所苦，因此限制了牠們從事正常日常活動的意願及能力。所以，面對老貓 CDS 治療上的挑戰，就是找到適合其能力、健康狀況、意願的環境改善方案。對貓而言，保持環境穩定性對防止緊迫及減少不安是非常重要的，所以對於環境豐富化的進行必須放慢，首先得確認這些改變能滿足貓咪餵飼、排泄、睡眠及安全性等最基本的需求，如果變化過程中發現問題，就必須將一個變化或某些變化再稍微退回去一下。

例如一隻感覺退化、運動力下降或罹患慢性腎病的老貓，需要更頻繁前往砂盆排尿，可能就需要針對砂盆位置、睡覺的地方或遊戲區域進行調整，讓貓咪能更好去應對這些問題。休憩和睡眠地點的高度可能需要降低，或增加容易到達的樓梯或斜坡；將砂盆移至較方便到達且照明充足的地方，或設置斜坡讓貓咪更容易到達沙盆內，甚至在不同位置多放幾個砂盆；另外，可提供一些新的餵食玩具及探險的物體（如紙箱、紙盒、紙袋、貓隧道），這些都可能有助於環境豐富化。

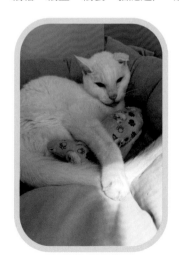

但還是切記，任何改變都可能導致緊迫，特別是對老貓而言，所有改變必須緩慢進行，讓貓選擇自己喜歡的東西，例如睡覺的地方、棲息地、貓砂盆、食物及玩具。其他潛在的壓力源也應該加以控制，例如其他動物或人（特別是小孩）的打擾及威脅，讓老貓擁有一個安靜且安全的地方，並且避免任何正面的懲罰。

重要的是，在上面提及的限制下，努力尋找增加互動及遊戲活動的方法，更頻繁使用獎賞（零嘴或玩具）以增進互動交流，來維持或增加對老貓身體和大腦的刺激。

PART

8

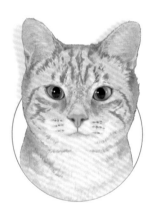

貓咪常見疾病

Ⓐ 貓咪生病時的警訊

貓咪不像人會說話，生病時就算不舒服，也不會有明顯的異常，所以往往都是到了貓咪已經不吃不喝時，貓奴們才驚覺狀況不對，帶到醫院看醫生。這時候，通常會看到貓奴們很自責，怪自己沒有早一點發現貓咪的身體出問題。但如果平常沒有累積一些關於疾病的小常識，即使發現了，也可能不會覺得這些症狀的出現代表貓咪生病了。其實貓咪在生病初期，會改變牠們日常生活的作息，雖然不明顯，但如果貓奴們平常有仔細觀察貓咪，應該是可以很快的察覺異常。但在多貓飼養的家庭，因為貓咪數量多，很難在早期就發現不對勁的地方。而當貓咪有以下異常行為時，就代表牠可能生病了。

體重減輕 ▬

每週測量貓咪的體重是發現貓咪慢性疾病最好的方法，但千萬別用人的體重機來測量，抱著量也是精準度不夠的，最好購買數位嬰兒磅秤，並且製成紀錄表。如果貓咪的體重持續下降，就算精神食慾很好，也可能是慢性疾病的指標，如慢性腎臟疾病、肝膽胰疾病、糖尿病、甲狀腺功能亢進或體腔內腫瘤。舉例而言，一隻 4 公斤的貓如果持續體重下降至 3.8 公斤以下，就好像 80 公斤的人瘦到 76 公斤以下，你知道這是多麼不尋常的事情，可能就代表著某些慢性疾病的存在，應儘快就醫進行完整的檢查。

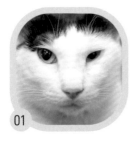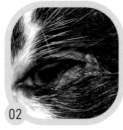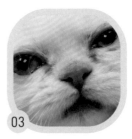

01　　　　　　02　　　　　　03

眼屎和眼淚 ▬▬　▲ 01／貓咪眼睛畏光、疼痛。　02／眼角有黃綠色分泌物。　03／扁鼻種的貓眼角容易有淚痕。

貓咪剛睡醒時，會和人一樣，有一些黑色的乾眼屎附著在眼角上，只要輕輕擦拭掉就可以，這樣的分泌物不需要太擔心。但有時侯，貓咪的眼眶周圍會紅紅的、有過多的眼淚分泌，這表示牠的眼睛有發炎的狀況。嚴重時，眼角或眼眶周圍，會出現黃綠色膿樣的分泌物，而這些膿樣分泌物會沾附在眼瞼的周圍，甚至將貓咪的上、下眼瞼黏住，使得眼睛張不開。有些貓咪會因為眼睛疼痛和畏光，而使眼睛變得一大一小，或是會用前腳一直洗臉，這種動作可能會讓眼睛的狀況變得更糟。因此，當發現貓咪的眼睛有分泌物或眼睛張不開時，可以先用沾溼的棉花將眼周圍擦乾淨，保持眼睛的清潔，並且在症狀還未惡化前，帶到醫院檢查。而幼貓的免疫力比成貓差，因此病毒性感染造成的眼睛疾病容易變得很嚴重，如果沒有及時帶到醫院治療，甚至可能會失去視力或必須摘除眼球。

很多人認為波斯貓或異國短毛貓這類扁鼻種的貓咪容易流眼是正常的，但其實也有扁鼻種的貓咪沒有流眼淚的問題。貓咪的眼睛和鼻子之間有一條鼻淚管，當鼻淚管因慢性發炎而造成阻塞時，就會形成過度的流眼淚；此外，病毒性感染造成的眼睛發炎也可能會導致過度流眼淚，因此在變成慢性感染之前，帶貓咪到醫院作個檢查吧！

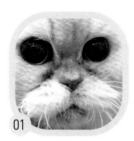 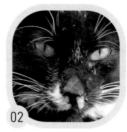 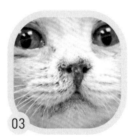

▲ 01／在光亮處，瞳孔仍呈現完全放大的狀態。　02／黃色鼻膿在鼻鏡周圍。　03／嚴重上呼吸道感染造成的鼻鏡潰瘍。

貓咪眼睛出現的狀況及可能發生的疾病：

1—**眼白或是眼睛周圍紅紅的：**可能是結膜炎和角膜炎。

2—**當光線照到眼睛會畏光時：**可能是角膜炎、結膜炎或青光眼。

3—**眼睛周圍出現大量黃綠色的分泌物：**可能是乾眼症、嚴重上呼吸道感染造成的結膜炎或角膜炎。

4—**眼睛在光亮處，瞳孔還是呈現異常放大：**可能是甲狀腺功能亢進症或是高血壓引起的視力損傷。

鼻水和鼻分泌物

貓咪的鼻孔附近，有時會有一小塊黑色的鼻屎，那是鼻分泌物和灰塵混在一起而形成的鼻屎。這些鼻屎只要常用濕棉花清理乾淨就可以，但如果有明顯的鼻水流出，就要特別注意了。若是一般清澈的鼻水，可能是鼻子過敏，或是貓咪上呼吸道感染的初期，這時最好就先帶到醫院接受治療；否則，當鼻子發炎，轉變成慢性鼻炎時，治療就會變得更加困難。

當鼻涕從清澈變成黃綠色的鼻膿分泌物時，表示貓咪的發炎症狀已經轉變成慢性，嚴重的話，甚至會有帶血的鼻膿分泌物。這時侯如果沒治療，就會進一步造成貓咪鼻塞，影響到牠們對食物的嗅覺，造成食慾、精神及體重下降。

流口水及口臭

唾液在口腔內扮演潤滑食物的角色，且具有殺菌功能。當嘴巴咀嚼食物時，會與唾液混合，讓食物容易通過食道、進入胃中，而唾液中的消化酶也會先消化部分的食物。在正常的狀況下，唾液會自然流入食道內，但是當口腔發生問題時，唾液無法正常流入食道，就容易流出嘴巴外。不過有些貓咪在緊張，或是吃到不喜歡味道的東西（如藥物）時，也會一直流口水！

另外，貓咪的口腔內，不管是牙齦、口腔黏膜或舌頭，如果有發炎現象時，都會使得牠的嘴巴發出惡臭味；同樣地，當貓咪體內的器官有疾病時，也可能會出現口臭症狀（如腎臟病）。

> **貓咪流口水或口臭時，可能發生的疾病：**
>
> 1 — **過度流口水**：牙齦炎、口腔發炎、牙周病、舌頭潰瘍、中毒、腎臟疾病造成的口腔潰瘍等。
> 2 — **口臭**：口腔發炎、牙齦炎、腎臟疾病等。

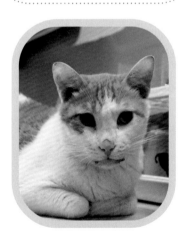

▲ 口腔有問題時，貓咪嘴巴周圍會有口水。

噴嚏及咳嗽

貓咪有打噴嚏或是咳嗽症狀出現時，不要輕忽它！病毒或是灰塵從鼻腔進入後，會刺激鼻黏膜造成打噴嚏。而咳嗽是病毒或是灰塵等異物由口腔進入，刺激氣管造成咳嗽。換言之，打噴嚏和咳嗽是防止異物由鼻腔或口腔進入體內的反應動作。當鼻子受到刺激時，貓咪會打好幾次噴嚏，例如有時貓咪在吃貓草，或是正在理毛時，貓草、毛髮或是灰塵會刺激鼻腔，引起打噴嚏，這是正常的生理現象，不需要太過擔心。另外，有些貓咪喝水時，水不小心進到鼻子裡，或是聞到較刺鼻的氣味時，也都會刺激鼻黏膜造成打噴嚏。

但是，如果貓咪一天打了好幾次噴嚏，都不像是短暫刺激造成的生理反應時，有可能就是疾病造成鼻黏膜發炎而引發的噴嚏；若打噴嚏的同時，有鼻涕和眼淚一起發生，則代表貓咪有上呼吸道感染或是某種過敏的可能性。

此外，有時侯貓咪吃太快，會因嗆到而有咳嗽症狀，如果只是短暫地、一次性發生，可以先觀察不需要太過擔心。夏天冷氣剛開時，冷空氣刺激貓咪的氣管，也可能造成貓咪突發性的咳嗽。但是，當氣管發炎、肺部發炎或是心絲蟲感染時，貓咪會發出喀喀聲，類似人的哮喘。這個聲音的形成，主要是因為發炎導致氣管變窄，空氣通過狹窄的氣管時發出的。很多貓奴看到貓咪咳嗽，會以為牠是在乾嘔，但是又吐不出東西，因此容易誤把這個症狀當成是嘔吐。

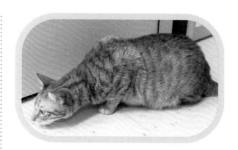

▲ 貓咪咳嗽時會呈母雞蹲坐姿，頸部往前伸直。

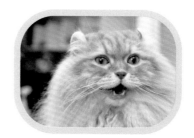

▲ 貓咪在緊張時，也會張口喘氣。

呼吸困難

呼吸困難的症狀，就是呼吸加速及呼吸變得用力。嚴重時，甚至會出現腹式呼吸及張口呼吸。貓咪的呼吸速率約為每分鐘 20 ～ 40 下，當貓咪在放鬆狀況下，呼吸次數超過 50 下時，就必須特別注意，可以與醫生討論是否要就診。但是夏天炎熱時，如果只開電扇，貓咪也可能因為熱而呼吸很快，甚至張口呼吸。當貓咪呼吸過快或呼吸困難時，最好先打電話詢問醫生；如果需要立即就診，在送往醫院的途中，盡量不要讓貓咪過度緊張，應保持安靜。因為大多數呼吸困難的貓咪，會如同溺水一般慌張且脆弱，隨時都可能引發休克、死亡，照料及評估必須快速且明確地進行。

以下症狀或疾病可能造成呼吸困難：

1 — **貧血：**口腔和舌頭的顏色變得較蒼白，外部創傷造成出血，或是內臟疾病
　　造成的紅血球破壞都可能引發貧血。此外，自體免疫的疾病造成紅血球的
　　破壞（溶血性貧血）也有可能發生。

2 — **心臟和肺臟疾病：**舌頭顏色變成青紫色。因為血液中的氧氣量不足，所以
　　貓咪會變得呼吸困難，這種情況下有可能是心臟疾病或是肺部疾病。

3 — **貓上呼吸道感染：**當貓咪上呼吸道感染時，會造成鼻腔發炎，甚至鼻塞；
　　貓咪會因而呼吸困難，可能會有張口呼吸的症狀。

嘔吐 ▅▅

雖然貓咪是很容易嘔吐的動物，但如果每天都嘔吐，就必須特別注意了。貓咪常會因理毛時，舔入過多的毛，造成毛球症而引發嘔吐；有時也會因為吃得太多或太急，造成飯後沒多久就嘔吐。很多貓奴不清楚什麼情況下嘔吐可以在家觀察，什麼情況需要緊急送醫院治療。嘔吐是一種症狀，胃腸發炎、其他器官的疾病或是神經性疾病都有可能造成嘔吐。如果貓咪嘔吐後，仍然會想吃，會喝水，精神也都還正常，就不用太擔心脫水的問題。此外，發現貓咪嘔吐時，要細心觀察牠嘔吐的次數、吃完後多久吐、吐些什麼、吐的液體是什麼顏色，以便提供醫生資訊。

食物逆流 ▅▅

或稱為食物返流，很容易被誤認為是嘔吐。食物逆流代表食道疾病的存在，而嘔吐則代表胃及小腸上段的疾病存在，如果你把貓的食物逆流形容成嘔吐時，粗心的獸醫師可能就會將目標鎖定在腹腔，也許會進行很多不必要的腹腔檢查及開腹手術，但食道其實是在胸腔，你說不冤嗎？

如果貓咪「吐」出塑型成管狀的乾飼料團塊時，就代表這是食物逆流，不是嘔吐！再者，嘔吐會有較長的前置動作，會先有腹部的劇烈攣縮，然後再噴射出食物；而食物逆流則不會有這些前置動作。另外，如果進食後超過一分鐘後才

「吐」出食物，那肯定是嘔吐沒錯，食物逆流通常在進食後數秒內就立即發生。

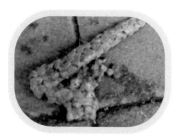

▲ 吐出這樣「塑型成管狀」的乾飼料團塊代表食物逆流。

排便

貓咪因為喝水量不多，且直腸會進一步將糞便中的水分吸收掉，使得糞便較硬、較短，像羊大便般一顆顆的，以人的角度思考，會覺得貓咪很像便秘，但也有貓咪的糞便是呈條狀。另外，有些貓咪會因為食物改變，造成糞便的狀態也跟著改變，有可能是軟便或者是拉肚子。因此，排便狀況是貓咪健康的指標，每日觀察其顏色、形狀、性質，便可知道貓咪是不是生病了。尤其嚴重的水痢便、血便及嘔吐時，會造成貓咪嚴重脫水，精神食慾變差，可能是急性腸胃炎、貓泛白血球減少症感染、癌症等，嚴重的話會危及貓咪生命，因此最好是先帶到醫院作檢查。

貓咪嘔吐物判斷表　　該如何判斷貓咪需要馬上帶到醫院？還是可以先在家裡觀察？請見以下分析。

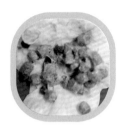

未消化的食物顆粒

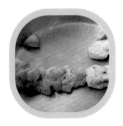

管狀樣未消化食物

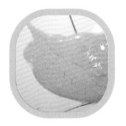

半消化的食糜

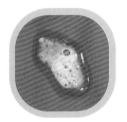

胃酸混唾液

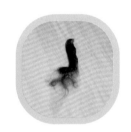

毛球

- 貓咪吃完飯後馬上吐？
- 只吐一次或是連續吐 2～3 次？

- 每次吃完食物都會吐？
- 不吃食物只喝水也吐，都是吐大量的水？
- 嘔吐次數很頻繁，一天連續吐好幾次？

- 每天都吐 1～2 次，持續幾週到幾個月，精神食慾正常或稍微變差？

- 貓咪常常會吐好幾次。
- 吐出的胃液中會有少量的毛或是毛球。
- 不太會影響精神食慾。

- 吐完後仍有食慾？
- 吐完後精神還是很好？

- 吐完後精神食慾變差，甚至不吃了。
- 發現貓亂吃，有殘留下來的東西，如塑膠。

- 換毛季節時，要常幫貓咪梳毛。
- 定期給貓咪吃化毛膏（一週 2～3 次）。
- 需預防毛球引起的腸阻塞現象。

- 可以先在家中觀察，或是打電話到醫院詢問。

- 建議帶到醫院，向醫生諮詢，看是否需要進一步的檢查。

- 可能是慢性嘔吐，建議帶到醫院，並作進一步檢查。

貓咪排便判斷

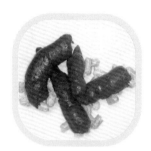

▲ 正常的大便。

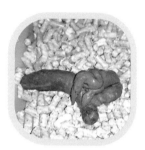

▲ 成型的軟便。

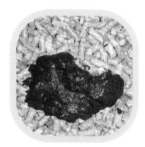

水樣或霜淇淋狀的下痢
大多是急性胃腸炎，或是傳染病。但患有腸道的癌症時，也可能會有這樣的下痢便。

有少量血液或像鼻涕樣的黏液
大便末端帶有一些血液和黏液樣的東西混合時，可能是大腸的疾病。

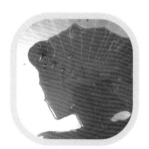

帶血的水樣下痢便
幼貓有病毒性腸炎時，可能發生血樣下痢便。

灰白色的糞便
如果貓咪同時有嘔吐、精神食慾變差的症狀，就可能是肝病或胰臟炎。

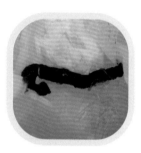

大便中有蛔蟲
大便可能正常或下痢，但上面有麵條狀或米粒大小的蟲，這些寄生蟲可能是蛔蟲或條蟲。

黑色焦油狀的下痢便
有可能是胃和小腸的疾病。

喝水量異常增加 ▬▬

當主人發現貓咪突然喝很多水時，可能需要特別注意了！貓咪原本就不是會喝很多水的動物，再加上平日如果是餵飼罐頭，貓咪喝水的次數會更少。所以，一旦發現每日水盆的水量有明顯減少，或是貓咪蹲在水盆前的時間變長時，就要特別注意是否有泌尿道疾病的發生。除了喝水量增加外，相對地也會增加排尿量，因為飼養在家的貓咪都是用貓砂，所以大都只能藉由清理貓砂來判斷貓咪的尿量是否有增加。

突然增加喝水量，可能代表的疾病：

1—**慢性腎功能不全**：貓咪是沙漠出生的動物，為了抑制水分流失，將體內的廢物由濃縮的尿液中排出。雖然濃縮能力很好，但相反的，也是在增加腎臟的負擔。過濾體內廢物的腎臟功能衰退時，水分無法重新吸收讓身體利用，因此尿量也就變多了；而排尿量增加，也使得貓咪的喝水量增加。

2—**糖尿病**：肥胖貓咪比較容易得到糖尿病。血液中的糖分過高，會造成細胞脫水，進而增加尿液的排泄；而血液濃度變得濃稠，也會讓貓咪的喝水量增加很多。

3—**子宮蓄膿**：子宮內蓄積了膿樣分泌物，會造成貓咪發燒，而且細菌內毒素的作用會造成多喝、多尿的症狀。

4—**其他**：內分泌疾病，例如高腎上腺皮質功能症，也可能造成多喝多尿。

異常進食

食慾下降或是不吃,在很多的疾病中都會發生,貓咪只要生病了,都會變得不想吃飯;但是有些疾病,反而會讓貓咪吃得非常多!在正常提供食物及正常運動的情況下,貓咪每天的進食量大都是固定的,如果發現貓咪突然開始一直有討食的動作,或是一直處在飢餓的狀態下時,就必須特別注意了。例如,貓咪吃完原本給予的飼料時,會一直坐在食盆前等著,或是會一直對著你喵喵叫,直到給食物後才停止,這些進食行為的異常都可能是疾病前兆。當貓咪一直呈現吃不飽的狀態時,可能有糖尿病、甲狀腺功能亢進症、腎上腺皮質功能亢進症等疾病。

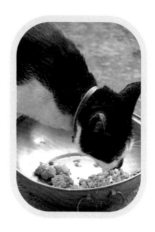

▼ 貓咪進食量異常增加時,
需特別留意疾病的發生。

上廁所困難

貓咪一直往貓砂盆跑,但清理貓砂時,卻都沒發現有任何的大便或貓砂尿塊,可能就要注意貓咪的如廁狀況了。貓咪在上廁所時,如果感覺很用力、困難,甚至蹲的時間很久,卻都沒看到排尿或是排便時,可能有泌尿道或是腸道方面的疾病。此外,有些貓咪會在用力上廁所之後出現嘔吐的症狀,這可能是因為過度用力所造成。

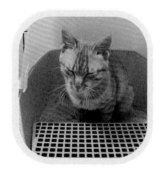

▲ 貓咪上廁所時出現用力排尿的動作。

上廁所困難可能代表的疾病：

1—**排尿用力：** 有下泌尿道症候群或尿毒症等疾病時，貓咪蹲貓砂的時間會拉長，但砂盆裡可能只有幾小滴貓砂塊。有些貓咪甚至會到處亂尿尿，這是因為排尿疼痛的關係。

2—**排便用力：** 可能是便祕、巨結腸症、腸炎、寄生蟲感染或下痢等疾病。貓咪會因為大便大不出來而一直蹲在貓砂盆裡，肛門周圍可能還會沾附一些糞水。如果沒仔細觀察，會誤以為是尿不出來。另外，有些貓咪會因為大便大不出來而食慾和精神變差。

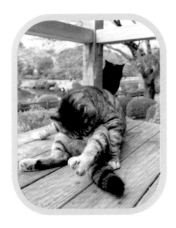

▲ 貓咪過度舔毛會造成局部脫毛。

異常舔毛

正常的貓咪，一天之中會花 1/3 的時間理毛，如吃完飯，以及上完廁所後都會有理毛行為。但是如果貓咪花更多的時間在舔毛，甚至有輕微拔毛的症狀，那就不屬正常範圍了。一般貓咪在焦慮及不安的情況下，會有過度舔某處被毛的動作，而造成該區域脫毛；另外，疼痛、受傷或者是有癢感時，也可能會造成貓咪過度舔毛。因此，若發現貓咪異常舔毛，可能是有過敏性皮膚炎、心理性過度舔毛等問題。

搔癢

貓咪出現過度搔癢的症狀時，大部分都是與皮膚和耳朵的疾病有關。當發現貓咪有此動作時，必須要先確認抓癢的部位有沒有脫毛、傷口、濕疹或是結痂，如果有這些症狀出現，建議還是先帶到醫院檢查。

過度搔癢出現脫毛和皮屑的可能原因：

1—**皮屑過多**：營養不良及年齡老化，都可能造成皮屑過多或者是皮膚乾燥。
2—**器官的疾病**：如果沒有發現外傷，可能是營養不良或內分泌異常問題所造成。

當貓咪劇烈搔癢，則可能的疾病如下：

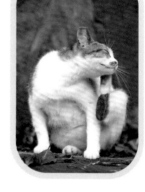

1—**耳疥蟲以及外耳炎**：如果貓咪的耳朵每天都有大量黑色耳垢產生，可能是耳疥蟲感染，或是有慢性外耳炎。
2—**疥癬**：疥癬蟲主要寄生在頭部，造成頭部及耳朵邊緣的皮膚結痂變厚，但也會擴展到腳及全身。
3—**過敏性皮膚炎**：眼睛上方和嘴巴周圍、頭部、頸部、後腳和腰背部等部位，都可以發現潰瘍和輕微的血水滲出。此外，跳蚤叮咬皮膚時，唾液由此進入體內，造成過敏性皮膚炎。跳蚤叮咬所造成的過敏性皮膚炎，大多會在頸部、背中和下腹部。

甩頭

貓咪在正常情況下，只會偶爾地甩頭幾次，不過在耳朵有狀況時，例如有異物跑到耳朵裡，或是貓咪的耳朵有疾病，甩頭的次數可能會明顯增加，必須特別注意！可以翻開貓咪的耳朵檢查，若有發現大量黑褐色的耳垢時，可能是耳朵發炎或是耳疥蟲的感染。此外，耳朵內的出血，從外觀是看不出來的，如果不治療，可能會造成嚴重的中樞神經障礙，所以最好還是帶到醫院接受詳細的檢查。

> **若貓咪頻繁甩頭，可能的疾病如下：**
>
> 1—**有乾燥的黑色耳垢，或是潮濕的褐色耳垢：**
>   耳疥蟲感染或是黴菌性感染引起的外耳炎，都會造成貓咪耳朵有大量黑褐色耳垢產生。耳殼或是耳朵內側會被貓咪抓到紅腫或是掉毛。
>
> 2—**耳內有黃綠色膿樣分泌物：**
>   耳朵外側可以發現膿樣且溼溼的耳垢分泌物，甚至有惡臭味。嚴重的外耳炎、中耳炎及外傷引起的化膿，都可能會有膿樣的耳垢分泌。
>
> 3—**耳垢不多，但會一直甩頭：**
>   有可能是內耳發炎或是有出血的情形。

跛行

貓咪走路的樣子與平常不同時，可先觀察貓咪是哪一隻腳有狀況，同時也可以先用手機將貓咪走路的樣子拍攝下來，因為貓咪在醫院時，可能會因為緊張而不願意走動。接著，確認是不是有外傷，如傷口、皮下淤血，或是指甲是否有斷裂等。當貓咪步行困難時，大多伴有疼痛反應，所以在檢查或是觸摸時，動作一定要輕，以免造成貓咪不悅。而如果貓咪非常不願意被觸碰腳，就請直接帶到醫院檢查。

> **當貓咪跛行時，可能疾病如下：**
>
> 1—**腳上有傷口：**貓咪因打架造成咬傷或是抓傷時，皮膚表面會癒合，但皮下卻會開始發炎化膿、造成腫脹，嚴重的傷口甚至會潰爛。
>
> 2—**指甲斷裂：**有些貓咪容易緊張，在洗澡或是讓牠感到不安時，會過度掙扎而造成指甲斷裂。如果沒有馬上發現，斷裂的指甲會發炎，甚至化膿及出現惡臭味。
>
> 3—**骨折：**貓咪大多是因意外（如由高處往下跳或是車禍），而造成骨折。骨折所

造成的疼痛，使得腳無法著地，甚至骨折處會腫大。

4—**膝蓋骨異位**：膝蓋骨異位會造成貓咪走路一跛一跛的，而關節炎也會造成貓咪走路不自然。

5—**緬因貓股骨頭骨骺滑脫**：好發 1～2.5 歲已絕育緬因公貓，會造成後腳急性跛行。

用肛門磨地板

當貓咪出現坐著、後腳向前伸直，用肛門磨擦地板的動作時，有可能是因為寄生蟲感染或是肛門腺發炎，而造成貓咪有這樣怪異的行為。如果肛門腺無法正常排放，會導致肛門腺發炎，而發炎帶來的疼痛和癢感，便會使貓咪用肛門磨擦地板。此外，若有持續性的水樣下痢時，肛門周圍會發炎和紅腫，造成癢感，貓咪也會有磨擦地面的動作。

> **當貓咪磨屁股時，可能的疾病如下：**
> 肛門腺發炎、寄生蟲（如條蟲）、肛門周圍皮膚炎、下痢等。

睡覺

當貓身體不舒服時，睡覺的時間會變長，而且連睡覺的姿勢也會改變。雖然正常的貓咪睡眠時間本來就很長，但如果貓咪是在令牠放心的地方時，睡覺的姿勢通常是呈現放鬆的狀態，例如慵懶的側睡姿，或是露肚子的大字型睡姿；且也會睡在平常看得到的地方。但當貓咪不舒服時，通常會躲在角落或暗處，不願意出來，且休息的姿勢大多是「母雞蹲坐姿」。除此之外，若連平常愛吃的罐頭、零食都會變得不愛吃，甚至是連聞都不聞，就要特別注意了！

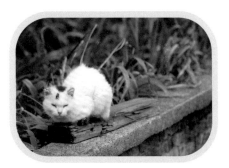

▲ 當貓咪不舒服時，會呈現母雞蹲坐姿。

Ⓑ 眼睛的疾病

眼睛是靈魂之窗，貓咪之所以敏捷、迷人，全拜眼睛所賜，雖然眼睛與生命的運作無直接關聯，但沒了眼睛，貓咪的活動肯定會受到影響，使得生活充滿不便，個性也可能會變得沒有安全感且易怒。眼睛疾病除了會造成貓咪的疼痛及不適外，甚至代表著貓咪身體內正罹患某種可怕的疾病，千萬不可掉以輕心。

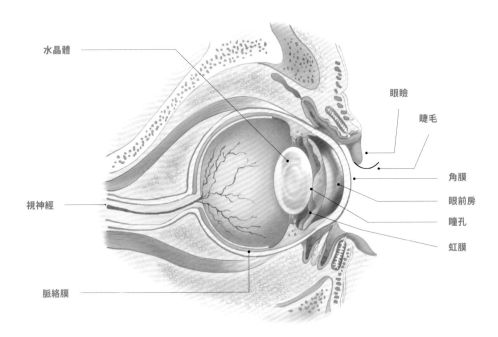

結膜炎　▬

結膜是富含血管的黏膜組織，一旦受到刺激或感染就會充血腫脹，所以貓奴只要輕輕將眼皮翻開就可以看到發紅腫脹的結膜，這也就是所謂的結膜炎。貓咪的上呼吸道感染是最常造成結膜炎發生的原因。此外，細菌性感染、過敏、異物、免疫媒介性疾病和創傷等，都有可能造成結膜炎。當有結膜炎時，貓咪可能會出現瞇瞇眼、流淚、畏光、搔抓眼睛及疼痛等症狀，如果不即時處理可能會造成更嚴重的結膜水腫、角膜炎、角膜潰瘍、角膜穿孔等可怕的合併症。

角膜炎 ▬▬

角膜是一個透明的組織，因沒有任何血管存在其中，而能維持它的透明度；當角膜發炎時，這樣的透明度將改變，角膜看起來會霧霧的，而貓咪可能出現的症狀包括瞇瞇眼、流淚、畏光、搔抓眼睛及疼痛等，它的緊急處理方式跟結膜炎相同，且應立即送醫就診。

角膜潰瘍 ▬▬

正常的角膜是非常光滑平整的，如果您觀察到貓咪角膜上出現不平整的小區域凹陷，就表示可能有角膜潰瘍的發生。角膜潰瘍發生的原因包括創傷、感染（病毒或細菌）、淚液減少、眼瞼內翻、異物和局部刺激／化學傷害。

症狀

貓咪角膜潰瘍時，會因為疼痛造成瞇瞇眼、流淚、畏光及搔抓眼睛等症狀。此外，還有可能會角膜水腫、角膜血管新生、結膜充血且可能會縮瞳。嚴重時，甚至會造成黃綠分泌物及角膜穿孔。

治療

角膜潰瘍會根據潰瘍的嚴重性來給予抗生素眼藥水，定時幫貓咪點藥，一般治療約 1～2 週就會改善許多。為了防止貓咪在治療的過程中持續地搔抓眼睛，或是有過度的洗臉動作，最好是將伊莉莎白頸圈戴上。但大部分的貓咪在一開始戴伊莉莎白頸圈時會不開心，甚至會想辦法脫掉。貓奴們也會擔心貓咪吃不到飯，而在吃飯時將頸圈拿下。不過，在拿下頭套後，貓咪第一件事絕對不是先吃飯，而是洗臉，反而會造成眼睛傷害更嚴重。因此在治療期間一定要戴著伊莉莎白頸圈。

淚溢 ▬▬

淚腺分泌的眼淚會藉由眨眼及第三眼瞼分佈於角膜上，可以防止角膜細胞乾燥壞死。而淚液的產生是源源不絕的，所以眼淚會持續進入眼角，再經由鼻淚管排入鼻腔。當眼淚過度產生或是鼻淚管阻塞時，眼淚會從內側眼角溢出，就稱為淚溢。淚溢會使得周圍的皮毛長期處

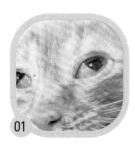
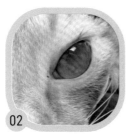
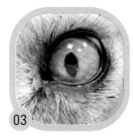

◀ 01／上呼吸道感染造成的結膜炎及眼分泌物。
02／貓咪罹患角膜炎，眼睛表面混濁。
03／螢光染色診斷。螢光染色會將潰瘍角膜染成螢光綠。

在潮溼的狀況下而發炎，也會造成毛髮著色、影響美觀。扁臉貓因為其鼻淚管異常曲折，所以淚液的排放受阻；而有些小貓罹患嚴重的上呼吸道感染後，也可能造成淚點及鼻淚管永久性的傷害，因而形成淚溢。

在治療上可以嘗試以通針去灌洗鼻淚管，但效果不佳且需配合麻醉進行，因此很少被建議，如果是突發性的淚溢，某些眼藥的施用及鼻淚管灌洗或許可以提供不錯的效果。如果您的愛貓長期受淚溢之苦，應保持良好清潔習慣來維持眼角皮毛的清潔及乾燥，並施用不含類固醇的眼藥，作為清潔後的預防補強。

青光眼 ▬

眼球內充滿液狀的眼房水，以維持眼球的正常形狀，而且這些眼房水會不斷循環及汰舊換新，一旦眼房水無法順利從眼睛內引流而出，就會造成眼壓上升，也就是所謂的青光眼，而引流路徑發生缺損的部位可能位於瞳孔或虹膜角膜角。青光眼可能是原發性，或繼發於其他的眼球疾病；眼前房角發育不良是引起原發性青光眼最常見的原因，這是由於在櫛狀韌帶處出現先天異常的薄片組織，使得睫狀體裂的入口變得狹窄。

正常的眼內壓為 15 ～ 25mmHg，急性發作的青光眼易出現眼睛疼痛的現象，如眼瞼痙攣、淚溢，疼痛可能嚴重到引起嚎叫、嗜眠及厭食，甚至可能會在發作 24 ～ 48 小時後形成不可逆的目盲；其他常見的症狀還包括角膜水腫、淺層鞏膜鬱血等。另外，慢性青光眼所引發的疼痛症狀不太明顯，可能表現出急性病例中所會出現的部分或全部的症狀，雖程度較輕微，但絕不可輕忽。

醫生會根據青光眼的緊急程度來選擇治療的方式，目標都是在控制眼壓及避免永久性目盲的形成，包括滲透性利尿劑的靜脈注射、降眼壓眼藥水及外科手術。某些目盲的、疼痛的、青光眼的眼睛無法成功以上述所有治療方式來處理時，最好的方式就是施行眼球摘除術，並以矽膠球狀物置入，作為假眼之用。

白內障 ▬

水晶體為源自上皮的透明組織，內含許多透明纖維，所以白內障的定義為：「不論其病因為何，任何水晶體纖維及／或水晶體囊的非生理性混濁化」。當您看到貓咪的瞳孔不再呈現深邃的黑色時，就有白內障的可能，您可以看到瞳孔呈現白色，且會隨著光照的強弱而增大變小。

白內障可由許多因素引發，其中一部分因素為先天性畸形、遺傳、毒素、輻射、創傷、其他的眼球疾病、全身性疾病及老化等。目前市面上已有所謂的白內障眼藥水，其功效頂多是減緩白內障的惡化速度，而外科手術（水晶體摘出術）則是唯一能讓貓咪恢復視力的治療方式，但必須考量貓咪健康及行為的狀況，且白內障手術最好交由對眼科有特別研究且有實際經驗的獸醫師來進行。

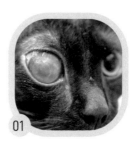
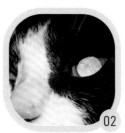

▲ 01／貓咪罹患青光眼。（恩典動物醫院朱淵源提供）
02／貓咪罹患白內障。（恩典動物醫院朱淵源提供）

眼科檢查

醫生對於貓咪的眼科檢查應包括視診、直接檢眼鏡檢查、淚液試紙條檢查、角膜螢光染色、眼壓測量等，這樣完整的檢查才能得到完整的診斷，因為許多的眼睛疾病都是可能會合併發生的！

居家必備眼科用品

1 ─ **生理食鹽水：**眼鏡行或西藥房可以購得，以乾淨棉球沾濕後輕柔清潔眼睛分泌物，但要隨時注意生理食鹽水中是否有異常的物體出現。

2 ─ **棉花球：**西藥房就可以購得。

3 ─ **不含類固醇的抗生素眼藥水或眼藥膏：**透過家庭醫師購得。如果貓咪的眼睛在半夜發生不適時，不含類固醇的抗生素眼藥水或眼藥膏可以先使用。因為不含類固醇，所以也就不怕造成角膜潰瘍惡化，可以先控制可能的細菌感染。

4 ─ **伊莉莎白頭罩：**貓咪的眼睛因結膜發炎引起不舒服時，會有一直洗臉的動作，其實貓咪是在揉眼睛，容易加深對角膜的傷害。而頭罩可以減少因洗臉造成的眼睛傷害。

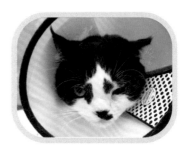

POINT

緊急處理時，可以 3 ～ 4 小時滴一次眼藥水，並將貓咪放在暗的環境中，因為光線的刺激會使得貓咪更不舒服，等到家庭醫師開診後，再立即送醫就診。貓咪的眼睛常常一大一小，或是紅紅、腫腫的。如果發生在半夜該怎麼辦呢？其實不需要急著找醫院，只要家中平時備有一些基本的眼科用品即可。

ⓒ 耳朵的疾病

耳朵發炎依部位來區別，大致上分成外耳炎（外耳：耳殼、耳道）、中耳炎（中耳：鼓室、鼓膜、耳小骨）、內耳炎（內耳：半規管、前庭、耳蝸）。耳朵發炎會造成耳垢異常增加，過多的耳垢堆積在耳朵內可能會造成貓咪的聽力降低。外耳炎的發生原因多半與細菌性、黴菌性和寄生蟲（耳疥蟲）感染有關；食物性及過敏性疾病，也可能會引起反覆性、慢性耳炎的發生。中耳炎大多是由於咽部和鼻腔發炎，經由咽鼓管而引起；此外，耳疥蟲感染造成的慢性外耳炎惡化會造成鼓膜破裂，導致中耳炎形成。而當有內耳炎時，貓咪會出現斜頸、眼球震顫和共濟失調等症狀。此章節主要介紹貓咪較常見的外耳炎，讓貓奴們能夠更了解貓咪耳朵的構造、耳朵發炎的原因及如何治療。

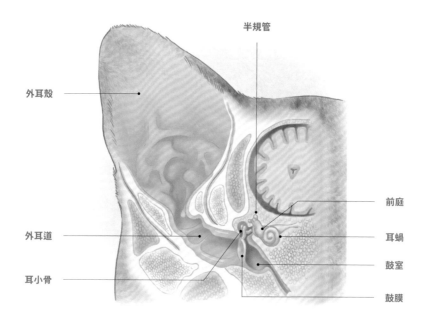

外耳炎　━━

外耳炎是指耳殼或外耳道的發炎反應，耳殼疾病包括撕裂或膿腫、腫瘤以及耳血腫，耳朵的腫瘤較常見的則是鱗狀細胞瘤、肥大細胞瘤或盯聹腺瘤。另外，一些外耳道的疾病，如細菌、酵母菌、耳疥蟲的感染、過敏，都可能會引起外耳道的發炎反應。耳朵發炎會造成耳道紅腫、狹窄，耳朵的腺體也會因發炎而分泌大量暗褐色的耳垢，造成外耳道阻塞和損害聽力，更會使得耳道內潮濕、溫暖，讓細菌或黴菌增長。

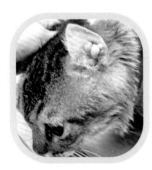

◀ 貓咪的外耳發現腫瘤。

細菌性或黴菌性外耳炎

外耳感染通常源自於細菌或黴菌，症狀包括搖頭、搔抓耳朵和耳朵分泌物。嚴重且未經治療的感染，特別是伴隨嚴重面部皮膚炎時，可能會導致外耳道狹窄。一般來說，外耳炎的發生是因為耳道環境被改變，有利於細菌或真菌生長，在耳鏡下會看到大量的黑褐色或是黃綠色的耳垢，嚴重的甚至無法看清楚耳道內狀況。

診斷

嚴重耳道感染的貓咪可以作細菌培養及抗生素敏感試驗，以確定感染的細菌種類及有效的抗生素來治療。使用含抗生素或抗黴菌成分的耳藥滴入耳內，1～2週後就可以有效改善耳朵發炎的狀況。不建議貓奴自行用棉花棒清理耳朵，因為棉花棒會將耳垢往耳道內推，如果要清潔耳朵，可使用清潔液有效且安全地去除耳朵表面的耳垢，或者也可以在麻醉貓咪後，將其耳道沖洗乾淨。

特異性（環境過敏）
和食物敏感性外耳炎

特異性相關的外耳炎通常比食物過敏常見。特異性或食物性過敏的外耳炎，症狀可能比其他皮膚過敏更早出現，而且症狀可能同時發生，也可能只有耳朵受到影響，且通常是雙側性。此類外耳炎常繼發細菌性和酵母菌性感染。特異性過敏外耳炎特別容易引起耳血腫。

診斷

感染這類外耳炎時，貓咪耳道紅腫，耳內會有大量黃褐色的分泌物出現，甚至有些貓奴清完後隔天又出現一堆分泌物。而且貓咪會極度頻繁地搔抓耳朵、甩頭，嚴重時，貓咪甩頭還會聽到「滋滋」的水聲。

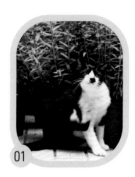
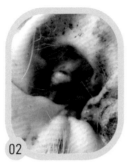

▲ 01／耳朵發炎時，貓咪會頻繁搔抓面部及耳後。
02／耳朵會有大量的耳垢分泌物，耳朵的皮膚也會有發炎現象。

治療

嚴重耳道感染的貓咪可以作細菌培養及抗生素敏感試驗，以確定感染的細菌種類及有效的抗生素來治療。過敏性耳炎的治療是直接緩解繼發性感染，減少發炎和移除耳內耳垢，給予局部耳藥（抗生素、類固醇或是抗黴菌劑）治療。如果是食物敏感性則需先排除過敏的食物，慢慢轉換食物找出過敏食材，或是換成低過敏性的水解蛋白飲食。環境中容易造成過敏的物質，如花草、灰塵，則應盡量減少。

中耳炎及內耳炎

因為大部分的內耳炎來自中耳炎，而大部分中耳炎來自外耳炎，所以中耳炎及內耳炎很容易被外耳炎的明顯症狀所掩蓋。但中耳及內耳因為牽涉到重要的神經，特別是前庭神經及交感神經，所以很容易呈現特殊的神經症狀，例如前綜合症會呈現眼球震顫（眼球一直左右來回移動）、斜頭、轉圈圈、作嘔或嘔吐（暈眩引發）；如果波及到鼓泡內的交感神經，就會導致霍納氏症候群，兩邊眼睛一大一小，兩邊瞳孔也一大一小，以及小眼那側的第三眼瞼脫出。通常呈現前庭綜合症或霍納氏症候群時，代表耳膜可能已經破裂，千萬不要任意採用商品化的綜合耳藥滴用，會導致神經毒性而更加惡化症狀。

診斷

獸醫師將根據症狀來判斷是否有中耳炎及外耳炎的可能性，會以檢耳鏡來觀察是否存在外耳炎及耳膜是否已經破裂，照 X 光片來觀察鼓泡內是否存在液體或團塊物影像，或者甚至以電腦斷層掃描來判斷。當然最常見的病因還是單純由外耳炎所引發的細菌感染。

治療

如果是單純外耳炎所導致，且耳膜已經破裂，獸醫師會將 baytril 注射液 2ml 加上 3ml 注射用蒸餾水來配製成自製的滴耳液，每日滴用一次，並配合口服抗生素的治療。前庭綜合症則可給予 maropitant（Cerenia／止吐寧）注射或口服，以緩解眼球震顫及暈眩相關症狀。

耳疥蟲

耳疥蟲是非常小、白色、像小蜘蛛的體外寄生蟲，寄生在貓咪的耳朵內，會造成大量黑褐色的耳垢產生，貓咪會因為耳朵非常癢而一直搔抓。大部分的感染是經由經常接觸已感染耳疥蟲的貓咪而染上。

症狀

搔抓耳朵或是甩頭的次數變得很頻繁，褐色至黑色的耳垢也異常增加；有些貓奴會發現每天幫貓咪清理耳朵，隔天卻還是有很多耳垢出現，主要是因為耳疥蟲會刺激耳朵的耵聹腺分泌耳垢。有些貓咪因為過度的抓癢而造成耳朵周圍、耳朵內和頸部的皮膚發炎及出血，甚至耳血腫的形成。

診斷

以耳鏡檢查可以發現很多小小白色的耳疥蟲在耳朵內爬行。以棉花棒採取少量的耳垢，在顯微鏡下可以發現半透明像蜘蛛的耳疥蟲。

治療

耳疥蟲的生活史為 21 天，因此一般是使用外用寄生蟲藥，如寵愛或心疥爽，及耳藥治療至 3 ～ 4 週。家中若有其他未感染的貓咪，也需一起點外用寄生蟲藥，以預防耳疥蟲的感染！

預防

避免直接接觸感染的貓咪，如果家中有
新進貓咪，除了要先檢查外，還必須隔
離至少一個月。此外，每個月定期滴體
外除蟲藥，也可以達到預防效果。

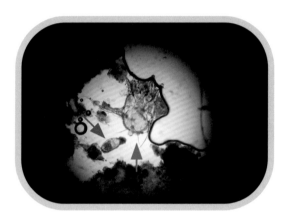

▲ 耳鏡下可以看見耳疥蟲及蟲卵（藍色箭頭
　指的是耳疥蟲；紅色的是蟲卵）。

耳血腫　▬▬

外耳炎或耳疥蟲感染是最常引發貓咪耳血腫的原因，而食物過敏性皮膚炎、耳道息肉或腫瘤是其他可能的原因。外耳炎或耳疥蟲會造成貓咪過度搔癢和甩頭，劇烈地搖晃造成耳朵皮內出血，蓄積的血液造成耳殼腫大。耳血腫腫大的程度不一，小的直徑約 1 公分，大的甚至會到整個外耳殼。

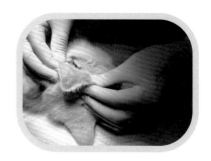

▲ 貓咪罹患耳血腫。
（宜蘭動物醫院曾清龍提供）

診斷

經由耳鏡檢查來確定是否為耳疥蟲感染、外耳炎或耳道息肉所引發的耳血腫。如果有息肉或腫塊，必須作組織病理學的採樣，來確認病因。

治療

傳統的耳血腫治療是採用外科手術切開血腫處，將其內液體及凝血塊清理乾淨，並以縫線將血腫所導致的腔室加以縫合；除了治療耳血腫外，也必須治療引發耳血腫的根本原因。給予耳藥治療外耳炎或耳疥蟲 14 ～ 21 天，必要時也給予口服抗生素來治療嚴重的感染。

耳道炎症性息肉　▬▬

這是一種特殊的貓疾病，被認為與先前感染皰疹病毒有關，所以好發於年輕貓。這樣發炎導致的息肉是從鼓泡（鼓室）壁延伸出來的，會突破鼓膜到達到外耳道，也可能經耳咽管延伸至鼻咽而形成鼻咽息肉。貓會經常甩頭及搔耳，並突然甩出大量稍微白濁的滲出液，獸醫師經由檢耳鏡或耳道內視鏡就可以發現將外耳道塞住的白色息肉。治療方法目前只能依靠外科手術，例如鼓泡切開術來將息肉完全摘除，是一種難度頗高的手術。

Ⓓ 口腔的疾病

為了維持生命，必須靠口腔攝取食物和水；為了保護自已，口腔成為攻擊敵人的武器；而舌頭也可以當作梳子，來整理自己的被毛。如果因為外傷、異物、牙周病、口炎或是免疫性疾病造成口腔疾病時，貓咪會變得想吃卻無法進食，身體因而無法獲得足夠的營養，造成生體機能運作異常，不僅無法保護自己，就連生存也變得困難。

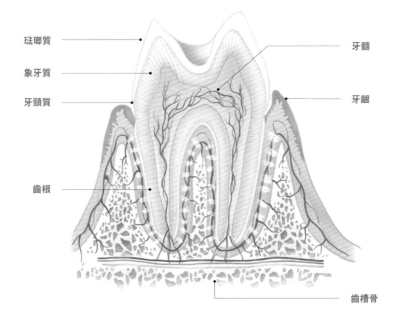

牙周病 ▬▬▬

貓咪最常見的口腔疾病，三歲以上的貓咪大約超過 80% 會發生牙周病。老年貓代謝和免疫力慢慢變差，厚厚的牙垢和牙結石附著在牙齦和口腔黏膜上，造成細菌的增殖及感染，於是細菌產生的毒素和酸引起齒槽骨和牙齒的吸收，造成嚴重的牙周疾病。

症狀

牙周疾病是由堆積在牙齒上的牙菌斑所引起，一般可分成牙齦炎和牙周炎。牙齦炎是牙周病的初期，細菌及牙結石附著在牙齦上，引起牙齦紅腫發炎，甚至使牙齦萎縮。而牙周炎是較後期的牙周疾病，萎縮的牙齦造成食物和牙結石嚴重的堆積，引起牙周支持組織的破壞，造成齒根外露，甚至牙齒掉落。這是一個慢性進行的疾病，如果不控制牙菌斑的堆積，會無法治癒。牙齦發炎會引起口腔疼痛，造成進食和喝水困難。嚴重口腔發炎的貓咪會過度流口水，且口腔味道變得難聞。

治療

輕微牙結石和牙齦炎的貓咪可以先麻醉鎮靜洗牙，將附著的牙結石洗掉。之後則是定期每日刷牙或是給予酵素口內膏，減少發炎及牙結石的堆積。嚴重的牙結石和牙齦炎除了麻醉洗牙外，還必須將嚴重發炎造成齒根外露的牙齒拔除。剩下輕微發炎的牙齒也必須每日刷牙或是給予酵素型口內膏。

預防

除了每天幫貓咪刷牙保健外，還是要定期帶到醫院檢查或是洗牙，以降低牙周病的發生。

慢性口炎

這個疾病有許多的病名，包括：慢性齒齦炎／口炎（feline chronic gingivostomatitis, FCGS）、貓齒齦炎／口炎／咽炎複徵（feline gingivitisstomatitis-pharyngitis complex, GSPC）、貓漿細胞球性／淋巴球性齒齦炎（feline plasmacytic-lymphocytic gingivitis），是一種定義不明、病因不明的常見疾病。貓咪發生慢性口炎的可能原因有慢性卡里西病毒、皰疹病毒、冠狀病毒、貓愛滋病、貓白血病等。此外，牙菌斑、牙周病或是自體免疫性疾病，也都與慢性口炎有關。

症狀

輕微發炎的貓咪食慾正常，且沒有口腔疼痛的反應。

發病初期的貓咪通常不會出現明顯的臨床症狀，只有在進行口腔檢查時，

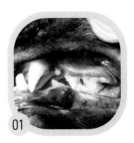
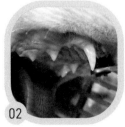
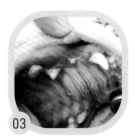
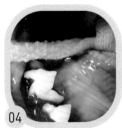

▲ 01／牙結石造成牙齦發炎。
02／輕度牙周病，牙齦輕微紅腫。

▲ 03／中度牙周病。
04／嚴重牙周病，牙結石洗後，齒根嚴重裸露。

會發現到齒齦及口腔黏膜的紅腫發炎。因此大部分的貓奴都是因為貓咪已經有流口水、想吃卻因為疼痛無法進食，甚至會用前腳一直拍打嘴巴時，才帶到醫院就診。

中度發炎的貓咪食慾可能會降低、比較喜歡吃軟的食物，且有口臭，唇邊的毛會黏附深褐色的分泌物。嚴重口腔發炎的貓咪則食慾變差，甚至厭食、有嚴重口臭及流口水，甚至會因為口腔疼痛而咀嚼困難，或是咀嚼時突然疼痛噑叫。肥胖的貓咪也可能會因厭食而引發急性脂肪肝及黃疸。

診斷

很多其他疾病也可能會引發齒齦炎及口炎，診斷上必須進行完整的檢驗，藉此發現潛在病因或其他合併症。進行檢查時，貓咪會因為疼痛，而非常不願意張開嘴巴檢查，所以可能會需要幫貓咪麻醉鎮靜。打開嘴巴後會發現臼齒及前臼齒部位的牙齦和口腔黏膜發炎最嚴重，除了紅腫外，還會有息肉增生，而嚴重發紅的增生組織也可能會發生在咽喉部。另外，在血液學檢查中，FIV／FeLV 是首要的檢驗項目，因為在國外的案例中有為數不少的發病貓呈現愛滋陽性。

治療

目前並無有效的治療方式。面對慢性口炎的貓咪必須作好長期治療的心理準備，專業的洗牙、居家牙齒護理、拔除預後較差的牙齒是首要工作。在一些難治性病例中往往需要拔牙，但有 7% 的貓在拔牙後仍未有明顯改善。因此這些貓還是需要藥物的給予。藥物治療包括抗生素（防止二次性細菌性感染）、類固醇（減輕口腔發炎和流口水的狀況）、免疫抑制劑、免疫調節劑（干擾素）、局部使用軟膏、防過敏的食物（新型蛋白質或水解蛋白飲食）。

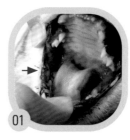

◀ 01／貓咪嘴唇邊會有深褐色的分泌物沾附。

◀ 02／口腔黏膜發炎。

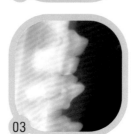

◀ 03／口腔 X 光片圖。

貓齒骨吸收症

貓齒骨吸收症是貓咪常見的一種牙科疾病，約有 20 ～ 75% 的成年貓可能會發生，且貓齒骨吸收症的發生率會隨著年齡增長，約有 60% 六歲以上老貓會發生。貓齒骨吸收症是由破牙細胞引起的，破牙細胞是負責正常牙齒結構的重新塑造，但是當這些細胞被活化，且沒有抑制作用時，會導致牙齒破壞，因此齒骨吸收（feline resorption）又稱為貓破牙細胞再吸收病變（feline odontoclastic resorption lesion）。齒骨吸收症是在齒頸部發生炎症反應，且可能會跟牙周疾病有關，因此齒骨吸收通常會伴隨牙周疾病的發生。齒骨吸收會發生在任何一顆牙齒，其中又以後臼齒較容易發生。當齒骨吸收病變暴露在口腔的細菌中，可能會導致周圍軟組織疼痛及發炎。

症狀

和牙周疾病一樣，可能不會出現症狀，但嚴重的貓咪會出現吞嚥困難、過度流口水、用前腳抓臉、磨牙、口腔出血、食慾變差和體重變輕等症狀。

治療

如果貓咪有齒骨吸收症時，最好是完整地拔除牙齒。如果病變部位是在齒根，需要齒科 X 光片搭配診斷，牙齒的 X 光片中，若齒根是完整的，就要完全將牙齒拔除，而若 X 光片中齒根是被吸收的，則牙冠拔除是另一個選擇。

診斷

口腔檢查時可發現有少量或大量的牙菌斑和牙結石覆著在牙齒上，增生的牙齦有時會延伸到侵蝕牙齒表面。齒骨吸收可能會與貓的齒齦炎／口炎混淆，特別是有齒根殘留在嘴巴時。而齒骨吸收可分成五階段，第一期為早期病變；第二期病變進入牙本質；第三期病變範圍涉及牙髓腔；第四期病變範圍除了涉及到牙髓，還會造成廣泛的牙冠喪失；第五期牙冠喪失但殘留牙根。

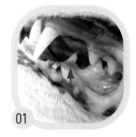

▶ 01／貓齒骨吸收第一期。
02／貓齒骨吸收第二期。
03／貓齒骨吸收第三期。

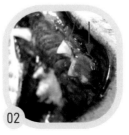
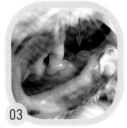

Ⓔ 消化系統疾病

消化系統由口腔延伸到肛門，其主要功能是把食物分解成更小的分子，讓身體細胞可以吸收和利用營養以及能量。消化道疾病的症狀包括了食慾不振、嘔吐、下痢，而在消化道器官以外的疾病，例如腎臟疾病、內分泌異常、感染、腫瘤等也會導致消化器官的各種症狀。其中嘔吐和下痢，是很多疾病都會出現的症狀，因此當貓咪出現消化器官症狀時，要觀察嘔吐物和下痢的量、頻率、顏色等，才能更詳細的與獸醫師諮詢。

食道疾病 ▬▬▬

食物通過食道是非常快的，就是幾秒鐘的事，但如果發生食道疾病，例如食道炎、食道狹窄、巨食道症、食道異物阻塞、食道腫瘤時，吃進去的食物就會在數秒內反流而出，稱為食道逆流或食道反流，而且貓咪在事前不會有腹部劇烈攣縮的前置動作。這就是與嘔吐症狀的差別，這不是嘔吐，不是胃腸道問題，而是食道問題；這是診斷上非常重要的一環，如果你看到貓咪「吐」出一條管狀樣的乾飼料時，那就是食物逆流而不是嘔吐！

診斷

根據飼主的症狀描述及獸醫師的問診，先確認是否為食物逆流，並針對食道進行 X 光照影檢查確認是否存在食道團塊物、異物、食道膨大、食道狹窄。

治療

巨食道症有可能是食道狹窄導致，也有可能是因為重症肌無力所導致，前者需要針對病因進行外科手術處理，例如食道氣球擴張術，後者則需要給予免疫抑制劑及乙醯膽鹼酯酶抑制劑。一般的食道炎則只需要給予能抑制胃酸分泌的藥即可，例如 omeprazole。

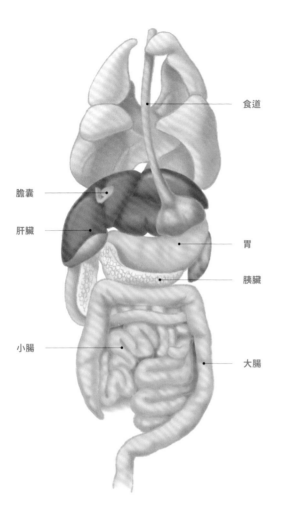

食道

膽囊

肝臟

胃

胰臟

小腸

大腸

刺激性腸胃炎 ▬

有兩種東西常會被貓咪誤吞，導致胃部刺激，引起急性嘔吐，分別是：毛髮和草。尤其是換毛季節，會導致貓咪吞入過多毛髮，而吞入的毛髮必須由嘔吐或是糞便排出，因此過度舔毛或是長毛種的貓咪會比較容易吐毛球。另外，喜歡舔或咬塑膠袋的貓咪也常因為吞入塑膠袋，而刺激胃部造成急性嘔吐。許多貓咪在吐出大量毛球後的 24 小時內，會有持續嘔吐的症狀。如果吐完毛球後，貓咪仍有食慾，且進食後並沒有再發生嘔吐，則可以先在家觀察。但若嘔吐較頻繁，甚至造成貓咪不吃時，可能就需要對症治療，以防止進一步的嘔吐或貓咪脫水。大部分的貓咪會吃草是因為喜歡草的味道，但大多數的草都難以消化且會刺激胃壁，吃入過多草會導致貓咪嘔吐出未消化的草和部分胃容物。因此還是要避免貓咪過度吃草的狀況發生。

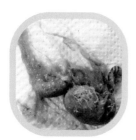

◀ 貓咪嘔吐出的
毛球。

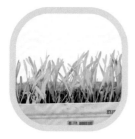

◀ 吃入過多貓草，
也會造成貓咪
無法消化而嘔
吐。

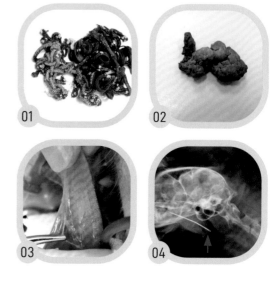

▲ 01／髮帶也是貓咪最愛吃入的異物。

02／塑膠地毯類的材質（包括藍白拖鞋）永遠都是貓咪
最愛咬的東西，也是造成貓咪腸道阻塞的元兇。

03／縫線卡在貓咪的舌下。

04／箭頭處是金屬異物（針），卡在貓咪的咽喉處。

胃腸道異物阻塞

很多貓咪在玩耍一些小東西時，會不小心將這些小東西吞下肚，而導致急性嘔吐。很多貓奴認為：牠們只會玩或是舔，但不會真的吃下去。但萬一貓咪不小心吃下去了呢？最常被貓咪吞食的小物件，有髮帶、耳塞和塑膠拖鞋等，吞入胃部後會造成間歇性嘔吐／厭食，而異物進入小腸會引起阻塞，貓咪會持續地嘔吐，就算沒有進食，還是會吐出大量液體。而嚴重嘔吐的貓咪接著會出現脫水症狀，變得虛弱無力。貓咪也會吞入線狀異物，包括牙線、縫線、繩子和絲帶等；當線狀異物的長度超過 30 公分，便超過腸蠕動波的長度，會困在小腸造成腸道的傷害，需要外科手術移除。另外，在腸套疊、腸道嚴重發炎或腸道腫瘤時，也可能會造成腸道阻塞。

診斷

1—**理學檢查**：理學檢查時發現線狀異物常會繞在舌下，不仔細看往往會忽略掉；而體型較瘦的貓咪，腹部觸診時有可能會摸到疑似塊狀異物的東西在腸道中。此外，腸阻塞嚴重時，會造成嚴重的細菌感染，甚至是腹膜炎，也必須小心控制細菌感染的部分。

2—**聽診**：貓咪嚴重腸阻塞時，腹部聽診無腹鳴。

3—**影像學檢查**：腹部超音波可以用在診斷腸套疊。靠近阻塞處的腸道會嚴重擴張，如果是線狀異物，腸道可能會皺成一團。而金屬異物在 X 光片下，亮度會跟骨頭差不多。也可以使用液狀顯影劑、顆粒狀顯影劑或是空氣造影作為異物的輔助診斷，這些顯影劑可以較明確地顯示異物阻塞的位置。

治療

1—手術前必須要先給予靜脈點滴，恢復脫水、電解質和酸鹼異常。

2—卡在食道的異物，可以用內視鏡將異物夾出。

3—異物可能需以探測性剖腹術取出。

4—給貓咪止吐劑，以及胃腸道黏膜保護劑。

5—術後讓受損的腸黏膜和手術部位的腸道休息 12 ～ 24 小時，之後再給予液狀或是泥狀的食物。要計算卡路里的需求：60 × 體重 (kg)。第一天先給予所需熱量的 1/3，經由 3 天增加到總量。

慢性嘔吐

慢性嘔吐比急性嘔吐還常見。一開始貓咪嘔吐的次數很少（少於二個月吐一次），然後慢慢的（超過一個月到一年）嘔吐頻率增加至每週、三天，甚至每天吐一次。一般情況下貓咪嘔吐後仍會有食慾，且精神很好，這也是為什麼貓奴容易輕忽這類的嘔吐。而且因為貓咪經常吐毛髮，所以這類嘔吐也常被認為是毛球症。慢性嘔吐的貓需要透過檢查來確認，因為牠們大都有炎症性腸道疾病或腸道淋巴瘤，這些疾病都會造成小腸壁變厚，超音波下可以確診；此外，食物性不耐症及食物過敏也是引起慢性嘔吐的原因，以新型蛋白飲食（如兔子、鴨或鹿肉）或水解蛋白飲食作為食物試驗，也可以用來診斷和治療。

食物反應性腸病

食物反應性腸病包括食物過敏及食物不耐，食物過敏是指身體對食物中某些成分產生免疫反應而引發相關症狀，最常見症狀包括嘔吐、下痢及皮膚搔癢。

食物成分中最容易導致過敏的成分就是蛋白質，而蛋白質則主要來自肉類食物，且過敏的發生就表示身體之前曾接觸過這種蛋白質，所以避免的方法就是給予這隻貓之前從未吃過的肉類蛋白質，我們稱為「新型蛋白」。

另外，會導致過敏的蛋白質都是比較大的分子，研究發現如果將食物中的蛋白質先進行水解，讓它成為較小分子的蛋白質或胜肽，比較不容易引發過敏反應，我們稱之為「水解蛋白」。市售的低過敏處方食品主要就是依據以上兩種原理所產生。

食物不耐是指身體對食物中某些成分產生不良反應，它的成分會比較多樣化，包括碳水化合物（例如雙醣類、牛奶乳糖、蔗糖及糊精）、具藥物活性的食物（例如某些起司及魚所含的組織胺級組氨酸）、食物添加劑（例如食用色素）、食物毒素污染或過度食用（例如豆類中所含的植物血凝素，又稱 PHA 凝集素，以及許多其他天然植物毒素，甚至黴菌毒素），處理方法也是食物更換。

目前貓的慢性胃腸道疾病病例有越來越多的趨勢，我們統稱為貓慢性腸病，其中就包括了食物反應性腸病、炎症性腸道疾病以及小球性淋巴瘤。當然，要診斷為貓慢性腸病之前，必須先排除可能導致相同症狀的疾病，包括寄生蟲感染、甲狀腺功能亢進、胃腸道異物、導致團塊產生的腫瘤疾病。

食物反應性腸病的診斷將依據食物排除試驗的結果，什麼是食物排除試驗呢？就是給予貓咪新型蛋白或水解蛋白的處方食品來進行為期 8 週的觀察試驗，如果有明顯改善，就表示是食物反應腸病；如果沒有改善，則必須進入炎症性腸道疾病及小球性淋巴瘤的診斷。

炎症性腸道疾病 ▬▬

自發性的炎症性腸道疾病指的是正常的炎症細胞浸潤於胃腸道黏膜層所造成的胃腸道疾病。炎症性腸道疾病通常發生於中年至老年的貓咪，平均約 8 歲（5 月齡至 20 歲），沒有品種或性別好發性。炎症性腸道疾病依據浸潤的炎症細胞不同而分類，最常見的是淋巴球性──漿細胞球性腸胃炎。炎症性腸道疾病的病因尚未明瞭，但有多種假說，可能的病因包括免疫性疾病、腸胃道通透性的缺損（permeability defect）、食物過敏或不耐（intolerance）、遺傳、心理因素及傳染病。

症狀

貓咪發生炎症性腸胃疾病時，最常出現慢性間歇性嘔吐。其他可能症狀包括下痢、失重、厭食，但在臨床檢查上通常都不會出現任何異常。炎症性腸道疾病的診斷須先排除其他相似疾病，逐一排除後才懷疑炎症性腸道疾病的可能。

診斷

1 ─ **基本檢驗**：包括全血計數、基本血清生化及尿液分析，炎症性腸道疾病通常都呈現正常，完整的血液可藉此排除糖尿病、肝臟疾病和腎臟疾病。

2 ─ **糞便檢查**：藉此排除寄生蟲疾病。

3—**梨形蟲 ELISA kit**：藉此排除梨形蟲感染。

4—**細菌培養及抗生素敏感試驗**：可藉此排除沙門桿菌及彎曲桿菌病、細菌內毒素等。

5—**T4 檢驗**：所有慢性腸胃道疾病的老貓都建議進行，以排除甲狀腺功能亢進。

6—**腹部超音波掃描**：可藉此發現異常團塊、胰臟疾病等。

7—**病理組織檢查**：進行胃腸道的採樣及後續的組織病理切片檢查，一旦確認有炎症細胞浸潤於黏膜層時，才能據此診斷為炎症性腸道疾病。

治療

治療方面，大部分的炎症性腸道疾病會在適當的治療後一週內看到症狀的緩解。嚴重性腸道疾病的貓咪（如脫水和虛弱）可能會需要點滴治療，一般來說，低過敏或水解蛋白食物和免疫抑制劑治療，還是炎症性腸道疾病主要的治療方式。

1—**藥物方面**：類固醇是所有的炎症性腸道疾病首選用藥，一般需要長期服用約幾個月到半年，以治療效果及醫生的診斷為治療時間的依據。治療期間需漸漸降低劑量，貓奴們千萬不要自行停藥，且整個治療過程都必須配合低過敏的處方飼料。

2—**食物方面**：處方飼料的給予是治療炎症性腸道疾病重要的一部分，有些貓咪的淋巴球性——漿細胞球性結腸炎甚至可以不需藥物治療就得到症狀的控制及緩解；除了低過敏的處方飼料外，其實無穀單一肉類飼料也是一個選擇，因為有些處方飼料貓咪不願意接受，所以只能找尋貓咪能接受的食物，但不是所有的無穀飼料都會讓症狀改善，必須慢慢地試食，直到找到一個能夠改善症狀的飼料。

預後

淋巴球性——漿細胞球性炎症性腸道疾病（發生在胃及小腸）通常在處方飼料及藥物的治療下可以得到良好的控制，但只有少數能完全痊癒，因此處方飼料大多要終生給予。如果炎症性腸道疾病併發肝臟及胰臟疾病時則預後差。淋巴球性——漿細胞球性結腸炎（發生在大腸）通常只需給予處方飼料就可以得到控制，算是預後良好的炎症性腸道疾病。其他的炎症性腸道疾病則不一定對治療有反應，如嗜酸性球浸潤的炎症性腸道疾病通常會具有腫瘤一般的特性，會浸潤到其他的器官或組織（如骨髓），其預後不良。

小球性淋巴瘤 ▅▅▅▅

小球性淋巴瘤好發於老貓，被認為是由炎症性腸道疾病轉變而來，所以在臨床上很難與炎症性腸道疾病區別，只能依靠組織病理切片、組織免疫染色及淋巴球單株性檢驗來確診。所以一旦貓發生長期慢性下痢，首先得排除其他可能疾病，包括胰臟疾病、寄生蟲、甲狀腺功能亢進等疾病，接下來就必須進行為期 8 週的食物試驗來排除食物過敏或食物不耐的可能性。

這 8 週中，進到口中的只能是新型蛋白處方食品（或水解蛋白處方食品）及水，其他的食物及零食都必須禁止，剛開始時最好能讓選擇的處方食品與原有食品逐漸混合進食直到完全替代，這時候才開始計算 8 週的時間。如果是食物過敏或食物不耐，通常會在第 4 週就看到效果，如果 8 週結束後仍不見改善，也不要立刻放棄食物試驗，最好多試幾種處方食品來進行 8 週食物試驗。

為什麼要這麼堅持、執著於進行食物試驗呢？因為一旦排除食物過敏及食物不耐之後，就必須懷疑炎症性腸道疾病或小球性淋巴瘤的可能性，並進行侵入性檢查，例如胃腸道內視鏡生剪採樣、腹腔內視鏡生檢採樣，或開腹手術來獲取腸道組織的病理樣本，且進行一連串的組織病理切片檢查、組織免疫染色、淋巴球單株性檢驗。

即使順利確診為炎症性腸道疾病或小球性淋巴瘤，這隻貓就必須終身服用激素藥物或化療藥物，這不是很慘嗎？但如果在食物試驗時能找到一種處方食品有助於症狀控制，那這隻貓到底是不是炎症性腸道疾病或小球性淋巴瘤就顯得不那麼重要了。

脂肪肝 ▅▅▅ ···

脂肪肝是貓咪肝臟疾病中最常見的，也稱為肝臟脂肪沉積；當貓咪長時間沒有進食時，儲存在肝臟中的脂肪會被分解，以提供身體細胞能量，但肝臟無法有效的將三酸甘油酯轉換成可用能量，所以造成過多脂肪蓄積在肝臟。這種疾病的起因尚未清楚，但只要是會引起貓咪長時間厭食（持續一週以上）的原因都有可能造成脂肪肝，而肥胖貓更是脂肪肝發生的高危險群。因此貓奴們必須要將詳細的病史告訴您的醫師（例如更換新的食物、其他寵物的騷擾或是和主人分離，都有可能造成貓咪不吃），加上詳細的檢查，找出讓貓咪不吃的原因。膽管性肝炎、胰臟炎、糖尿病和荷爾蒙異常等疾病也可能是引起脂肪肝的主要原因。

症狀

初期會有精神食慾變差、體重減輕、偶有嘔吐等症狀,後期貓咪的腹部會變大、耳朵內側和牙齦會變黃(黃疸),甚至有些貓會有流口水、意識不清及痙攣的神經症狀出現。

▼ 耳朵內側和口腔黏膜變黃色。

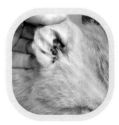 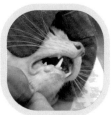

診斷

1 — **血液檢查:**肝指數會明顯上升(約正常的 2 ~ 5 倍),超過 50% 的貓咪會有低白蛋白血症,也可能出現輕微的非再生性貧血。

2 — **尿液檢查:**尿液檢查會出現膽紅素尿(膽紅素存在於尿液中)。

3 — **細胞學診斷:**細胞學檢查中,貓咪需要輕微麻醉,才能比較穩定地以細針穿刺採集肝臟組織,並且住院幾天以接受治療。

住院治療

脂肪肝最難以控制的就是流涎及嘔吐的症狀,而且足夠的熱量及蛋白質攝取又是防止脂肪肝惡化的重要因素,因此嘔吐控制更形重要,應給予馬羅皮坦或昂丹司瓊來止吐,並用奧美拉唑來抑制胃酸。最好採用餵食管定速給予液體食物,這樣也可以減少嘔吐發生。

抗生素部分,可以預防性給予阿莫西林/克拉維酸或甲硝唑。肝臟藥物部分可以給予水飛薊素及 s-腺苷甲硫氨酸。

居家治療

1 — 抗生素和藥物治療支持肝細胞功能,應持續給予 2 ~ 4 週。

2 — 營養支持仍是最重要的。放置餵食管,可以有效地給予營養,因為有些貓咪對於強迫灌食會非常排斥,所以能灌食進去的量有限,而使用餵食管可以讓貓奴在家較容易餵食貓咪。

3 — 每日分 3 ~ 6 次,少量多餐餵食為主。 因為患有脂肪肝的貓咪胃容量可能會變小,因此若每餐餵食的量過多,會造成貓咪嘔吐。

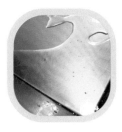

◀ 黃疸貓咪的尿液顏色為深黃色。

預後

當貓食慾恢復正常後停止治療,食慾恢復的平均時間約六週。肝功能最終會回到正常,不會有長期的損害。最常見的失敗原因是無法成功治療相關疾病,而導致持續地厭食,如果有另一個原因延長厭食情況時,脂肪肝可能會再復發。

炎症性肝炎 ▬▬

第二個常見的肝臟疾病是炎症性疾病，肝臟產生膽汁為消化所需要；膽汁儲存在膽囊中，並且經由膽道運送到小腸。當細菌從十二指腸經由膽道往膽囊和肝臟時，炎症性肝炎就會發生。膽管性肝炎指的是肝、膽囊和膽道的炎症或感染，而膽管性肝炎可再分急性和慢性。

急性膽管炎／膽管性肝炎

急性膽管炎／膽管性肝炎主要的感染原是細菌。大部分的細菌是由十二指腸進入膽囊和膽道；但細菌也可能由身體其他部位的感染，經由血液循環到達肝臟。臨床症狀包括厭食、嘔吐、昏睡、黃疸等，有時會出現腹痛徵狀，但慢性膽管性肝炎一般不會出現發燒。

診斷

1 —**基礎檢驗**：基礎檢驗有全血計數、血清生化、尿液分析及 FeLV/FIV。急性膽管肝炎較易出現白血球增多症及核左轉，肝臟指數可能上升。

2 —**影像學檢查**：可藉由腹腔超音波掃描，評估肝臟實質及膽管系統，或許也可發現可能併發的胰臟炎；而 X 光照影雖無特殊的診斷意義，但可以藉此評估肝臟的大小，或發現其他不相關的疾病。

3 —**肝臟生檢**：肝臟生檢及組織病理學，是膽管肝炎唯一的確診方式，建議採用超音波引導下的組織生檢針採樣，或探測性剖腹術直接採樣。

治療

炎症性肝炎的治療需要確定疾病的種類。但不論哪一種型式的肝炎，輸液治療、電解質的平衡及營養補充都非常重要，若有出血現象發生時，可以給予 Vit K1。以下幾點為治療的注意事項：

1 —**抗生素治療控制感染**：可能需 6 ～ 12 週以上，以消除感染，例如甲硝唑、阿莫西林 / 克拉維酸或恩諾沙星。

2 —**膽囊藥物**：可以改善膽汁的流出，促進毒性較低的膽汁酸產生，並降低肝細胞的免疫反應，例如熊去氧膽酸。

3 —**肝臟保健食品**：有抗發炎和抗氧化的作用，如水飛薊素及 s-腺苷甲硫氨酸。

4 —**類固醇**：可以用來減少發炎反應，例如潑尼松隆。

預後

貓炎症性肝炎的預後是依據疾病的嚴重程度、貓免疫系統的完整性和畜主按照中期至長期的治療而決定。許多急性膽管性肝炎的貓能夠完全地恢復，沒有任何長期的影響；而慢性膽管性肝炎或淋巴性肝門炎的貓，則需要長期或復發的治療。

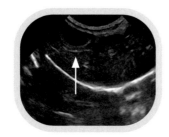

▲ 超音波下，發炎的膽囊壁變厚。

胰臟炎 ▬▬▬▬

急性胰臟炎在所有的貓胰臟炎病例中只佔了 1/3，其餘則多是屬於慢性胰臟炎。急性胰臟炎通常較嚴重，而慢性胰臟炎較輕微。引起胰臟炎的危險因子包括創傷、感染、低血壓，而胰臟炎沒有品種、性別和年齡的特異性，大部分的慢性胰臟炎可能是自發性，且實際的發生率是未知的。

症狀

貓咪罹患胰臟炎時，大多不會有太明顯的症狀。嚴重胰臟炎的貓咪可能會出現的症狀包括：嗜睡、食慾變差、脫水、低體溫、黃疸、嘔吐、腹痛、觸診到腹部有團塊、呼吸困難、下痢、發燒，且胰臟炎的貓往往會併發炎症性腸道疾病和膽管炎；這是因為解剖構造上的關係，膽管和胰腺管有一個共同的開口在十二指腸上，而若胰臟炎併發膽管炎和炎症性腸道疾病時，在治療上往往會變得困難，因為休克、虛弱、低體溫等併發症會嚴重影響胰臟炎的預後。

診斷

1—**血液檢查**：實驗室檢查（CBC、血液生 化試驗、尿液分析）。大部分檢查都會正常，而這些測試用意在診斷或排除其他疾病，並幫助確認胰臟炎的診斷，同時要矯正電解質的異常。

2—**胰臟炎檢驗試劑**（ fPL ）：fPL kit 是目前診斷胰臟炎較為可靠的方法之一，但必須配合胰臟超音波掃描才能確診。

3—**影像學檢查**：X 光片對於診斷胰臟炎的幫助並不大，但對於排除其他的疾病是有幫助的。輕微胰臟炎難以用超音波診斷，因此正常超音波無法排除診斷。在中等至嚴重的病例中會發現腹水、胰臟低迴音性、胰周繫膜高迴音性（由於脂肪壞死）、胰腺和膽管擴張，和其他胰臟變化，如腫大、鈣化、空泡等。

4—**組織採樣：**最能確診胰臟炎的方式為組織採樣和組織病理學，這是區分急性和慢性疾病的唯一方法。然而，組織採樣並不適用於所有病例，因為手術和麻醉的風險高，且可能會錯過局部病灶。

治療

1—**輸液治療：**積極的輸液治療和支持療法對於胰臟炎是很重要的，改善脫水、監控電解質和酸鹼質，並且小心胰臟炎併發的全身性症狀。

2—**控制嘔吐：**如果貓咪有嘔吐，必須禁食禁水，並且以藥物控制嘔吐。當貓咪沒有嘔吐後，再少量多餐的給予食物或灌食。

3—**給予止痛劑：**慢性胰臟炎可能會產生低程度或局部的疼痛，給予止痛劑可減輕貓咪的不舒服。

4—**給予食慾促進劑：**食慾不振的期間也可以給予食慾促進劑，以增加貓咪的進食量。

5—**營養供給：**以往認為胰臟炎必須禁食的觀念是錯誤的，應該在疾病早期利用止吐劑以及流體膳食經由餵食管緩慢給予，這樣才能讓腸道黏膜細胞得到營養供給，避免腸道的防禦屏障喪失，以防止腸道細菌長驅直入身體而導致更嚴重的細菌感染，目前並沒有任何的證據顯示低脂食物會有利於預防或治療貓胰臟炎，建議採用富含抗氧化劑的食物，並且同時給予抗氧化劑治療；如果胰臟炎合併炎症性腸道疾病（inflammatory bowel disease, IBD）時，建議給予新型蛋白質或水解蛋白質的處方食物。

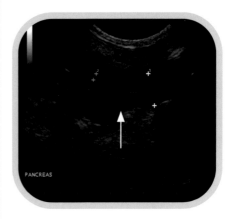

▲ 腹部超音波下，發炎的胰臟明顯增厚。

便秘

便秘指的是乾硬的糞便堆積在直腸內難以排出。貓咪一天的排便量會因吃入食物的量和成分、體重、運動量以及喝水量而有所不同，如果能每天排便是最理想的狀態。老年貓或是因疾病造成的運動量不足、喝水量不夠或是腸道蠕動的運動性變差都有可能會造成便秘。另外，有些貓會因為異食癖而吞入塑膠、布料、頭髮以及毛球，或是攝取過多的鈣，而導致糞便較硬。因為發生交通意外造成的脊椎骨盆損傷、先天性脊椎骨盆變形，也可能造成貓咪無法正常排便而形成便祕。肛門囊腺破裂的貓咪也會因疼痛引起排便困難，易形成便祕。

症狀

1 —貓咪一直進出貓砂盆，或是會蹲貓砂盆很久，但沒有排出糞便。

2 —貓咪在排便時疼痛到叫，且排出的糞便較乾硬。

3 —腹部一直用力，或者是在用力排便後容易嘔吐。很多人會把排便困難誤認為排尿困難，因為二者的姿勢很像，也都會一直跑貓砂盆，如果不仔細觀察，容易判定錯誤。

診斷

利用觸診及 X 光片進行診斷，觸診直腸可發現直腸內的糞便較硬且量也多；而 X 光片下可以發現直腸中有多量的糞便，看起來密度也較一般糞便高。

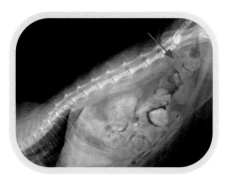

治療

1 —**靜脈點滴或皮下點滴：**如果便秘很嚴重，會造成貓咪食慾下降、嘔吐次數變多、腸道吸收水分能力變差引起脫水。在這種情況下需要輸液治療，來改善貓咪的脫水狀況。

2 —**浣腸：**嚴重便秘的貓咪需要藉由灌腸來幫助排便。最好是在麻醉情況下浣腸，以減少貓咪的緊張及不舒服感，以 15 ～ 20ml/kg 的溫水來浣腸（不需添加其他油劑，將黏膜的刺激和損害降到最低）。

3 —**適當的飲食管理：**如便秘專用的處方飼料，以容易消化及低質量的食物為主。也可給予纖維含量較高的食物，幫助軟化大便並刺激排便，但需考慮高纖食物往往會產生大量的糞便，可能會惡化結腸的擴張。

4 —**軟便劑：**軟便劑可以使較硬的糞便軟化，容易排出，例如乳果糖（lactulose）0.5ml／kg，每日口服 2 ～ 3 次。

預防

藉由平時觀察貓咪排便次數和糞便的軟硬程度，以及正常的飲食來預防便秘的發生才是最根本的做法。選擇一些會讓糞便較軟的食物，對於預防便秘是相當重要的。

◀ 從 X 光片中可看到直腸裡頭有許多糞便堆積。

巨結腸症　▰▰

當貓咪的便秘沒有適當治療及處理時，持續性的便秘會造成結腸擴張、腸道蠕動性變差而形成巨結腸症。如果因為先天性的腸道神經和骨盆的異常，或交通意外造成腸道神經受傷、導致骨盆和脊椎變形，也會引起巨結腸症；此外，環境改變造成貓咪的緊張，或是不乾淨的貓砂會降低貓咪去貓砂盆的意願，這也可能會降低腸道蠕動，接著造成便祕和結腸擴張。巨結腸症發生的年齡很廣泛，平均是在 5 ～ 6 歲，且並無品種和性別的特異性，其中肥胖和較少運動的貓會增加巨結腸症的風險。

症狀

主要症狀有食慾降低、噁心和嘔吐、體重下降、毛髮失去光澤、出現脫水症狀，貓咪變得虛弱、貓咪一直進出貓砂盆，卻沒有糞便排出、肛門周圍有黏液和糞水（有可能會與下痢混淆）、 貓咪蹲砂盆時，因為上不出來或是疼痛而低鳴。

診斷

與便秘的診斷方式相同。

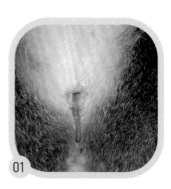

治療

巨結腸症一般需要長時間以藥物、軟便劑和飲食控制，雖然大部分的貓是切除結腸來預防便祕復發，且多數貓咪在手術後恢復都還不錯，但有少部分的貓咪還是會有一小段腸道有便祕的形成。

1—**與便秘的治療方式相同。**

2—**外科手術：**將擴張無收縮能力的結腸以手術方式切除，但仍會餘留一小段結腸，因此還是有可能會再復發。有些手術後，反而會下痢一段時間，術後還是建議配合飲食的方式控制。

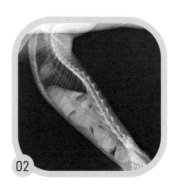

▶ 01／肛門會有黏性糞水的產生。

　02／X 光片下，有異常堅實且大量堆積的糞石。

Ⓕ 腎臟及泌尿道疾病

腎臟可以調節體內的水分和電解質、酸鹼平衡，以及調節血壓，也與造血功能有關；在骨頭的代謝中亦扮演內分泌的功能，這些重要的作用都是腎臟為了維持身體的恆定狀態。貓咪的腎臟跟人一樣有二個，會持續地產生尿液，經由輸尿管運送尿液到膀胱；當膀胱中的尿液蓄積到一定量時，膀胱內的神經會傳達訊息到大腦，告訴貓咪要排尿了，再由連接膀胱的尿道排出體外。腎臟和輸尿管組成上泌尿系統；膀胱和尿道組成下泌尿道系統，一般是根據疾病發生部位，來區別是上部泌尿系統或下部泌尿系統疾病。

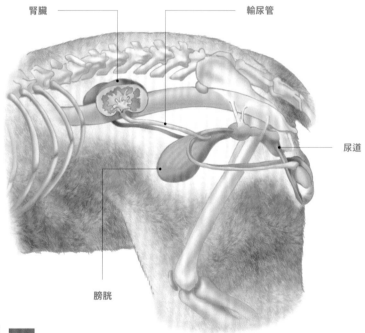

腎臟　　輸尿管

尿道

膀胱

急性腎臟損傷 ━━

急性腎臟損傷通常是突發性，且在幾天之內發生，對腎臟產生不利的影響，造成腎功能變差。急性腎臟損傷的原因包括一些毒素（藥物、化學藥物）、或植物（百合）、創傷（導致血液供應減少或喪失）、腎盂腎炎、麻醉期間的低血壓和尿道阻塞。在疾病發生的早期了解病史、發病時間、貓咪居住環境狀況，以及可能接觸到的有毒植物、藥物或化學藥品是很重要的，因為早期發現及治療可以提高貓咪的生存率，且腎臟的損傷是可能恢復的。

診斷

急性腎臟損傷臨床症狀相當多變,可能包括厭食、嗜睡、腎臟的疼痛或嘔吐。

1 —**觸診**:藉由觸診得知腎臟是正常大小、腫大,或者有無疼痛反應;如果是尿道阻塞,則可以觸摸到脹大的膀胱。

2 —**血液檢查**:檢查結果包括 BUN 和 creatinine 升高和電解質異常,急性腎臟損傷的紅血球數量通常是正常的,除非有急性失血,可能導致貧血;總蛋白濃度可能正常或是過高,要看貓咪脫水的程度而定;如果腎臟發炎時,白血球的數量可能會增加。

3 —**尿液檢查**:包括尿比重、尿蛋白、尿沉渣、尿液細菌培養以及尿量。

4 —**影像學檢查**:X 光片和超音波的檢查,可以確定是否有結石造成腎臟或輸尿管的阻塞。

5 —**組織病理切片檢查**:腎臟疾病並不常規建議進行組織採樣病理學檢查,因為可能的傷害性大,除非經由超音波掃描而發現團塊或膿瘍樣病灶,或持續嚴重蛋白尿時才建議進行。

治療

治療上有很大的程度是取決於引起急性腎臟損傷的原因。有以下幾種方式:

1 —靜脈點滴治療,恢復脫水和利尿。

2 —給予抗生素或藥物以減少嘔吐。

3 —若是下泌尿道阻塞,就必須以手術緩解阻塞。

4 —必要時,腹膜透析和血液透析,可以快速緩解毒素的破壞。

預後

預後取決於原因,以及是否快速接受治療。如果能早期發現,及時積極治療是有可能治癒;但成功治療的貓往往有腎臟功能不足的狀況,需長期治療。

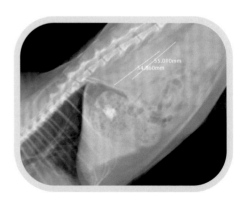

▲ X 光片中白線的長度為腫大腎的大小

慢性腎臟疾病

貓慢性腎臟疾病是由許多細微的急性腎損傷累積而成，而這些細微的急性腎損傷幾乎都不呈現臨床症狀，就這樣稍無聲息、慢慢一點一滴吞噬掉腎臟功能。這些細微的急性腎損傷包腎毒性藥物的傷害（例如非固醇類消炎止痛劑）、低體溫（例如麻醉過程中導致的低體溫）、脫水、低血壓（例如麻醉或休克）及細菌感染或細菌毒素，而牙周病及過度頻繁打疫苗則已被證實是貓慢性腎疾病的危險因子。

以往的腎臟功能檢測，腎臟必須流失 75％的功能才會呈現數值異常，例如血中尿素氮（BUN）及肌酸酐（Creatinine），但現在已有能更早期發現慢性腎疾病的檢驗，就是對稱二甲基精氨酸（SDMA），只要腎臟功能流失超過 25％就會呈現異常上升，相較以往，能提早四年發現慢性腎臟疾病的存在。

症狀

初期時，貓奴通常會注意到排尿量增加，或是清理的貓砂塊增加，才注意到貓咪多喝水的變化。因為貓不愛喝水，所以當貓多喝水時，很多貓奴會誤以為這是好的，就不會特別注意，多貓飼養的家庭也很難以喝水量和尿量來察覺到貓咪的改變。到了中期，貓咪的體重和食慾會逐漸減少，有些貓咪也可能出現被毛無光澤、嘔吐，以及口臭。末期時，由於腎功能不全，很多貓咪會出現嗜睡、脫水現象和口腔黏膜蒼白。

慢性腎臟疾病分期

腎臟從一出生之後就開始接觸各種毒素，所以隨著時間的進行，腎臟的功能一定會逐漸喪失，但我們也知道其實腎臟只要有 1/4 以上的功能就足以維持身體的正常運作，所以如何早期發現腎臟疾病，及如何避免腎臟功能受到損害，就是貓慢性腎臟疾病的重要課題。而慢性腎臟疾病根據國際腎臟健康協會（IRIS）的標準可以區分為四個階段，這樣的分期可以讓我們知道腎臟疾病的嚴重程度。（請參照 P.266 圖 F-1）

● **第一期**：肌酸酐（Crea / CRSC / creatinine）小於 1.6mg / dL（140umol / L）/ idexx SDMA < 18 μg /dL，肌酸酐數值呈現正常，而 idexx SDMA 呈現正常或輕微上升，且無其他非腎臟疾病的存在，同時也呈現其他腎臟異常的檢驗或發現，如不適當的尿液濃縮能力（尿比重過低，＜ 1.035）、腎臟觸診異常、異常的腎臟影像學檢查、腎臟來源的蛋白尿、異常腎臟生檢結果、持續上升的肌酸酐或 idexx SDMA 檢驗數值，如果 idexx SDMA 持續高於 14μg /dL，或許也可藉此診斷早期慢性腎臟疾病的存在。

● **第二期**：肌酸酐（Crea / CRSC / creatinine）介於 1.6 ～ 2.8mg / dL（140 ～ 249umol / L）之間 / idexx SDMA 18 ～ 25 μg / dL，呈現正常或輕微上升的肌酸酐濃度、輕微腎性氮血症、輕微上升的 idexx SDMA，通常不會呈現臨床症狀或只呈現輕微症狀。

● **第三期**：肌酸酐（Crea / CRSC / creatinine）介於 2.9 ～ 5.0mg / dL（250 ～ 439umol / L）/ idexx SDMA 26 ～ 38 μg / dL，呈現中度腎性氮血症，於後期可能呈現全身性的臨床症狀（多喝、多尿、體重減輕、食慾下降、嘔吐等），但個體間呈現的嚴重程度或症狀種類可能會有很大差異。

● **第四期**：肌酸酐（Crea / CRSC / creatinine）大於 5.0mg / dL（> 440umol / L）/ idexx SDMA > 38 μg / dL，通常已經呈現尿毒症狀了。

....

圖 F-1 慢性腎臟疾病分期、腎臟殘存功能百分比、血漿肌酸酐濃度，以及對稱二甲基精氨酸之間的關係。

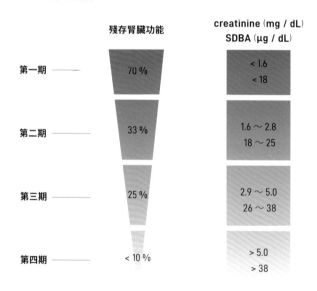

除了上述初級的慢性腎臟疾病分期之外，尿液中蛋白質與肌酸酐的比例（UPC），以及血壓來進行慢性腎臟疾病的次級性分期，讓我們能夠更加了解貓慢性腎臟疾病的嚴重程度、預後以及治療選項。貓慢性腎臟疾病從某一期到下一期可能需要數週、數個月到數年的時間，而有些因素則可以用來評判病程演進的快慢，如蛋白尿及高血壓。

診斷

1—**血液檢查**：當腎臟還有 25% 以上的功能時，BUN 和 creatinie 的數值並不會有明顯的上升，因此氮血症（BUN 和 creatinine 增加）出現時，貓咪的血液 creatinine 值高於正常，甚至高於 5.0 ～ 6.0mg/dl。此外，有可能出現非再生性貧血、高血磷症、低血鉀和酸血症。

現在已經有最新的對稱二甲基精氨酸檢驗（Idexx SDMA）可供使用，在貓咪腎臟功能流失超過 30％以上時就會上升，可以讓貓咪提早四年發現慢性腎臟疾病的存在，是現今診斷貓咪慢性腎臟疾病的利器。

2—**觸診**：觸診時會發現腎臟較正常小，有些腎臟是不平整的。

3—**影像學檢查**：異常的腎臟大小也可以透過超音波和 X 光片測量。

4—**尿液檢查**：尿液檢查也是早期發現慢性腎臟疾病的檢驗利器，主要包括尿蛋白、尿比重、尿渣檢查、細菌培養以及尿中蛋白質與肌酸酐的比率（UPC）。

5—**血壓測量**：慢性腎臟疾病的貓也可能會有全身性高血壓，嚴重高血壓時，甚至會造成貓視網膜剝離而目盲或眼前房積血。

治療

1—**恢復脫水**：慢性腎臟疾病就診病例大多需要住院進行輸液來改善脫水狀態，而過多的輸液雖然可能會讓檢驗數據變得漂亮，但其實對身體反而是有害的，容易造成致命性的肺水腫，所以輸液的量主要是在補充脫水而已，並且調整身體內離子及酸鹼的不平衡狀態，一旦貓咪狀況穩定後，就可以出院自行居家皮下輸液來補充脫水，但必須定期回診進行相關檢查並與醫師討論輸液量是否適當。

2—**磷結合劑**：如果貓咪不願進食腎臟處方食品，或食用腎臟處方食品後仍無法良好控制血磷濃度時，就建議給予磷結合劑來將食物中的磷結合掉而不被身體吸收，所以磷結合劑是必須配合食物給予的，一般希望將血磷濃度控制在 4.5 mg / dL 以下。

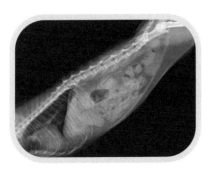

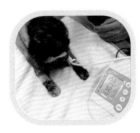

◀ 異常大小的腎臟 X 光片。　　▲ 貓咪測量血壓。

到底什麼時候才需要開始限制食物中磷的含量呢？如果是等到血磷值過高時才限制，那就稍嫌晚了；但若過早限制磷的攝取，則又可能導致高血鈣而更加惡化腎臟功能，所以這一直是讓獸醫師及貓奴頭痛的問題。

近來已有一種檢驗能讓我們知道貓身體內何時已經開始有了磷的過度負擔，那就是血清纖維母細胞生長因子 23（FGF-23）。當其血清濃度低於 300pg / ml，就還不需要限制磷的攝取；如果濃度在 300 ～ 400pg / ml 之間，則每 3 ～ 6 個月監測一次，也還不需要限制磷；但若數值高過 400pg / ml，就表示要開始限制磷的攝取，並給予低磷的腎臟處方食品或腸道磷結合劑。但可惜的是，這樣的檢驗還無法在動物醫院內進行，必須將血清送往國外 Idexx 實驗室。

3 —**紅血球生成素**（EPO）：貓科動物的紅血球平均壽命為 68 天，在這之後它們會被破壞，且必須有新的紅血球交替。腎臟產生紅血球生成素刺激骨髓產生紅血球，但當貓咪出現非再生性貧血時，表示 EPO 的製造與分泌可能已經受損或停止生產，此時給予合成的 EPO 皮下注射或口服低血氧誘導因子葡胺酸羥化酶抑制劑（molidustat / Varenzin-CA1）會有助於矯正貧血。一些嚴重貧血的貓咪可能會需要輸血治療。

4 —**降血壓藥**：如果血壓測量確定貓有高血壓或顯著蛋白尿時（UPC 檢驗），可以給予降血壓藥來控制血壓或蛋白尿，有助於防止身體的器官受高血壓的傷害，以及減緩慢性腎臟疾病的惡化。

5 —**刺激食慾**：隨著尿毒素在身體累積，會導致身體的多重器官損害，因而導致尿毒症的發生，當然也可包括食慾減退在內，所以可以給予一些食慾促進劑來增進貓的食慾，例如 mirtazapine 及 capromorelin；而 mirtazapine 則有經皮吸收膏的劑型可供使用，免去了餵藥的麻煩，而且也具有抑制噁心反胃的效用。但請記得，真的病入膏肓之時，任何仙丹妙藥也喚不回食慾的。

6 —**腎臟飲食**：高蛋白食物並不會造成腎臟功能的損傷及負擔，而低蛋白的腎臟處方食品也不會對腎功能有所幫助，只是減少了身體含氮廢物產生的量，所以只能有助於減少尿毒素的量，可以減緩尿毒症狀，而第 1、2 期的慢性腎臟疾病大多未出現尿毒症狀，所以並不需要給予嚴格限制蛋白質的腎臟處方食品，如果太早給予時，反而會造成蛋白質的攝取不足而影響身體健康，所以嚴格限制蛋白質的腎臟處方食品是建議用於已經出現尿毒症狀的第 3、4 期慢性腎臟疾病及已呈現顯著蛋白尿的病例。

7—**居家照顧**：如果慢性腎臟疾病的貓咪在增加喝水量後，仍持續呈現脫水時，就必須考慮居家進行皮下點滴輸液。（請參照 P.381 皮下點滴的章節）

8—**水分補充**：水分的補充對於慢性腎臟疾病貓咪而言是非常重要的，很多飼主會強迫灌水給貓咪喝。雖然這樣的確可以補充水分，但貓咪就不太會自己喝水了，所以反而得不償失，而且這樣的強灌動作也會造成貓咪心理的壓力，也可能造成嗆到或嘔吐。因此要找到一個貓咪可以選可以接受的方式，增加貓咪的喝水量。（請參考 P.366 如何增加貓咪喝水量的章節）

9—**腎臟保護劑**：目前已有少數上市的腎臟保護劑被認為可以提升貓慢性腎臟疾病的生活品質及減緩惡化的速度，例如日本東麗公司所生產的 Rapros，適用於七公斤以下的第二及第三期慢性腎臟疾病，可惜目前尚未合法進口，而德國百靈佳殷格翰所生產的腎比達（Semintra）除了可以有效控制高血壓及蛋白尿外，也具有腎臟抗發炎及抗纖維化的作用，預計在 2020 年第一季在台灣合法上市，但這些都是屬於藥物等級的腎臟保護劑，必須在獸醫師的指示下才能使用。

預後

一旦發現慢性腎臟病，治療大都是在維持貓咪的生活品質，減緩腎臟惡化。預後取決於還剩下多少功能性腎組織，定期回診調整治療方式，加上貓奴密切實行，多數情況下，貓咪對治療反應良好，並能有良好的生活品質，在到達末期腎病之前，通常可存活 1～3 年或更長的時間。

多囊腎

一種遺傳性疾病，指整個腎臟形成囊腫，囊腫內充滿液體，囊腫的數量和大小會隨著時間而增加，會發生在人、貓、狗和老鼠身上，而貓咪當中又以幼貓、老年貓、波斯貓和長毛種的貓最常發生。在波斯貓的研究中，已表示這種疾病是一個顯性性狀。

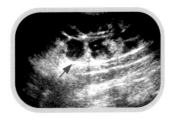

▲ 多囊腎，腎臟內有大小不一的黑色囊泡。

診斷

初期不會有明顯症狀，隨著囊腫變多、變大，破壞原有的腎臟功能，最後出現與慢性腎臟疾病相同的症狀。

1—**影像學檢查**：多囊腎可能發生在一側或雙側腎臟，可藉由觸診或 X 光片確定，超音波下可以發現整個腎臟充滿多個囊腫。

2 —血液學和尿液檢查： 同慢性腎臟病。

治療

多囊腎最後導致尿毒症的形成，因此治療方式與慢性腎臟疾病相同。目前並沒有任何保守的內科治療方式能緩解多囊腎的形成，但曾有相關研究以乙醇硬化劑（95％酒精）進行內注射來將囊縮小，並成功讓腎臟指數下降；而這樣的治療操作必須在鎮靜麻醉下，以超音波引導進行囊內液體的抽取與乙醇硬化劑的注射。

預後

呈現尿毒症的平均年齡是七歲，但仍有許多貓病發於三歲以下。貓咪的預後取決於貓的年齡、尿毒症的嚴重程度、貓咪對於治療的反應，以及腎臟疾病的進展。有些貓在診斷後幾週死亡，但也有貓咪正常生活好幾年；有多囊腎的貓應該定期超音波追蹤，早期檢測可以早期治療以支持腎功能。另外，由於多囊腎是遺傳性的疾病，因此診斷出有多囊腎的貓咪，最好不要繁殖後代。

尿路結石

尿路結石症指的是泌尿系統中形成結石，結石會造成排尿受阻礙或排尿困難。腎臟、輸尿管、膀胱及尿道都可能會有結石的形成，一旦結石形成，並且造成泌尿系統阻塞時，貓咪無法正常排尿，容易有尿毒症的發生。

水腎

水腎是因為腎臟產生的尿液因阻塞無法排出，造成尿液蓄積在腎盂或腎盂憩室（diverticula），隨著尿液的蓄積增加，使得腎盂逐漸擴張而形成腎皮質部的壓迫及缺血性壞死。單側性的水腎代表阻塞是發生在單側的輸尿管或腎臟，而雙側性水腎則可能代表阻塞是發生在尿道、膀胱或雙側輸尿管。單側性水腎患者的另一顆正常腎臟可能仍會維持正常功能，直到水腎大到極致時才會發生代償性肥大；當發生雙側性輸尿管阻塞時，貓咪可能會在水腎尚未明顯形成之前，就因為急性尿毒而死亡。造成水腎的可能病因包括先天畸型、輸尿管結石、腫瘤、腎盂團塊等，其中以輸尿管結石最為常見。

▼ 01／超音波下，皮質部變薄。 02／超音波下，腎盂部擴張。
　03／X 光片中，在輸尿管位置發現結石影像及腫大的腎臟。

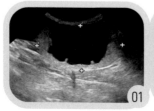
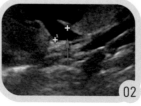
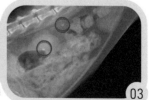

診斷

單側的慢性阻塞通常不易察覺，常常是在健康檢查觸診時發現一大一小的腎臟，進一步 X 光照影才會發現輸尿管結石，而雙側性的阻塞則會顯現明顯的腎衰竭症狀，包括厭食、嘔吐、嗜睡、消瘦。透過超音波掃描，也可以發現到腎盂擴張的影像，裡面充滿無迴音性的液體影像，隨著阻塞的時度，腎臟皮質部會呈現越來越薄。

治療

水腎治療主要在於阻塞病因的診斷及排除，但除了結石能在非侵入式的檢查下得到確診外，其他病因則大多需要在手術下才能確診及治療。輸尿管結石所造成的阻塞如果在一週內得到緩解（意指輸尿管結石順利地進入膀胱，或者更順利地從尿道排出），或是實行輸尿管結石手術改善阻塞狀況，則該腎臟的功能可望恢復；而若阻塞超過 15 天以上時，腎臟不可逆的傷害就開始逐漸擴大，超過 45 天以上的阻塞則腎功能恢復無望。當公貓的輸尿管結石順利地進入膀胱時，就必須考量到結石可能會卡在尿道內，造成更嚴重的排尿全面阻塞，此時，就必須考慮以膀胱切開術取出結石。貓輸尿管結石所造成的水腎在以往的外科手術方式治療下，效果往往令人失望，而現今已經發展出來的人工輸尿管繞道手術，則因手術簡單、快速、成功率高，目前廣為貓科醫師所運用。

預後

如果能早期發現水腎，在腎臟功能還能恢復時立即進行人工輸尿管繞道手術，其效果是非常良好的，但若已經水腎太久而造成永久性腎臟功能喪失時，則也沒有手術的價值了。

膀胱結石和尿結石

膀胱結石是指在膀胱中形成的結石並存在於膀胱內，當結石進入狹窄的尿道中造成阻塞，就是所謂的尿道結石。最常見的二種結石是磷酸胺鎂和草酸鈣結石，其他類型的結石還有磷酸鈣和尿酸；結石可能是混合型，有可能是單顆或是多顆，大小也非常多變，不論是公貓或母貓都有可能會發生。膀胱結石形成的原因還不明，在某些情況下，飲食可能會促進形成，如尿液中常含有可以形成結石的材料，例如鈣、鎂和磷酸鹽等成分。另外，尿液 pH 值在尿結石形成中也發揮作用，例如尿液 pH 值偏酸，容易形成草酸鈣結石；而尿液 pH 值偏鹼，容易形成磷酸胺鎂結石。

泌尿道結石位置

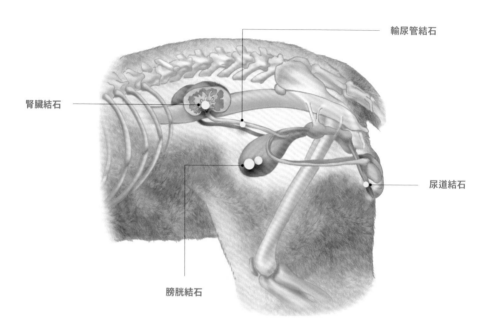

腎臟結石

輸尿管結石

尿道結石

膀胱結石

症狀

臨床症狀一般包括血尿和用力排尿，排尿困難是由於結石部分或完全阻塞尿道所造成；當膀胱的表面因結石的刺激造成出血時，就會出現血尿。

診斷

要觸診到膀胱內的結石是不太可能的，因為結石通常是比較小的，因此，透過 X 光片和超音波是比較可行的方法。此外，公貓因尿道較細、較窄，小顆的膀胱結石進入尿道中，會造成尿道阻塞，這種狀況在 X 光片下也能確診。

治療

如果尿道中有結石，必須先將結石沖回膀胱，再實行膀胱切開術，將結石取出。如果結石無法沖回膀胱，則可能要做尿道造口術。取出來的結石應送到實驗室進行成分分析，根據尿結石分析結果，給予特殊飲食或藥物來調節尿液 pH 值。但並不是所有的貓都願意接受處方食品的，所以多喝水及給予濕性食物還是最有效的預防方法。

近年來，貓科專家都建議膀胱結石先給予處方飼料來進行溶解，當然這必須視結石的成分而定。貓最常見的兩種泌尿道結石為草酸鈣結石及磷酸銨鎂結石，但草酸鈣結石無法溶解，必須透過外科手術解決；而磷酸銨鎂結石則可以透過處方食品來完全溶解。

那麼，問題來了！在結石尚未取出進行化驗前，我們怎麼知道屬於何種成分？當然獸醫師可以透過 X 光片上結石的 X 光不透性及尿液酸鹼值進行判斷，但這也不是百分百準確。

所以我建議，任何的貓膀胱結石都應該給予溶解的機會，給予處方食品後每週進行 X 光的結石大小評估，如果是磷酸銨鎂結石，大部分的病例會在一個月內逐漸縮小而終至消失。

於是，處方食品的醫囑服從性就非常重要，最好能選擇處方罐頭，除了本身成分能溶解結石外，還能增加飲水量，更能加速磷酸銨鎂結石的溶解。

那腎臟結石、輸尿管結石及尿道結石能溶解嗎？你就死了這條心吧！結石的溶解重點在於結石能否浸泡在尿液中，這些部位的結石是沒有機會長時間泡在尿液中的。

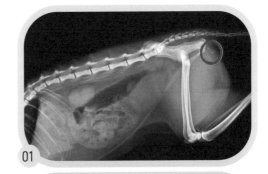

01

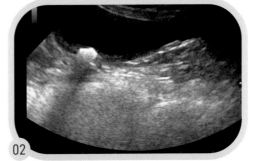

02

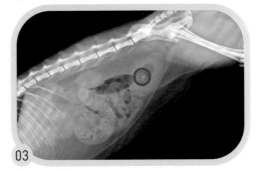

03

▲ 01／紅色圈內有三顆尿道結石。

　01／紅色箭頭為膀胱結石。

　03／紅色圈為膀胱結石。

下泌尿道症侯群

主要是指下部泌尿道器官,例如陰莖、尿道和膀胱發生疾病狀態而稱之。大部分都是發生在一歲以上的成年貓,有些會發生在小貓和老年貓。下泌尿症侯群在十歲以下的年輕貓,常見原因是自發性膀胱炎,次之是尿結石和尿道栓塞。而在大於十歲的老年貓,則是泌尿道感染和／或尿結石。一般下泌尿道症侯群可分成膀胱炎、膀胱結石、尿道阻塞、自發性膀胱炎及不明原因的泌尿道疾病,以下分述之。

1—**細菌性膀胱炎**:貓的尿液比重高,所以細菌很難在膀胱生存,更別說感染了,所以細菌感染真的是少之又少,主要還是以自發性膀胱炎為主。

2—**膀胱結石**:因膀胱內有結石,而引起膀胱和尿道的損傷和發炎。

3—**尿道阻塞**:膀胱發炎造成膀胱內組織剝落而塞住尿道,臨床上也常發現剝落組織與結晶共同形成尿道栓子,或發炎物質與結晶及剝落組織形成尿道栓子,如果尿道栓子完全阻塞尿道超過 1～2 天以上,就可能導致貓咪因急性尿毒而死亡。因此尿道阻塞是嚴重的緊急情況,需立即治療。

4—**自發性膀胱炎**:在以往的認知上,總認為貓咪出現血尿、排尿次數頻繁(pollakiuria)及排尿困難(dysuria)時就表示發生結晶或結石阻塞,其實近來研究發現約有 50～60% 的病例是屬於自發性膀胱炎,但其病因不明,被認為與緊迫有相關性。自發性膀胱炎並無品種好發性及性別好發性,絕育手術後的貓咪似乎會有較高發病風險。

貓咪好發下泌尿道疾病的原因,除了體質、乾飼料食物之外,最主要原因還是飲水量不足。在發生率上其實公貓和母貓是相當的,只是公貓因為尿道又細又長又轉彎,所以容易阻塞而呈現嚴重尿毒症狀,因此容易被貓奴發現;而母貓尿道又粗又短,所以不太可能阻塞,即使發病也很難被貓奴察覺。

1—**性別**:公貓的尿道較母貓來得細長,當膀胱內有發炎剝落的組織或是栓子形成時,很容易造成尿道阻塞;而母貓因尿道短且較公貓寬,因此較細小的結石容易排出體外,不易尿道阻塞。

2—**季節**:貓的下泌尿道疾病在冬天發生的比例比其他季節還要高。冬天時,貓咪會因為天氣冷而變得不愛動,相對喝水意願也降低,因此上廁所的次數變少,尿液中的結晶也容易形成。

症狀

1 —頻繁跑貓砂盆，一天會跑十幾次。

2 —蹲貓砂盆的時間很久，卻不見排尿出來，有時會被誤為便祕。

3 —上廁所時會低鳴。

4 —排尿量減少（貓砂塊變小變多）。

5 —尿的顏色帶血（可以發現貓砂塊上帶有血絲）。

6 —會在貓砂盆以外的地方尿尿。

7 —討厭被摸肚子，甚至觸摸時會痛。

8 —頻繁舔舐生殖器。

診斷

1 —**觸診：**觸診時會發現膀胱的大小可能是很小或是脹大且堅硬，脹大的膀胱隨時有破裂的可能，因此務必小心。

2 —**血液學檢查：**尿道阻塞可能造成急性腎臟損傷，要得知腎臟是否受到損害或評估電解質狀態可透過血液學檢查得知。尿道阻塞大都會導致 BUN 和 creatinine 升高以及高血鉀與代謝性酸中毒，這些血液數值會在緩解阻塞 48～72 小時後恢復正常。

3 —**尿液檢查：**在尿液檢查中，下泌尿道疾病的尿檢可能是正常，但在 pH 值、血液含量和結晶含量通常有異常變化，大部分罹病貓的 pH 值高且有磷酸胺鎂結晶。

4 —**尿液培養：**細菌其實分分秒秒都在想辦法從體外進入膀胱的尿液中，但貓的尿液實在不適合細菌的生存，更不用說感染膀胱了，因此很多細菌只是進來一日遊，就莫名其妙被捉去進行細菌培養又被安上罪名。而貓則是更倒霉，其實膀胱炎又不是細菌幹的，卻莫名其妙吃了一堆不需要的抗生素藥物，所以尿液的細菌培養現已不建議濫用及過度解讀！

5 —**影像學檢查：**如果是膀胱炎或是自發性膀胱炎，超音波下會看到膀胱壁變厚；而如果是尿道阻塞時，超音波下會看到大且圓的膀胱。

治療

1 —非阻塞性的貓下泌尿道疾病治療，主要根據病因加以治療，二、三十年前主要病因為磷酸銨鎂結晶，但隨著商品化食物添加酸化劑及降低鎂含量之後，磷酸銨鎂結晶早就消失無蹤；但生命會找到出口，繼之而起的，就是酸性尿及低鎂食物容易導致的草酸鈣結石。

此後，一大堆腎臟及輸尿管的草酸鈣結石病例發生，而下泌尿道疾病就只剩下自發性膀胱炎一家獨大。不管如何，一定要進行尿液分析及尿渣顯微鏡檢查，確認是否有很多結晶？很多細菌？還是什麼都沒有，就只有紅血球？

前面已提及細菌不容易在貓的尿液中生存，所以就不太容易感染膀胱，因此獸醫師不應再給予所謂的預防性抗生素投藥。如果是自發性膀胱炎，就給抗憂鬱劑或相關含有左旋色胺酸、左旋茶鹼或酪氨酸的處方食品或營養品，給予 omega-3 不飽和脂肪酸也有助於發炎控制及降低疼痛感。當然，必要時可給予一些類鴉片的止痛劑或尿路解痙劑。

在環境的部分，應給予更豐富的休憩及活動空間，特別是制高點、貓高空走道、貓戶外活動區等，貓奴也應該花更多時間陪貓主子玩鬥貓棒，準備一些有趣的玩具及覓食遊戲，這些都有助於症狀控制。不過，的確有些病例難以治療與控制。

在美國近年來的研究發現，低劑量的放射線治療居然有助於公貓自發性膀胱炎的長期控制，一個療程後就能持續幾年沒再復發；而母貓的研究則在 2024 年已經展開，希望也能呈現不錯的效果。

2—阻塞形式的下泌尿道疾病是因黏液和結晶栓子阻塞尿道造成的，要及時處理，尿道阻塞會危及生命。放置導尿管可讓尿液順利流出膀胱，但放置時間不建議超過三天。在導尿管放置期間，貓咪可能需要靜脈輸液治療，除了補充脫水外，還有利尿作用，將膀胱內的物質排乾淨。如果貓咪一直反覆發生尿道阻塞或醫師無法緩解阻塞時，可能會建議實行尿道造口術。以往會建議排除尿道阻塞後給予尿路解痙劑，被認為有助於預防尿道再度阻塞，但近來研究發現，給予尿路解痙劑反而更加速尿道阻塞復發，所以目前已不再建議使用。

預後

如果有適當的治療，其預後是良好的。尿道阻塞的貓咪拆除導尿管後，貓奴居家照顧應該要密切的監視貓咪的排尿狀況，因為有可能會在短時間內再復發。

▼ 超音波及 X 光片下，皆可看到脹大的膀胱。

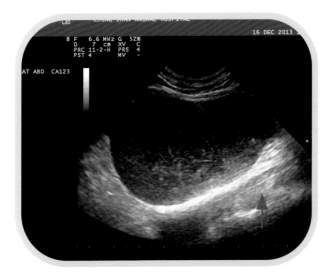

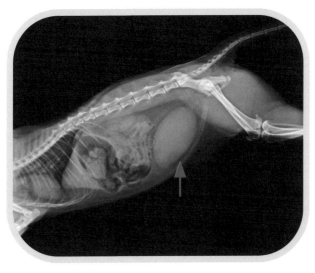

此外，如果腎臟已經受到損傷時，遵守以下建議事項，預防下泌尿道疾病的復發：

1 —增加喝水量。可依據貓咪喜歡的方式，來調整水盆位置或給水方式。冬天時可給溫水。

2 —減少容易形成尿結石的零食。例如小魚乾和柴魚片，因為含有高量的礦物質，長期給予容易造成尿結石形成。

3 —確認貓砂盆的清潔及放置的位置。貓咪對於貓砂盆位置及排泄環境非常敏感，貓砂盆的大小、深淺，貓砂的大小顆和材質，貓砂盆周圍的聲音和味道，都會影響貓咪到貓砂盆排泄的意願。如果貓咪不願意到貓砂盆排泄，容易引起膀胱發炎。

4 —冬天時，保持室內的溫暖，以增加貓咪的活動量。

5 —注意貓咪之間的相處，減少貓咪的緊張。

6 —給予處方飼料，以減少泌尿道疾病發生的機會。

7 —定期回醫院作膀胱超音波及尿液檢查。

Ｇ 內分泌疾病

內分泌器官是調整生物體內各式各樣器官的機構。內分泌器官分泌的物質稱為荷爾蒙，可以調節各種器官的各種功能，而且內分泌器官疾病不只是影響內分泌器官本身，還會影響到全身的調控機制，其中貓咪最常見的內分泌器官疾病是甲狀腺功能亢進症和糖尿病。

▶ 甲狀腺功能亢進大多發生在八歲以上的老貓。

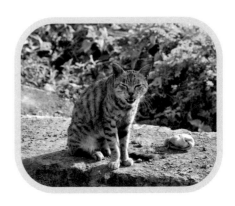

甲狀腺功能亢進症

貓咪最常見的內分泌疾病，主要是因為身體產生過量的甲狀腺素。甲狀腺素在體內主要的工作是活化身體細胞的新陳代謝，當甲狀腺素正常分泌時，身體的細胞是正常代謝；但如果甲狀腺素分泌過多時，身體細胞的新陳代謝會過度旺盛，造成很多不利身體的影響。甲狀腺功能症會使貓咪的活動力旺盛，食慾也會異常地增加，但卻一直在消瘦。如果甲狀腺功能亢進症沒有治療，身體為了讓細胞有足夠的氧氣，會導致過度換氣、心臟過度工作，最終將導致心臟衰竭及高血壓。

甲狀腺功能亢進症一般發生在 4 ～ 22 歲的貓咪（平均年齡是 13 歲），不過大部分好發於 10 歲以上，沒有特定品種或性別。此疾病大多是由甲狀腺結節的自體性功能亢進或甲狀腺瘤所引起，現今對於確切的發病原因還不是很明瞭。甲狀腺功能亢進沒有預防的方法，只有在早期貓咪有異常症狀時，透過血液檢查來發現疾病。

症狀

1 —貓咪的食慾會異常增加。

2 —貓咪的活動力會變得旺盛。

3 —雖然很會吃，但體重卻一直減輕。

4 —喝水量和尿量增加。

5 —因為吃得快又多，容易嘔吐。

6 —可能會常拉肚子。

7 —貓咪的毛變得粗糙、雜亂。

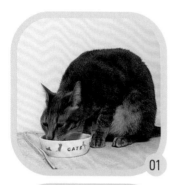

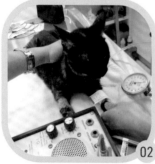

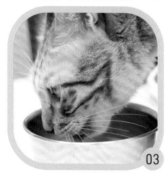

▲ 01／甲狀腺功能亢進的貓咪會吃很多，
但體重卻減輕。

02／血壓測量對於有內分泌疾病的貓咪
來說是很重要的檢查。

03／糖尿病的貓咪喝水量會異常增加。

診斷

1—**理學檢查：**甲狀腺是位於近喉頭下方兩側的位置，如果甲狀腺腫大可以觸摸得到。

2—**胸腔聽診：**可以發現貓咪的心跳過快，有些貓咪會有心雜音。

3—**血液檢查：**大部分有甲狀腺功能亢進的貓，肝臟指數 ALT 或 ALKP 的數值會上升，但不代表是肝病，在治療甲狀腺後會恢微正常。某些貓咪可能會有氮血症（BUN 上升）。在臨床上，有快速篩檢的甲狀腺 kit，20 ～ 30 分鐘結果就會出來。

4—**影像學檢查：**腹腔超音波可以發現貓咪是否有潛在性的腎臟疾病。甲狀腺功能亢進症不只是影響身體的代謝，甚至會造成心臟和腎臟功能的衰竭，因此發現有甲狀腺功能亢進的貓咪，還必須檢查心臟和腎臟。

5—**血壓測量：**以往認為甲狀腺功能亢進會導致高血壓，但近來的研究發現甲狀腺功能亢進反而會掩蓋存在的高血壓狀態，所以在開始治療後應定期監測血壓，如果高血壓出現時，應立即給予降血壓藥物控制。

治療

甲狀腺亢進貓常見的治療方式是內科口服藥物治療、甲狀腺切除以放射線碘治療。一般口服藥物治療是在初期，如果能配合飲食治療，能得到更好的控制效果。而甲狀腺切除手術則較少選擇，主要還是因為大部份都是發生在老年貓，也有其它併發症的發生（如腎臟病、高血壓、心律不整等），因此相對的麻醉風險會較高。在治療甲狀腺亢進的貓咪時，需注意下面幾點：

1—根據醫生的醫囑服用藥物，並且定
　期回診測量甲狀腺素。依據甲狀腺
　素的數值，來調整藥物劑量。

2—回診時測量血壓和心跳，確定心跳
　得到良好控制，並且早期發現可能
　存在的高血壓狀態。

3—慢慢將貓咪食物轉換成處方飼料，
　更有效控制甲狀腺功能亢進症。

4—貓咪在治療的過程中，食慾會慢慢
　恢復到生病前的狀態，且體重也會
　上升。

糖尿病

糖尿病也是一個常見的內分泌疾病，正
常情況下，胰臟的 β 細胞會產生胰島
素，讓身體細胞可以利用血液中的葡萄
糖，作為能量的來源；缺乏胰島素時，
身體細胞無法使用這些葡萄糖，導致血
糖濃度過高，進而造成體內持續性高血
糖及尿糖的狀態，導致疾病的發生。糖
尿病一般分成兩型：第一型糖尿病是胰
島素依賴型，β 細胞被破壞，無法產生
胰島素；第二型糖尿病是非胰島素依賴
型，是胰島素抵抗性，指的是即使胰島
素產生的量足夠，但無法正常工作，將
血糖控制在正常範圍內；大多數糖尿病
的貓咪是屬於第二型。此外，糖尿病
平均發病年齡是 10 ～ 13 歲，其中以結
紮公貓較容易發生，而肥胖和 cushing
症候群的貓咪也有較高的發生率。

症狀

1—喝水量及排尿量異常增加。

2—貓咪變得容易餓，會一直討食。

3—會因為多喝和多尿造成嚴重脫水。

4—當高血糖狀態持續進行，接著出現
　酮酸中毒的代謝障礙時，貓咪會變
　得不吃、嗜睡、體重減輕以及嘔吐，
　嚴重的甚至會造成死亡。

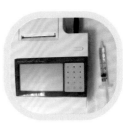

▶ 尿液檢查機。

診斷

1—**完整血液檢查：** 空腹後血液中葡萄
　糖值超過 250 ～ 290mg/dL。貓咪
　容易緊張，緊張或壓力也會使血糖
　值增加，不過跟糖尿病不同的是，
　血糖會在幾小時內會回到正常值。
　此外，血液檢查也要排除腎臟疾病
　或是甲狀腺功能亢進症的可能性。

2—**果糖胺：** 貓咪在非常緊張時，會出
　現「緊張性高血糖」，會造成血糖
　暫時性上升，而不是真的糖尿病。
　因此可以測量果糖胺來區別真性高
　血糖或緊張性高血糖。此外，果糖
　胺是反映 2 ～ 3 週內的平均血糖
　值，在確認糖尿病也比較準確。

3—**電解質異常：** 如果糖尿病有併發
　酮酸中毒或是其他疾病時，會造成

鉀、鈉、磷等離子的異常。

4 —**尿液檢查：**腎臟不會過濾葡萄糖，因此血糖值過高時（大於 250m/dL），尿液中會發現葡萄糖。此外，也要作尿液培養，許多糖尿病的貓會有泌尿道感染；若有酮酸中毒症時，尿液中也會出現酮體。

5 —**胰胰臟炎的排除：**約有 50% 診斷出糖尿病的貓咪都會有合併胰臟炎的發生，因此最好能排除胰臟炎。

6 —**影像學檢查：**排除其他併發可能性。

治療

現在貓咪糖尿病被認為是可以治癒的疾病，只要及早控制、定期回診，確實監測血糖濃度，有機會可以脫離糖尿病的魔掌，治療方式以下分別詳述：

1 —**皮下胰島素的給予：**臨床上的胰島素大多是中效型或長效型胰島素，都可以有效地控制血糖。不過，一般會一天驗多次血糖值，確定最高及最低的血糖值和時間點，找出血糖曲線圖，有助於了解胰島素治療的狀況及效果，並能幫助調整胰島素的劑量。胰島素一天注射 2 次，通常都是在給食物時一起注射。

2 —**輸液治療：**如果糖尿病有合併其他疾病時（如酮酸中毒），可能會需要靜脈點滴治療。因為貓咪可能會嚴重脫水及電解質異常，這些異常

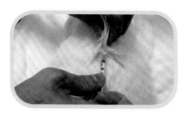

▲ 皮下注射胰島素。

必須要在短時間內矯正，否則貓咪的狀況會更為惡化，甚至死亡。

3 —**併發症治療：**如果糖尿病合併其他疾病一起發生，會使胰島素治療的效果變差。這些疾病可包括高腎上腺皮質功能症、胰臟炎、感染和肥胖等，所以在治療糖尿病的時侯，也必須同時治療其他併發症。

4 —**飲食治療：**飲食治療在糖尿病貓咪的治療中是一個重要的環節，因此除了給予皮下胰島素治療之外，還須配合飲食治療，才能將糖尿病狀況控制好。此外，當貓咪不自己進食時，必須強迫灌食，直到貓咪開始自己進食，因為若長時間不吃時，有可能會併發肝臟、腸胃道或營養狀態不良的疾病。

5 —**居家照顧：**當糖尿病貓咪身體狀況控制穩後，接下來的居家照顧更重要。除了一天 2 次的胰島素注射外，飲食也必須選擇糖尿病專用處方飼料或低碳水化合物（如無穀飼料）。而定時定量對血糖的控制也是有幫助的，通常是建議貓咪在注射胰島素的時間餵食。

6—**定期回診監控**：定期回診帶貓咪回診，將在家中所記錄的食慾、體重及喝水狀況等與醫生討論，並決定後續的治療方式。

7—**新型態口服降血糖藥**：

bexagliflozin（Bexacat）是一種鈉—葡萄糖共同轉運蛋白 2（soudium-glucose cotransporter 2）抑制劑，是美國 FDA 第一個核准使用於貓糖尿病血糖控制的口服藥，限制使用於先前未使用胰島素治療且健康的糖尿病貓，用以控制血糖濃度。建議使用於體重 6.6 磅（3kg）以上的貓，不論是否配合食物，也不論血糖濃度多少，都是每隻貓給予一顆口服風味錠（15mg/tab），每日 1 次。

糖尿病動物的飲食治療目的及注意事項

1—提供足夠熱量，以保持理想的體重，或是矯正肥胖或消瘦。體重的控制可以改善糖尿病狀況。

2—盡量減少餐後高血糖，藉由定時定量給予食物，並配合給予胰島素，促進血糖吸收。

3—肥胖會引起可逆性胰島素抵抗性。因此肥胖的糖尿病貓如果能控制體重，也可有效控制血糖。

4—貓咪是肉食性動物，因此身體會利用胺基酸和脂肪作為能量的來源，而不是碳水化合物；飲食中過多的碳水化合物會導致較高的餐後性血糖濃度。

5—高蛋白、高纖維及低碳水化合物是最適合糖尿病貓的飲食。但高蛋白質的食物對腎臟病及肝臟病的貓咪來說是不適合的，須特別注意。

在家中監控的注意事項

1—注意貓咪食慾，是否還是會過度討食，或是吃不飽。

2—多喝和多尿的症狀是否有比高血糖時減少許多。

3—定期幫貓咪量體重，觀察貓咪的體重是維持或輕微增加，還是體重持續降低。

4—精神狀況是良好，或是呈現發呆狀態，一直昏睡。

5—尿液試紙的顏色是否出現尿糖或酮體反應。（建議早上測量尿液試紙）

注意是否有出現低血糖的症狀

在治療糖尿病的過程中，有些貓咪可能會出現緊張、涎流、嘔吐、瞳孔變大、癱軟，嚴重的甚至會昏迷或抽搐。如果出現以上低血糖的症狀時，以針筒餵食貓咪糖水或是 50% 葡萄糖液，然後緊急送到醫院治療。

Ⓗ 呼吸系統疾病

呼吸系統最重要的功能是：提供氧氣給身體所有的細胞、移除身體細胞產生的二氧化碳。當貓咪呼吸時，空氣分子通過鼻孔進入鼻腔內，過濾掉一些小分子異物，接著進入氣管到達肺部，在肺部透過血液進行氧氣及二氧化碳的交換。氧氣由血液運送到全身細胞，而二氧化碳則是排出體外。正常貓咪的呼吸（腹部起伏）是規律的，大約每分鐘 30 ～ 40 次。所以當貓咪張口呼吸或是腹部的起伏變快、變用力時，可能是貓咪有呼吸道疾病發生了；而咳嗽是貓咪少見的症狀，因此發現貓咪咳嗽時，最好也帶到醫院檢查。

貓哮喘 ▬

▼ 貓哮喘症狀。

貓呼吸道疾病中最常見的狀況之一，是一種對環境中過敏原的過敏反應。這種貓科動物的急性呼吸道疾病與人的支氣管哮喘類似，貓哮喘會出現咳嗽、喘氣、運動不耐、呼吸困難等症狀。氣管持續地發炎會造成氣管腫脹

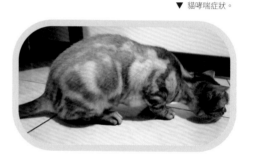

導致分泌物過多，且狹窄的氣管可能會因為分泌物形成的黏液栓子造成阻塞。

當貓咪暴露在病原的環境，會使貓咪將病原吸入氣管中，而導致氣管平滑肌突然地收縮及發炎。症狀持續進行時，延遲治療會使病情加重，以及不可恢復的氣管阻塞，造成貓咪無法吐氣，導致呼氣障礙，接著會有肺氣腫和支氣管擴張形成。此外，貓和人以及狗的呼吸道比較起來，貓呼吸道中的嗜酸性球數量非常多，這也是貓咪容易引起哮喘症狀的原因之一。

氣管過敏性的原因來自於呼吸道黏膜病變和過敏反應二者，常見引起哮喘的病原包括草和花粉、香菸、飛沫（毛髮、皮屑、跳蚤）、不乾淨的貓砂盆、污濁的空氣、芳香劑和除臭劑、線香、室外的冷空氣等。任何年齡都會發生，但較常發生在 2 ～ 8 歲。

症狀

80% 的症狀為咳嗽，另外還有噴嚏、呼吸喘鳴聲、貓咪呈現母雞蹲坐姿，頸部往前伸直等症狀，嚴重的貓咪甚至會有呼吸困難的狀況。

診斷

1—**影像學檢查**：從胸部 X 光中可以看到在肺臟處有毛玻璃樣的陰影，伴有支氣管壁增厚。

2—**細胞學檢查**：支氣管肺泡沖洗液會發現多量的嗜酸性球（有 20% 哮喘貓的末梢血液中嗜酸性球會增加）。將氣管沖洗液作細菌培養及抗生素敏感試驗，確定是否感染。

3—**心絲蟲 kit 篩檢**：有咳嗽症狀的貓咪建議作此檢查，以排除心絲蟲感染的可能。

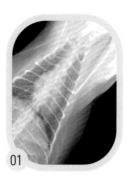

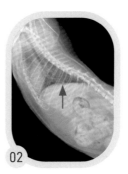

▶ 01／開胸腔 X 光下，肺臟原本是較黑的顏色。
02／但長期哮喘的貓咪，肺臟會變白、不透明。

治療

1—**氧氣治療**：給予呼吸困難的貓咪氧氣，可以舒緩呼吸症狀。

2—**給予類固醇和支氣管擴張劑**：以減少發炎反應、緩解症狀以及預防呼吸窘迫的發生。可能需要長期給予。

3—**抗生素**：如果發生肺部感染，需要抗生素的介入。

4—**給予吸入性藥物**：吸入性的類固醇藥物可經由定量噴霧劑、間隔器和面罩來給予，可用於替代口服類固醇的治療。長期使用吸入性類固醇也較不會出現類固醇的副作用。

預防

1—**體重控制**：過胖的貓咪容易有呼吸窘迫的症狀，減重可以降低呼吸窘迫的症狀。

2—**過敏原控制**：避免使用易產生灰塵的貓砂、屋內禁煙、定期使用醫療級的空氣濾清機，但效果有限。

哮喘貓的治療必須根據醫生的判斷來調整藥物劑量、藥物使用頻率，才能達到良好的治療效果。

哮喘噴劑的使用

貓咪的哮喘控制跟人一樣，也可以使用吸入性噴劑來控制症狀。不過，必須使用特殊器具才能讓貓順利使用噴霧劑；而吸入劑則是使用人醫的藥品，包括類固醇吸入劑（Flixotide®）和支氣管擴張劑（Servent®）。

1 —貓咪在第一次使用時，可能會屏住呼吸且變得緊張，因此當面罩罩住臉時，可以輕聲安撫貓咪，讓貓咪放鬆。

2 —吸入劑在第一次使用，或超過一週未使用時，請移除吸口蓋並對著空氣試噴一次，確定可以使用。

3 —每次使用前，應輕搖吸入劑，並立刻使用。

4 —注意吸入劑可噴用的次數，一般可用的噴劑次數為 60 次，所以要記錄使用次數，在快使用完之前，就要先準備新的藥劑。

5 — 一般是先使用支氣管擴張劑（Servent®）先讓支氣管擴張，15 分鐘後再使用類固醇吸入劑（Flixotide®），讓藥物可以進入更小的氣道來產生作用。

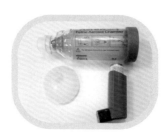

▲ 使用吸入性藥物治療的工具。（包括面罩、間隔器及藥物。）

哮喘呼吸器的使用方式

Step1

將面罩連接在分離器的一端，另一端則接上噴霧藥劑。

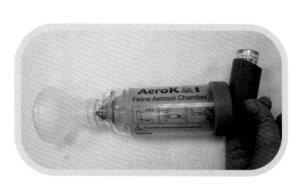

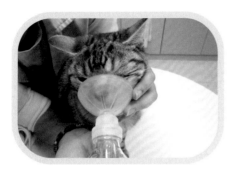

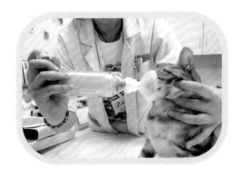

Step2　將面罩輕輕罩住貓咪的口鼻。 Step3　用手指壓一下噴劑。

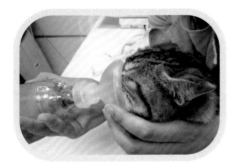

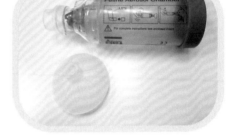

Step4　讓貓咪持續呼吸 7 ～ 10 秒，
再將面罩取下。

Step5　使用完呼吸器後，拆除金屬藥
罐，並將面罩及塑膠部分拆
開，以清水洗乾淨。晾乾後，
再重新組裝使用。

胸水

胸水（胸腔積液）指的是各種疾病導致液體異常地蓄積在胸膜腔內。胸水會壓迫肺
臟，使肺臟無法完全膨脹，造成貓咪呼吸困難。許多會導致血管發炎、血管內壓力
增加，或是血液中白蛋白減少的疾病，都有可能導致胸水的形成。因此，鬱血性心
衰竭、慢性肝病、蛋白質流失性腎病、蛋白質流失性腸炎、惡性腫瘤、胸腔內腫瘤、
貓冠狀病毒感染、胰臟炎、外傷等疾病都可能會引起胸水。大量的淋巴管漏出稱為
乳糜胸，化膿性滲出液貯留在胸腔內稱為膿胸，末梢血液有 25% 以上的血液成分貯
留在胸腔內稱為血胸。會以胸腔穿刺術來採集胸水，以區分胸水是漏出液、修飾性
漏出液、滲出液、乳糜液、膿水和血水，並進行治療。

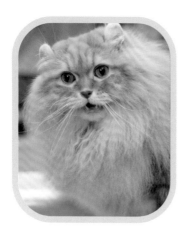

▲ 胸水嚴重的貓咪會用力呼吸，或是
張口呼吸。

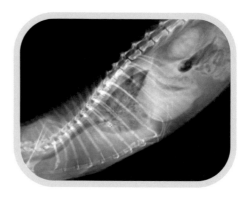

▲ X 光片下，心臟輪廓消失，呈現白霧狀。

症狀

沒有年齡、品種和性別的特異性。胸水並不會在一夕之間就大量產生，而且貓咪會減少活動來克服這樣的狀況，一旦超過身體所能負擔時，才會出現症狀，所以胸水很難在早期被發現到。貓咪早期只會出現嗜睡、厭食或體重減輕等症狀。而大部分嚴重胸水的貓咪會呼吸急促或是張口呼吸、發紺、發燒、脫水以及出現端坐呼吸姿勢。仔細觀察貓咪腹部，當呼吸時腹部出現明顯凹陷，就表示有呼吸困難的可能。

診斷

1—**聽診**：心臟的聲音會很小聲。

2—**血液學檢查**：血球計數和血液生化及病毒篩檢有助瞭解全身性狀況。

3—**胸腔 X 光片**：與正常的 X 光片比較，看不到貓咪心臟的輪廓，原本黑色的肺臟有約一半是變成白色均質的影像。

4—**胸腔超音波掃描**：胸水存在時，可以藉此發現小團塊及沾黏的狀況。

5—**心電圖**：有助於心臟疾病的診斷及排除。

6—**胸水的分析**：一旦確定貓咪有胸水存在時，就必須嘗試抽取胸水，除了可以緩解呼吸困難的狀況外，也可以根據採集到的胸水來區分胸水的種類。胸水顏色、總蛋白、比重、細胞學的檢查都可以提供診斷線索。

7—**細菌培養**：如果細胞學檢查發現細菌時，胸水的細菌培養和抗生素敏感試驗是必要的。

8—**貓傳染性腹膜炎**：如果排除所有可能的診斷後，傳染性腹膜炎就是可能的診斷選項，可以先嘗試給予新冠肺炎的抗病毒藥來進行治療。

治療

1 ─ **給予氧氣：**當貓咪呼吸困難或發紺時，必須先給予氧氣及減少貓咪緊張，讓呼吸困難的症狀減緩。給予方式可以使用加上透明浴帽的伊莉莎白防護罩或氧氣籠，因為氧氣面罩會讓貓咪很反抗，反而會使病情惡化。

2 ─ **胸腔穿刺：**如果貓咪有呼吸困難的狀況時，可以先實行胸腔穿刺術，將胸腔的液體抽出大部分，這會讓貓咪呼吸困難的症狀暫時緩解。但是貓咪如果非常抗拒醫療行為時，可能必須輕微的麻醉，因為貓咪在掙扎的過程中，引起猝死的機會非常大。而抽取出來的胸水則須送交檢驗。

3 ─ **放置胸導管：**如果胸水持續地形成，放置胸導管可以改善因胸水壓迫肺臟引起的呼吸困難。某些胸水是可以藉由胸導管來治療的，如自發性膿胸，必須每日進行 1 ～ 2 次的胸腔灌洗，長達 2 週時間。若能確診胸水形成的病因，就必須針對病因加以治療。

4 ─ 如果是乳糜胸，給予低脂肪的食物可以有效減少胸水形成。此外，乳糜胸也可以進行外科手術治療。

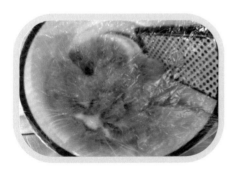

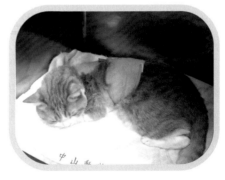

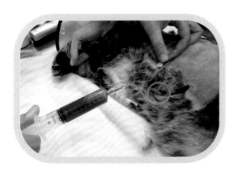

預後

胸水的恢復會因胸水種類和呼吸困難改善狀況而有不同，如果造成胸水的原因有及時診斷治療，大部分胸水的貓咪都能有良好的恢復。

其它新增的呼吸系統疾病 ▬

咳嗽 ▬

咳嗽對於愛狗人士是非常熟悉的病症，因為狗狗的咳嗽反射中樞非常敏感，所以感冒也咳、犬瘟熱也咳、副流行性感冒也咳、氣管塌陷也咳、心臟病也咳，真的是無所不咳；但對貓奴而言，咳嗽卻是相當罕見且陌生的症狀，打噴嚏反而是較常見的呼吸道症狀，貓咪也不像狗這樣容易因心臟疾病而咳嗽，心衰竭時通常是不會咳嗽的。

診斷

一般獸醫師會先考慮貓哮喘、心絲蟲、氣管疾病等可能性，所以會先進行胸部 X 光照影，確認是否出現貓哮喘、胸水、心絲蟲疾病、支氣管疾病、肺炎在 X 光片的影像學變化。如果相關檢驗仍無法探知病因，或許氣管沖刷術及支氣管肺泡灌洗術是必須進行的侵入性診斷手段，將取得的沖刷液進行細胞學檢查、細菌培養及抗生素敏感試驗。

治療

雖然咳嗽可能會是某一種嚴重疾病的徵候，但咳嗽症狀本身不會危及貓咪的性命，或者讓貓咪嚴重虛弱，所以不需要去抑制這樣的症狀，應該將重點放在原發性病因的確診及治療上。

慢性鼻炎 ▬

鼻分泌物的症狀若持續一個月以上，必須判定為慢性鼻炎，發病的貓咪通常會呈現周期性陣發且嚴重的打噴嚏症狀，表示病灶是位於後背側的鼻咽，大部分的貓僅會呈現局部症狀，除非是黴菌感染或腫瘤才會出現全身性症狀。

大部分學者認為，貓慢性鼻炎是因為貓皰疹病毒慢性感染所致，即使投予抗皰疹病毒藥劑也難以痊癒，而細菌培養及抗生素敏感試驗大多也僅能提供短暫時間的助益。所以目前針對貓慢性鼻炎的治療大多建議霧化治療，以避免長期用藥而導致抗藥性或藥物副作用。

其中唯一可能有機會治癒的慢性鼻炎就是鼻咽息肉，所以診斷上一定要考慮到它，可能的病因包括有：皰疹病毒慢性感染、細菌感染、真菌感染、腫瘤：腺癌、淋巴瘤、鼻咽息肉、異物（如植物、貓砂）、齒科疾病（如齒槽膿漏）、過敏。

診斷

在 6 歲前發作的病例，較有可能是因為皰疹病毒慢性感染，其次為鼻咽息肉或單純細菌感染；而超過 10 歲以上發作的病例，則較有可能是因為腫瘤引發。獸醫師會建議進行 X 光造影、電腦斷層掃描、鼻腔內視鏡檢查及採樣。

治療

治療上大多會給予抗生素治療，但停藥後往往都會復發，除非是鼻咽息肉可經由手術拔除而痊癒，以我的經驗而言大多是痊癒無望的；在長期症狀控制上會避免長期使用抗生素藥物，儘量以霧化治療來控制，可自行購買貓專用霧化治療箱及醫療級霧化治療機，而霧化的液體可以請獸醫師配製或採用注射用生理鹽水。

鼻咽息肉

鼻咽息肉是源自中耳鼓泡經由耳咽管而增生至軟顎上方的粉白色圓形或橢圓形炎症性息肉（或直接起源於耳咽管壁），因為息肉位於鼻腔後部的氣道中，而貓又是不會輕易張口呼吸的動物，因此會導致吸氣及吐氣時的障礙，並可能伴隨鼾聲。

鼻咽息肉的病因不明，但被認為與貓上呼吸道病毒感染有關，這樣的炎症性息肉最常發生於年輕貓（8 個月齡至 1 歲之間好發），最初並不會呈現明顯臨床症狀，一旦炎症性息肉大到足以影響吸氣與吐氣，就可能會呈現明顯的臨床症狀而就醫，所以有些病例會直到中年才因為明顯臨床症狀而就醫。

雖然大部分病例在 3 歲以下，但有些研究發現病例平均年齡為 6 ～ 7 歲，甚至有病例高達 17.5 歲。這可能說明了鼻咽息肉雖然在年輕時就已形成，但或許因息肉還不夠大、症狀不夠明顯或典型，所以遲至中老年才被診斷出鼻咽息肉。可能的症狀包括打噴嚏、鼻分泌物、作嘔、叫聲改變、呼吸困難、鼾聲、張口呼吸、呼吸嘈雜聲、甩頭、吞嚥困難等，也可能伴隨發生逆轉噴嚏。

診斷

貓需要在全身麻醉下以牙科鏡配合子宮勾來進行鼻咽部的檢查，或用軟式內視鏡來進行檢查。

治療

一旦在檢查時確認是鼻咽息肉，當下立即進行拔除息肉的外科手術。

Ⅰ 循環系統疾病

心臟是一個重要的器官，經由血液將營養和氧氣運送到身體各個部位。心臟有兩個主要目的：第一是將身體器官使用氧後的低氧血送到肺臟，再將充氧血送回身體器官。第二是收集來自胃腸道的營養物質，將這些營養物質送到肝臟進一步處理，再送到身體器官。如果心臟功能變差，導致這些功能受損時，貓咪會無法維持生命。

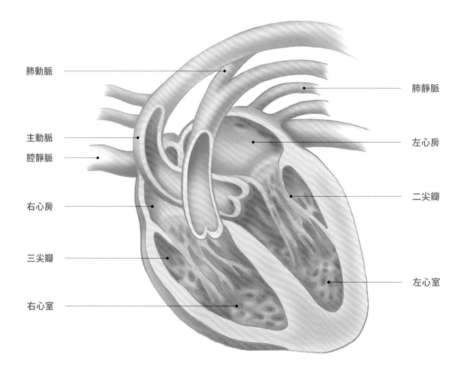

貓的心血管疾病最常見的是心臟病。高血壓偶爾會發生，但大多伴隨其他疾病而來，例如甲狀腺功能亢進症或腎臟衰竭等。人類的高血壓大多與血管疾病（如動脈硬化症）、肥胖、高脂血症、糖尿病等原因有關。但貓咪不同，肥胖、高脂血症和糖尿病可能會增加高血壓的風險，但卻少有因血管疾病引起的高血壓。

肥大性心肌病 ▰▰

貓的心肌病主要分成三種：肥大性心肌病、擴張性心肌病和限制性心肌病。肥大性心肌病是貓最常見的心臟疾病，它的特點是原因不明以及明顯的左心室肥厚；而甲狀腺功能亢進、全身性高血壓和主動脈狹窄等疾病也會繼發左心室肌肉肥大。肥大性心肌病的發生年齡從 8 個月到 16 歲，其中約 75% 是公貓；波斯貓、英短和美短、緬因貓以及布偶貓都被認為是與家族性疾病有關的品種。

症狀

通常輕度肥大性心肌病的貓不會出現臨床症狀，但有些貓咪活動力下降，或是稍微運動後便容易喘；貓奴們可能會發現貓咪的精神和食慾變差，但大部分的貓奴都是在貓咪呼吸變快、變得虛弱，甚至是張口呼吸或舌頭變紫時，才會緊急送醫院治療。而這些嚴重症狀的發生大多是因為發生胸水、肺水腫或是動脈

栓塞症所引起，貓咪隨時都有可能會發生猝死的狀況，因此在移動的過程中必須特別小心，減少貓咪的緊張。

診斷

1 ─ **聽診：** 透過聽診可能會發現心臟有雜音（也就是異常的心跳聲）或是心跳速率異常，但也可能不會。

2 ─ **血液檢查：** 除了常規的血液檢查之外，六歲以上的貓咪也必須排除甲狀腺功能亢進。此外，proBNP 快篩在懷疑有心臟疾病的貓咪（如有心雜音或 X 光片影像上有異常等），也可以作為輔助診斷。

3 ─ **X 光檢查：** 心電圖和胸腔 X 光片可以提供診斷肥大性心肌病有用的線索，在典型的肥大性心肌病 X 光片下，側躺照心臟變大、正照心臟變成鈍型。

▲ X 光片側躺照，擴大的心肌。

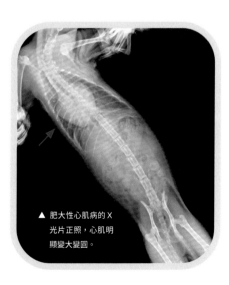

▲ 肥大性心肌病的 X 光片正照，心肌明顯變大變圓。

4—**超音波檢查：**這是必要的診斷方式，藉由超音波可直接測試心臟肌肉的厚度和心臟腔室的直徑及心臟功能。

5—**血壓檢查：**收縮壓高於 160mmHg 時，必須給予高血壓藥物。

治療

由於心臟肌肉發生的變化是不可逆的，因此藥物的治療大都是改善心臟肌肉的功能及臨床症狀，而不是治癒肥大性心肌病。一般會給予心臟病藥物以降低心臟的惡化，若併發肺水腫，也要同時進行利尿劑治療。如果貓咪有合併高血壓或是甲狀腺功能亢進症，則必須給予藥物治療。

預後

預後會與貓咪疾病嚴重的程度有關，輕度至中度的肥大性心肌病在藥物治療下，可以維持正常的生活，嚴重的也可能在幾個月內就惡化。除了長期進行心臟病的藥物治療之外，也必須定期回診檢查，並根據檢查結果和醫師討論劑量上的調整。此外，盡量減少讓貓咪緊張的外在因素，例如洗澡或外出。

動脈血栓症

動脈血栓症是肥大性心肌病常見併發症，會造成貓咪生命危險。肥大性心肌病導致血液滯留心臟內，增加血栓形成機會。血栓隨著血液循環到身體各處的血管形成栓塞，導致局部缺血及壞死。

症狀

在臨床上最常發生在後肢動脈，因為後腳的血流受到阻礙，導致後腳冰冷，肉墊變成紫黑色，且摸不到大腿內側脈搏。栓塞不僅會造成後腳突然麻痺，或是癱瘓無法行走，貓咪也會非常疼痛。

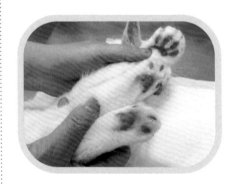

▲ 肉墊變成紫黑色。

診斷

與肥大性心肌病同，胸腔聽診、常規血液學檢查、心電圖和胸腔 X 光片、血壓測量以及心臟超音波檢查，對於心臟疾病引起的動脈栓塞症都是必要的檢查。

治療

現在已經不建議進行血栓溶解的藥物治療，因為會導致血液再灌流症候群而引發致死性高血鉀性心律不整，而外科手術移除血栓也因為極高的麻醉風險而不建議進行。因此在治療上，只能給予小分子肝素來防止血栓加倍形成，並期待可能的側枝循環開收，治療方式真的非常消極等待，但目前的確是束手無策。

所以，一旦貓咪被心臟專科醫師診斷具有動脈血栓高風險時，就應該開始服用抗凝劑（例如 cliopidogrel）來防止動脈栓塞發生。如若血栓無法自行溶解且側枝血液循環也沒有供應時，後肢就會開始壞死而形成壞疽，毒素便會開始流竄到全身而導致死亡。但通常在此之前，就會被飼主選擇安樂死。

貓心絲蟲

傳染心絲蟲的媒介為蚊子，蚊子叮咬貓咪後，經由血液將心絲蟲傳染給貓咪。一般傳染的平均年齡為 3 ～ 6 歲。

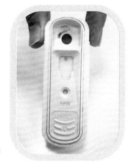

▶ 貓心絲蟲篩檢 kite。

症狀

大部分病貓並不會有任何的臨床症狀，但可能會顯現一些慢性的臨床症狀，包括：間歇性嘔吐、咳嗽、氣喘（間歇性呼吸困難、喘息、張口呼吸）、反胃、呼吸過快、嗜睡、厭食或體重減輕；當然有些貓也可能顯現急性的臨床症狀，就看成蟲對哪些器官產生傷害，如：衰弱、呼吸困難、痙攣、下痢、嘔吐、目盲、心搏過速、暈厥或突然死亡。

診斷

1 —**心絲蟲檢驗套組**：包括抗原檢測及抗體檢測都必須進行，只需幾滴全血，就可在十幾分鐘內確認有無心絲蟲感染。

2 —**胸腔 X 光片**：胸腔 X 光片也是必要的檢查，除了可以排除肺臟的問題外，X 光片下如果有肺動脈擴張的影像時，就懷疑有心絲蟲的可能。

3 —**心臟超音波**：花費較昂貴，且必須由專業的心臟專科醫生來進行，有些病例可在右心直接看到心絲蟲的蟲體。

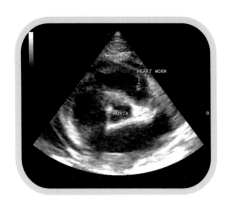

▲ 超音波可發現心絲蟲。
（劍橋動物醫院翁伯源提供）

治療

狗狗的心絲蟲治療已有相當安全的藥物可供運用，但並不適用於貓咪，因為對貓咪是劇毒，所以貓咪一旦感染是沒有殺蟲藥劑可以使用的，只能靜待心絲蟲在 2 ～ 4 年內自行老化死亡，若有肺部臨床症狀出現時，大多會採用類固醇控制；若有嚴重的心肺症狀時，就必須進一步提供支持療法，如輸液治療、氧氣治療、氣管擴張劑、心血管藥物、抗生素、限制運動及良好的護理照顧等。

預防

既然貓心絲蟲在治療上並無法直接殺滅成蟲，只能消極地對症治療及支持療法，所以預防上就顯得相當重要。

1—**居家防蚊**：蚊子叮咬是貓咪感染心絲蟲的途徑，所以在蚊子活躍的期間，應做好居家環境的防蚊工作，只要貓咪曝露在有蚊子出沒的環境下，或者社區內有許多放養犬隻及流浪犬，都應接受心絲蟲預防。

2—**口服預防藥／局部滴劑**：貓咪應在 2 個月齡後就開始定期給予心絲蟲預防藥且終身給予。目前臨床上可分為口服預防藥及局部滴劑兩類，前者為貓心寶（HEARTGARD® for cats）及倍脈心，局部的滴劑包括輝瑞的寵愛（Revolution）、Elanco 的心疥爽（Advocate）以及百靈佳的全能貓（Broadline），也是每月滴用頸部皮膚 1 次。

Ⓙ 生殖系統疾病

母貓生殖系統疾病大多發生在中老年且未結紮的母貓，相關的疾病包括了子宮蓄膿症、乳腺炎、乳腺腫瘤和卵巢腫瘤，這些疾病的發生大多與性荷爾蒙有關，而這些疾病的治療方式大多需要外科切除合併化學治療。

母貓生殖器官

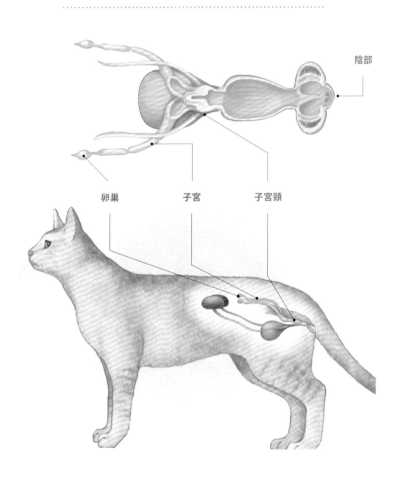

陰部

卵巢　　　子宮　　　子宮頸

子宮蓄膿

母貓發情時，子宮會作好懷孕狀態的準備，此時細菌也很容易進入子宮內。如果細菌在子宮內過度增殖，造成大量膿液形成，並蓄留在子宮內，就可能引起子宮蓄膿症。子宮蓄膿大多發生在發情結束後，其中以中老年未結紮的母貓發生率最高。

症狀

臨床症狀為腹部膨大、厭食、嗜睡，開放性子宮蓄膿症，母貓的陰部會有膿樣分泌物排出等，而發燒及多喝、多尿的症狀則是比較少見的；如果反覆發情但不繁殖時，很容易形成子宮內膜增生，更容易會有子宮蓄膿的形成。

診斷

大部分的貓會有明顯白血球增加與白血球的核左轉，少部分的貓會貧血；而在疾病末期則會有高球蛋白血症及低白蛋白血症。如果嚴重子宮蓄膿，超音波機和 X 光片下可以發現擴張的子宮。

治療

治療方式包括初期的對症及支持療法，給予輸液及抗生素，並將陰道流出的分泌物送交細菌培養及抗生素敏感試驗，接著就是以外科手術方式來切除卵巢及子宮；但如果貓咪還需要進行育種、年紀太大不考慮進行手術或身體健康狀況不適合麻醉時，也可以單純給予藥物治療來保留日後的生育能力。現今已經有很好的內科治療可供使用，例如 aglepristone（alizine）就是很好的選擇。

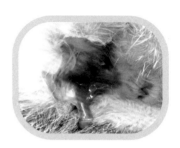

▲ 開放性子宮蓄膿，陰部會有膿血的分泌物產生。

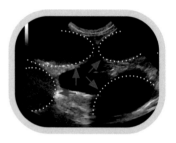

▲ 超音波下可以看到 4 個灰色的囊狀物，為蓄膿的子宮。

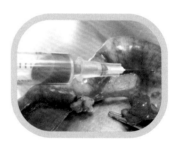

▲ 從子宮內抽出的膿樣分泌物，用作細菌培養。

貓乳腺瘤

乳腺瘤是貓第三常見的腫瘤，第一是造血系統，第二是皮膚。平均發病年齡為 10 ～ 12 歲，暹邏貓有較高的風險性及較年輕就發病。

有報告曾指出乳腺瘤內含有黃體激素接受器，且有些貓在給予黃體激素後發生乳腺瘤（公貓也會喔），報告也發現母貓早期絕育手術能明顯降低惡性乳腺瘤的發生率。貓乳腺瘤有高達 90％以上為惡性，以腺癌最為常見，大多屬於多發性硬結節病灶，而且通常是潰瘍性的，也會引發顯著的發炎反應及／或產生分泌物，於周邊組織侵犯性高且常會有腫瘤轉移，部位包括局部淋巴結、肺、胸膜及肝，許多貓會出現胸膜腔積液而造成呼吸困難。貓的良性乳腺瘤很少見，大多呈現單一個小而堅實的結節。

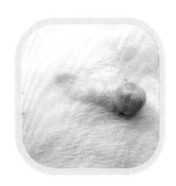

▲ 乳房腫瘤。

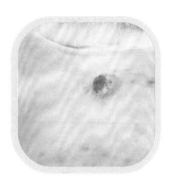

▲ 乳房腫瘤。

診斷

1 —**觸診：**以手觸膜乳頭周圍可以發現小腫塊物。如果是單一腫塊，可以手術完全切除，並作組織病理切片，切片報告有助於知道腫塊的細胞來源及區別惡性或良性的病變，對於日後的化學治療會有幫助。

2 —**影像學檢查：**胸腔 X 光片可以輔助診斷是否轉移到胸腔，若有胸腔積液形成時，採集胸水，並作細胞學檢查。

治療

腫瘤在病理報告確診為惡性乳腺瘤後，全乳腺外科切除是治療方式的首選，但乳腺腫瘤在手術切除後仍有轉移的可能。因此，建議術後同時以化學療法作為輔助，並定期追蹤胸腔 X 光片。

預後

從確定惡性乳腺瘤到死亡約一年左右。會影響生存時間的因素包括：腫瘤的大小（最重要）、手術範圍以及腫瘤的組織學分級。母貓的腫瘤直徑若超過 3 公分，則其平均存活時間為 4 ～ 6 個月，公貓則只有 2 個月；母貓的腫瘤直徑若在 2 ～ 3 公分，則其平均存活時間為 2 年，公貓則為 5 個月；母貓的腫瘤直徑若在 2 公分以下，則其平均存活時間超過 3 年，公貓則為 14 個月。

腫瘤若為高的組織病理學分期（細胞分化不良，高的有絲分裂指數），其預後當然就不良，約有 10％的貓可以存活 1 年，但分期低的則有 50％；如果腫瘤細胞侵犯到淋巴管，預後則是非常差。在貓咪六個月大時進行絕育手術，可以降低乳腺瘤的發生率。此外，最好定期幫老年貓進行乳房觸診，如果發現小腫塊，趕緊帶到醫院請醫生檢查，別讓貓咪在年紀大時還得受這些治療之苦。

乳腺炎

乳腺炎比較容易出現在貓咪產後，一般是與長期乳汁分泌過度或是貓咪生活環境的衛生條件差有關。乳腺炎大多是因細菌感染引起，部分貓咪的乳頭周圍會紅腫、疼痛。此外，貓咪會明顯地發熱、厭食；嚴重時，還可能會有膿腫的發生，且有膿混雜血液的分泌物由乳頭分泌出來。

根據臨床症狀，血液學和細胞學檢查可以來診斷，同時也可採乳頭分泌物來進行細菌培養和抗生素敏感試驗，以選擇適當的抗生素治療。如果母貓還在哺乳小貓，則由人工哺育小貓，減少乳腺的刺激。

卵巢腫瘤

卵巢腫瘤主要是因為荷爾蒙分泌過多及而引起的疾病，平均發生的年齡為 7 歲。在貓較少見，主要也是因為現在的貓奴們都有幫貓咪作早期絕育手術的觀念。高動情素血症的特徵包括持續性發情、過度激動的行為、脫毛和囊性或腺瘤性子宮內膜增生；貓也會有嘔吐、體重減輕、腹水和腹部膨大的狀況發生，並且可能會造成腫瘤破裂和腹腔內出血。可以觸診、超音波、X 光片等方式診斷，再以外科手術切除。

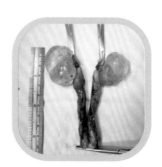

▶ 卵巢腫瘤。

乳腺增生

乳腺增生又稱為纖維腺瘤樣乳腺增生，特徵是多發性且快速明顯增大的乳腺，大部分的病例是所有乳腺皆發生，大多發生於動情周期中的年輕母貓，與其血液中高黃體素濃度有關，所以也可能發生於假懷孕的母貓，大多於排卵後 40 ～ 50 天出現症狀。

也有報告指出，外源性的黃體素（孕酮，如 megestrol acetate）給藥也會引發已絕育的公貓及母貓發病。另外，若近期也給予類固醇，可能會造成類固醇及孕酮的協同作用，使得症狀更為加速及嚴重，但其被認為是一種良性的狀態，必須與乳房腫瘤加以區別診斷。

症狀為多發性且快速長大的乳腺，有可能會泌乳，但大部分病例不會。少部分病例可能會有嚴重的發炎反應，甚至呈現全身性炎症反應症狀。近來新引進的人工合成黃體素拮抗劑 Aglepristone（Alizine ／ 孕利止）已被成功使用於乳腺增生治療，劑量為 10mg ／ kg 皮下注射，每日 1 次，連續 4 ～ 5 天，於第 5 天已呈現乳腺縮小及軟化，於 3 ～ 4 週後則完全消散，並且沒有呈現任何副作用。

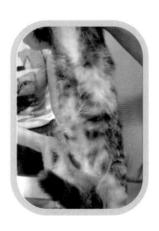

▶ 乳腺增生。

公貓的生殖系統疾病較母貓來得少見，如果又不出門，那麼到底需不需要絕育呢？這大概是很多貓奴心裡的疑問。在臨床上最常碰到公貓未絕育的問題有：貓咪到處亂尿尿，或是貓咪會對布娃娃、棉被或貓奴的手、腳有交配動作。此外，未絕育的貓咪會想往外跑，如果不小心跑出去除了容易感染疾病或寄生蟲外，也容易跟流浪貓打架受傷或是發生交通意外。所以建議還是盡早幫貓咪進行絕育手術吧！

公貓生殖器官

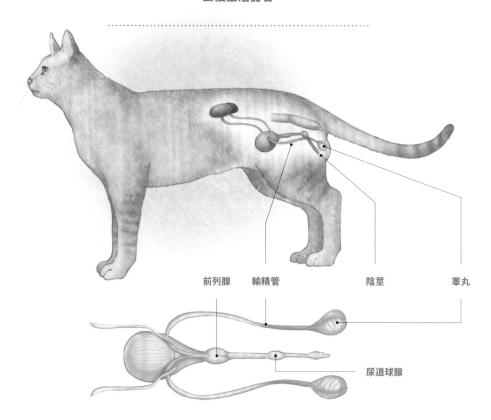

前列腺　　輸精管　　　　　　陰莖　　　　　睪丸

尿道球腺

隱睪及睪丸腫瘤

公貓在幼年時期睪丸是在腹腔內，到了 2 ～ 3 個月大時，才會由腹腔內下降到陰囊內，這時才能從外觀上看到明顯的公貓生殖器官。但有些貓咪的睪丸沒有完全下降，如果睪丸仍然存在於腹腔內稱為腹腔隱睪，睪丸存在於鼠蹊部的皮下內稱為皮下隱睪。而睪丸停留在腹腔內或皮下，會有形成睪丸腫瘤的可能性。隱睪的發生一般以純種貓比例較高。

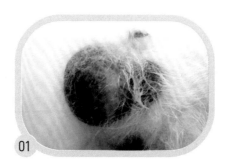

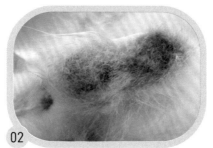

▲ 01／左邊為腫大的睪丸腫瘤，右邊為正常大小的睪丸。
　　02／隱睪。

Ⓚ 皮膚疾病

皮膚是身體重要的器官，覆蓋身體表面，不但可以防止水分和營養流失，還可以防止微生物侵入或其他外界的刺激性傷害，是一個重要的保護屏障。此外，也連接了許多附屬器官，如汗腺、皮脂腺、毛髮、指甲等。因此，當皮膚發生疾病時，會造成身體許多影響。

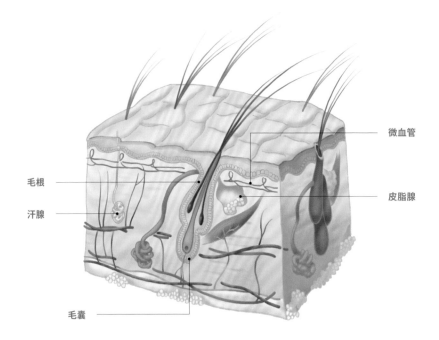

近年來皮膚病發生有增加的傾向，這些原因可能與空氣污染、紫外線影響、環境改變、營養不良、藥物過度給予有關；然而，造成皮膚病的原因有很多，因此下面只提幾個貓咪比較常見的皮膚疾病。

貓咪皮膚病發生可分為以下幾種：

1—**感染**：寄生蟲、黴菌、細菌等。

2—**過敏性**：食物性、接觸性、吸入性。

3—**內分泌性**：副腎上腺皮質功能症等。

4—**營養不良**：缺乏某些營養物質。

5—**免疫功能異常**。

6—**心因性過度舔毛**。

貓粉刺

貓粉刺通常發生於成年或老年貓，幼貓較少發生，於下巴部位會有黑色分泌物的堆積，就像人類的黑頭粉刺一樣，如果有合併感染時，就會形成毛囊炎或癤病（furunculosis），此時就可能會使得下巴腫大。粉刺的確切成因不明，大多與貓咪本身毛髮清理工作不良有關，當然也可能繼發毛囊蟲、皮黴菌病或 Malassezia 感染，換個角度而言，原發性的皮屑芽孢菌（Malassezia）粉刺問題 也可能會繼發細菌、黴菌或 Malassezia 感染。而近年來的研究發現，貓粉刺與使用塑膠食盆有相關性，因此可以使用其他材質的食盆，降低粉刺發生率。

診斷

1—**外觀**：外觀是最明確的診斷依據，如貓咪的下巴總是髒髒的，且若有繼發感染時，就可能會出現下巴腫脹、結節、紅疹、痂皮。

2—**實驗室診斷**：對於這樣的病例不應輕忽而驟下診斷，最好能先進行拔毛鏡檢，觀察是否有黴菌孢子，若有皮膚滲出液出現，應以玻片直接加壓於病灶，風乾後染色鏡檢。

3—**細菌培養**：當懷疑有繼發感染時，細菌及黴菌的培養是必須的。

4—**切片檢查**：如果初步治療並無良好改善時，就應考慮進行皮膚生檢。

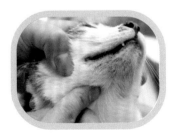

▲ 貓粉刺，在下巴會有很多黑色小顆粒的堆積。

治療

大部分的粉刺不需加以治療，僅是美觀上的問題而已，若是有繼發感染或貓奴堅持時才需要醫療的介入，且只能對症處理，無法根除。

1—初步治療時，局部的剃毛會有助於局部藥物的塗敷，可以塗敷局部抗生素軟膏，每日 1～2 次。在塗抹抗生素軟膏之前，可先使用棉花或卸妝棉沾溫水，覆蓋在下巴上30～60 秒，讓毛孔打開，使藥物更容易滲透進去。

2—下巴也可視狀況定期清洗，約每週1～2 次，清洗前可以先熱敷幾分鐘，讓毛細孔擴張，再以藥用洗毛劑局部輕柔按摩清洗，有些貓咪可能會產生皮膚刺激作用，可改用其他溫和洗劑。

3—如果局部的治療效果不佳或施行不易時，或許可以考慮其他的口服藥物治療，但必須考量這些藥物的副作用。

種馬尾

貓尾巴根部的背側面富含皮脂腺，會分泌油脂來作為氣味標示之用，而種馬尾指的是這些皮脂腺分泌過多的油脂，使得尾巴根部及臀部背側有大量的油脂堆積，會讓這些區域的毛髮黏附成一束一束的，大部分的貓咪並不會因為種馬尾而不適，但如果有繼發二次性的細菌、黴菌或皮屑芽孢菌感染時，就可能會引發不同程度的癢感及其他可能的病灶。種馬尾好發於未絕育的公貓，但不論公貓或母貓，不論絕育或未絕育都可能發生，好發的品種為喜瑪拉雅貓、波斯貓、暹邏貓及雷克斯貓（Rex）。後軀背部皮脂漏若有繼發感染時，可能會出現毛囊炎、黑頭粉刺及癤。

症狀

臨床症狀為靠近肛門的尾巴背面會腫脹脫毛，因為發炎引起的疼痛及搔癢感，使得貓咪會一直去舔舐和咬尾巴，造成病變部位擴大。

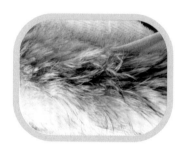

▲ 公貓尾主要是在靠近肛門的尾根部的毛會油油的。

診斷

可以拔毛鏡檢、黴菌培養及皮膚刮搔物的新甲基藍染色，用來確定有無繼發感染。

治療

1—**剃毛**：可以讓局部洗劑有更佳效果。

2—**藥用洗毛精**：定期用皮脂漏專用洗毛精清洗患部，輕輕按摩患部，一週洗 2 ～ 3 次。

3—**絕育手術**：有些公貓的確會因為絕育而改善，但並非所有病例都有效。

4—**繼發感染**：針對繼發感染的病原給予藥物。

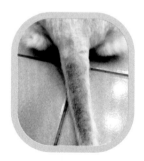

▲ 將尾巴毛剃除，再使用外用藥，效果較好。

黴菌

貓咪的黴菌最常見的是犬小芽孢菌感染。一般是經由直接接觸感染,例如接觸到感染的動物或是環境。此外,健康的皮膚是一個保護屏障,如有角質層的保護,較不容易感染黴菌。當免疫力降低,或是濕氣讓皮膚的保護力變弱時,就容易感染黴菌。

症狀

受到黴菌感染的部位會呈現圓形脫毛,脫毛的部位有些也會有大量的皮屑在上面,大部分的貓咪不會有太明顯的搔癢症狀。

診斷

可以伍氏燈、黴菌培養皿、顯微鏡協助診斷。

▼ 01 ╱ 黴菌感染的照片。
     02 ╱ 左邊的培養基沒有黴菌生長,右邊的有黴菌生長。
     03 ╱ 人的黴菌會造成皮膚紅斑及癢感。

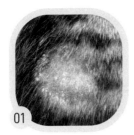
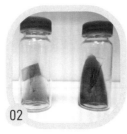
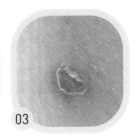

治療

治療上最重要就是口服抗黴菌藥,目前效果好的是伊曲康唑(itraconazole),很多網路謠言會把這類藥物形容得像是洪水猛獸,什麼肝毒性及腎毒性都亂說一通,其實基本是滿安全的用藥。可能會導致某些貓咪肝臟指數輕微上升,如果擔心的話,可以配合給予水飛薊素(silymarin 20 ～ 50mg / kg / day 口服)來保護肝臟。

伊曲康唑的建議劑量為 5mg / kg 每日口服 1 週,吃 1 週停 1 週,共計 3 ～ 4 週的服藥療程,這種脈衝式給藥法更能減少肝臟負擔,但缺點就是貓奴常常會忘記回診。整個療程完成後,應該再進行原本病灶區的黴菌培養,以確認是否完全康復。

給予抗黴菌洗劑可加速病灶復原及降低感染性,目前有效的配方為含有咪康唑(miconazole)及氯己定(chlorhexidine)的複方洗劑,例如麻辣洗洗劑。進行藥浴時,一定要將泡沫停留在貓咪身上 10 分鐘,這樣才能產生藥效,並且一定要沖洗乾淨。可以 1 週進行 1 次,或整個療程結束後立即進行 1 次即可。

治療過程中,配合給予深海魚油這類營養品,可增加藥物的吸收效果,也能加速皮毛恢復。

預防

平日的預防工作，最好以吸塵器去除環境中的黴菌孢子，也可用漂白劑和水，1：10 ～ 30 稀釋液來消毒用品及毛巾。最好也能將感染黴菌的貓隔離，以免傳染給其他健康的貓咪。而人如果常抱著或是撫摸著被黴菌感染的貓咪，也容易因此感染到黴菌，特別是女性和小孩子感染後，皮膚會呈現圓形紅色錢癬，會擴大且有搔癢感，常見的是在直接接觸的部位，如手臂和脖子。

疥癬

貓咪的疥癬症是由 Notoedres Cati 的疥蟲感染所造成的皮膚病，疥蟲會躲藏在皮膚組織內，經由直接接觸感染疥癬的貓而得到皮膚病。

症狀

感染疥癬的貓會極度地搔癢，甚至造成皮膚出血。受到感染的皮膚會變厚及脫毛，也會出現皮屑。而皮膚的病變通常是從耳朵邊緣先出現，之後是頭部、臉部和腳。

診斷

診斷時以皮膚搔刮，採取毛髮樣本，毛髮樣本在顯微鏡下，可以發現疥癬蟲。

治療

單純用心疥爽（Advocate, Elanco）或全能貓（Boradline, BI）皮膚滴劑，每 2 週 1 次，使用 1 ～ 2 次，在經驗上也有不錯的效果，特別在多貓飼養環境中，不方便將所有貓都帶來醫院時。但近來研究發現，有些貓也具有與牧羊犬相似的多重抗藥性基因變異（MDR 1），使用這些大環內酯類藥皮膚滴劑會產生中毒相關的神經症狀（請參閱中毒章節 P.345），所以事先的基因篩檢就變得非常重要。目前台灣的百衛生技專業檢驗室已能提供這樣的基因篩檢，如果確認帶有此變異基因，應避免使用大環內酯類藥物。

預防

避免貓咪直接接觸感染貓，並且定期滴體外除蟲滴劑，都可有效預防疥癬蟲傳染。

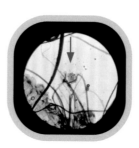

▲ 毛髮樣本在顯微鏡下可發現疥癬蟲。

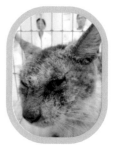

▲ 貓咪因疥癬造成極度搔癢，頭有禿毛現象。

過敏性皮膚炎　▰▰▰

過敏的概念是基於免疫系統對物質過度、異常的反應，但這物質通常不會在體內發現，只有少部分的貓是先天性過敏。相反地，持續接觸異物幾週至幾個月，甚至幾年後，可能會形成過敏。因此，過敏在小於一歲的貓並不常見。而貓的過敏途徑可分成三種：食物、跳蚤以及吸入。接觸性過敏是另一種形式的過敏，在貓較少見。與人類不同，貓咪的過敏性皮膚炎主要且常見的過敏表現是搔抓，呼吸道症狀（打噴嚏、哮喘）不是貓過敏最常見的症狀。貓食物性過敏性皮膚炎，是貓咪對食物或食物添加物引起的過敏反應，如果反覆給予過敏性食物會加重症狀。這類過敏性皮膚炎可能發生在任何年齡；不過，貓咪過敏性皮膚炎以跳蚤性的發生頻率為最高，第二個才是食物性。

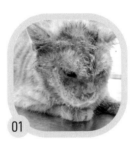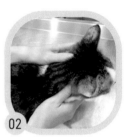

▲ 01／過敏性皮膚炎造成嚴重面部發炎。
　　02／過敏性皮膚炎造成耳後搔抓。

症狀

貓的食物性過敏性皮膚炎特徵是非季節性搔癢，搔癢的部位可能局限在頭和頸部，但也有可能到軀幹和四肢；皮膚可能會出現脫毛、紅斑、粟粒狀皮膚炎、痂皮、皮屑等，也可能會發生外耳炎。臨床症狀為第一次進食後有明顯的臉部和頸部搔癢症狀。如果反覆給予同樣食物，皮膚的症狀會擴展到全身，脫毛的部位和皮屑都會增加，嚴重時甚至會出現傷口。

診斷

可以顯微鏡檢查，以排除黴菌及寄生蟲（如疥癬）和跳蚤所造成的皮膚病，並搭配過敏原檢測。

治療

1—**抗生素治療**：大部分的病例不需要給予抗生素。

2—**給予止癢劑**：抗組織胺通常對貓是無效的，類固醇才能止得住癢（例如 prednisolone），但長期服用易導致糖尿病，給予深海魚油營養品或許可以降低類固醇的藥物劑量。

3—**食物簡單化**：給予低過敏原飼料（例如水解蛋白的食物），或是單一配方飼料（例如一種肉類、無穀飼料），以減少接觸過敏原。

嗜酸性球性肉芽腫複徵

這樣的病名就連獸醫師唸起來都有點繞舌，一般飼主聽到這樣的病名也不得不肅然起敬，其實如果把這樣的名詞一一拆解後，大家或許就比較容易懂了。嗜酸性球是白血球的一種，在血液中佔極少的分量，它的增多與過敏、免疫反應及寄生蟲感染有關；而肉芽腫則是由肉芽組織構成的腫塊，當肉芽組織內存在著大量嗜酸性球時，就稱為嗜酸性球性肉芽腫；當這樣的肉芽腫有很多樣化的呈現方式時，我們就會把它們集合起來，統稱為嗜酸性球性肉芽腫複徵。貓的嗜酸性球性肉芽腫有三種主要的呈現方式：

1 —**嗜酸性球性斑**：

是一種過敏反應，最常發生於對昆蟲叮咬的過敏反應，如跳蚤及蚊子。其他的過敏如食物過敏、環境中的過敏原或異位性皮膚炎，則較少見。病灶呈現界線分明的隆起脫毛區或潰瘍，通常出現在腹部的腹側及大腿內側，病灶非常癢，所以都會被貓咪舔得濕濕的。

2 —**無痛性潰瘍**：

病灶界線明顯，位於上唇，有時單側發生，有時雙側發生，病灶呈現濕濕的潰瘍狀，外觀看起來像火山口一般。可能與跳蚤過敏或食物性過敏及基因有關，有極少數病例會演變成鱗狀上皮細胞癌。

3 —**線狀肉芽腫**：

典型的病灶位於大腿後側，呈現界線明顯、脫毛、細繩狀的組織隆起，也可能發生於貓咪腳的肉墊、咽頭及舌頭上，有些貓咪則會呈現下唇或下巴的腫大外翻，就是俗稱的肥下巴。可能會併發周邊的淋巴腺病，但引發搔癢的程度則不一致。

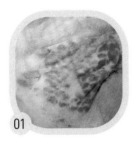
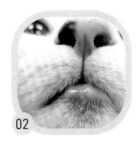
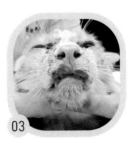

▲ 01 ／嗜酸性球性肉芽腫。02 ／下巴腫大，俗稱肥下巴。03 ／無痛性潰瘍，是發生在上唇的潰瘍。

診斷

1 ─ **細胞抹片**：若病灶呈現潰瘍或有滲出物時，可以用玻片直接加壓於病灶上並往一方向移動，就可以得到一個組織抹片，於染色後進行顯微鏡檢查，可看見發炎細胞以嗜酸性球為主。

2 ─ **組織採樣**：任何懷疑的腫塊應先進行組織生檢採樣，並送交病理獸醫師進行切片檢查，才能得到確診。

3 ─ **血液檢查**：血液檢查或許可以發現血液中的嗜酸性球增多，但並非絕對，尤其是無痛性潰瘍。

治療

1 ─ **移除過敏原**：詳細問診及細心分析或許可以發現某些可能的過敏原，如跳蚤、蚊子或食物，將這些可能的過敏原移除，或許就可痊癒，或者對治療反應有很大助益。

2 ─ **類固醇**：最常被用來治療嗜酸性球性肉芽腫複徵的藥物，例如 prednisolone 1 ～ 2mg／kg／day 口服，但長期使用容易導致糖尿病。不幸發生時，只能以其它免疫抑制劑來取代用藥，例如環孢靈（cyclosporine）。

3 ─ **Omega 3 不飽和脂肪酸**：具有抗氧化、抗發炎、止痛、保護神經、促進皮毛健康及生長等作用，例如深海魚油、綠唇貽貝提取物、南極磷蝦油等，在治療上可能有所助益。

4 ─ **低過敏或水解蛋白處方食品**：採用新型蛋白或水解蛋白來減少或避免來自食物的過敏反應，或許有助於症狀控制。

雖然可能需要持續、重複地治療，但對大部分的病例而言效果是良好的，如果能將潛在的可能過敏原消除的話，當然就更理想了。

Ⓛ 體內外寄生蟲

寄生蟲感染是新進小貓常見的疾病，尤其是以流浪貓最常見。因此，如果沒將新進小貓作好隔離或是驅蟲，很容易就會讓家中的貓咪感染到寄生蟲。寄生蟲一般分成體內寄生蟲（蛔蟲、球蟲、條蟲、梨形鞭毛蟲以及心絲蟲等）和體外寄生蟲（跳蚤、疥癬蟲等）。但如果貓咪處於半放養狀態，常常有機會接觸到外界或其他流浪貓時，寄生蟲不但會感染貓咪，也會傳染給人，是屬於人畜共通的傳染病。因此，定期幫貓咪驅蟲，可以有效防止貓咪感染寄生蟲，也可以防止感染給人。

蛔蟲

貓體內寄生蟲最常見的是蛔蟲，主要是寄生在貓咪的消化道之中，是體長約 3～12 公分的線狀寄生蟲。

感染途徑

大多是經口吃入蟲卵而感染，例如接觸到污染的糞便，或是已得到蛔蟲的母貓會經由乳汁傳染給小貓。

症狀

1—小貓嘔吐、下痢，有時甚至會在嘔吐物或糞便中發現蟲體。

2—感染的幼貓可能會腹部膨大，體重減輕和發育不良。

3—成貓感染後通常是無症狀，有些貓咪可能會直接拉出或吐出蟲體。

治療

確診後，給予口服驅蟲藥，隔兩週再驅一次。第二次驅蟲主要是要殺死從卵孵化的成蟲。

預防

平日預防可給予口服驅蟲藥（倍脈心、貓心寶）來預防，也可用體外驅蟲滴劑（心疥爽、寵愛、全能貓或滴即樂等），一個月使用一次。有新進小貓時，除了常規性驅蟲外，也必須要隔離一個月。

人類的症狀

人也會感染蛔蟲，特別是免疫力弱的人和小孩；蛔蟲卵會在腸道中孵化成幼蟲，在肝臟、眼睛、神經等身體器官中移行，幼蟲在人的內臟中，會造成食慾不振和腹痛的症狀；而若幼蟲移行到神經，會造成運動障礙和腦炎；若移行到眼睛，則會發生視力障礙。

條蟲

犬複孔條蟲就是所謂的瓜實條蟲，一般為公分長的體內寄生蟲，主要是寄生在貓咪的小腸之中。另一種可能感染貓咪的條蟲為較少見的無鉤條蟲。

感染途徑

瓜實條蟲不像蛔蟲一樣是經由蟲卵感染，一般是跳蚤食入條蟲的蟲卵後，使得跳蚤體內有條蟲幼蟲寄生，如果貓咪在舔毛的過程中將跳蚤食入，也會造成貓咪感染條蟲；而若跳蚤跳入人的口中，也會因此感染條蟲。此外，接觸到污染的糞便也有可能感染到條蟲。無鉤條蟲則是藉由食入其它小型哺乳類動物而感染，例如老鼠。

症狀

成貓大多沒有症狀，有些貓咪會因為癢而有磨屁股的動作。而小貓可能會造成下痢，嚴重下痢時甚至可能導致脫水，但較少見。在貓咪的糞便上或肛門口周圍，可以發現像米粒大小的白色蟲體，會伸縮移動。但乾掉後的條蟲會變成芝麻大小的顆粒，可在貓咪周圍發現。

治療

可以口服 praziquantel（droncit／重生特）或皮下注射，只需要給藥一次即可，也可用體外驅蟲滴劑（滴即樂或全能貓），一個月使用一次。如果是瓜實條蟲感染的話，也必須同時進行除蚤。

預防

平日預防可給予口服驅蟲藥，也可用體外驅蟲滴劑（滴即樂或全能貓），一個月使用一次。預防跳蚤的感染可降低食入瓜實條蟲的機會，當有新進小貓時，除了給予常規性驅蟲外，也須隔離一個月。

▼ 01／在下痢便中可以發現白色像麵條的蛔蟲在動。02／吐出的食物中參雜蛔蟲。
03／糞便顯微鏡：顯微鏡下檢查會發現蛔蟲蟲卵。

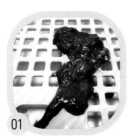
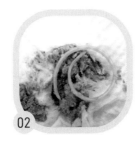
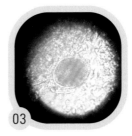

01　　02　　03

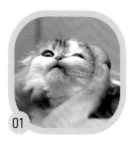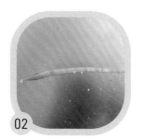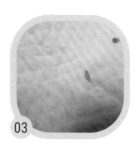

▲ 01／餵小貓吃驅蟲藥。02／條蟲。03／排出體外的條蟲片節會乾掉，像芝麻大小。

球蟲

球蟲是具有專一性的細胞內寄生蟲，一般是在小腸中發現。抵抗力差的幼貓會造成嚴重的下痢症狀，如果沒有治療甚至可能造成死亡。而球蟲能在體外環境中生存幾個月之久。

感染途徑

球蟲的感染是透過貓咪吃入有球蟲污染的食物或水（直接感染），或是貓咪吃入帶有球蟲的宿主（齧齒類動物）而感染（間接感染）。之後球蟲會在小腸中發育及增殖，再經由糞便中排出，繼續感染給下一隻貓咪。一個月大的幼貓如果處於緊迫的環境，或是在擁擠而且衛生條件差的環境中，會造成免疫功能降低，球蟲感染也容易因此發生。

症狀

感染的小貓會有下痢及黏液性血便，下痢會導致小貓體重變輕、發育不良以及脫水；症狀嚴重甚至會死亡。而成貓若感染球蟲通常是沒有症狀。

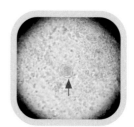

▶ 球蟲蟲卵。

診斷

一般臨床上，可以顯微鏡檢查發現球蟲的卵囊。

治療

治療上主要給予磺胺劑的球蟲藥，例如 Elanco 公司生產的拜球圓（procox），雖然標示為犬用，但研究已證實貓也能安全使用，劑量為 1ml／kg，只需口服一次即可。如果有脫水、電解質不平衡或是貧血的小貓，則需要點滴或輸血的治療，也需要額外的營養補充。

預防

平時，貓咪排泄後的糞便處理就要格外當心，保持環境衛生及害蟲防治，避免過度擁擠和小貓緊張。此外，母貓在懷孕前如果有感染球蟲，也必須先治療。

梨形鞭毛蟲 ▬▬

寄生在貓咪的腸道，牠們被包在囊內，會通過腸道隨著糞便排出。

感染途徑

多為貓咪接觸到感染的糞便、污染的水和食物而感染梨形蟲，免疫力差或是高密度飼養環境的貓發生率較高。

症狀

症狀為下痢、體重減輕，嚴重的甚至會食慾降低、脫水及精神變差。

診斷

臨床上有梨形蟲的快速篩檢試劑，準確率高，且直接採取新鮮的糞便就可以馬上作檢查。或者可以糞便顯微鏡檢查，在顯微鏡下有可能看到囊胞。

治療

治療藥物為 metronidazole，20 ～ 25mg／kg 每日口服 2 次，療程 1 天。

預防

由於梨形鞭毛蟲是人畜共通傳染病，加上其囊胞可以長期存在於環境，所以貓咪容易反覆感染，因此要格外注意家庭環境衛生。若貓咪平時會往戶外活動，則感染源很難作到完全控制。

毛滴蟲 ▬▬

是一種寄生於大腸的單細胞原蟲，引發貓慢性軟便、黏液便。

感染途徑

毛滴蟲在潮濕的環境下可以存活一週，大部分都是糞便經口感染，但也可藉由其他病媒傳播，如蒼蠅。

症狀

惡臭的膏狀或半固體狀大腸性下痢，也常伴隨血液及黏液的出現，常常會有腹鳴及裡急後重。

診斷

目前台灣只能依靠新鮮的糞便檢查來發現蟲體，但不一定能發現到。

治療

目前認為唯一能有效清除感染的藥物為 ronidazole，30mg／kg 每日口服 1 次，須連續 2 週治療，絕對不要超過 30mg／kg，可能會導致神經症狀。如果給藥對象是年輕小貓或肝臟功能不好的貓，可將劑量降低至 10mg／kg，每日口服 1 次，一樣持續 2 週給藥。

但該藥品因肉類食品安全性問題已被列為禁藥，操作該藥品時應該戴手套，獸醫師也會請飼主簽同意書，同意使用該藥品來治療，並詳細告知可能的副作用及風險。在貓的使用上曾出現神經症狀，如抽搐及癲癇，但停藥後就會恢復。哺乳中的母貓及非常年幼的貓不應給予此藥。

在沒有用藥治的狀況下，有些感染貓這種大腸性下痢的問題可能持續 5 ～ 24 個月後才有機會自行緩解。只要飼主能忍受一隻持續軟便的貓，不給予藥物治療也是可以的，這樣的感染貓大多還是有非常好的精神與食慾，成長期的感染貓一樣持續增重，除了軟便之外一切都是正常的，但為避免感染傳播，最好保持單隻飼養環境。

跳蚤感染

跳蚤最常引起的症狀是搔癢、脫毛，較嚴重的會造成過敏性皮膚炎。皮膚炎的發生主要是因為跳蚤在吸血時，會分泌唾液使血液無法凝固，而這個唾液會使貓咪的皮膚出現過敏反應，皮膚會出現小紅疹，頸部和背上會有脫毛現象。如果幼貓身上感染非常多跳蚤時，容易造成貧血。此外，跳蚤也會帶原條蟲，造成貓咪感染條蟲症。

診斷

以蚤梳梳毛，可發現跳蚤的排泄物或跳蚤，如果貓咪身上的跳蚤數量很多，甚至撥開頸背部的毛就可以直接發現。

跳蚤小檔案

- 跳蚤是黑褐色細長的小蟲，在貓的表皮毛髮間爬行，且跑的速度很快（但跳蚤平時是用跳的）。
- 在貓的皮膚表面產卵，一天可產 4 ～ 20 個卵。有時在身上可看到很多黑色小顆粒，那是跳蚤的排泄物而非卵。
- 最適合跳蚤生存的溫度為 18 ～ 27℃，濕度為 75 ～ 85%。
- 跳蚤是瓜實條蟲的中間宿主。
- 蟲卵 1 ～ 10 日會孵化，而幼蟲在 9 ～ 10 日內會有三次脫皮，蛹會在 5 ～ 10 日內變成成蟲。
- 成蟲可以存活 3 ～ 4 週。

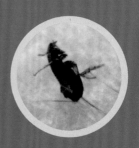

▲ 跳蚤為黑色細長小蟲，會在貓咪的毛髮間爬行。

治療

體外寄生蟲除蟲滴劑可將貓咪身上的跳蚤殺滅,而跳蚤引起的過敏性皮膚炎,則必須靠類固醇給藥才能得到良好控制,例如 prednisolone,而且因為跳蚤可能會傳染瓜實條蟲,最好同時給予條蟲的驅蟲藥,例如重生特口服錠或滴即樂皮膚滴劑。

預防

平時可以一個月點一次體外寄生蟲除蟲劑,以預防跳蚤的傳染。此外,家中的環境必須定期清掃消毒,避免跳蚤及卵殘留在環境中。

人類的症狀

人被跳蚤叮咬的部位主要是在膝下,會起紅疹、有搔癢感,而且會起水泡,甚至腫起來。

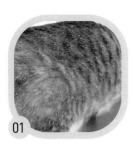 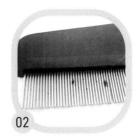 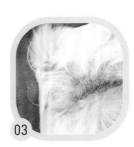

▲ 01／過敏性皮膚炎造成的後軀脫毛。 02／用蚤梳梳毛可以發現跳蚤及其排泄物。
　 03／翻開貓咪的毛,可以發現很多黑色的跳蚤排泄物。

體外除蟲滴劑的使用

Step1

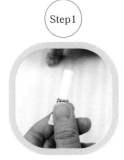

根據貓咪體重,選擇適合的除蟲滴劑。

Step2

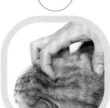

滴劑使用的部位最好是在貓咪舔不到的地方,如頸部。

Step3

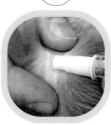

將毛撥開,滴劑滴在皮膚上。

Step4

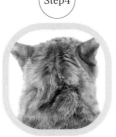

等待毛乾即可。

Ⓜ 傳染性疾病

貓咪之間的傳染性疾病大都具高度傳染性，得到傳染病時幾乎都會造成嚴重症狀甚至死亡。而這些傳染病都是貓咪接觸到感染源，或是沒有施打預防針的狀況下造成的感染。因此，貓咪應該要定期接種這些疾病的預防針、將新進貓咪完全隔離、盡量室內飼養，減少與外面貓咪打架的機會，這樣才能有效預防貓咪感染傳染病。

貓鼻支氣管炎 ▬

貓鼻支氣管炎是由疱疹病毒感染所導致的上呼吸道疾病，常導致幼貓嚴重結膜炎及角膜潰瘍，是造成流浪小貓失去眼睛最主要的疾病。

感染途徑

大部分貓咪感染疱疹病毒痊癒後，會終生帶原，因為病毒會躲在神經組織內，當健康狀態變差時，免疫力降低，就會從神經組織中出來開始增殖，導致疾病再發生；而當疾病惡化、變成肺炎時，甚至可能造成貓咪死亡。所有年齡的貓咪都會感染疱疹病毒，但幼貓最易感染，因此要早期接種疫苗，誘發免疫力是很重要的。其主要傳染途徑是接觸到感染貓的口鼻或眼睛分泌物而感染，飛沫也是途徑之一。另外，多貓飼養、環境變化、母貓分娩時精神緊張、使用免疫抑制劑等，也會造成免疫力降低而使貓咪間歇性排放病毒，增加其它貓咪的感染機會。

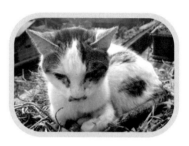

▲ 感染疱疹病毒的貓咪會有嚴重的結膜炎和鼻膿分泌物。

症狀

一開始的症狀就是打噴嚏，感染的貓咪可能會發燒、精神變差、食慾降低，且鼻子周圍有明顯的鼻分泌物，由清澈鼻涕轉變為鼻膿，甚至會有鼻鏡潰瘍；也常常可以看到結膜炎、眼睛畏光及眼睛分泌物，嚴重的甚至會角膜潰瘍。如果繼發二次性細菌感染，會造成嚴重的肺炎，幼貓的死亡率較高，有少數的貓咪會形成慢性鼻炎，大部分終身無法癒。

診斷

診斷主要依靠臨床症狀來判斷，例如打噴嚏、鼻分泌物、結膜炎、角膜炎、眼睛分泌物等來綜合判斷，當然現在也可以進行所謂的病毒核酸偵測（PCR）來確診，但似乎沒什麼重要性，因為以我的經驗而言，給予疱疹病毒的抗病毒藥似乎不會縮短病程，也不會有令人驚艷的治療效果，在確診上似乎不是那麼重要。

治療

1— **抗疱疹病毒藥物**：泛昔洛韋（famciclorvir）90mg／kg 每日口服 2 次，碘苷眼藥水（idoxuridine）每日 4 ～ 6 次。

2— **抗生素治療**：主要用來預防可能的細菌繼發感染，例如多西環素（doxycycline）10mg／kg 每日口服 1 次，療程 2 週。

3— **補充脫水**：症狀嚴重的貓咪會因為鼻腔發炎造成嗅覺變差，以及口腔潰瘍造成不吃不喝，因此需要靜脈點滴來恢復脫水的狀況。如果藥物沒辦法經口時，也可以經由靜脈點滴來給予。

4— **營養補充**：症狀嚴重會不吃不喝，但營養補充對病貓是非常重要的。因為呼吸困難，有時強迫灌食反而容易造成貓咪緊張，甚至會因為排斥進食而造成吸入性肺炎，此時，鼻餵管或食道餵管是不錯的選擇，可在短時間內提供足夠營養需求。

5— **清理眼鼻及點眼藥**：病毒感染造成膿樣的眼鼻分泌物，必須每天清理眼鼻分泌物且點眼藥，防止更嚴重的眼睛疾病（如角膜潰瘍）及皮膚嚴重潰瘍。

6— **左旋離胺酸及干擾素**：左旋離胺酸一直以來被認為有助於疱疹病毒的治療及長期控制，但兩篇報告卻把它打入冷宮，認為沒有幫助甚至有害，所以現在很少獸醫師會推薦使用；但身居第一線的流浪貓照顧者認為，實際效果呈現上是有效的且仍持續使用。貓專用干擾素（interferon omega）是我慣用的一線用藥，每日口服 5 ～ 10 萬單位 1 次，療程約 2 週。

7— **霧化治療**：可補充上呼吸道內水分，減少鼻分泌物，讓貓咪較舒服。霧化液可以採用生理鹽水或請獸醫配製可溶解黏液的霧化液，例如 bromhexine 或 N-acetylcysteine。

預防

1—吸食初乳所獲得的移行抗體只能保護小貓至 7 ～ 9 週齡，在感染前接種疫苗是最有效的預防方式，之後也要定期補強接種。但可惜的是，疱疹病毒的疫苗效果與新冠肺炎疫苗相似，無法預防感染，只能讓感染後的症狀變得較輕微。

2—將感染貓隔離，連空氣都要隔離，飛沫傳染是很厲害的。

貓卡里西病毒 ▬

貓卡里西病毒主要是導致口腔潰瘍的上呼吸道疾病，這些病毒具有傳染性，在多貓飼養的環境下可能會有帶原的情況產生，而母源抗體減弱一般是在 5 ～ 7 週齡的幼貓，所以在這些環境中的幼貓，打疫苗之前就可能已感染病毒。

感染途徑

主要是接觸到感染貓或其分泌物以及飛沫傳播而感染，會侵入結膜、舌頭、口腔、呼吸道黏膜增殖，造成發炎。

症狀

感染初期主要症狀為發燒、精神變差、食慾降低、打噴嚏、鼻塞、流鼻涕及流眼淚，並在舌頭和口腔內形成水疱及潰瘍，又因為口腔內潰瘍造成疼痛，使得貓咪容易流口水；如果呼吸道的症狀持續感染，會引起肺炎。而近期發現「全身性嚴重性貓卡里西病毒」會造成感染貓咪發燒、臉部和爪子水腫、潰瘍、脫毛、黃疸、鼻腔和糞便出血，以及呼吸道症狀，對成貓的影響較大，死亡率超過 60%，現在認為貓的慢性口炎是因為貓卡里西病毒的慢性感染所致。

診斷

此病毒感染的診斷需仰賴臨床症狀、病史分析及聚合酶鏈反應（PCR）檢測。

治療

治療上與疱疹病毒相似，但卡里西病毒目前並無抗病毒藥可供使用，其它包括抗生素眼藥水（tobramycin 眼藥水，每日 3 ～ 4 次）、多西環素（doxycycline 10mg ／ kg，每日口服 1 次）、霧化治療。貓專用干擾素（interferon omega）是我慣用的一線用藥，每日口服 5 ～ 10 萬單位 1 次，療程約 2 週。

舌頭潰瘍會非常疼痛而導致流口水及厭食，可以使用十倍稀釋的安可治濃縮液（abothyl），以棉棒沾取來塗敷於舌頭潰瘍，每日 1 ～ 2 次，症狀改善後就不需要再塗敷，效果非常卓著。

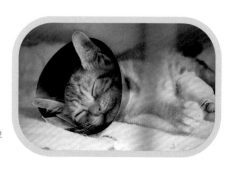

▶ 嚴重卡里西病毒感染，必須打點滴來改善脫水狀況。

預防

預防方式和疱疹病毒同。卡里西病毒會持續存在環境中一個月，而一般的清毒藥很難消滅此病毒，氯系的消毒藥才較有效，因此可以用 5% 的漂白水，以 1：32 稀釋來消毒環境。

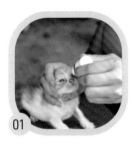

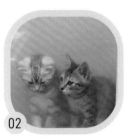

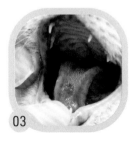

▼ 01／每日清理感染的眼睛。02／霧化治療。
03／卡里西病毒會造成小貓口腔潰瘍。

貓披衣菌　▬▬

披衣菌是一種細菌，主要是引起貓的眼睛感染，但會與疱疹病毒及卡里病毒合併感染，造成上呼吸道感染。

感染途徑

5 週齡至 9 月齡的幼貓最容易感染披衣菌，且較常於多貓飼養環境中發生，因為披衣菌無法在體外生存，所以是透過貓咪之間密切接觸而傳染，其中眼睛分泌物可能是最重要的感染源。

症狀

感染後，通常會造成貓咪的結膜炎，而眼睛的症狀一般是由其中一隻眼睛開始，5 ～ 7 天後另隻眼睛也會開始有症狀。感染的眼睛會頻繁眨眼和淚汪汪的，隨後轉變成黏液或膿樣的分泌物。大部分感染貓的精神和食慾仍維持得很好，少部分可能會發燒、食慾不振和體重減輕。在慢性感染的貓眼中可以發現眼結膜充血、黏液性眼分泌物，症狀可能持續 2 個月以上。

診斷

貓披衣菌感染是一種小病，所以診斷上只依靠主訴及臨床症狀來判斷，而治療貓上呼吸道感染疾病（疱疹及卡里西病毒）的抗生素選擇就是多西環素（doxycycline），對於披衣菌特別有效。

治療

治療上與卡里西病毒相似，包括抗生素眼藥水（tobramycin 眼藥水每日 3～4 次）、多西環素（doxycycline 10mg / kg，每日口服 1 次），並不需要給貓專用干擾素，療程約 2 週。

預防

此病毒可以施打疫苗預防，但因為這個疾病並不嚴重，且治療也只需給予口服四環素就可以輕鬆解決，因此不列為核心疫苗。

貓免疫缺陷不全 ▬▬

貓免疫缺陷病毒（FIV）與人的愛滋病病毒有密切關係，但人與貓的愛滋病並不會互相感染。貓愛滋病是所有年齡的貓都會被感染，其中以未絕育的公貓比例較高，因為沒絕育的公貓較容易與外面的貓咪打架爭地盤。

感染途徑

1 —會到屋外活動的貓咪或未絕育的公貓，容易和外面的貓咪打架，如果被帶原愛滋病病毒的貓咪咬傷，病毒便會經由傷口感染到體內。

2 —懷孕母貓如果感染愛滋病病毒，也會經子宮、胎盤或唾液感染小貓。

3 —雖然病毒可由唾液感染，但經由貓咪理毛、食物、水盆感染的機會不大，因為病毒在環境中無法長時間存活，且病毒可以被消毒劑殺滅。

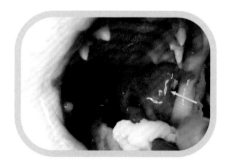

▲ 愛滋病毒感染的貓咪大多會有嚴重的慢性口炎（黃色箭頭指向之處）。

症狀

發病的貓咪會發燒、慢性消瘦、口腔發炎、結膜炎、鼻炎、下痢和慢性皮膚炎。50% 的愛滋病帶原貓會有慢性口炎和齒齦炎。但有些帶原愛滋病的貓咪是沒有任何的症狀，這樣的狀況會長達 6 ～ 10 年之久，之後會因免疫功能下降，感染其他疾病而造成死亡。

診斷

貓愛滋病 / 貓白血病的 kite 檢測，可以很快速的診斷。但是在早期感染階段（2 ～ 4 週），抗體通常不存在於血液中，大部分貓咪在感染 60 天後才會檢測到陽性結果，少部分則到六個月才檢測出來。因此如果貓咪在感染後驗出陰性反應時，建議 60 天後再重覆檢測一次，或是以 PCR 同時確認。此外，經由母體感染給幼貓的機會是比較少的，因此當幼貓驗出愛滋病陽性時，有可能是來自母貓初乳中的移行抗體所致，而並不是真的感染了貓愛滋，建議在 6 個月大時再複驗一次。

治療

治療上僅能針對繼發性的感染加以控制，並緩解臨床症狀。

1—貓專用干擾素（Iterferon omega / Virvagen omega / 維克歐米嘉）分別在治療計畫的第 0、14、60 天進行 1 MU / kg 皮下注射 1 次連續 5 天的治療，共計 3 次療程。或以 1 / 10 皮下注射量進行每日口服 1 次的治療 90 天。

2—投予廣效性抗生素，用以控制細菌的二次性感染。

3—某些感染貓的慢性口炎及嚴重的齒齦炎可以外科方式暫時緩解。

4—類固醇可能也有助於緩和全身性症狀，但以長遠觀點而言，並無多大益處。

預防

台灣目前沒有疫苗可以預防貓愛滋病的感染，但即使如此，目前很多專家也不建議施打這樣的疫苗，因為目前貓愛滋病病毒的檢測是檢測抗體，一旦施打後可能會被誤認為是愛滋。

因此還是著重在預防貓跟貓之間的感染，盡量將貓咪結紮並且養在室內，以減少與外面的貓咪爭地盤、打架；新進貓咪也務必確實進行愛滋病 / 白血病的篩檢及隔離。

貓白血病 ▰▰

貓白血病是一種反轉錄病毒感染所造成的傳染病，從感染到發病可能會持續數個月到數年的時間。

感染途徑

病毒主要是經口傳染。帶原貓咪的唾液含有高量的病毒，經由咬傷和舔毛、共享食盤，以及接觸帶原貓咪的分泌物和排泄物是最常見的感染途徑。小貓也可能經由帶原母貓的胎盤或乳汁而感染。

症狀

感染的貓咪可能會造成貧血、發燒、呼吸困難、體重和食慾降低、齒齦炎 / 口炎、嗜睡，以及免疫力降低，因而感染多種疾病造成死亡。有些貓咪甚至會有腫瘤形成。

診斷

除了有愛滋病 / 白血病的快速篩檢，還有以全血球計數（CBC）檢測，也會發現貓咪的紅血球減少（貧血）、白血球和血小板減少。肝臟和腎臟指數也可能會增加。而貓白血病病毒的抗原檢測（如 ELISA 抗原檢測）、骨髓採樣、腫瘤物採樣等也都可以作診斷。

治療

貓專用干擾素（Iterferon omega / Virvagen omega / 維克歐米嘉）分別在治療計畫的第 0、14、60 天進行 1 MU / kg SC sid 連續 5 天的治療，共計 3 次療程。或第 1 次 5 天療程採用 1 MU / kg SC sid 連續 5 天治療，之後以 1 / 10 劑量進行口服維持治療 60 ～ 90 天。

預防

一歲以下的貓對於貓白血病病毒較具感受性而容易感染成立，因此列為核心疫苗，而一歲以上的成貓則對感染具有抗性，所以不容易感染成立。因此完全居家飼養的低風險貓不需要再定期強接種疫苗，但高風險的貓則仍建議每 3 年補強 1 次。此外，應確實進行新進貓咪的愛滋 / 白血病篩檢及隔離，並且盡量減少貓咪到外面接觸其他的貓咪。如果貓奴本身有在餵養流浪貓，回到家一定得換下污染的衣物，清洗乾淨後再抱家裡的貓。此外，病毒在體外乾燥的表面無法生存超過幾小時，而且可以用一般的消毒劑殺死病毒。

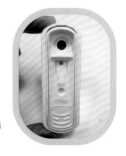

▶ 貓愛滋和白血病的篩檢 kit。

貓泛白血球減少症 ▬▬▬

又稱貓瘟，會造成貓咪急性病毒性腸炎。這個病毒也會造成貓咪的骨髓抑制，讓白血球減少，免疫力降低。

感染途徑

貓瘟的傳染力非常強，直接接觸到感染的貓，或其唾液和排泄物都可能感染。人也是一個傳染的媒介，如果人接觸到帶原貓咪，回家後沒有先清洗消毒就摸家裡的貓咪，也會造成感染。

症狀

幼貓感染後會發燒、食慾降低、精神變差，接著會頻繁嘔吐和嚴重脫水。有些貓可能還會腹痛和下痢，甚至出現像番茄汁的血痢便。病毒性腸炎若發生在未施打預防針的幼貓身上，致死率是非常高的（高達 90% 以上）。當白血球降至 500/dl 以下時，容易併發二次性感染，造成貓咪死亡。若懷孕母貓感染貓瘟，腹中的胎兒出生後可能會有小腦形成不全症以及運動失調的症狀發生。

診斷

除了貓瘟病毒快篩檢測外，當幼貓出現發燒、胃腸道症狀，且白血球總數低於正常時，便會懷疑是感染貓瘟了。

治療

貓瘟的治療最重要是早期診斷及積極治療，如果能在明顯臨床症狀出現前早期診斷會有絕佳的存活率；一旦白血球已經下降且症狀明顯時，如果能給予積極治療，依然會有很好的機會去控制病情。

1— **白血球生成素**（Neupogen / filgrastim）：本品的使用能讓收容所的貓瘟存活率從 33% 提升至 91%，劑量為 3 ～ 6 mcg / kg 每日皮下注射 1 次，連續注射 2 ～ 3 天後休息 1 天，之後再接著注射，一般很快會有良好反應。如果注射第 3 天仍無反應，建議連續注射 4 天，然後休息 1 天。如果白血球總數已經呈現過低時，建議給予較高劑量。

2— **克流感**（Tamiflu / oseltamivir phosphate）：建議使用於臨床症狀出現的 48 小時內。劑量為 2.2 mg / kg 每日口服 2 次，連續 5 天。如果第一劑沒有反應時，之後劑量增加為 4.4 mg / kg 每日口服 2 次，未發病的暴露貓可給予預防劑量 2.2 mg / kg 每日口服 1 次。通常第一劑給予之後就不會嘔吐，第二劑之後就不會下痢，第三劑之後應該就開始有食慾。如果三劑之後都沒有良好反應，表示太晚開始治療，已進入繼發性感染的階段了。無法口服投藥的貓也可以嘗試經直腸給藥。

3 — **貓專用干擾素**（Iterferon Omega / Virbagen® Omega / **維克歐米嘉**）：建議劑量為 1 MU / kg 每日皮下注射或靜脈注射 1 次，連續注射 5 天。

4 — **其他治療**

包括支持療法及對症治療，使貓咪本身的免疫系統能克服感染，治療上有三個目標：

①控制並預防二次性的細菌感染。

②回復脫水的狀況。

③維持電解質的平衡。

一旦腸胃道症狀緩解後（不再嘔吐及嚴重下痢時），便可以嘗試進食或灌食。感染貓康復之後仍可能排毒 2 週以上，應持續隔離直到糞便檢驗呈現陰性，之後立即安排洗澡，因為毛髮上會沾附具有感染力的糞便。建議康復後至少隔離 3 週以上，並且安排洗澡及環境消毒，才能再重返貓群，並確定其他貓咪都已經接種疫苗。

一般常用的四級胺消毒水對貓瘟病毒無效，可以採用 1：32 的稀釋漂白水、過氧單環酸鉀（potassium peroxymonosulfate）或加速過氧化氫（accelerated hydrogen peroxide）來進行消毒，所有消毒劑建議至少暴露 10 分鐘以上，之後以清水沖洗乾淨。

預防

目前進口的貓預防針大多是屬於三合一或五合一，因此，對於本病預防注射的時間必須整體考量，參照廠商的建議來進行。一般第一劑注射時間為 8 ～ 10 週齡，第二劑注射時間為 12 ～ 14 週齡，以後每年補強注射 1 次。

但在隨後的研究發現，初期注射疫苗的最後一針，落在 16 週齡或 16 週齡後的免疫效果對貓瘟病毒有更好的保護力，所以建議幼貓初期疫苗注射 2 ～ 3 次，每隔 3 ～ 4 週施打 1 次，並且最後一劑的時間落在該貓 16 週齡或 16 週齡以後。但根據研究會有高達三分之一的小貓在 16 週齡接種最後的核心疫苗時仍無法產生適當的免疫保護作用；甚至有可能在 20 週齡時，體內仍存在足以影響疫苗效果的移行抗體濃度。所以，現在建議提前在 6 月齡就進行補接種，以避免移行抗體可能造成的疫苗接種後保護力不足的窘境，1 歲時再補強接種 1 次，之後則建議每 3 年補強施打 1 次。

傳染性腹膜炎 ▬▬▬

傳染性腹膜炎是一種貓腸道型冠狀病毒突變而來的病毒。腸道型冠狀病毒造成的腸胃炎大多是輕微且短暫的下痢，並不會危及生命，除非變異成貓傳染性腹膜炎病毒。小於一歲的貓發生率比成貓來得高，可能是因免疫力降低和病毒快速複製，但突變原因尚不清楚。

感染途徑

很多貓咪體內都有腸道冠狀病毒的存在，平時病毒能與身體和平共存，但遇到緊迫狀況時，病毒會大量複製，這時就可能突變成傳染性腹膜炎病毒，所以，嚴格來說，大部分的病例都不是被傳染的。但曾有研究顯示，仍有可能發生貓與貓之間的傳染，因此一旦確診，應立即進行隔離，特別是多貓飼養的環境會有較高的發生率。

症狀

感染初期會發燒、嗜睡、食慾降低、嘔吐、下痢及體重降低。一般分成濕式和乾式傳染性腹膜炎。傳染性腹膜炎造成的體重降低，會讓貓咪的背脊變得明顯，如果是濕式腹膜炎，會產生腹水、腹部膨大，導致貓咪呼吸困難。而乾式腹膜炎會出現眼部病變和神經症狀，甚至會在許多臟器形成化膿性肉芽腫，導致器官衰竭。

診斷

臨床上要作到完全的確診是困難的，因為沒有一個單一、簡單的診斷檢驗可以診斷傳染性腹膜炎，因此必須合併以下各種因素綜合診斷：

1 —來自收容所或是貓舍的年輕貓。

2 —有葡萄膜炎或是中樞神經症狀。

3 — 60% 的感染貓會產生血清球蛋白增加、白蛋白減少，導致 A/G 比＜ 0.8。

4 —間歇性發燒。

5 —白血球減少，肝指數正常或者輕微上升。

6 —濕性傳染性腹膜炎的胸水或腹水是呈現稻草黃色、黏稠。

7 —腹水或胸水膜片可發現炎症細胞。腹水或胸水的蛋白含量高。

8 —組織病理學：採取肝腎等淋巴結組織作診斷。

9 —影像學檢查：X 光或超音波檢查是否有胸腹水形成，或異常腹腔團塊影像。

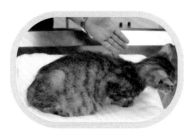

▲ 貓咪腹部膨大，但背脊消瘦。

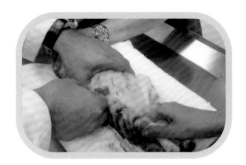

▲ 採集腹水作診斷。

治療

在新冠肺炎疫情前並沒有合法的治療
用藥，僅有黑市用藥 GS-441524 可供
使用，雖然違法但也救了非常多的貓
咪，因為在此黑藥之前，貓的傳染性
腹膜炎是一種死亡率 100 % 的不治之
症。目前台灣已經可以合法使用人類新
冠肺炎的口服抗病毒藥來治療，例如
molnupiravir　10 ～ 20mg／kg 每日口
服 2 次，療程共計 6 週。

預防

傳染性腹膜炎病毒是由腸道冠狀病毒突
變而來，而腸道冠狀病毒又是很多貓的
共生病毒，本身並不會導致明顯疾病，
而突變的發生主要是由於緊迫所導致，
而且目前並沒有效果明確的疫苗可供使
用，所以預防上最重要就是盡可能避免
緊迫發生，請參閱 part1 認識貓咪章節
中的認識緊迫。

人畜共通傳染疾病

很多貓奴常會問：我的感冒是不是會傳染給我家的貓咪呢？答案當然是不會，因為貓咪的感冒病毒和人的感冒病毒是不同的，所以不會相互感染。貓咪與人之間的共通傳染病種類並不多，而每種疾病對人體造成的影響都不同。大部分的感染途徑都是經由咬傷、抓傷、接觸貓咪的分泌物，病毒經由口入。不過只要有正確的衛生觀念及照顧方式，都可以有效預防疾病的發生。此外，老人、小孩以及免疫力差的人，較容易在感染疾病後出現症狀。本章節主要介紹全身性疾病：弓漿蟲及貓抓熱。

▼ 人畜共通傳染病大多是經由接觸或是抓咬傷而感染。

常見的人畜共通傳染病：

1—**寄生蟲：**如蛔蟲、條蟲等體內寄生
　　蟲（詳見寄生蟲章節）

2—**皮膚疾病：**如黴菌、疥癬等（詳見
　　皮膚病章節）

3—**全身性疾病：**弓漿蟲、貓抓熱

弓漿蟲 ▰▰▰

是一種原蟲類寄生蟲，在世界上非常廣泛，有 200 種以上的哺乳類及鳥類都會被感染。人類也會被感染，孕婦感染弓蟲後會導致死胎或流產，而弓漿感染也是愛滋病患者主要死因之一，是重要的人畜共通傳染病。

感染途徑

貓和其他溫血動物會因為吃入囊胞，或含有囊胞的肉類而被感染弓蟲。也可能經由結膜、呼吸道和經皮膚感染。牛奶和雞蛋也可能被感染。當貓咪吃入囊胞後，弓蟲在三天至三週內可以完成生活史。貓咪最常見的感染途徑是吃入帶有囊胞的老鼠和鳥類後而感染弓蟲。人類最常見的弓蟲感染途徑是吃入未煮熟的肉或蔬菜（被囊胞感染）；經由貓咪直接感染給人類則較少見。

症狀

1—弓蟲的臨床症狀是影響個別器官。最常見的是肺、肝、腸和眼睛。

2—成貓和人一樣，就算感染了弓蟲多半都不會出現臨床症狀，且會自行恢復並形成抗體。

3—幼貓的感受性比成貓強，因此會因為急性感染而死亡。

4—厭食、發燒、嗜睡、腹瀉、呼吸困難（由於肺炎）、痙攣、眼睛異狀及黃疸是最常見的臨床症狀。

5—懷孕母貓和孕婦感染弓蟲後，弓蟲會經由胎盤移行，導致胎兒因先天性感染而造成流產或死胎。

診斷

以血清抗體試驗，測量免疫球蛋白 IgG 和 IgM 的抗體。

治療

治療方面可以採用克林黴素（clindamycin）12.5mg / kg 每日口服或靜脈注射 2 次，或者 trimethoprim sulphonamides 15mg / kg 每日口服 2 次，或阿奇黴素（azithromycin）10mg / kg 每日口服 1 次，持續投藥至少 4 週。在給予克林黴素口服藥後應給予 5ml 的水，以防止食道炎及食道狹窄的發生。

支持療法包括靜脈輸液、鼻管供氧（呼吸困難時）及餵食管（鼻飼管或食道餵食管）。急性弓蟲症時，應注意體腔是否有積液形成、肺炎、肝衰竭、胰臟炎、腦脊髓炎及心肌炎。另外，或許也需要抗癲癇藥物來控制症狀，利尿劑及 ACE 抑制劑來控制鬱血性心衰竭，止痛劑來幫助胰臟炎的治療。

預防

很多人會因為懷孕而擔心被貓咪感染弓蟲，但貓咪並不是唯一一個弓蟲的感染來源。因此別再因為懷孕而將貓咪送人或棄養，這對貓咪來說不公平，也是不正確的觀念。孕婦作好自身的衛生工作是預防弓蟲感染的治本方法。

1—**肉類處理：**餐具和接觸到生肉的表面應該要用肥皂和水清洗。肉應該要以 70 度以上的高溫煮 10 分鐘以上，或是在煮食前 24 小時，將生肉冷凍在 -30 度的環境。未煮熟的豬肉是人類感染最常見的原因。

2—**孕婦：**避免和貓咪共食，也必須小心處理貓咪的糞便和貓砂盆，特別是幼貓的下痢便。每天都要清理貓砂盆內的排泄物，因為卵囊（oocysts）至少需要 24 小時形成囊體，這時的卵囊不具有感染力。

3—**環境衛生：**徹底驅除卵囊媒介的蒼蠅及蟑螂。如果家中有種植植物盆栽，在處理盆栽時最好戴手套，以防感染土壤中的弓蟲。

4 — **貓咪的預防**：除了幫貓咪檢測弓蟲外，飼養貓咪時不要給予生的肝臟或來源不明的肉。

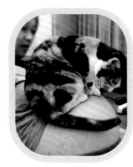

▶ 貓咪並不是讓孕婦感染弓蟲的唯一途徑。

貓抓熱

貓抓熱是一種亞急性、通常為自癒性的細菌性疾病，病徵包括倦怠、肉芽腫性淋巴腺炎及發燒。

症狀

患者常因先前遭受貓抓、舔或咬傷，造成紅色丘疹病灶，通常於二週內侵犯淋巴結節，可能造成膿疱，約有 50 ～ 90 % 個案於抓傷部位出現丘疹；免疫系統較差的人，可能會發生菌血症、紫斑狀肝及血管瘤症等症狀。本病的病原體為巴東氏菌屬（Bartonella spp.）的多形性革藍氏陰性短桿菌，會藉由跳蚤在貓咪間傳播，目前認為對貓咪並無致病性，甚至在慢性菌血症期也無症狀發生。台灣在 1998 年首次有病例報告，之後每年約有 15 ～ 30 個病例。

診斷

1 — **以 PCR 診斷**：由患者血液分離出細菌，再以聚合酶鏈反應（Polymerase chainreaction, PCR）鑑定為 Bartonella henselae。

2 — **以 IFA 診斷**：間接免疫螢光抗體法出現抗體力價上升 64 倍或以上者，雖然高的抗體力價常常與菌血症有關，但貓咪可能會呈現血清陽性卻培養陰性，所以不能以血清學的檢驗來預測貓咪是否具有傳染性。

3 — **血液細菌培養及抗生素敏感試驗**：細菌培養是最準確的診斷，但菌血症可能是間歇性的，所以不代表每次的血液樣本中都含有可供培養的病原菌，應多次採血培養。

治療

免疫力正常的人類須口服藥治療兩週，而免疫抑制的病患則至少要六週療程。而貓的治療部分，有報告指出給予抗生素或許能有助於病原菌的清除。自然感染狀況下的感染貓並不會有任何明顯的症狀，所以預後良好，而人類的感染大多會自行緩解，或經由抗生素治療後呈現良好效果，而免疫抑制的人也多能在較長的療程下痊癒。

人與貓共同預防疾病守則 ▬

人與貓咪之間的人畜共通傳染病並沒有想像中那麼可怕，大多是經由接觸傳染，只要有正確的衛生觀念，定期幫貓咪健康檢查，並作到以下幾點，便不足為患：

1 ─**經常清洗雙手**：清理完貓砂或是與貓咪互動完後記得洗手。

2 ─**被貓咪抓傷或咬傷後，記得去看醫生**：很多貓奴不小心被貓咪抓傷或咬傷後，總是會覺得小傷口應該是沒關係，但幾天後可能會造成皮膚嚴重的發炎和細菌感染。因此，被貓咪抓傷或咬傷後還是去看個醫生，以免更嚴重的感染！

3 ─**免疫較差的人或是小孩老人要特別注意與貓的接觸**：免疫較差，特別容易感染病原菌。特別是當貓咪有黴菌或寄生蟲的疾病時，應盡量減少與其接觸， 且接觸貓咪後要洗手，減少被病原菌感染的機會。

4 ─**居家環境的清潔**：定期打掃清潔居家環境，以減少病原菌及跳蚤存在於環境 中，造成家人感染。

5 ─**跳蚤的預防**：台灣的環境溫暖潮濕，因此跳蚤在冬天還是會出現。所以家中的寵物要定期滴除蚤劑，以防止寵物將跳蚤帶回家中，造成疾病的傳播。

6 ─**減少與貓咪親吻的動作**：貓咪經常用嘴巴清理身體的毛髮及肛門，因此也很容易有病原附著在嘴巴上。與貓咪的親吻動作會造成病原菌經由嘴巴進入人體。

7 ─**減少讓貓咪出去玩的機會**：在都市，貓咪大部分都是飼養在室內；而在郊區，大多屬於半放養狀態，貓咪可以自由進出家中與戶外。自由進出的貓咪也容易將病原菌帶回家中，造成疾病的感染。

8 ─**定期幫貓咪驅蟲及檢查**：定期幫貓咪驅體內外寄生蟲及帶到醫院作檢查，可以減少寄生蟲帶原的疾病感染，也可了解貓咪的健康狀態。

▶ 定期幫貓咪剪指甲也能防止貓咪抓傷。

○ 肌肉、骨骼及關節的疾病

貓的肌肉及骨骼系統擁有超完美的結合，所以在這方面的疾病相對較少見且不容易發現，即使本身已經存在著肌肉骨骼系統的疾病，貓咪的身體也會逐漸去適應，並且在行動上避免疼痛發生，所以在人類及狗經常發生的退化性骨關節病，在臨床上卻很少被診斷出來，並不是貓不會發生，而是牠們巧妙掩飾了臨床症狀。

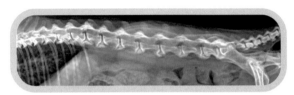

▲ 胸椎、腰椎及薦椎都呈現嚴重脊椎退化症。

退化性骨關節病 ▰

退化性骨關節病是老人及老狗常見的骨關節疾病，老貓其實也會發生，只是症狀不容易被貓奴發現。臨床症狀除了明顯的跛行（表示非常嚴重了）之外，貓奴應該細心觀察貓咪行為上的改變，包括活動力下降、舔毛頻率減少、關節處上方的毛髮稀疏（過度舔舐）、容易被激怒及攻擊行為、不願進砂盆內上廁所（在砂盆周圍排尿及排便）、便秘（正常每天至少一次排便）、怪異的睡覺姿勢（例如四肢伸出）、睡眠時間增加、突然不喜歡被抱持或撫摸、跳躍時準備動作時間延長或呈現猶豫等，以上這些狀況可能都代表貓咪正遭受退化性骨關節疾病之苦。

診斷

貓退化性骨關節病最常見的就是骨關節炎及脊椎退化症。骨關節炎最容易發生的部位為後腳，特別是膝關節，這樣的貓後腿會因為疼痛而盡量少使用，走起路來感覺後半身有點懸浮，而後腳肌肉也會因為少用而逐漸萎縮，所以大腿的肌肉量會越來越薄、越來越少。而脊椎退化症在老狗是非常常見的，在老貓就比較少見，好發部位在腰椎及薦椎，症狀與上述相同。

獸醫師會根據飼主的描述及現場觀察來進行懷疑部位關節的觸診及操作關節的活動，看是否會誘發疼痛反應，以確定後續的 X 光照影部位。但即使是健康的貓，也大多會拒絕這樣的關節操作檢查，所以大多還是需要全面性的 X 光照影，特別是後腳、腰椎及薦椎。即便在 X 光片上並未呈現明顯退化性骨關節病影像，也不能據此排除退化性骨關節病，因為 X 光片呈現正常的關節仍可能正遭受著關節軟骨的病理變化，還是必須依據上述臨床症狀來進行診斷。

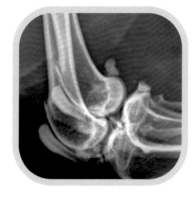

▲ 後腳膝關節呈現骨贅及軟組織鈣化、骨關節炎。

治療

治療上包括保守治療及外科手術，而保守治療則包括以下幾項。

1—**環境及活動的調整：**伴隨退化性關節疾病所產生的疼痛可能會導致多項行為改變，因此環境的調整有助於貓咪恢復以往的行為模式，這不論在生理或心理上都是有幫助的。例如，貓是喜歡制高點的，但退化性骨關節疾病影響了牠們的愛好，所以可能的環境調整包括：提供登高的階梯、讓牠們更容易接近食盆及水盆、提供可躲藏空間、改成邊緣低的砂盆、增加環境多樣性及新鮮感、鼓勵飼主與貓多些互動、想辦法讓貓可以增加活動。

2—**食物調整：**選擇富含 omega-3 不飽和脂肪酸的食物，除了具有抗氧化及抗發炎作用之外，也有助於止痛藥劑量的減少或使用。

3—**減重：**過度肥胖的患貓當然強烈建議減肥，這會有助於症狀控制及活動量增加。

4—**再生醫學：**最早採用的再生醫學治療是自體脂肪組織來源的幹細胞治療，將培養成功的幹細胞注入病變的關節囊腔內，但因為過程較為複雜而需委外進行，而且到底是幹細胞本身產生的修復效果還是培養幹細胞所需的富含血小板的血漿（PRP）、無血小板的血漿（PPP）、富含血小板的纖維蛋白（PRF）、富含血小板及白血球的纖維蛋白（L-PRF）、進階富含血小板纖維蛋白（A-PRF）或可注射的富含血小板纖維蛋白（i-PRF）所產生的效果則無法判斷。

而近年來單純使用這些富含生長因子、細胞激素與活性蛋白的自體血漿製劑也展現令人驚豔的效果，其配製簡單方便，在院內即可進行，因此目前是再生醫學治療的主要選項。

5—**藥物治療：**對於人類及狗而言，非固醇類消炎止痛劑（NSAIDs）是治療的主要藥物，也已經被證實對貓的效果，但大部分的 NSAIDs 是不允許長期使用於貓（腎臟毒性），導致很多老貓只能忍受這樣的慢性疼痛。

Robenacoxib（Onsior, 歐息疼）投藥後在血液中清除的速度非常快，而且能在發炎部位保持有效治療濃度長達 24 小時，已經有更多的報告支持其長期使用，甚至慢性腎臟疾病第一、二期的貓也可以使用。

6—**抗神經生長因子單株抗體**（Nerve Growth Factor Monclonal Antiodies, anti-NGF）：新研發的抗神經生長因子單株抗體被認為可有效阻斷骨關節疾病的疼痛感覺的神經傳導，商品名為 Solensia，目前已經合法進口，只建議使用於 1 歲以上且體重在 2.5 公斤以上的貓，而且只需每個月注射 1 次。

當上述保守治療方式無效時，就必須考慮外科手術治療，針對貓退化性關節炎可以進行的手術，包括關節置換術、關節固定、通過關節切開或關節鏡檢查來清除關節內碎片、脊椎減壓手術、切除成形術（如股骨頭及股骨頸切除術）。

股骨頭骨骺滑脫症

是一種好發於已絕育年輕緬因公貓的骨骼疾病，發生率是其他貓種的 12 倍之多，被認為是因為緬因貓體型較大及體重較重（特別是公貓）。而雄性緬因貓如果過早絕育，使得身體內的性賀爾蒙濃度下降，被認為會延遲生長板的閉合，使得骨骺與生長板之間的黏合沒有那麼堅固，在過度跳躍時容易導致骨骺從生長板上滑脫，因此導致後腳疼痛跛行。所以一般來說，雄性緬因貓的絕育手術會建議儘量在一歲之後進行，因此，年輕已絕育的雄性緬因貓若發生後腳跛行及後腳行動不良時，必須強烈懷疑股骨頭骨骺滑脫的可能。

臨床症狀會呈現急性或慢性的後腳跛行、觸診操作髖關節處會引發疼痛、無法跳躍，而且有將近四分之一的病例是兩隻後腿都發生滑脫。確診必須依靠髖關節的 X 光照影，但很容易被誤診為生長板骨折，治療部分必須進行外科手術切除股骨頭頸或全髖關節置換術。

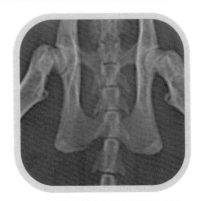

▲ 股骨頭的骨骺從生長板上滑脫位移，雙側。

蘇格蘭摺耳貓骨軟骨發育不良

蘇格蘭摺耳貓的摺耳是因為基因突變而導致，同時也會導致全身骨關節軟骨異常發育生長，被認為是一種不完全顯性的基因，也是一種病態的基因。舉個例子，紅色花與白色花雜交，結果產生粉紅色花，那麼紅色基因就是一種不完全顯性基因，我們以 F 來代表摺耳基因，以 f 來代表立耳基因，當摺耳貓的基因是 FF 時，耳朵摺的程度就會很明顯，而且相對的其他軟骨缺陷也會更多更明顯，以及更早出現；如果摺耳貓的基因是 Ff 時，摺耳程度會比較不明顯，有些甚至會隨著年齡增長而逐漸立起來，但相同的是，這樣的摺耳貓其他軟骨缺陷就較不明顯、較不嚴重，症狀也大多在年紀較大時才會出現；而 ff 的貓就是所謂的立耳貓，或稱為蘇格蘭短毛貓（Scottish shorthair）。在很多國家是禁止摺耳貓與摺耳貓配種的，因為這樣生產出來的摺耳貓會呈現更嚴重的軟骨病變。

發病貓會有短小畸形的腳肢及生長板的異常，會使貓咪產生疼痛，步態呈現僵硬且踩高蹺樣，貓咪的活動力較差，不願跳上跳下，這是因為牠們有病痛的關節無法承受體重及會產生疼痛所致。外觀常可見四肢遠端腳爪的畸形及變短，尾巴也會較為粗短且僵硬無法彎曲，這些病變會隨時間越來越嚴重、症狀更明顯，所以少有幾週齡或幾個月齡的摺耳貓因跛行而就診。

FF 基因型態的摺耳貓必然會出現所有症狀及病變，但 Ff 基因型態的摺耳貓也不是健康的保證，只是這些標準病變被「稀釋」而已，很多在年紀較大時，還是會顯現關節炎相關疾病。

X 光片照影是最基本的影像學檢查，病灶是雙側對稱，而且可能最早在七週齡就可以發現病灶，跗骨、腕骨、蹠骨、掌骨、指骨及尾椎骨在大小及形狀上呈現不規則，而且後腳通常會比前腳嚴重，生長板處會呈現過寬，關節空間會變窄，且關節周圍會有新生骨質，這些新生骨質會隨時間變得越來越嚴重。

這樣的疾病無法透過外科治療而痊癒，大部分只能採用內科治療來緩解疼痛及不適，必要時可使用非固醇類消炎止痛劑（如 robenacoxib），並配合關節營養品的添加（如富含不飽和脂肪酸的魚油、南極磷蝦油及綠唇貝提取物），但因為摺耳貓也好發多囊腎疾病，在使用非固醇類消炎止痛劑時要特別小心腎臟狀況。有少數發病貓會完全不能行走，最終接受安樂死。

高樓墜落症候群

就是所謂的跳樓自殺。貓為什麼會想不開呢？這或許跟貓喜歡制高點及捕獵行為有關，現在很多養貓家庭會有陽台，陽台風景及飛來的鳥都是貓咪喜歡的，

所以會跳上陽台的欄杆或矮牆，但難免
馬有失蹄，一個不小心就會成為自由落
體，就跳樓自殺了。

以往殘忍的科學研究發現，一到七樓的
跌落死亡率是隨著樓高而逐漸增加，到
了七樓以上的死亡率反而是下降的，這
是因為在七樓以內的高度跌落時，貓咪
的長骨骨折，而且貓咪會有所謂的翻正
反射（righting reflex），跌落時會有
準備著陸的動作，四個腳肢都會伸直準
備著陸，所以往往會造成四肢骨的嚴重
骨折。但高於七樓的話，貓咪的內耳就
無法感受到重力加速度，所以會放鬆整
個肢體，就像飛鼠一樣增加了空氣阻
力，所以軟著陸的傷害反而比硬著陸來
得輕。

另外，貓咪全身上下最弱的肌肉群就是
脖子的肌肉（這也是為什麼低血鉀造成
的肌肉無力最先影響脖子肌肉），所以
在墜落著陸時，脖子的肌肉無法承受
頭部的重力，往往就會造成頭部嚴重傷
害，如下頜聯合分離、硬顎骨折、上顎
裂及鼻腔傷害。

四肢長骨的骨折、上顎裂、下頜聯合分
離當然需要外科手術，而可能造成的肺
部挫傷、氣胸、血胸有些是需要放置胸
膜腔導管且可能致命的，所以應該避免
貓咪接近陽台，或增設隱形防護網，來
避免這樣的悲劇發生。

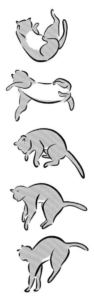

▲ 貓的翻正反射（righting reflex），也就是因為這
樣的反射導致貓在著陸前會伸長腳肢而硬著陸，
導致腳肢長骨骨折。

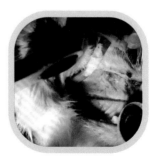

▲ 上顎裂。

髖關節發育不良 ▰▰▰

髖關節發育不良是德國狼犬、拉布拉多
犬、黃金獵犬常見的遺傳缺陷，在貓很
少被提及，並不是貓不會有這種缺陷，
而是因為貓的體型小、體重輕，所以很
少導致明顯的臨床症狀。其臨床症狀與
退化性骨關節病相似，很難被飼主察
覺，好發品種包括緬因貓、暹羅貓、波
斯貓及喜馬拉雅貓等純種母貓。

診斷除了臨床症狀之外，必須依靠髖關
節 X 光照影得到確診。只有少數病例
會需要治療，因為這個疾病在貓這種小
型動物身上其實很少有明顯臨床症狀，
治療上包括體重控制、無障礙環境、非
固醇類消炎止痛劑（如 robenacoxib,
meloxicam）、Omega 3 不飽和脂肪
酸相關營養品（例如歐善鋅、安適得、
1-TDC），當然像股骨頭及股骨頸切除
術也是可能的治療選項。

現在貓也可以進行全髖關節置換手術，
但是否比傳統股骨頭及股骨頸切除術更
有利，則需更多研究報告支持。

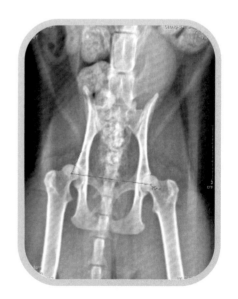

▲ 左後肢股骨頭明顯半脫位，髖關節發育不良。

重症肌無力 ━━━

身體內可以靠意識控制的肌肉都是橫紋肌，而橫紋肌的收縮與放鬆讓貓可以完成所有的生活行動，這必須依賴神經對於肌肉的控制，這種控制是經由乙醯膽鹼來傳遞訊息，所以神經細胞會釋放乙醯膽鹼，而橫紋肌細胞膜上會有乙醯膽鹼接受器來接收訊息，如此才能完成身體的行動。一旦乙醯膽鹼接受器缺少、功能不良或被自身抗體結合，神經就無法控制橫紋肌，身體就無法完成行動，呈現的症狀就是肌肉無力完成動作，我們稱之為重症肌無力。

重症肌無力又分為先天性及後天性，先天性是因為橫紋肌細胞膜上的乙醯膽鹼接受器不足或功能不良所導致，貓在出生後仍呈現正常肌肉強度及體重，臨床症狀通常於 5 ～ 8 週後開始，並且逐漸進展惡化。最初會呈現後肢步態僵直，且走或跑會很快疲累，而運動後的間歇性肌無力會越來越明顯；之後肌肉開始消散，並可能形成巨食道症及吸入性肺炎；後期可能無法抬頭，並可能發生吞嚥困難及無法閉合嘴巴。症狀可能持續惡化至 30 週齡，之後就呈現穩定，但通常已經無法行走及抬頭了。

後天性重症肌無力則是因為貓的身體產生對抗乙醯膽鹼接受器的抗體，好發於阿比西尼亞貓及相關的索馬利貓，常發生於 3 歲以上的貓咪，而且是一種緩慢進展的疾病，發病貓通常因為食物逆流、無法收爪、全身無力、垂頭及體重減輕而就醫。

兩個最常見的臨床症狀為：沒有伴隨巨食道症的全身無力，以及伴隨前胸縱膈擴大而發生的全身無力。發病貓通常會拒絕走動並垂頭，步伐短且走一兩步就想躺下休息，也可能發生臉部肌肉無力，最容易確認的地方就是眼瞼，而叫聲也可能變小。後天性重症肌無力的診斷，必須依靠臨床症狀及抽血檢驗血液中抗乙醯膽鹼接受器自身抗體力價來確認。

後天性重症肌無力可能由抗甲狀腺藥物或胸腺瘤所引發，如果懷疑抗甲狀腺藥物引發時，當然就必須立即停藥，如果同時存在胸腺瘤，也建議進行外科手術切除，但仍應持續給予乙醯膽鹼酶抑制劑（如 pyridostigmine 或 neostigmine） 及 類 固 醇（如 prednisolone）來進行對症治療。

先天性重症肌無力通常對治療沒有反應而終至安樂死一途。研究發現，如果貓發生後天性重症肌無力時沒有併發前胸縱膈團塊（胸腺瘤），通常在內科治療 6 個月內得到免疫緩解（意思就是身體不再產生對抗乙醯膽鹼接受器的抗體了）。

P　神經系統疾病

神經系統疾病不論在人類或貓咪都是最難診斷及治療的疾病之一，而貓咪也不是合作的病患，做基礎神經學檢查時通常難以進行，所以獸醫師要非常細心觀察及耐心操作。另外，一般的 X 光造影及超音波掃描很難檢查到腦部的變化，必須通過昂貴的電腦斷層或核磁共振的掃描才能觀察到腦部實質影像，這當然所費不貲，而且即便檢查出病變所在，很多根本無法處理。

前庭疾病

前庭綜合症是貓常見的神經症狀之一，由外耳炎所延伸導致的前庭綜合症是最常見的前庭疾病；至於自發性前庭綜合症則是貓常見的一種原因不明的疾病，是因為周邊前庭或中樞前庭功能障礙所引發（周邊前庭是指位於內耳的前庭接受器，中樞前庭是指前庭耳蝸神經）。成貓於任何年齡都可能發生，也沒有性別好發性。

另外，前庭綜合症也常發生於美容院清潔貓耳朵時造成的耳膜破裂，並灌入洗耳水而導致的周邊前庭受損；有些病例並沒有導致前庭神經受損，而是導致鼓泡內交感神經受損時，就會呈現霍納氏症候群。

症狀

包括急性發作的共濟失調、轉圈圈及斜頭，貓咪走起路來會左右搖晃，甚至不斷跌倒，通常會擺出畏縮姿態或傾向一側，並拒絕移動，通常這些症狀都會朝向有問題的那一側前庭。其它可能的症狀包括：嘔吐、厭食及嚎叫。在身體檢查時，可發現水平或旋轉的眼球震顫動作，眼球震顫的移動快速期是朝向病灶的對側。

診斷

因為前庭疾病的症狀非常典型，包括斜頭、眼球震顫、繞圈圈，所以大多依據症狀就可以得知為前庭疾病，後續重要的檢查是以檢耳鏡來判斷有無外耳炎的併存。如果存在外耳炎，那就極有可能是由外耳炎延伸所導致；如果沒有外耳炎，就必須進一步探究其潛在病因，可能需要進行鼓泡 X 光造影、電腦斷層或核磁共振掃描，才有機會找到病灶的所在位置及可能病因。

治療

除了外耳炎的耳藥治療之外，最好還能給口服廣效性抗生素，例如阿莫西林／

克拉維酸（amoxicillin clavulanate）
12.5mg／kg 每日口服 2 次，也可以考
慮併用口服類固醇，如 prednisolone
1mg／kg 每日口服 1 次。

因為前庭綜合症會引發眼球震顫而導致
暈眩，所以給予暈車藥會有所幫助，
例如 maropitant（Cerenia）1mg／kg
口服或皮下注射每日 1 次，且也同時具
有止吐作用。

預後

如果前庭綜合症找不到病因（自發性）、
無法治療（例如腫瘤）或傷害無法回
復，症狀就可能會持續一輩子，但大多
還能維持不錯的生活品質。

霍納氏症候群

霍納氏症候群是因為途經鼓泡或脖子的
交感神經受損所致，對貓而言，大部分
的霍納氏症候群無法確認病因，往往就
診斷為自發性。而對於大部分能確認病
因的病例而言，神經路徑的創傷是最常
見的，如咬傷、頸部或耳朵的手術，及
臂神經叢或頸神經叢受傷。其它的病因
包括中耳炎（包括清理耳朵所造成的醫
源性傷害）、鼻咽息肉、前胸腫瘤。

症狀

霍納氏症候群的症狀包括單側眼睛的縮
瞳、眼球陷沒、第三眼瞼脫出及眼瞼下
垂，所以外觀上可以明顯觀察到兩邊的
眼睛大小不同，而且兩側的瞳孔也大小
不同。

診斷

症狀非常典型，通常藉由臨床症狀就可
以下診斷，但潛在病因就很難發現了。

治療

1—**治療潛在病因**：霍納氏症候群只是
一種症狀的集合名詞，並非是一種
疾病的病名，僅是指引著我們朝向
交感神經的診斷方向，所以治療考
量上應針對原發的病因或病灶的改
善。一旦病因或病灶解決了，霍納
氏症候群自然就解決了，但大多數
的病例無法確認病因。

2—**對症治療**：如果霍納氏症候群嚴
重到會影響視力（瞬膜嚴重脫出）
且醫生認為必須處理時，可以採用
10％的 phenylephrine 眼藥水，每
天滴用 2 次就可以緩解臨床症狀，
但這僅是症狀緩解，並非是病因的
治療。

預後

自發性霍納氏症候群通常會在 4～6 個月內自行緩解。若霍納氏症候群是繼發於潛在病因，其預後的評估就有賴於潛在病因的確認及病因治療的反應。

癲癇 ▬

癲癇是一種腦部過度放電所造成的異常現象，癲癇發作大部分發生於貓咪休息、睡覺或剛睡醒時，因為此時腦部的興奮閾值最低，而癲癇的貓咪也容易因為外在刺激而引發發作，如巨大聲響或閃光。

癲癇的病因主要分為大腦疾病病因（先天性、大腦創傷、腫瘤、感染、腦血管疾病等）及代謝性病因（例如肝性腦病所導致的高血氨、尿毒、低血糖、甲狀腺功能亢進、副甲狀腺功能亢進及中毒等）。

症狀

這就不多說了，就是人類的羊癲瘋症狀，發作時間如果只持續幾秒鐘或幾分鐘稱為小發作，一般發作過後會很快恢復；如果一直發作不停就稱為大發作，這可是會要貓命的。

診斷

癲癇發作很多是依靠貓奴的主訴來得知，或者獸醫師直接觀察到癲癇發作。除此之外，基本的理學檢查及實驗室檢驗也會有助於獸醫師進行區別診斷，可以藉此來排除代謝性障礙所引發的癲癇發作，如肝性腦病（NH3、Bile acid、TCO2、K+）、尿毒（BUN、CRSC、P）、低血糖（Glucose）、甲狀腺功能亢進（T4、free T4）、副甲狀腺功能亢進（Ca、iCa、P、Cl-、PTH）等。

治療

在急性發作期時，一般會先給予抗癲癇藥來控制，會首先選用 diazepam 0.5～1 mg / kg 靜脈注射，可以在 5～10 分鐘間隔下連續給予 2～3 次，如果沒效再換成 pentobarbital 3 mg / kg 靜脈注射，每次注射間隔時間約 20～30 分鐘，直到癲癇停止；如果是使用 20％脂肪乳劑治療的中毒狀態下，不建議使用 diazepam 及 pentobarbital，因為會被脂肪乳劑吸附而喪失效果，建議採用 levetiracetam 20 mg / kg 靜脈注射，間隔 8 小時一次。

一旦癲癇發作被良好控制下來，且貓咪已經恢復意識可以出院回家時，最好持續口服 phenobarbital 1.5 ～ 3 mg / kg 每日 2 次來預防癲癇再次發作，有些病例甚至需要終身服用抗癲癇藥。

肝性腦病

氨是一種蛋白質的代謝產物，具有神經毒，所以貓的肝臟會把它解毒成較無毒性的尿素，然後有 75% 經由腎臟製造的尿液排出體外，另外 25% 則由血液中擴散進入腸腔內。而腸道細菌除了會把擴散進入腸腔的尿素氮分解成氨，也會把糞便中未消化完整的蛋白質及胜肽分解出氨來，而這些腸道中產生的氨則被腸道吸收進入血液中，再經由門脈送至肝臟來進行解毒成尿素。

一旦肝功能嚴重衰竭到無法再解毒氨時，氨積存在血液中達到高濃度且運送至腦部時，就會導致腦部的功能障礙而導致神經症狀，就稱為肝性腦病。另外，如果腸道吸收的氨無法順利送到肝臟解毒時，也會導致高血氨而引發神經症狀，例如門脈分流，就是原本應該走門脈到達肝臟的血液在途中突然出現叉路，讓大部分腸道來的血液不再流經肝臟，而肝臟就無法對這些血液中帶來的氨進行解毒，然後這些氨就直接跑到腦部去了，所以即使肝臟功能正常，卻英雄無用武之地。

症狀

可能的症狀包括冷淡、降低警覺性、凝視、對周遭漠不關心、共濟失調、轉圈、目盲、流涎、低頭頂著障礙物、木僵、嚴重流涎、完全無活動性但叫得醒、昏迷（俗稱肝昏迷）、癲癇、完全無反應等。我遇過一個特殊病例是一隻非常乖的母貓突然變得非常兇，連飼主都會攻擊（人類的肝性腦病也有可能會變得脾氣暴躁）。另外，先天性門脈分流的小貓，常會在進食後幾個小時內發生癲癇。

診斷

會呈現高血氨及飯後血清膽汁酸爆高（門脈分流），並以腹腔超音波掃描來判斷有沒有肝硬化（貓非常罕見）或門脈分流。

治療

輕微的肝性腦病可以低蛋白／高碳水化合物的食物來治療，較嚴重的病例則須口服乳果糖（lactulose）1～3ml／kg／day 均分 3 次以上口服。乳果糖並不會被小腸所吸收，會被結腸的細菌發酵成揮發性的游離脂肪酸，導致結腸的環境酸化，使得氨變成無法吸收的離子狀態（NH4+），也可促近結腸的運動以減少結腸內會產氨的細菌叢。無法口服的貓咪（例如昏迷）則可採用灌腸方式給藥（以水 1：2 稀釋，10～15ml／kg）。

而不可吸收的口服抗生素，或許也有助於細菌叢的控制，如阿莫西林／克拉維酸（amoxicillin clavulanate）。在我的醫院也會使用左旋精氨酸（L-Arginine）來控制肝性腦病，劑量為 100mg／cat 皮下注射，每日 3 次，或者每日口服共計 1g 的左旋精氨酸，但最好均分 2～3 次給予。

預後

慢性肝臟疾病及嚴重門脈分流的病例大多預後不良，但門脈分流病例若能進行外科手術矯正時，其預後是良好的。

中毒

貓是天生的美食家，自然狀況下其實很難發生中毒，很多中毒的狀況都是人為造成的，例如在貓的食物中添加了不該加的蔬果、給貓吃了不該吃的藥，以及在環境中使用不該使用的化學藥劑等。而診斷上最重要的就是貓奴所提供的訊息，但診斷上最困難的就是要說實話，有少數貓奴會怕被責罵而掩飾真相，這將使診斷走很多彎路，延誤了救治的時機。下面我們就來討論一下，有哪些可能導致貓咪中毒的狀況。

乙醯氨酚（Acetaminophen, 普拿疼）

乙醯氨酚是一種非麻醉性止痛劑（non-narcotic analgesics），具有鎮痛解熱的功效，是人類經常用的止痛藥，在很多綜合感冒藥內也含有此成分，很容易在一般藥局就可以購得。在人類的使用上非常安全，也使得某些貓奴誤認為該藥可以安全使用於貓，其對貓的致死劑量為 50 ～ 60mg／kg，也就是說，一般可購得的 500mg 乙醯氨酚錠劑是足以毒死兩隻正常體重的貓咪，會引發致命性的變異血紅素血症（methemoglobinemia）及海因茲小體溶血性貧血（Heinz-body hemolytic anemia）。

症狀

最早期的症狀包括厭食、嘔吐及流涎，在食入數小時後即會引發變異血紅素血症，所以黏膜外觀會呈現發紺或褐色，也常見顏面及腳爪水腫。當接著發生海因茲小體溶血性貧血時，黏膜顏色就會呈現蒼白，有時也會呈現黃疸。變異血紅素血症通常會使得貓咪於食入後 18 ～ 36 小時內死亡。

治療

貓是不可能主動誤食乙醯氨酚的，所以等到呈現臨床症狀時，藥物早就完全被胃腸道吸收了，這時候催吐不但沒有用，還可能惡化貧血所導致的低血容性休克，所以就不要亂搞了，趕快就醫治療。

治療的指示用藥為乙醯半胱氨酸（acetylcysteine）靜脈注射 2 ～ 3 天、口服活性碳 2 ～ 3 天、20％脂肪乳劑靜脈注射、維生素 C 及 H2 組織胺受體拮抗劑（cimetidine 最有效，famotidine 無效）。當然嚴重貧血時是需要輸血的，這種狀況一定要住院輸液治療，並給予氧氣，不肯住院而帶回家治療的就是等死而已。

阿斯匹靈（Aspirin）

阿斯匹靈是非常古老且人類仍常用的非固醇類消炎止痛劑，在很多人類綜合感冒藥中含有此成分，所以拿人類的綜合感冒藥給貓吃的，基本上就是想送貓去西天的笨蛋。貓的肝臟實在沒有足夠的能力代謝此藥物，所以非常容易導致中毒。

症狀

最初症狀可能包括沉鬱、厭食、呼吸加速、嘔吐、發燒，之後可能會造成呼吸窘迫、癲癇、胃腸道出血、肌肉虛弱、共濟失調、昏迷、死亡，也可能引發肝炎而導致黃疸。

治療

因為阿斯匹靈吸收非常快速，所以不建議洗胃，可以考慮給予 1 ～ 2g / kg 口服活性碳。阿斯匹靈中毒並沒有特殊解藥，所以只能針對症狀加以治療，包括胃腸道潰瘍治療劑，如斯克拉非（sucralfate）及奧美拉唑（omeprazole），而且一定要住院給予輸液治療。

有機磷及氨基甲酸鹽（Organophosphate and Carbamate）

早年市面上會有很多除蟲商品含有有機磷及氨基甲酸鹽，這類的產品會抑制神經肌肉鍵結處的乙醯膽鹼酯酶，使得乙醯膽鹼不被水解，而造成乙醯膽鹼過度活性及延長刺激時間，因而導致神經的過度刺激。

症狀

包括流涎、流淚、支氣管分泌物、嘔吐或下痢、肌肉震顫或呼吸痲痹、癲癇、縮瞳或過動。毒性惡化至引起發紺及全身性抽搐時，緊接著就會發生癲癇、呼吸衰竭及死亡。

治療

盡速送醫治療。治療上最重要是確認呼吸道暢通及供氧，如果發生癲癇就必須靜脈注射給予抗癲癇藥。臨床上常用的解劑包括阿托品（atropine）及氯磷啶（pralidoxime chloride），並且一定要住院配合給予輸液治療才能增加存活率。

除蟲菊精（Pyrethrin and Pyrethroid）

除蟲菊精的製劑已被安全使用於狗身上，但對貓卻是非常具有毒性。一般而言，不論是天然或合成的除蟲菊精，對大部分哺乳類而言是無毒的，但貓咪降解這些產品的能力就是比其他動物來得差，所以偶爾會有一些中毒報告。

同時含除蟲菊精及待乙妥（diethyltoluamide, DEET，很多防蚊液內含有的成分，並非除蟲菊精，但以前有些狗的除蟲滴劑會同時含除蟲菊精及 DEET）的狗除蟲滴劑對貓是劇毒，會造成貓咪死亡，而其他單純的除蟲菊精產品大多不會致命。也有些報告指出，一歲齡以下貓咪較容易形成毒性。

除蟲菊精中毒是因為會延遲鈉離子在神經軸突的傳導，進而導致反覆性神經放電；低體溫的貓咪會增強除蟲菊精的毒性，與其它有協同作用的殺蟲劑併用時，也會增強其毒性。含有除蟲菊精的電蚊香，也同樣可能對貓引發毒性。

症狀

嗜睡及過度流涎是最輕微的中毒症狀，但可能會隨著毒性增加而產生共濟失調、震顫、過度興奮、失去方向感、低體溫、散瞳、嘔吐、下痢、癲癇及死亡。

治療

如果是使用外用除蟲菊精產品中毒時，若為除蟲項圈產品應立即移除除蟲項圈及清洗身體，如果是使用滴劑或噴劑則應立即清洗掉身上殘留的除蟲菊精，避免毒素進一步吸收及毒性增強。除蟲菊精的胃腸道吸收非常快且不會經歷腸肝循環，所以洗胃及活性碳緩不濟急，治療上以美索巴莫（methocarbamol）靜脈注射來控制肌肉震顫，以 diazepam、phenobarbital 或 pentobarbital 來控制癲癇發作。另外，給予 20％脂肪乳劑靜脈注射會有顯著效果。

殺鼠劑 ▬▬

其實有養貓的環境很少會有老鼠入侵，即使入侵也很難長期生存。另外，老鼠是比貓更精明小心的動物，所以殺鼠劑不論在氣味及口味上都非常好，最容易誤殺的動物反而是狗，但偶爾還是會有貓的病例，所以有養貓的環境應避免使用殺鼠劑。相信你的貓，牠絕對比殺鼠劑有效！

至於吃了這些殺鼠劑的預後如何？就看是吃了哪一類的殺鼠劑、吃了多少量、多快就醫而定。一般來說，吃了香豆素、茚滿二酮及馬前子鹼 / 番木鱉鹼，若能早期發現與早期治療，則預後良好；但如果吃了溴殺靈、維生素 D3 或磷化鋅時，則大多終至死亡。

溴殺靈（bromethtalin）

誤食後約 10 小時才會開始呈現症狀，包括共濟失調、癱瘓或輕癱、沉鬱、肌肉震顫及癲癇。食入 1 小時內建議進行催吐及口服活性碳，盡速給予 20％脂肪乳劑靜脈注射，給予 mannitol 來緩解大腦水腫，給予 levetiracetam 靜脈注射來控制癲癇發作，並住院給予輸液治療及營養支持。

維生素 D3（Cholecalciferol）

一般貓在食入 1 ～ 3 天內通常不會呈現症狀，直到已經形成急性腎損傷才會有症狀。維生素 D 中毒而引發急性腎衰竭，最快可在食入 12 ～ 36 小時後導致急性腎損傷，症狀包括嘔吐、可能吐血、厭食、嗜睡及多喝多尿。

盡速送醫治療，如果強烈懷疑或確認貓咪剛剛才食入殺鼠藥，獸醫師應先進行催吐。3％的雙氧水催吐效果對貓並不好，而且可能導致致死性壞死性潰瘍性出血性胃炎，所以可採用右美托咪定（dexmedetomidine）肌肉注射或靜脈注射來催吐。

催吐成功之後，可以給予阿替美唑（atipamezole）解除右美托咪定的鎮靜麻醉作用，因為該毒劑吸收後會遭遇腸肝循環，所以建議口服活性碳 2 ～ 3 天來阻止毒素進一步吸收及加速排泄。盡速給予 20％脂肪乳劑靜脈注射，並以 furosemide 及 prednisolone 來控制高血鈣。

香豆素及茚滿二酮（Coumarins and Indandiones）

這兩類藥劑都是抗凝血劑，主要是拮抗維生素 K 的凝血作用，因而導致後天性血凝障礙疾病。主要引起凝血功能障礙，造成出血，其臨床症狀就視出血部分而定，例如皮下出血紫斑、血腫、呼吸困難、跛行、黑糞、血便、血尿等。盡速靜脈注射 20％脂肪乳劑，如果已經導致嚴重貧血，必須立即進行輸血，並以維生素 K1 皮下注射，之後則以口服維生素 K1 來維持，治療約需 1 ～ 3 週。

馬前子鹼／番木鱉鹼（Strychnine）

食入後 2 小時內出現臨床症狀，包括神經質、強直、僵硬、癲癇、散瞳及呼吸衰竭。如果在食入 1 小時內，給予口服活性碳，盡速給予靜脈注射 20％脂肪乳劑，並以 levetiracetam 靜脈注射來控制癲癇症狀，以靜脈輸液生理鹽水來進行利尿。如果發生呼吸衰竭，就必須插管及裝設自動呼吸器，治療通常需要 1 ～ 3 天。

磷化鋅（Zinc phosphide）

進入胃內酸性環境會釋放膦氣（phosphine gas），導致胃腸道刺激及窒息（asphyxia），該氣體人類吸入也會造成傷害，所以應保持環境通風。

食入 1 ～ 4 小時內會出現症狀並導致多器官衰竭，症狀包括腐魚或大蒜氣味、厭食、嗜睡、出血性嘔吐、腹部疼痛、共濟失調、癲癇、瀰漫性血管內凝血、變性鐵血紅素血症及呼吸困難，嚴重病例可能在 5 小時內因心血管衰竭而死亡。

如果在食入 1 小時內且貓尚未呈現中毒症狀，應在通風良好處進行催吐，建議給予一劑口服含緩瀉劑（sorbitol）的活性碳。盡速給予 20％脂肪乳劑靜脈注射，給予制酸劑治療（如氫氧化鋁、氫氧化鎂或碳酸鈣），給予胃保護劑（如 omeprazole 或 sucralfate）與乙醯半胱氨酸（acetylcysteine）靜脈注射，以美索巴莫（methocarbamol）靜脈注射來控制肌肉震顫，以 levetiracetam 靜脈注射來控制癲癇症狀，以輸液維持水合狀態並調整酸鹼及離子平衡。

米諾地爾生髮水
（Minoxidil）　■■

以前是好奇會殺死貓，現在連禿頭都可能害死貓了。米諾地爾可以扭轉或減緩人類禿頭的過程，目前常被人類用來局部治療禿頭，最有名的商品就是落健（Reagaine）。由於貓體內缺乏分解代謝米諾地爾的酵素，所以貓咪在舔食後很容易導致中毒。

症狀

在 2004 年曾發表兩個病例，第一例是貓奴將僅僅 1 滴含米諾地爾的生髮水塗敷於 3 歲貓咪的禿毛部位，貓咪之後開始呈現呼吸困難、心搏過速、肺水腫、胸膜腔積液以及肝臟生化酵素上升，並且很快在 15 小時後死亡。

第二例是 7 歲的貓咪，飼主塗敷了未知量的 5% 米諾地爾溶液於貓咪禿毛處，並且讓貓咪在家中獨處 3 天，等貓奴回家後發現貓咪呼吸困難，X 光照影檢查呈現肺水腫及胸膜腔積液，並於送醫後 10 小時死亡。

治療

一旦發生中毒，首先應盡速將可能沾附在身上的生髮水清洗乾淨，特別是腳掌。因為沒有特殊的解毒劑可供使用，所以治療上主要是對症治療，包括給予口服活性碳及盡速靜脈注射 20％脂肪乳劑。如果發生肺水腫，就必須給予利尿劑；如果血壓過低，則給予升壓劑維持血壓。有些病例在積極治療後仍可能導致死亡。

貓奴並非全然不能使用含米諾地爾成分的生髮水，但必須了解到可能對貓產生劇毒傷害，絕對不可以將生髮水塗敷在貓咪身上。使用生髮水後，絕對不要讓貓咪接觸到你的頭髮以及枕頭，也絕對不要讓貓咪有機會接觸到生髮水的瓶子。

大環內酯類藥物 ▬▬▬

大環內酯（macrocyclic lactones）類藥物主要分成兩大類，包括阿維菌素（avermectins）及米爾貝肟（milbemycins）。

屬於阿維菌素的犬貓常用藥物成分，包括 doramectin（通滅）、依普菌素 / eprinomectin（全能貓、全能貓 S.）、伊維菌素 / ivermectin（犬新寶、害獲滅）、selamectin（寵愛、寵愛 Plus），及 abamectin。米爾貝肟則包括 milbemycin（倍脈心、倍脈心全效貓用滴劑、免操心）、moxidectin（寵愛食剋 3D、心疥爽、一錠除全效貓用滴劑）及 nemadectin。

大環內酯作為強力的驅蟲藥及殺蟲劑使用，對線蟲及節肢動物有驅殺作用，能增強蟲體的抑制性神經傳遞物質 gama-氨基丁酸（GABA）的釋放，以打開谷氨酸控制的氯離子通道，增強神經細胞膜對氯的通透性，從而阻斷神經信號的產生，而最終導致神經麻痺，使蟲體肌肉細胞失去收縮能力，讓蟲體死亡。

哺乳類的周邊神經傳遞物質為乙醯膽鹼，GABA 雖然分布於中樞神經系統，但大環內酯本身不容易通過血腦障壁，所以對貓的影響極小，因此以往被認為是相對安全的藥物。但你的貓如果具有突變的多重抗藥性基因（ABCB11930-1931del TC），就會使得大環內酯藥物輕易穿越血腦障壁而進入腦內，導致可怕的神經症狀，包括共濟失調、過度流涎、肌肉震顫、輕癱、散瞳、昏迷、癲癇及死亡。

另外，有些依普菌素中毒病例呈現較特殊的臨床症狀，例如有些貓施用依普菌素之後，數天至數週內，無法完全縮回或使用舌頭，因此可能導致無法進食。所以，使用大環內酯類藥物前，最好先確認你的貓是否帶有成對突變的多重抗藥性基因（ABCB11930-1931del TC），如果有就千萬不要使用這類藥物，如果沒有就安心使用吧！

治療包括口服活性碳 2～3 天、20％脂肪乳劑靜脈注射、以 levetiracetam 靜脈注射來控制癲癇症狀。其它包括輸液治療、良好照護及體溫調控，適當的營養供給也是需要的，對貓都是非常重要的。如果已經呈現呼吸抑制狀態，可能需要給予氧氣治療、插管及正壓呼吸。若已呈現心搏徐緩，就要考慮給予 atropine 或 glycolpyrrolate。

洋蔥中毒 ▇▇▇

洋蔥內含有 n-propyl disulfide 這類的二硫化物氧化劑，會氧化紅血球內血紅素的游離硫基，造成血紅素變性而形成海因茲小體（Heinz body），體內的網狀內皮系統就會移除並破壞這些紅血球（特別是脾臟），因而導致急性的溶血性貧血。

新鮮或乾燥後的洋蔥較常導致毒性，即使是烹煮過後的洋蔥，因為 n-propyl disulfide 不易被加熱破壞，也可能讓貓中毒，每公斤體重攝入超過 5 克的洋蔥就可能會中毒。市售的洋蔥粉會比新鮮洋蔥更具毒性。

可能的中毒症狀包括喘息、心搏加速、虛弱、黏膜蒼白、血色尿、嘔吐、下痢、胃腸道不適、食慾減退、嗜睡、昏厥。治療方式與乙醯氨酚類似，主要是給予抗氧化劑的治療。

Ⓡ 其他

肥胖 ▬▬

肥胖指的是身體因為攝取過多的熱量，並且熱量消耗不足，而引發過多的體脂肪堆積。貓咪肥胖的原因常常跟飼主過量餵飼或採任食制有關。此外，肥胖可能會併發某些疾病狀態，如呼吸困難、心血管疾病、高血壓、糖尿病及肌肉骨骼系統問題，也可能會增加麻醉的風險性、降低繁殖力、脂肪肝高危險群、熱耐受性差等。因此，為了貓咪的健康著想，必須要控制貓咪的體重，避免形成肥胖。

貓咪肥胖的主要原因如下：

1 —**沒有確認貓咪所需的卡路里量**：貓咪一天所需的卡路里量會因年齡或運動量等因素有變化，飼料包裝上都會有標示，可以根據參考調整分量。但這些畢竟只是參考值，貓咪的每日進食量還是需要定期依身體狀況來調整。

2 —**沒有依據成長階段替換適合的食物**：每個階段的貓咪需要的營養成分不同，適合的飼料也不同。例如1～7歲的成年貓應給予成貓飼料，8歲以上則應給予老年貓飼料。如果成貓給予幼貓飼料，容易造成貓咪肥胖。

3 —**結紮後依然給予同分量的食物**：結紮手術後的一日所需卡路里量與結紮前相比應減少大約30%，這是由於手術會使荷爾蒙平衡改變，造成代謝率下降所致；因為代謝率下降，就算不增加貓食或維持相同分量，貓咪還是會因此變胖。

4 —**幼貓時期給予過多食物**：每隻貓脂肪細胞的數量都不同，若每個脂肪細胞都個別膨大，最終等於脂肪量的增加。幼貓時期如果攝取過量食物，其脂肪細胞數量便會增加，使得貓咪成年後變成易胖的體質。

診斷

1 —**病史**：診斷時，應該詢問飼主所給予的飼料種類、餵食的方式（任食或定食定量）、是否有給予其他的零嘴或人類食物及活動的狀況。

2 —**身體檢查**：應注意觀察是否有肥胖的跡象，如平坦的後臀背部、無法觸摸到肋骨、鼠蹊部有過多脂肪堆積或腹腔觸診到過多脂肪。

3 —**X光檢查**：如果肚子過度膨大，且觸診無法確認時，可以照腹部X光來區別肥胖、器官腫大、腹水或腫瘤等。

以下二個簡易的評估方法，可以確認貓咪是否有肥胖傾向。如果經由這二個評估發現貓咪有過胖傾向時，建議與您開始與醫生討論貓咪的減肥計劃。

方法 1：體態評量
依照貓咪的外觀及觸摸的方式將瘦到肥胖分成五個分類：

體態分類	貓咪外觀	體型特徵
過瘦		· 在遠處可看見肋骨、腰椎和骨盤骨。 · 在尾巴、脊椎和肋骨摸不到脂肪。 · 肌肉量減少。 · 從側面看腹部凹陷。 · 從貓咪的上方看，背呈現明顯的沙漏狀。
稍瘦		· 可能可以看到肋骨。 · 肋骨、脊椎和尾巴根部可摸到些許脂肪。 · 從側面觀察，腹部稍微凹陷。 · 從貓的上方看，背部到腰呈現沙漏狀。 · 腹部沒什麼脂肪。
適中		· 外觀上無法清楚看到肋骨和脊椎，但可以很容易摸到。 · 明顯的腰腺和腹部線條。 · 腹部有些微脂肪。
稍胖		· 肋骨、脊椎不容易觸摸到。 · 沒有腰線和腹部線條。 · 腹部變大。
過胖		· 胸腔、脊椎及腹部有很多的脂肪。 · 腹部變大、變圓。

方法 2：體脂肪評估法

經由測量腰的周長和小腿的長度來得知貓咪的體脂肪率。首先，測量貓咪腰圍寬度 A 和腳的長度 B。在下方的表格中找到 A 和 B，並找出二個數字的交叉點，便是貓咪正確的體脂肪百分比。當體脂肪率超過 30% 以上時，貓咪體脂肪率就算是過高。

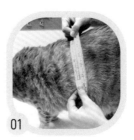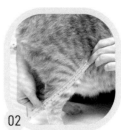

▲ 01／測量腰圍寬度：將貓固定好，從背部找到一根
　　肋骨，在肋骨後方測量貓咪的腰圍。
　　02／腳的長度：讓貓咪站著，把皮尺的頭固定在膝
　　蓋骨位置，再測量膝蓋骨到腳後跟的長度。

體脂肪率百分比表（%）

A 腰圍寬度 (cm)	10	11	12	13	14	15	16	17	18	19	20	21	22	23	24	25
60	68	66	65	63	62	60	58	57	55	54	52	51	49	47	46	44
58	65	63	62	60	59	57	55	54	52	51	49	47	46	44	43	41
56	62	60	59	57	55	54	52	51	49	48	46	44	43	41	40	38
54	59	57	56	54	52	51	49	48	46	44	43	41	40	38	37	35
52	56	54	52	51	49	48	46	45	43	41	40	38	37	35	33	32
50	53	51	49	48	46	45	43	41	40	38	37	35	34	32	30	29
48	49	48	46	45	43	42	40	38	37	35	34	32	30	29	27	26
46	46	45	43	42	40	38	37	35	34	32	31	29	27	26	24	23
44	43	42	40	39	37	35	34	32	31	29	27	26	24	23	21	20
42	40	39	37	35	34	32	31	29	28	26	24	23	21	20	18	17
40	37	36	34	32	31	29	28	26	24	23	21	20	18	17	15	13
38	34	32	31	29	28	26	25	23	21	20	18	17	15	14	12	10
36	31	29	28	26	25	23	21	20	18	17	15	14	12	10	9	7
34	28	26	25	23	22	20	18	17	15	14	12	11	9	7	6	4
32	25	23	22	20	19	17	15	14	12	11	9	8	6	4	3	1
30	22	20	19	17	15	14	12	11	9	8	6	4	3	1		
28	19	17	15	14	12	11	9	8	6	4	3	1				
26	16	14	12	11	9	8	6	5	3	1						
24	12	11	9	8	6	5	3	1								
22	9	8	6	5	3	2										
20	6	5	3	2												

B 腳的長度（cm）

表格說明：黑色區塊屬於體脂肪正常／紅色區塊屬於體脂肪過多（肥胖）／藍色區塊屬於體脂肪過少（過瘦）

治療

貓咪是非常難減肥的動物，當牠們攝取熱量不足時，就會減緩身體的代謝速率及減少運動來克服，但只要飼主下定決心，大多還是能得到良好的效果。

食物治療

1—建議採用減重處方飼料，如果只是將一般飼料減量餵食，可能會造成某些營養素缺乏，將一天的卡路里量減少，較不會造成營養不均衡。

2—餵食處方減重飼料時，應該按照飼料袋上所標明的餵食量給予，並定期測量體重來調整餵食分量。

3—如果貓咪正常的餵食量是按照現在體重的卡路里計算（而不是計算出的理想體重），減重時應該將給予的食物量減少 30%。

4—將一日的量分多次餵食，可以減少貓咪討食次數、讓食物慢慢地消化，並且防止脂肪蓄積。一天只餵二餐的貓咪反而容易在其他時間討食。減重治療過程切忌零嘴或其他食物，這些食物含有過多的熱量，會造成貓咪肥胖。

運動

1—藉由遊戲來增加貓咪的活動量。但運動時間不要太久，一次運動約 15 分鐘（高齡肥胖的貓咪在遊戲時，必須特別注意關節炎發生）。

2—貓咪本來就是狩獵後才將獵物吃掉的動物，因此遊戲後再進食較接近牠的習性，且能增加用餐滿足感。

3—用餐時將食物藏在室內的各處，也可以讓貓咪為了去尋找食物增加運動量，對減重也有好的影響。

定期監控

1—與醫生討論後，幫貓咪設定一個理想的體重。在減重過程中，不建議快速讓貓咪體重降低，因為這樣容易造成脂肪肝形成。一般來說，體重在一週內降低約 1% 較適當。

2—在減重過程中，為了解體重變化，定期幫貓咪測量體重很重要。體重測量約 1～2 週一次，你可以在家抱著貓咪秤體重，再扣掉自己的體重；或者帶貓到醫院秤體重，再將每次秤的體重作記錄。

3—詳細記錄貓咪體重的變化、給予的食物種類及給予量，並且定期與醫生討論，適時地改變減重計劃，這樣才能比較有效地將貓咪的體重控制在理想標準內。

肛門囊填塞及感染

肛門囊的開口位於肛門開口處的四點鐘及八點鐘方位，從外觀上是看不見的。肛門囊會分泌一些味道難聞的分泌物，跟臭鼬的臭腺是同源器官，所以當貓咪緊張時有可能會讓肛門囊內的分泌物噴出，或許也代表著某種防衛的功能。當貓咪被豢養在安逸的室內空間，無任何緊迫的狀況，肛門囊內的分泌物就會積存，並且變得越來越乾、越來越濃稠，這就是所謂的肛門囊填塞。

症狀

肛門囊填塞會引發排便時的疼痛，貓咪會因此舔拭或輕咬尾巴基部。若併發感染時，疼痛便會加劇；若引發激烈的皮下發炎時，會使得包在肛門囊外的皮膚破裂、膿汁引流出來。大部分的貓咪不需要任何的刺激或協助，就能將正常的分泌物排出肛門囊，所以這樣的病例就不像狗那麼常見，大多發生於生活安逸的老貓或胖貓。

治療

1 —如果肛門囊尚未破出，可以手指將積存在肛門囊中的分泌物擠出（不過如果已經發炎，貓咪可能會因為疼痛，不願意讓人碰肛門附近）。

2 —將貓咪輕微鎮靜，以稀釋的清毒溶液進行肛門囊灌洗，可以將殘存的髒污沖洗出來。

3 —選擇可以對抗金黃色葡萄球菌及大腸桿菌的抗生素灌入肛門囊內。

4 —口服抗生素 7 ～ 10 天（選擇可以對抗金黃色葡萄球菌及大腸桿菌的抗生素）。

5 —若肛門囊破裂並已形成皮膚廔管，就必須進行肛門囊腺的完全摘除手術了。

6 —如果反覆發生肛門囊填塞及發炎，也是建議手術摘除肛門囊。

手術

肛門囊的摘除手術必須在全身麻醉的狀況下進行，若肛門囊是完整的，可以填充商品化的臘油或填入濃稠的抗生素軟膏，使得肛門囊膨大而容易分辨出來。如果肛門囊是在破裂的狀況下進行手術，周圍組織的壞死發炎會無法分辨出肛門囊，應進行大範圍的組織切除，任何疑似或壞死的組織都應加以切除，若未切除乾淨，貓咪會於數個月之後再度發生皮膚廔管及膿汁引流。

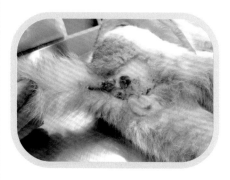

▲ 嚴重肛門囊填塞會造成肛門腺破裂。

Ⓢ 正確面對腫瘤疾病

腫瘤 ▬

簡單來講，腫瘤就是組織細胞發生異常生長。有可
能發生在任何的組織或器官，也會以不同的形式顯
現。例如，可能出現一個團塊狀，也可能在正常的
組織結構下進行生長，所以腫瘤的診斷必須依靠組
織病理學的檢查。當醫生發現貓咪有異常的組織團
塊或組織變化時，就必須採取團塊樣本，才能判斷

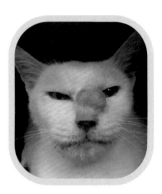

▲ 貓咪鼻腔腫瘤。

是否為腫瘤，再進一步判斷是良性腫瘤或者是惡性腫瘤。一般組織樣本會送至病理
室檢驗，病理獸醫師會給予臨床獸醫師正確的檢驗報告，這樣的報告準確且具公信
力。所以，當發現貓咪身上有異常團塊時，是不能驟下腫瘤的診斷。

良性或惡性腫瘤的處理

很多飼主在醫師懷疑貓咪有腫瘤時，總是會問：「這是良性還是惡性的腫瘤？」而
專業的醫師一定會回答：「這是必須進行檢驗才能確認的！」飼主接著會問：「那
以您的經驗而言，這是惡性還是良性的？」但是，說實在的，越有經驗的醫師越不
敢隨便猜測， 因為病理報告總是會給我們很多的意外，心裡覺得應該是良性，報告
卻是惡性。生命是非常奧妙的，豈能容我們任意猜測，只有細胞學檢查及病理切片
才能確認。良性腫瘤一般而言指的是這個腫瘤不會轉移到其它的組織或器官，就是
自顧自地長大；而惡性腫瘤指的是這個腫瘤會經由血液或淋巴系統轉移至其它器官。
但就算是良性腫瘤，只要它長的位置對生命有嚴重危害性，且無法切除時，也應視

▼ 後腳的團塊。

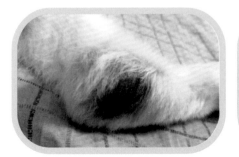

▼ 貓咪舌下團塊。

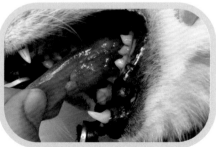

為惡性腫瘤，如腦瘤。很多良性腫瘤若放任不管，在日後還是有可能轉化成為惡性腫瘤，所以現階段的組織病理切片檢查若是呈現良性，也並不保證這個良性腫瘤於日後不會轉化成惡性腫瘤。

當身上發現異常團塊時

貓是非常容易長腫瘤的動物，很多飼主常會抱著貓咪東摸摸西摸摸，一摸到團塊時就會急著找獸醫師診治。一般醫生大多會請飼主注意觀察是否有持續增大，在當下並不會進行任何的診斷及治療。不過，如果您擔心多一天觀察，會讓這個團塊又長大一些，那麼可以跟醫生討論並及早處理，避免錯失最佳的治療時機。

首先，醫生會先進行團塊的觸診，感受其堅實度及溫度，觀察患畜是否會因觸診而疼痛，再進行超音波掃瞄，確認團塊內組成。如果超音波掃瞄下呈現團塊內是液狀的，就會進行穿刺抽取，將抽出物作抹片染色檢查；如果團塊在超音波掃瞄下是呈現實質組織的影像，就應先利用細針抽取來進行細胞學的檢查，藉此獲得初步的診斷，並根據初步診斷建議飼主進行組織採樣或團塊切除，並將採取的組織送至病理檢驗單位進行切片檢查。

▼ 貓咪肩部的團塊。

▼ 細針穿刺。

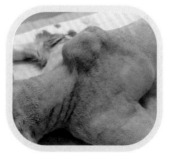

當體腔裡發現異常團塊時

腹腔的腫瘤都是經由醫師的腹部觸診、超音波掃瞄，或 X 光照影而發現，並非飼主隨便摸摸就可以發現的。對於這些體腔內的異常團塊，醫師會以超音波掃瞄來探知團塊可能的起源器官，如肝、腎、胰、脾、胃腸等。接下來，就必須討論可能的採樣方式，包括在超音波的引導下，進行採樣針的採樣，或細針抽取、內視鏡採樣、探測性剖腹術採樣。

▼ 開腹檢查（腸繫膜上的腫塊）。

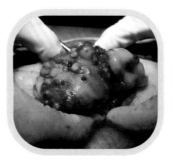

▼ 細針穿刺採集到的組織，做細胞學的檢查。

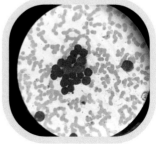

何謂探測性剖腹術

當影像學檢查（超音波掃瞄、X 光或斷層掃瞄）無法確認腹腔內的問題時，就必須將腹腔打開來直接檢查，因為任何的影像學檢查，都無法取代直接的視診及觸診。遇到某些不明原因的腹腔疾病時，例如無法以內科控制的腹腔出血、腹膜炎、腫瘤等，探測性剖腹術或許是救命的唯一良方。因此，當貓咪的狀況是需要探測性剖腹時，就要跟醫生詳談，不要到了貓咪病危時，才願意接受這樣的診斷方式，而延誤了最佳的治療時機。

比較探測性剖腹術、超音波引導採樣與內視鏡採樣

對腫瘤疾病而言，探測性剖腹術可以讓醫師直接看到並接觸腫瘤，直接判定切除的可能性或源起的器官，若無法切除時，也可以直接進行採樣和止血；超音波引導採樣並不用切開腹腔，但無法確認出血狀況及進行止血，也可能誤傷其它器官；而內視鏡採樣則可以直接進行止血，但視野有限且儀器昂貴，需要的手術時間或許會比探測性剖腹術來得長。這三者的優劣很難判定，必須考慮醫院的設備、醫師的經驗以及貓咪的狀況。

化學治療

犬貓也是有化學治療的，當惡性腫瘤無法切除、有轉移的高風險性，或已經轉移時，就必須考慮進行化學治療，而化學治療的藥劑就會破壞那些增殖快速的細胞，如腫瘤細胞、骨髓細胞、毛髮細胞等，所以大多的化學治療藥劑都會引起掉毛、骨髓抑制（貧血、白血球減少、血小板減少）等副作用。很多飼主會因為聽聞到這類副作用，就拒絕讓寵物進行化學治療，但其實每種藥物都有其副作用，而這些可能的副作用醫師都必須事先告知。如果您看了一般感冒藥可能對您造成的副作用，一定會嚇得一身冷汗，因為所有的可能性都會標示出來，但這並不代表會出現列出的所有副作用，化學治療藥劑也是如此。當然，在開始化學治療前，醫師與飼主必須詳細討論，包括療程、費用、預後狀況、存活率等。

放射線治療

目前台灣的動物醫院並無此設備，但有些獸醫教學醫院會與人的醫院合作來進行這類的治療。另外，中臺科技大學已於 2016 年 4 月，成立全台灣第一個動物專用的放

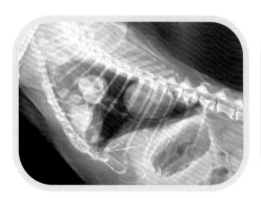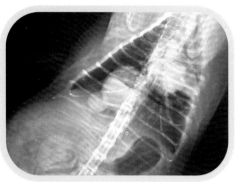

▲ 胸腔 X 光片下，肺部有幾個明顯的團塊影像。

射線治療研究中心，目前療程為每隔三天一次，共計五次的放射線治療，費用約為
15 萬，但還是會依據腫瘤及部位的困難度而調整療程與費用，對於以往難以用傳統
方式治療的口腔、鼻腔腫瘤等，無疑是增進貓咪福利的新選擇。

安寧治療

如果貓咪已經被確認是惡性腫瘤，無法以外科進行切除，化學治療的效果也不好時，
就必須面對極積性治療對貓咪已無太大幫助的事實。飼主需要了解貓咪的狀況不好，
就快要離開了，這時是否還要選擇任何侵入性治療？或是選擇安寧治療？在安寧治
療上，醫生可以給予對症治療，或者給予類固醇類、止痛藥、食慾促進劑等藥物，
只要能讓牠緩解症狀的藥都應列入考慮，還包括一些綜合維生素、營養素，或能抑
制腫瘤生長的營養品。在食物的選擇方面，可以挑選氣味較重的罐頭食品來提高貓
咪的食慾，或者飼主也可以精心調配一些新鮮的水煮肉類，讓貓咪以快樂滿足的心
情走完最後一程。

安樂死

貓咪在疾病末期時，很多飼主總是會問：「什麼時侯該讓貓咪走？」如果在安寧治
療期間，貓咪已經不吃不喝、癱瘓、嚴重脫水或消瘦，無法再提供好的生活品質時，
是否該考慮讓牠安樂死？要做出安樂死的決定，對每一個飼主來說都不是件容易的
事。飼主總是會告訴自已：「貓咪還在呼吸！」、「貓咪還是很有神的看著我！」但

是，對於貓咪來說，處於這樣不舒服的狀態，是否是牠們想要的？大部分惡性腫瘤的疾病都會拖很久，會一點一滴侵蝕身體，讓貓咪連僅剩的尊嚴都沒有，這樣的折磨對貓咪而言是非常殘忍的。不過，安樂死的決定也不可太過於草率，如果貓咪已經確認是嚴重的惡性腫瘤，但牠仍能正常活動及飲食時，我個人覺得應該讓牠過完這段快樂的日子。

一定要切片檢查嗎

有少數的飼主會想省下這筆檢驗費用，或者不想因為知道真相而傷心，但是如果沒送檢，等到日後再病發或轉診時，醫生一定會詢問：「之前切除的腫瘤有送檢嗎？結果是什麼？」但卻會因為沒有結果報告而又延誤治療。因為腫瘤的組織病理切片檢查可以提供確切的診斷，醫生才能根據這樣的診斷來決定治療的方向及預後的評估。如果沒切片的確診，飼主及醫生心中都會有一大堆的問號：「這樣的腫瘤會再長嗎？」、「貓咪還有多久的壽命？」、「牠必須要化學治療嗎？」、「治療的效果如何？」、「可以再延長牠多久的壽命？」這樣排山倒海的問題，如果沒有進行切片檢查，都是無解。

腫瘤會傳染嗎

在理論上，腫瘤不會傳染給其它的動物跟人，但會有遺傳上的因素，另外環境的因素也是不可忽略的。如果同一個家族的寵物已有許多腫瘤病例時，那些年輕的寵物就必須經常檢查身體是否有異常團塊出現，一發現就應立即切除並進行病理切片檢查確診。環境因素指的是，當寵物處在相同的環境中，相同的飼養管理方式，也接觸相同的化學或物理性物質，如果環境中存在某些致癌因子時，這些寵物就有可能會陸陸續續發生腫瘤，當然這也包括飼主在內，如輻射屋、電磁波等可能的致癌因子。

能不做外科手術直接化學治療嗎

當然是可以的，只是在醫學的邏輯上就很難講得通。如果惡性腫瘤是有機會可以完全切除時，應該要盡量將腫瘤切除，接下來的化學治療就只需要去殺滅那些零散的腫瘤細胞，這樣的化學治療效果當然是比較好的。除非，腫瘤本身無法切除，此時就只能先考慮化學治療，一旦腫瘤縮小至可以切除的狀態時，還是建議進行切除。

PART

9

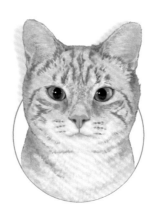

居家治療與照護

許多貓奴都有過以下經歷：發現貓咪突然不吃飯或是鼻頭乾乾的，擔心「貓咪是不是生病了？」；或是發覺貓咪耳朵熱熱的，焦急地以為貓咪發燒時，卻不知道貓咪緊張時，耳朵容易發熱⋯⋯為了讓大家更了解貓咪的身體狀況，並且能在家先初步確定貓咪是否需要帶到醫院檢查，本單元針對貓咪的日常照護與居家治療有詳細的介紹。

A　如何幫貓咪量體溫

肛溫測量

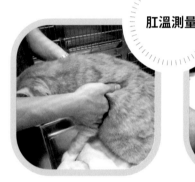
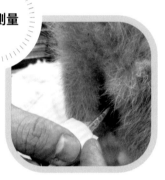

▲ 測量肛溫前可先在溫度計前端沾些潤滑劑，以免貓咪不舒服。且量溫度的同時可由另一個人負責安撫並保定貓咪。

▲ 溫度計的水銀頭進入肛門約 2 公分左右，20 ～ 30 秒即可判讀。

正常貓咪的體溫為 38 ～ 39.5 度，當體溫超過 40 度時，貓咪有可能是發燒了。發燒的貓咪除了體溫過熱外，有時連呼吸也會變得較淺且快速；貓咪的精神和食慾也會明顯地變差，有些貓咪甚至會不吃、睡覺時間變長。不過在夏天時，若室內溫度過高，或貓咪劇烈運動後，體溫也可能高於 40 度。

耳溫測量

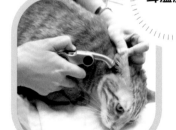

▲ 以手指輕輕抓著耳朵，將耳溫槍放入耳內，按壓測量鈕，待數據顯示即可。

大部分的貓咪在量肛溫時都會掙扎且很生氣，所以也可以測量耳溫，但要注意耳溫會比肛溫稍微偏低。貓咪的正常體溫比人類高一些，幫貓咪測量肛溫時，一般是使用人用的溫度計，但測量耳溫時，務必要使用動物專用耳溫槍，因為貓咪耳道是彎曲的，人用耳溫槍無法準確測量貓咪耳溫。

Ⓑ 如何測量貓咪心跳及呼吸數

正常貓咪的心跳數為每分鐘 120 ～ 180 次，呼吸數為每分鐘 30 ～ 40 次。當貓咪在放鬆的情況下，呼吸次數超過 50 次，甚至出現明顯的腹式呼吸或張口呼吸時，就必須懷疑有疾病的存在。呼吸過快或用力呼吸大部分都與上呼吸道（鼻腔至氣管部分）、肺和胸腔的疾病有關。一般貓奴看到貓咪肚子的起伏會以為是心跳，其實那是呼吸造成的起伏，貓咪的心跳是不容易用肉眼觀察出來的。計算呼吸或是心跳數，最好是在貓咪安靜休息的時候，因為玩耍後或是生氣時，都會造成呼吸或心跳增加，結果比較不準確。此外，夏天時，如果空間悶熱沒有開電扇或冷氣，貓咪的呼吸及心跳次數也容易增加。

呼吸測量

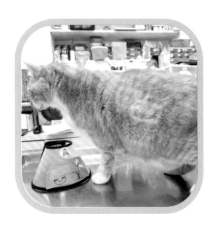

▶ 貓咪休息時，肚子的上下起伏算一次呼吸數。可以測量 15 秒的呼吸次數，再乘上 4，就是一分鐘的呼吸次數。

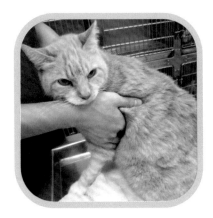

◀ 貓咪在睡覺或休息時，觸摸肘部內側的肋骨處，可以感受到牠的心跳。同樣地，計算 15 秒的心跳次數，再乘以 4，就是一分鐘的心跳次數。

心跳測量

Ⓒ 如何增加貓咪喝水量

貓咪每天需要的喝水量大約為 40 ～ 60c.c. ／ kg ／天，但貓咪本身就是
不愛喝水的動物，所以要牠們喝這麼多的水幾乎是不可能的任務。但貓咪
容易罹患腎臟疾病和泌尿道疾病，多喝水可以預防這些疾病的發生，因
此，貓咪喝水的問題往往讓貓奴們很傷腦筋。可參考以下幾種讓貓咪多喝
水的方式：

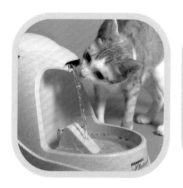
▲ 流動式飲水機。

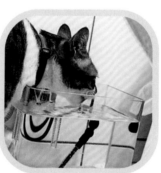
▲ 自製飲水機。

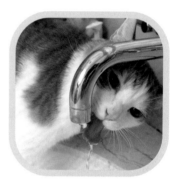
▲ 開水龍頭的水給貓咪喝。

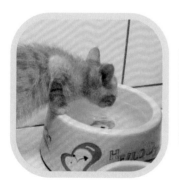
▲ 給貓咪大一點的水盆。

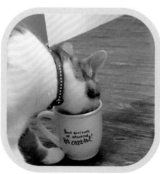
▲ 貓咪愛喝杯子內的水。

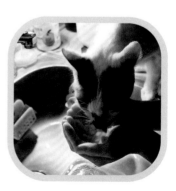
▲ 用手捧水給貓咪喝。
（較不建議）

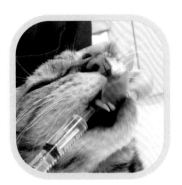

▲ 用針筒餵水給貓咪喝。
（較不建議）

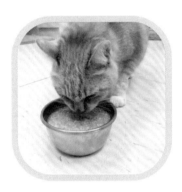

▲ 罐頭多加點水。

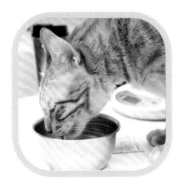

▲ 冬天時給溫水。

促進貓咪多喝水的一些小訣竅：

1 —在食物中加水，不論是罐裝食品
　　或乾料。從少量的水開始，隨著
　　貓咪的接受度逐漸增加。

2 —將水盆置於食物旁，並在貓咪
　　可及之處多放幾個水盆，例如在
　　樓上、陽台、樓下、戶外各多放
　　一個水盆。

3 —水盆的水維持新鮮，定期換水。

4 —有些貓咪喜歡淺水盆，有些喜
　　歡深水盆。試試看您的貓咪喜歡
　　哪一種。

5 —提供過濾水、蒸餾水或瓶裝水。

6 —試試寵物自動飲水器，貓咪會
　　被流動的水吸引。

7 —留一些水在水槽、浴缸或淋浴
　　間底部。

8 —在滴水的水龍頭下放一個碗，
　　讓貓咪隨時有新鮮的水喝。確保
　　碗不會塞住排水孔，以免淹水！

9 —製作加味冰塊！加些水到少量
　　的處方食品中，以平底鍋微火燉
　　約 10 分鐘，再用篩子過濾，將
　　濾過的「肉汁」倒入製冰模型中
　　冰凍起來。將一個肉汁冰塊放入
　　水盆中可增添水的風味。

10 —若將一些牛奶或鮪魚罐頭中的
　　汁液加入自動飲水器中，亦可能
　　讓貓咪增加飲水量。

Ⓓ 如何在家幫貓咪採尿

尿液檢查在貓咪的疾病診斷上是很重要的，常常能提供有幫助的診斷線索。但幫貓咪採集尿液是很困難的事，當貓咪上廁所被打擾時，有可能就會停止排尿。除了採集尿液困難外，尿液的保存也很重要，如果可以採集到新鮮的尿液，請盡量在一小時內送到醫院檢查，因尿液在常溫下放久，容易造成診斷上的誤判。很多貓奴都只知道驗尿，但不知道尿液檢查的項目有哪些、代表什麼意思，因此下面簡略介紹基本尿液檢查項目及其意義。

1—**尿蛋白**：當有腎臟病或是膀胱發炎時，尿液中會出現蛋白質。

2—**尿比重**：尿比重代表腎臟濃縮尿液的能力。貓咪如果是吃乾食，正常尿比重為 > 1.035；如果是吃濕食，正常尿比重是 > 1.025。如果腎臟功能不好，尿比重會低於 1.012 以下。

3—**尿液 pH 值**：正常尿液 pH 值在 6～7 之間。過酸或過鹼都不好，容易形成酸性或鹼性結石。公貓的尿路結石症容易造成泌尿道阻塞的問題，必須特別注意。

4—**尿糖**：正常尿液中不會出現葡萄糖，當貓咪有糖尿病時，尿液中會出現尿糖反應。

5—**酮體**：糖尿病的貓咪長期不進食，會造成脂肪代謝上的異常，因此產生酮體的有毒物質，這些物質會由尿中排出，而酮體的出現會造成貓咪生命危險。

6—**尿膽紅素和尿膽素原**：當貓咪有肝臟疾病時，本來會由肝臟處理的尿膽紅素和尿膽素原，大多會由尿中排出。

7—**潛血**：當貓咪的膀胱發炎、泌尿道結石症或是腎臟損傷時，都有可能造成尿液中有血液或是尿液顏色變成紅色。

8—**尿液顯微鏡檢查**：尿液中是否有結石的存在、哪一種類的結石、有無血球或細胞，都可以由顯微鏡檢查，作為診斷依據。

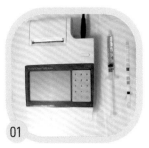
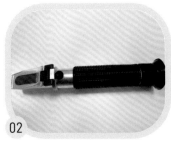
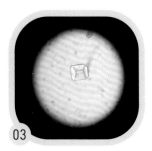

▲ 01／尿檢機。 02／尿比重檢測。 03／顯微鏡下磷酸胺鎂結晶。

採尿的方法

幫貓咪採尿是很困難的事，因為不知道貓咪什麼時候會上貓砂盆，或是來不及去採尿貓咪就尿完了，或是正要採尿時，貓咪受到打擾就轉身離開不尿了等等，太多因素造成採集尿液的困難。此外，膀胱炎的貓咪也會因為膀胱疼痛，都只尿一點點，因此採尿也會比較難。下面提供幾種方式，希望能幫助貓奴們簡單地採集尿液。在採集尿液前，收集容器一定要清洗乾淨，不要殘留任何清潔劑，而且要將貓砂盆完全擦乾。

方式 1 單層貓砂盆，加入少許的貓砂

優點：採集方便。

缺點：單層貓砂盆大多使用礦砂，因此容易造成貓砂污染尿液樣本的狀況。

▶ 01／放入少許的貓砂。
　 02／貓咪排尿後，採取下層貓砂的尿液。

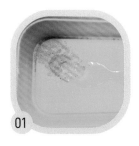
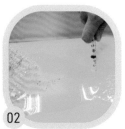

方式 2 雙層貓砂盆，加入少許的貓砂

優點：採集容易，直接採集下層貓砂盆的尿液。不會影響到貓咪排尿。

缺點：少許的尿液可能會被貓砂污染，因此盡量採集沒被污染的尿液。

▶ 01／在貓砂盆內放入少量的貓砂。
　 02／貓咪排尿後採集沒被貓砂污染的尿液。

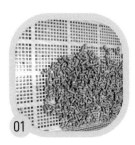

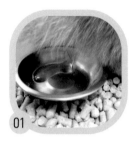
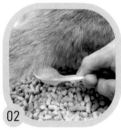

▲ 01／當貓咪在排尿時,將採集的容器放在排尿的地方。
　 02／以小湯匙採集尿液。

方式 3 使用小碟子或小湯匙採尿
優點:採集到的尿液較沒有被污染。
缺點:較敏感的貓咪會因為您的動作而停
　　　 止排尿。因此,採集時動作要快,
　　　 不然貓咪很快就尿完了。此外,
　　　 貓咪蹲的姿勢很低,採集的容器
　　　 不容易放在排尿處。

方式 4 留在醫院採尿 ·······························
如果真的還是沒辦法採到貓咪的尿液,那麼只
好留在醫院採尿了,留院時間可能需要半天至
一天左右。
優點:可以採集到乾淨的尿液,並馬上作檢查。
缺點:在醫院比較容易造成貓咪緊張。

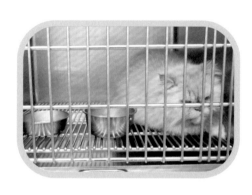

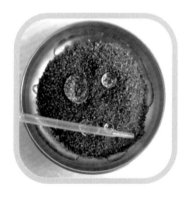

方式 5 使用防水性貓砂來採集尿液
防水性貓砂不會造成貓砂凝結,尿液會浮在貓砂上。貓咪
排尿後可直接用乾淨的滴管採取尿液。
優點:採集容易,貓砂可以重覆使用,而且採集到的尿液樣
　　　 本較不會被污染。
缺點:費用較昂貴。

尿液採集量及保存 ·······························
無法立即採集到尿液樣本送到醫院時,也
不建議將尿液樣本放到冰箱冷藏,因為一
樣會造成尿液變化。但別擔心,就算無法
收集到尿液樣本,獸醫師還是可以經由膀
胱擠尿、膀胱穿刺或麻醉導尿來獲取更準
確的尿液樣本。

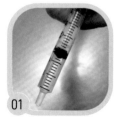
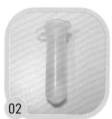

▲ 01／用乾淨的針筒或是吸管抽取尿液,尿液採集量約為是 2～3ml。
　 02／將採集到的尿液放在乾淨的容器內,送到醫院檢查。

Ⓔ 餵藥方法與技巧

古人說良藥苦口一點都沒錯，偏偏貓咪們天生最怕吃苦，讓獸醫師及貓奴們都挖空心思想讓貓咪乖乖吃藥，畢竟就算醫生有再好的醫術，如果貓咪拒絕吃藥或貓奴無法餵藥，到頭來都是白忙一場，或許您會想：「不能吃藥？那就住院打針啊！」但天天打針不但花費驚人，也讓貓咪深受皮肉之苦，而且不是所有的治療藥都有針劑，所以您還是得學會如何讓貓咪乖乖吃藥。

幫貓咪找到好吃的藥

大部分的口服藥都很苦，貓專科醫生必須找到一些好吃的常用藥，才能讓貓咪順利接受完整治療。國外很多動物藥廠都會針對貓咪推出很多好吃的藥，但台灣的貓咪就沒這麼幸運了，因為這樣的藥市場太小，沒有廠商願意進口，所以醫師就必須學習神農氏嚐百草的精神，不斷地挑選及親身嘗試，找到貓咪能接受的口服藥，以最簡單方便的藥粉或藥水的方式餵食；但必須提醒的是，這必須是原本就好吃的藥才能如此，因為苦的藥就算加入再甜的糖漿，或者混入再好吃的罐頭內，一定還是苦不堪言，尤其對貓咪這樣龜毛的美食家而言，下場一定是拒食這樣的罐頭，或者是不斷口吐白沫，就像螃蟹一般。

第一次餵藥最重要

經驗對貓咪而言是相當重要的，如果您曾經餵貓咪吃過不好吃的藥水，造成貓咪嚴重排斥及口吐白沫後，牠這輩子或許就很難再接受這類液體的藥物，就算再美味可口也一樣；有的貓咪甚至看到餵藥用的空針筒就開始抓狂反抗，光看到空針筒就口吐白沫，所以第一次餵藥水的經驗是相當重要的，不熟悉貓科治療的醫生就可能犯這樣的錯誤，讓以後的治療變得困難重重。

藥粉及藥水 ▬▬

一般可以直接餵食的藥粉或藥水，都是嗜口性好或是藥物味道不重，不然就算是再愛吃化毛膏或是罐頭的貓咪，都寧可將最愛吃的東西放一旁，看都不願意看一眼。不過也有些貓咪只要聞到一點點的藥味，就沒辦法接受，因此藥粉或藥水的給予，還是得看貓咪賞不賞臉了。

餵食藥水 ··

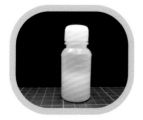

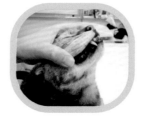

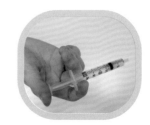

Step1 將液狀藥物充分
搖勻。 ··············

Step2 左手扶著貓咪的頭向
上傾斜約 45 度，並稍
微以拇指和食指固定
貓咪的頭部。 ··············

Step3 右手拿著已抽取好藥
物的針筒，食指及中
指夾住針筒，輕壓針
桿藥物就會流出。

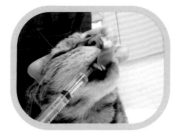

Step4

將針筒放在貓咪嘴角的齒縫位置（大約是在犬齒後
方），配合貓咪舔拭的動作，緩慢地將藥水擠入。若貓
咪無口吐白沫症狀出現，則可以持續緩慢將剩餘藥水
擠入嘴角齒縫。 ···

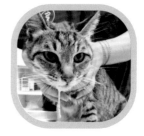

Step5

若貓咪出現口吐白沫症狀並頑強抵抗時，
應停止餵藥，並與醫師聯絡討論。

請避免！常見的餵藥水錯誤

1 —未將頭部上仰，有些貓咪會拒絕舔拭而讓藥水流出嘴外。

2 —硬將貓咪嘴巴打開，直接將藥水射入咽喉，可能會造成嗆傷或吸入性肺炎。

3 —藥水注射過快，貓咪會因為來不及舔拭而流出嘴外，或因驚恐而頑強抵抗。

4 —貓咪口吐白沫仍強灌藥水，其實這樣吃進去的藥量恐怕是零。

5 —藥水未搖勻就抽取，可能造成劑量不足或高劑量中毒。

藥錠及膠囊

先前已經提過大多的藥物都是苦不堪言，如果貓咪必須要服用這樣的藥物時，您就必須學習如何餵食貓咪服用膠囊及藥錠，而且貓咪終其一生一定會有這樣的機會，最好趁著牠還年幼可欺時讓牠習慣。

餵食藥錠及膠囊

Step1
將膠囊或藥錠安置於餵藥器的匣子內，並將推進桿後抽試著發射一次，看藥物是否能順利射出。

Step2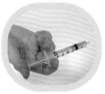
取一3c.c.空針筒抽取約2～3c.c.飲用水。

Step3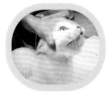
一手握持貓咪頭部使其後仰，讓鼻子、頸部和胸部都在同一平面上。 這樣的動作會使得頸部腹肉呈現高張狀態，貓咪的嘴巴就容易張開。

Step4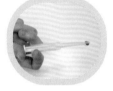
另一手食指及中指夾住餵藥器，姆指輕壓餵藥器推進桿底部。

Step5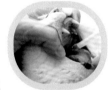
迅速地將餵藥器伸入口腔， 並將藥物射出在舌背根部。

Step6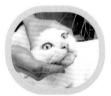
立即將貓咪的嘴閉合， 並往鼻頭吹氣或以手來回碰觸鼻頭，然後鬆開嘴巴。這樣的動作會讓貓咪的舌頭伸出來舔拭鼻頭，藥物就會順利地滑入食道內。

Step7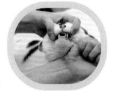
緊接著以針筒餵飲用水，可以讓藥物更確實吞嚥下去，並可避免膠囊黏附在咽喉或食道內。

POINT
所有過程越快越好，把握快、狠、準三要訣。

請避免！常見的錯誤餵藥法

1—餵藥器未先試射，使得推進桿推到盡頭後，仍無法讓藥物脫離餵藥器前端藥匣。

2—頭部握持過度用力造成貓咪疼痛反抗，或者嘗試以手指用力按壓口頰部來讓貓咪張口。

3—未將藥物射在舌頭的背根處。

4—未即時將貓咪嘴巴合緊。

5—未餵食飲用水潤喉，讓膠囊黏附在咽喉並逐漸溶解，膠囊內的苦藥就會滲入口腔，造成貓咪口吐白沫。

個性好的貓咪可嘗試徒手餵藥

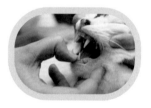

Step1　左手食指和姆指扣住貓咪的顴骨，輕輕將頭抬高，讓牠的下巴和頸部呈一直線，並用右手把貓咪的嘴巴打開。

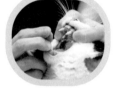

Step2　右手的拇指和食指拿著藥錠。

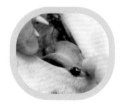

Step3　把藥錠丟在舌根部，如果藥放的位置不夠裡面，貓咪的舌頭很容易將藥頂出來。

Step4　餵完藥後，馬上將貓咪的嘴巴合緊，並用針筒餵一些水給貓咪，貓咪會因為有水，而將藥物吞下。也可以對著貓咪的鼻子輕輕吹氣，貓咪也會將藥吞下。

個性好的貓咪可嘗試零食餵藥

Step1 將藥錠外面用零食或化毛膏包覆。
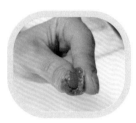

Step2 直接拿給貓咪吃。
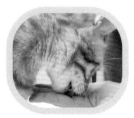

點藥

除了餵貓吃藥是貓奴的惡夢外，點眼藥和耳藥也是貓奴們最頭痛的一件事。貓咪不會乖乖地被點藥，而貓奴們也不知道怎麼作，常常會弄得貓咪滿臉是藥，且好不容易點完後，藥水也只剩下半瓶的窘境。

眼藥水　 Step1　**眼藥膏**

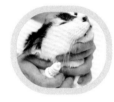 將貓咪抱在懷裡或放在椅子上，以左手稍微將頭往上抬，左手食指將貓咪上眼皮往上撐開，露出眼白部分。

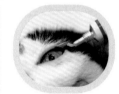 將貓咪抱在懷裡或放在椅子上，以左手稍微將貓咪的頭往上抬，左手的食指將貓咪的上眼皮往上撐開。

Step2

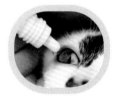 右手拿眼藥水，由貓咪視線的後方來，因為有些貓咪看到眼藥會更害怕、更掙扎。在眼白處滴一滴眼藥水。

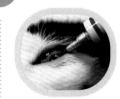 右手拿眼藥膏，輕輕擠出約 0.5 公分長。藥膏接觸眼球後，由眼角往眼尾方向移動。

Step3

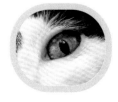 點眼藥水後，貓咪會眨眼，讓多餘的眼藥流出，再拿乾淨的衛生紙擦掉多餘的眼藥水。

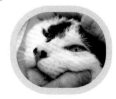 以手指將貓咪的上下眼皮輕輕閉起，讓藥膏充分地佈滿整個眼球。

點耳藥

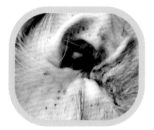

Step1 　發炎的耳朵會有許多耳垢分泌，可
　　　　以先用清耳液清潔。

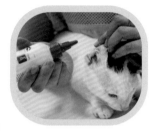

Step2 　一手固定耳朵，另一手拿耳藥。

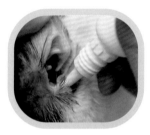

Step3 　確定耳道位置，將耳藥的頭深入耳
　　　　道。因為貓咪的耳道是 L 型，所以
　　　　不會傷害到耳內。如果沒有深入點
　　　　藥，貓咪可能會很快將耳藥甩出。

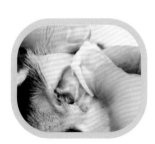

Step4 　輕輕按摩貓咪的耳根，然後讓貓
　　　　咪將多餘的耳藥及耳垢甩出。

Step5

以衛生紙將耳殼上的耳藥及耳垢擦
拭乾淨，但不要用棉花棒伸入耳道
內清理；除了會將耳垢往耳內推
外，還會因貓咪掙扎抵抗造成耳道
或耳膜受傷。

F 餵食管的餵食方式

貓咪在生病的過程中，食慾會逐漸降低，主要是因為疾病造成的不舒服，使得貓咪進食狀況變差，或是無法進食。在治療的過程中，貓咪還是必須要補充營養，如果營養不足，會造成身體缺乏能量，導致繼發脂肪肝的形成，疾病的治療就會變得更複雜。此外，貓咪對於強迫進食很容易形成排斥，甚至看到貓奴拿著裝著食物的針管就逃跑，所以餵食管的放置對於討厭灌食的貓咪來說就很重要。餵食管的給食方式不會強迫貓咪，也不會造成貓咪緊張及厭惡，貓奴們也不需要花很長的時間與貓咪奮戰，雙方都能更輕鬆沒壓力地面對疾病。貓奴們不要把放置餵食管看成是很嚴重或是很困難的手術，持續不進食只會更惡化疾病，讓身體的恢復變得困難；所以必要時，還是聽從醫生的建議放置餵食管，讓貓咪能更快復原並回家照顧。

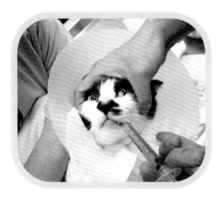

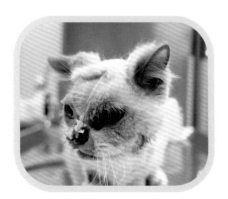

鼻餵管

鼻餵管的放置比較簡單，不需要將貓咪全身麻醉就可以實行，只需將局部麻醉劑滴入鼻腔內，減少鼻腔的刺激，就可以將鼻餵管放入鼻腔內。

缺點是受到鼻腔寬度的限制，只能選擇管徑較小的鼻餵管，也因此只能選擇流質食物，如果食糜的顆粒較大，就容易造成管子阻塞。一旦管子塞住，不易疏通時，就只能換另一邊鼻孔放鼻餵管。此外，鼻餵管一邊只能放置4～7天左右，無法長時間留置。

▲ 強迫灌食會造成貓咪對進食的抗拒。

◀ 鼻餵管需稍微固定在鼻子上，並作個簡易的包紮。

鼻餵管的餵食方式

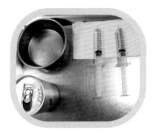

Step1

準備流質食物和水及針筒。鼻餵管徑比較細，因此以流質食物為主，避免造成鼻餵管阻塞。

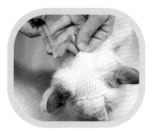

Step2

右手拿裝有水的針筒，左手將鼻餵管的塞頭固定住。將鼻餵管的蓋子打開前，左手的拇指和食指要先將靠近蓋子的管子壓緊，以免空氣進入胃裡。

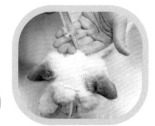

Step3

先接上裝有 3～5ml 水的針筒，沖洗鼻餵管。確認管子通暢，沒有阻塞

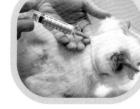

Step4

將裝有食物的針筒接到鼻餵管上，並緩慢地灌入鼻餵管中。灌食物時左手要扶住鼻餵管，因為灌食時的壓力大，容易造成針筒與鼻餵管連接處分開、食物噴出。此外，若灌食過快，易造成貓咪嘔吐。

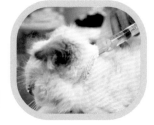

Step5

灌食完後，再用裝水的針管將鼻餵管沖洗乾淨。食物如果殘留在管內，容易造成阻塞，下次灌食時會很難疏通。

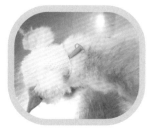

Step6

灌食完後一定要將鼻餵管蓋緊，並將鼻餵管的頭再放回包紮的繃帶內，以免貓咪將管子抓開，造成空氣進入胃內。

食道餵食管 ▬

食道餵食管與鼻餵管兩者並不相同，食道餵食管的管子直徑較粗，就算是稍微有細顆粒的食糜，也不容易阻塞。此外，管子放置的時間也可以長達好幾個月，但需特別注意管子入皮膚傷口的感染狀況。另外，需要在短時間麻醉的情況下才能放食道餵食管，因此狀況穩定的貓咪比較適合。

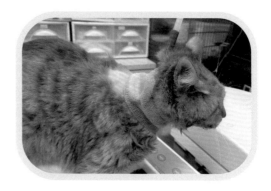

▲ 食道餵食管。

用食道餵食管來餵食藥錠及膠囊 ···

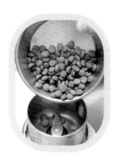

Step1

將貓咪每日進食的飼料量秤好，倒入磨豆機內。分量可以根據飼料袋上的表格建議量，或是醫生幫您計算好的每日需求量。

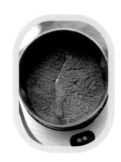

Step2

飼料顆粒盡量磨成較細的粉末，針筒抽取時較不容易造成阻塞

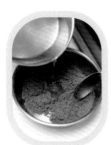

Step3

飼料粉末加水攪拌均勻。飼料粉加水後可能會膨脹，甚至飼料泥放久後會吸收水分，而變得較乾，造成針筒不易抽取。

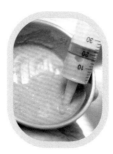

Step4

製成以針筒能抽取狀態的飼料泥。

用食道餵食管來餵食藥錠及膠囊

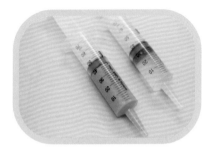

Step5

準備一管飼料泥
和一管水。

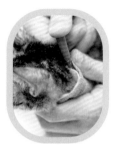

Step6

將餵食管上的蓋
子打開,手指要
稍微蓋住,以免
過多的空氣進入
胃裡。

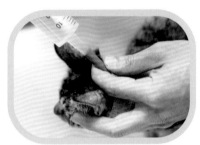

Step7

先 以 約 5c.c. 的
水沖洗餵食管,
確定管子通順。

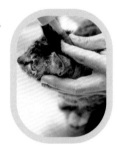

Step8

將飼料泥緩慢灌
入餵食管中。

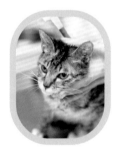

Step9

接 著 灌 入 5 ∼
10c.c. 的水,將
殘留管內的食物
沖洗乾淨。

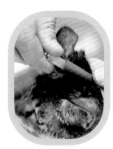

Step10

將餵食管的蓋子
塞回去,並且放
回 包 紮 的 繃 帶
內,以免貓咪把
蓋子拆開。

餵食管放置的注意事項

1—放置時機: 貓咪超過 2 天以上未進食,或是體重在短時間內減輕很多(體重減輕
10%)。

2—餵食前,先將食物溫熱至接近體溫,可以降低嘔吐的發生。

3—餵食管阻塞時,可將可樂灌入管內疏通。灌入可樂至疏通管子可能需要幾個小時
的時間,如果還是阻塞,就直接帶到醫院。

4—餵食管的放置並不會影響貓咪自己進食,因此在貓咪自己能夠吃到足夠的量之
後,就可評估拆除管子。

5—每日餵食量、餵食次數及餵食的食物種類都請根據醫生的建議作調整。

Ⓖ 皮下注射

一般糖尿病或腎臟病貓咪都需要皮下注射的居家治療，且由貓奴自行注射。貓咪對於疼痛承受力遠比想像的大，皮下注射的疼痛對牠們來說並不是很痛，只不過貓奴需要先克服對針的恐懼以及對貓咪的心疼。貓咪就像小孩子，沒有小孩會喜歡醫療，貓咪也是，但為了牠們著想，該作的醫療還是得作！其實，皮下注射並不難，只要抓到要領就會變得很容易，不過，還得看貓咪願不願意配合了！尤其是皮下點滴注射時會花一些時間，貓咪可能會沒耐性打完，或許可以將牠放在提籃內，直到打完再放出來，也是另一種變通的方式。

皮下注射胰島素

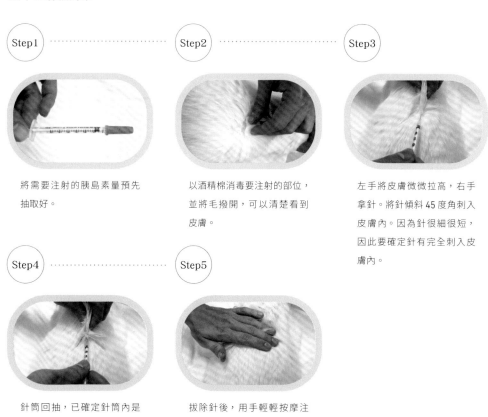

Step1

將需要注射的胰島素量預先抽取好。

Step2

以酒精棉消毒要注射的部位，並將毛撥開，可以清楚看到皮膚。

Step3

左手將皮膚微微拉高，右手拿針。將針傾斜 45 度角刺入皮膚內。因為針很細很短，因此要確定針有完全刺入皮膚內。

Step4

針筒回抽，已確定針筒內是負壓後，再將胰島素注入皮下。

Step5

拔除針後，用手輕輕按摩注射部位。

皮下點滴

皮下點滴的注射主要是在幫貓咪補充脫水，或是幫腎臟病的貓咪進行利尿作用，以減緩腎臟功能的惡化。輸液的量則根據貓咪持續脫水的量而定。

腎臟疾病給予輸液治療的注意事項：

1 ─ 初期可以保守的每週給予 2 ～ 3 次的皮下輸液，每次 100 ～ 200c.c.。

2 ─ 如果天氣寒冷時，最好將輸液以溫水溫熱至 35 ～ 40°C 再進行皮下輸液，這樣比較不會造成刺激，讓貓咪願意乖乖進行輸液。

3 ─ 最初階段最好還是每週回診一次，讓獸醫師評判脫水狀況以及腎臟數值的變化。獸醫師也會根據這些檢查結果而建議調整皮下輸液的量及頻率。

4 ─ 輸液的選擇方面，建議採用等滲的乳酸林格氏液；因為這樣的皮下輸液可能必須長期進行，所以不建議採用含糖的輸液，避免增加細菌感染的風險。

5 ─ 飼主也必須在進行皮下輸液前先檢查皮膚狀況，若呈現紅、腫、熱、痛時，應停止皮下輸液，並且盡快回診檢查。

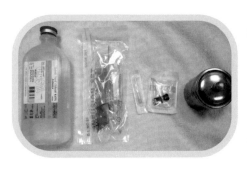

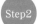 **Step1**

皮下點滴注射時，需要輸液管、23G 針頭或 23G 蝴蝶針、一瓶點滴以及酒精棉。

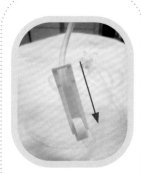

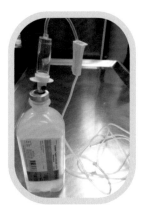

Step2

打開點滴瓶蓋（藍色）及輸液管塑膠頭蓋，將輸液管插入點滴瓶。

 Step3

將白色滾輪鎖緊（往箭頭方向），點滴瓶倒吊，擠壓滴管處讓液體流出。

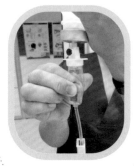

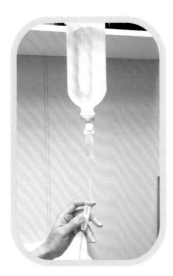

Step4

再將白色滾輪
打開，讓液體
充滿輸液管和
針頭，之後再
將滾輪鎖緊。

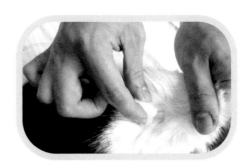

Step5

用酒精棉擦拭要打針部位的
毛髮，將毛撥開到可以清楚
看到皮膚。

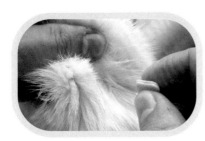

Step6

右手拿針，左手將皮膚稍微
往上拉，針以 45 度角傾斜
刺入。確定針入皮膚後，打
開滾輪，讓點滴液注入。

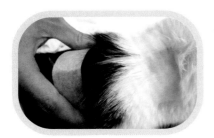

Step7

如果貓會亂動，可以用
紙膠帶暫時固定位置，
並且將貓咪暫時放入提
籃，安撫貓咪。

POINT

皮下點滴注射時，
要隨時注意液體進
入體內的量，以免
打過量。打完後將
滾輪鎖緊，並把針
拔出即可。

皮下導管點滴 ▬▬

皮下導管的放置大多發生在慢性腎臟病的貓咪，貓奴們因為不敢或是捨不得將針刺入貓咪的皮下，才會決定放置皮下導管。皮下點滴的給予量、種類以及施打天數，都必須根據醫生建議調整。如在進行皮下注射時發生任何問題，應立即向醫生詢問，確認是否需要帶到醫院檢查。

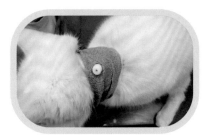

Step1 前四個步驟與皮下點滴相同。皮下導管放置在頸背部，手術部位會包紮起來，只露出導管的頭。

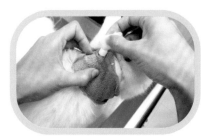

Step2 將皮下導管頭的周圍，用酒精棉作消毒。

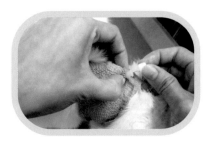

Step3 將皮下導管的蓋子轉開。

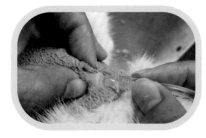

Step4 將輸液管與皮下導管連接起來。

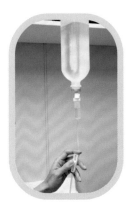

Step5 將白色滾輪轉開，讓瓶裡的液體流出來。

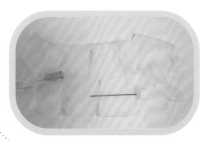

Step6 將導管的蓋子放在酒精棉上，以免被污染。

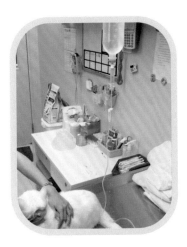

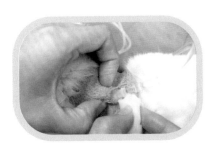

 Step7

陪伴及安撫貓
咪，直到打完
該施打的量。

Step8 打完後再將皮下導管周圍以酒精
棉消毒，拔除輸液管，將導管的
蓋子轉上。

H 在家幫糖尿病貓驗血糖

貓咪是非常容易緊張的動物，因此在醫院抽血驗血糖時，往往會因為生氣、
緊張，造成驗出來的血糖值偏高。此外，有些貓咪每次來醫院總是會很生氣，
無法讓醫生好好抽血，增加了血糖監控的困難度。

這些因素都會造成血糖控制的不穩定，而拉長了可以治癒糖尿病的時間。此
外，有些貓咪在身體狀況不穩定時，會容易出現血糖過低的症狀，這時如果
不知道血糖值，有些主人會以為是高血糖的症狀，錯誤施打胰島素而造成更
嚴重的低血糖症狀。

因此，在這個章節會介紹如何在家幫貓咪驗血糖，以降低血糖的誤差值，減
少低血糖症狀的發生，讓糖尿病貓咪的血糖控制可以更穩定，增加糖尿病治
癒的機會。

▶ 動物專用血糖機。

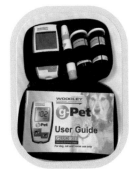

血糖機的選擇

人類使用的血糖儀通常會測出偽低值，有些則會
呈現偽高值，雖然這些差異還是被認為是臨床可
接受的範圍內，但最好還是採用已經被確認適用
於貓的獸醫專用血糖儀。

驗血糖的步驟

居家驗血糖並不是很難的事，只是主人必須要先突破心理的障礙，畢竟在貓咪身上紮針，不是每一個主人都能做到。

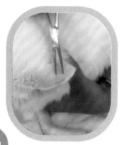

Step1

將耳緣血管上方及周圍的毛拔除，減少採血時的污染及影響採血量。

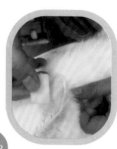

Step2

用酒精棉片將要採血的部位消毒，並用乾淨的乾棉花將酒精擦乾。以免溼酒精影響數值判讀。

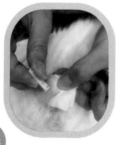

Step3

用採血針對準血管並刺入，在耳朵下方墊一片厚棉花可更方便操作，也可以避免刺到手指。

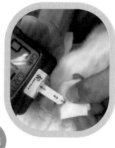

Step4

將手指稍微放鬆，讓血液流出，將試片裝入血糖機內，以採血點對準血滴沾取，如血液量足夠機器將自動進入倒數判讀，一般來說血糖機僅需一滴血就足夠了。（如無血液流出，可能是沒有刺破血管，需重新扎針，注意應避免用力擠壓血管，以免造成瘀血。）

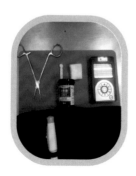

請準備以下工具：

血糖機、血糖試紙、採血針（血糖試紙都會附）、止血鉗或眉夾、酒精棉片及乾棉花。

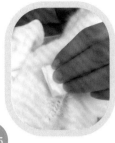
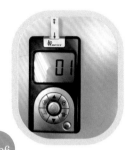
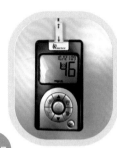

Step5
採完血後，再用乾棉花按壓止血（約按壓 5 分鐘），直到放開後沒有血液流出即可（請記得不要使用酒精棉，會刺激針扎的小傷口引起疼痛，也可能影響止血）。

Step6
當血液足夠，機器將自動進入判讀倒數，倒數完後，機械會發出嗶一聲，並顯示血糖數值。

Step7
將驗血糖的時間及血糖數值記錄下來。

POINT

居家驗血請注意：

1—驗血的時間點、血糖數值，以及胰島素的劑量，都必須與醫師討論，千萬不要自行作調整，這對貓咪而言是非常危險的事。

2—如果貓咪的血糖低於 81mg / dl 以下，但沒有出現低血糖症狀，請先與您的醫師討論，看是否要帶到醫院檢查，或作緊急的處理。

3—如果貓咪的血糖低於 60mg / dl 以下，出現瞳孔放大、呼吸急促、流口水及癱軟症狀時，請先給貓咪一些糖水，並趕緊將貓咪送至醫院。

4—貓咪還是需要定期回醫院監控血糖值、體重和果糖胺值，以便醫師更準確的幫貓咪調整胰島素的劑量。

5—除了耳翼，肉墊也是可以採血的位置，建議採血位置可以交替。

居家驗血糖可減少貓咪到醫院的緊張外，還可以提供良好的血糖控制，並增加糖尿病痊癒的機會。但請記得使用血糖機驗出來的血糖值，都要完整記錄，且與您的醫生討論。千萬不要看到血糖數值的高低，就自行更改胰島素的注射劑量，這會造成嚴重的後果！除了記錄血糖數值外，進食、喝水及排尿量也是糖尿病監控的重要依據。因此，提供給醫生的居家照護資料越詳細，越能更快讓糖尿病貓咪的血糖穩定，增加痊癒的機會。

PART

10

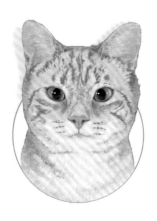

意外的緊急處理

意外的緊急處理

貓咪常常會因為強烈的好奇心，而造成自身受傷，意外發生時還常會在晚上，讓貓奴無法臨時找到醫院。此外，貓咪是很能忍痛的動物，如果沒有仔細觀察，容易忽略了牠的不適。因此，當貓咪發生緊急事故時，可以先作一些緊急處置，將傷害降到最低，但先決條件是您必須要先冷靜下來！大部分的貓奴碰到貓咪受傷時，會因為心疼而無法冷靜判斷，這是人之常情，但當下能夠幫助愛貓的也只有您了，所以務必讓自己冷靜下來幫貓咪處理，之後再趕緊送到最近的醫院進一步治療。

在緊急的情況下切記以下幾點：

1—保持冷靜，不要發出太大的聲音驚嚇到貓咪。

2—不要直接觸摸傷口，傷口最好都能用乾淨的毛巾或紗布包覆。

3—不隨便亂使用藥物，不當使用藥物會造成貓咪中毒。

4—不給予水和食物，以免造成貓咪的不適或嘔吐。

5—安撫貓咪，減少貓咪情緒上的緊張。

6—與動物醫院聯絡，並送往治療。

中毒

不管是什麼樣的物質，只要攝取量過多，都可能變成是傷害身體的物質，一般是以吃入較少量的物質（毒物），引起貓咪生病的狀態稱為中毒。貓咪可能暴露於各種有毒物質的環境中，並且對這些毒物有敏感性，例如清潔劑或食物中的防腐劑。但貓咪發生中毒的機率相對地比狗低，可能是因為貓咪對吃的東西比狗狗更挑剔吧！在大部分中毒病例中，只要能及時清除胃內的有毒物質，並給予對症和支持治療就能增加貓咪存活的機會。貓咪中毒時，可能會有呼吸困難、神經症狀（痙攣等症狀）、心跳速率過快或過慢、出血或虛弱等狀況。

緊急處理

1—如果懷疑貓咪有中毒現象，應立即聯絡您的獸醫，電話中要明確地告訴醫生貓咪的症狀。如果能確認中毒前後貓咪的狀況、原因和懷疑可能吃入的物質及以嘔吐物，最好都告知。

2—如果貓咪有嘔吐症狀，可以將嘔吐物用乾淨的容器或塑膠袋裝起來，帶到醫院給醫生評估，這對於確診和治療會有很大的幫助。

3 —對於中毒最一般的處理措施是催吐。在吃入有毒物後 1 ～ 2 小時內催吐是有幫助的，但如果吃入的是刺激性或腐蝕性的物質，就要避免催吐。此外，也可以提供一些抑制毒物吸收的物質，並且給予輸液治療。但以上的判定及治療最好是由醫生來決定。

4 —如果有毒物質附著在毛上面，貓咪可能會因為有討厭的污垢而去舔，造成中毒的危險，可以溫水及洗毛劑將之洗淨。不過必須是在貓咪狀況還正常時才這麼做，如果貓咪已經虛弱無力，就趕緊送醫院治療吧！

中暑

貓咪發生中暑的情況會比狗來得少，且貓咪對於環境中熱的忍受力較好。但在炎熱夏天時，如果身處密閉的室內或車內，容易造成體溫急速上升，身體無法適當調節體溫，而造成中暑；症狀惡化的話會導致昏迷，嚴重時也可能造成死亡。當貓咪有中暑現象時，請先將貓咪的體溫降下來，並送往醫院治療。當貓咪體溫超過 40℃ 以上，腹部溫度觸摸起來比平常熱，張口呼吸、眼瞼邊緣和口腔黏膜充血，甚至流口水時，有可能是中暑了；嚴重時還可能出現全身癱軟、沒有意識、休克等狀況。尤其是體力變差的老年貓和有慢性疾病的貓，特別容易中暑，貓奴們務必要注意。

如何判定貓咪是否中暑？

確認貓咪的體溫是否過高？

（正常貓咪體溫為 38 ～ 39℃）

觸摸貓咪大腿內側的溫度是否過高？

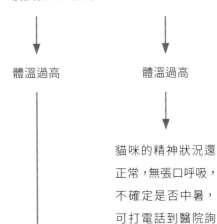

體溫過高　　　　　　　　體溫過高

　　　　　　　　　　　　貓咪的精神狀況還正常，無張口呼吸，不確定是否中暑，可打電話到醫院詢問。

輕度症狀

當貓咪意識清楚，但有張口呼吸、流口水狀況時，可將貓咪移到涼爽的地方作緊急處置。呼吸穩定前讓貓咪靜養，10 分鐘後如果沒有恢復穩定，請打電話到醫院，詢問是否需要帶到醫院去。

嚴重症狀

貓咪意識不清，會張口呼吸，眼瞼邊緣和口腔黏膜有充血的現象。貓咪狀況危急，請直接送往醫院緊急處理。

緊急處理

1—用冷氣或電風扇將室內溫度維持涼爽。若在密閉室內須維持通風。

2—將毛巾以冷水沾濕，包覆貓咪全身，使其體溫降至 39 度以下；也可拿毛巾包冰塊，或取保冷劑放置頭頸部側面、腋下及大腿內側。不過不能一下降得太低，可以用溫度計來測量體溫。

3—送往醫院，途中要保持車內涼爽，並且隨時注意貓咪的精神狀況及體溫。到院前可以先和醫生約略地敘述貓咪的身體狀況，到院後醫生就可以很快地幫貓咪處理。

癲癇

導致癲癇的原因有很多，某種物質造成的中毒、腎臟病、低血糖及肝病等，都有可能讓貓咪發生癲癇。癲癇通常會在 5 分鐘內停止，但也有可能會重覆好幾次；如果癲癇持續 5 分鐘以上，就算是危險的狀況，必須要找出病因並加以治療。在貓咪發生癲癇時，請暫時不要作任何處理，先等牠冷靜下來。有些貓咪在發作前會變得比較焦慮，或是會因為一點小聲音就被嚇到，也可能會出現異常嚎叫聲，這時就必須特別注意貓咪的行為。癲癇發作時，貓咪可能會有大小

便失禁、口吐白沫、發抖和無意識的四肢划動等症狀。發作完後，貓咪常會變得焦慮或是疲憊無力，甚至有些貓咪會容易飢餓。當貓咪發作完後，請將牠送至醫院接受檢查及治療。

緊急處理

1—貓咪發作的當下，為了不讓牠受傷，可以將四周危險的物品移開。

2—不要強迫抱牠，貓咪在癲癇時沒有意識。

3—在貓咪癲癇的同時，可以手錶計時發作時間，並將次數記錄下來。

4—如果可以，也將影像拍下來，能讓醫生更了解貓咪的狀況。

5—等到牠冷靜下來後，用毛巾包裹住，移到暗且安靜的地方休息。

6—貓咪嚴重癲癇時，經常會口吐白沫，可以用衛生紙輕輕擦拭乾淨，以免造成呼吸不暢通。

7—平靜下來後，貓咪可能已精疲力盡。一邊安撫貓咪，並趕緊到醫院接受治療。

事故與意外 ▬▬

當貓咪發生意外事故，如果沒有明顯的跛腳或是外傷流血時，通常貓奴並不會特別注意到；有時貓咪的外表雖然看起來好好的，但有可能內臟跟腦部已受到損害，特別是當貓咪的鼻腔和口腔內有血流出來，有可能是內臟破裂及出血，切勿掉以輕心。

緊急處理

1—首先觀察貓咪的狀況，是否站得起來、身軀是否有不自然彎曲等。

2—將貓咪平放在大箱子內，盡可能不要讓牠曲著身體。

3—送醫途中，如果貓咪的口鼻有血液流出時，用衛生紙將血液清理乾淨，保持呼吸道暢通。

腳骨折 ▬▬

當貓咪走路一跛一跛，或是走路樣子很奇怪，腳可能會縮起來（抬起來）、變形，或骨頭露在外面等狀況時，表示貓咪可能骨折了。此時應盡量安撫貓咪，在移動貓咪的過程中，動作盡量不要太大，以減少牠的緊張及疼痛。

緊急處理

1—當發現貓咪骨折時，為了不弄傷患部的神經和血管，建議將貓咪放在較大的提籃或箱子內。

2—箱內放厚一點的毛巾，盡可能安靜地搬運到動物醫院，不搖動貓咪。

3—固定骨折的腳對貓奴來說可能會有點困難，因此不用勉強，只要減少貓咪的移動和緊張，盡快送往醫院治療。

▼ 01／尖銳物造成切割傷。
　01／打架咬傷的傷口。
　03／用紗布壓迫傷口處來止血，約 10 分鐘。

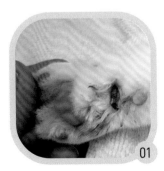
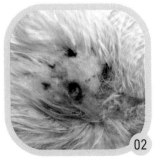
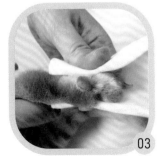

出血 ▅▅

半放養狀態的貓咪最容易因外出打架或
交通事故，而造成出血；但完全養在室
內的貓咪還是有可能會因玻璃、尖銳
物切割傷等，造成出血的狀況。如果看
到貓咪出血時，應壓迫患部以止血，而
初步的緊急處置後，一定要帶到醫院進
一步治療。有時貓在互相打架的情況下
造成的傷口很小，但就算已經止血了，
細菌還是會在裡面繁殖，因此，清洗傷
口後最好還是送往醫院，讓醫生檢查處
理；到院前，可以先戴上伊莉莎白頸圈，
防止貓咪去舔傷口。

緊急處理

1—先用大量的溫水沖洗傷口，並用紙
　　巾或紗布沾溫水輕輕擦拭。
2—再用乾淨的紗布包住出血的傷口，
　　用手按壓止血。
3—如果血流不止，一邊壓迫止血，並
　　趕緊送往醫院治療。

緊急處置是希望能將貓咪的傷害降到最
低，但一般能進行的處置還是有限。而
貓奴們除了作緊急處置外，了解貓咪
的狀況、把狀況告知醫生也是非常重要
的事，因為這可以幫助醫生快速地作出
正確的判斷和處置。此外，將物品收納
好，減少貓咪自由外出，並保持房間涼
爽通風，預防意外事故的發生，比發生
後的緊急處理來得更重要。

PART

11

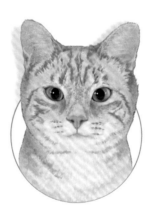

老年貓照護

老年貓照護

老年期的貓咪一般是指七歲以後的中老年貓咪。但很多七歲之後的貓咪看起來跟一般成年貓並無明顯的不同，很多貓奴會有疑問：七歲的貓咪就算老年貓了嗎？其實，貓咪在七歲之後，不管是活動力、視力、聽覺等身體狀況，都跟人一樣會慢慢地變差，器官的代謝機能也逐漸退化，所以很多疾病會陸續地發生。因此，老年期的貓咪更需要仔細地觀察及照顧。貓咪平均的壽命大約是 14 ～ 16 歲，但在細心的照料下，也有很多貓咪活到 19、20 歲。貓奴們應該要了解老年貓的身體變化，定期幫貓咪作身體檢查，讓貓咪有個安穩的老年生活。

▼ 老年貓的視力會漸漸變差，如果沒仔
　細看，會不易察覺。

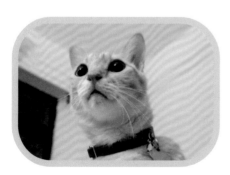

身體上的變化 ▬▬▬

視力

老年貓咪的視力會漸漸變差，但因為貓咪還有嗅覺和觸覺，加上行動變得緩慢，所以如果貓奴沒特別注意貓咪行為的改變時，也不會發覺貓咪視力異常。此外，眼睛的疾病（如白內障）和高血壓也會造成貓咪失明，所以老年貓咪必須定期檢查眼睛及血壓。

聽覺

老年貓咪對外界聲音的敏感性變差，一般大小的聲音貓咪可能會聽不太清楚，有時需要很大聲才會有反應。

嗅覺

老年貓的嗅覺會因年齡的增長而慢慢喪失，對食物的分辨能力也變差，進食自然會減少。此外，貓咪會用嗅覺辨別周遭的環境，因此，嗅覺變差也會影響貓咪的生活作息。

口腔

老年貓因免疫力下降，口腔內的細菌容易滋生，造成牙周疾病。牙周疾病會造成口腔發炎、牙齒脫落，嚴重的甚至會導致細菌由血液循環到心臟、腎臟等器官，造成器官發炎。此外，口腔發炎和疼痛也會造成貓咪的食慾變差，體重明顯減少。

行動

老年貓的行動力會逐漸變差，除了會有骨頭關節的疾病外，也因為變瘦、身體肌肉量減少，所以支撐身體的力量變少，步態變得緩慢，不喜歡動，也不愛跳高。有時要往高處跳時，也會看很久才有動作。

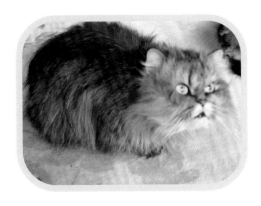

▲ 老年貓在跳躍之前，會先看很久，才會有動作。

體重

當貓咪開始進入老化階段時，身體代謝率會降低、活動力減少、淨體重減少、體脂肪增加等；而當身體的代謝吸收變差後，再加上嗅覺變差以及口腔疾病，有些貓咪就會開始慢慢變瘦。

毛和指甲

老年貓的睡眠時間變得更長，且不愛整理自己的毛，毛髮因而乾澀無光澤，一束一束的；且指甲的角質會變厚，如果沒有常幫貓咪修剪，會造成指甲過彎而刺入肉墊中。

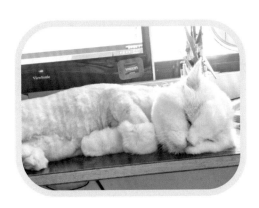

▲ 老年貓的睡眠時間變長，也不愛整理自己的毛。

生活上的照顧

改成老貓飼料，注意每日進食量

1—給予高質量蛋白質的老年貓專用飼料。除了老年之外，生病和壓力也會造成蛋白質貯存喪失，因此減少身體的肌肉組織，而蛋白質的補充能彌補這些流失，故老年貓對於蛋白質的需求會比年輕的成年動物來得高。老年貓的腎功能會隨著年紀逐漸衰退，這是正常的老化現象，這樣的老年貓必須謹慎選擇蛋白質含量的食物。但若是健康的老年貓，蛋白質是不會引發腎臟病，因此蛋白質對牠們來說，仍是重要的營養來源。

2—大部分老年貓對於日常能量需求會輕度至中度減少，因此應仔細監控貓咪的進食量和體重變化，維持理想體重，以預防過胖或過瘦。

3—老年貓咪生病時，請聽從醫生的指示，適時將平常餵食的飼料改成處方飼料。

經常幫貓咪梳理清潔

因為老年貓咪清理毛的時間變少了，掉落及乾澀的毛容易糾結，所以常常幫貓咪梳毛，除了可以減少糾結的毛髮，還可以減少皮膚疾病的產生。此外，定期幫貓咪剪指甲可以預防指甲過長刺入肉墊中，或是減少指甲脫鞘的機會；定期幫貓咪清理眼睛和耳朵，以減少分泌物的產生，同時也可以檢查耳朵和眼睛是否有異常。

改變老貓生活空間

老年貓與老年人一樣，慢慢會出現骨關節疾病，肌肉量也會跟著減少，所以跳躍能力會變差，步態也會變得緩慢。減少物體之間的高度差，例如在沙發旁擺放一個小椅子，讓貓咪可以輕鬆地走上沙發，或是將貓砂盆換成較淺的，讓貓咪方便進出。這些改變都可以減少貓咪行動上的困難與不便。

定期幫貓咪測量體重

藉由測量貓咪的體重，可以了解貓咪身體狀況的變化。正常貓咪的體重變化大多為幾十公克間的些微差距，只有在生病時才會有明顯改變。公貓平均體重為 4～5 公斤，而母貓平均體重為 3～4 公斤，如果體重在兩週至一個月內突然減少 10% 時，就需特別注意貓咪的食慾了。貓咪的體重、食慾或是行為有改變時，請帶到醫院檢查。

觀察貓咪的變化 ▬▬

多觀察貓咪，如果有發現以下狀況，建議帶到醫院請醫生作詳細的檢查，以確定貓咪是否健康。貓咪不會說話，貓奴們如果沒有細心地觀察貓咪的變化時，很可能錯過治療的黃金時期。

1—食慾

貓咪的食慾是否突然增加？
對於平常愛吃的食物興趣缺缺？
吃飼料時會有撥嘴巴的動作？
有想吃但卻又不敢吃的感覺？

2—喝水量和尿量

蹲在水盆前喝水喝很久？水盆內的水突然減少很多？
清理貓砂時，發覺每天貓砂結塊的量增加很多？

3—體重變化

發現貓咪背上的脊椎變得明顯，或貓咪明顯變輕？

一個月秤一次體重，發現體重少了 10% 以上？

4 ─ 注意貓咪行為上的改變

變得不愛活動，且睡眠時間變長了？
貓咪在跳到高處時會猶豫很久？
走路的樣子怪怪的，或是跛腳？
貓咪會跑去躲起來？
貓咪走路變慢，容易碰撞到東西？

5 ─ 每日觸摸貓咪的身體檢查

撫摸牠時發現身上有小團塊物？
皮膚是否有嚴重掉毛或皮屑等？

老年貓的健康檢查

老年貓常見的疾病包括心臟疾病、腎臟疾病、甲狀腺功能亢進、關節疾病、糖尿病、口腔疾病以及腫瘤。除了平時注意貓咪生活作息是否異常，每年定期作健康檢查也是很重要的，健康檢查除了基本的理學檢查（如皮毛檢查、耳鏡檢查），還有血液檢查（如血球、血液生化）、X 光片、腹部超音波和血壓測量等。透過這些檢查，不僅可以了解貓咪的身體狀況，還可以在疾病發生的初期，及時治療並追蹤。此外，別認為作了健康檢查，貓咪這一年的身體都一定是健康的，疾病是隨時可能發生的，檢查也僅代表幾週內的身體狀況，還是必須時時觀察貓咪的生活狀況，一發現有異常時，就帶到醫院檢查。

口腔保健、到院洗牙

口腔保健對老年貓來說是必要的，因為年紀增長會造成免疫力下降，口腔內的細菌也容易滋生。口腔保健和刷牙可以抑制細菌生長、減少牙結石的產生。此外，定期到醫院檢查口腔並洗牙也很重要，貓咪和人一樣，就算天天刷牙，牙菌斑和牙結石還是會附著在牙齒上，一旦厚厚的牙結石附著在牙齒上時，就必須到醫院洗牙，才能完全地去除牙結石。既然養了這些可愛的家人，那麼不管是健康、生病或是老年，每個階段都需要不同形式的陪伴與照顧，請負起照顧牠們一輩子的責任，給予牠們快樂、安心的生活。

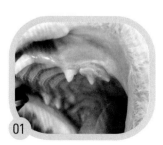
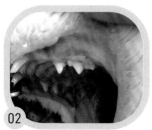

◀ 01 ／洗牙前。有很厚的牙結石堆積。
02 ／洗牙後。

2025年暢銷增訂版

貓咪家庭醫學大百科

作者	林政毅、陳千雯
美術設計	密度設計、王韻鈴
責任編輯	王斯韻
行銷企劃	黃禹馨
社長	張淑貞
總編輯	許貝羚
副總編輯	王斯韻
發行人	何飛鵬
事業群總經理	李淑霞
出版	城邦文化事業股份有限公司・麥浩斯出版
地址	115台北市南港區昆陽街16號7樓
電話	02-2500-7578
傳真	02-2500-1915
購書專線	0800-020-299
發行	英屬蓋曼群島商家庭傳媒股份有限公司城邦分公司
地址	115台北市南港區昆陽街16號5樓
電話	02-2500-0888
讀者服務電話	0800-020-299（9:30AM~12:00PM；01:30PM~05:00PM）
讀者服務傳真	02-2517-0999
讀者服務信箱	csc@cite.com.tw
劃撥帳號	19833516
戶名	英屬蓋曼群島商家庭傳媒股份有限公司城邦分公司
香港發行	城邦〈香港〉出版集團有限公司
地址	香港九龍土瓜灣土瓜灣道86號順聯工業大廈6樓A室
電話	852-2508-6231
傳真	852-2578-9337
Email	hkcite@biznetvigator.com
馬新發行	城邦〈馬新〉出版集團 Cite (M) Sdn Bhd
地址	41, Jalan Radin Anum, Bandar Baru Sri Petaling, 57000 Kuala Lumpur, Malaysia.
電話	603-9056-3833
傳真	603-9057-6622
Email	services@cite.my
製版印刷	凱林彩印股份有限公司
總經銷	聯合發行股份有限公司
地址	新北市新店區寶橋路235巷6弄6號2樓
電話	02-2917-8022
傳真	02-2915-6275
版次	四版一刷2025年1月
定價	新台幣650元／港幣217元
ISBN	978-626-755-8669（平裝）

國家圖書館出版品預行編目 (CIP) 資料

貓咪家庭醫學大百科 2025 年暢銷增訂版　/
林政毅,陳千雯著
-- 四版 . -- 臺北市：城邦文化事業股份有限公司
麥浩斯出版：英屬蓋曼群島商家庭傳媒股份有限
公司城邦分公司發行, 2025.01
　面；　公分
ISBN 978-626-7558-66-9（平裝）
1.CST: 貓 2.CST: 疾病防制

437.365　　　　　　　　　　113019127